XV Congrès International de Médecine

Lisbonne — 19-26 Avril 1906

Section III

Pathologie Générale, Bactériologie

et Anatomie Pathologique

1.ᵉʳ FASCICULE

LISBONNE
IMPRIMERIE ADOLPHO DE MENDONÇA
1906

XV Congrès International de Médecine

LISBONNE, 19-26 AVRIL 1906

Section III

Pathologie Générale, Bactériologie

et Anatomie Pathologique

LISBONNE

IMPRIMERIE ADOLPHO DE MENDONÇA

1906

Organisation de la section

Présidents d'honneur

MM.

E. F. BASHFORD, M. D., general superintendent of research and director of the Laboratories Imperial Cancer Research Fund, London.

HERBERT ROYCE, F. R. S., professor of pathology in the University of Liverpool.

AUGUSTO HENRIQUE D'ALMEIDA BRANDÃO, professeur à l'École de Médecine d'Oporto.

HANS CHIARI, Hofrath, professeur d'anatomie pathologique à l'Université allemande de Prague.

V. CORNIL, professeur à la Faculté de Médecine de Paris.

NICOLAS DE DOMINICIS, professeur à l'Université de Naples.

FRANCISCO FAJARDO, Rio de Janeiro.

DAVID VON HANSEMANN, professeur à la Faculté de Médecine de Berlin.

JAROSLAV HLAVA, professeur de pathologie à la Faculté de médecine de l'Université tchèque de Prague.

A. LAVERAN, membre de l'Institut de France et de l'Académie de Médecine, Paris.

LÉO DE LIEBERMANN, professeur à la Faculté de Médecine de Budapest.

THORVALD MADSEN, directeur de l'Institut sérothérapique de L'État, Copenhague.

OCTAVIO MAIRA, professeur de pathologie interne à la Faculté de Médecine de Santiago (Chili).

ERICH MARTINI, Marine-Oberstabsarzt, professeur, Wilhelmshaven.

J. E. S. MOORE, director of Cancer Research, Liverpool.

HEYIRO NAKAYAMA, assistant à l'Université de Tokio.

Comité d'organisation de la section

Président...............................	M. Annibal Bettencourt.
Vice-présidents........................	MM. Pereira da Costa et Antonio de Padua.
Secrétaire responsable.................	M. Carlos França.
Membres...............................	MM. Nogueira Lobo, Angelo da Fonseca, Antonio do Rego, Arantes Pereira, Azevedo Neves, Charles Lepierre, Dionysio Alvares.

Rapports officiels

1. Quelles preuves scientifiques a-t-on aujourd'hui de la nature parasitaire des
   néoplasies, spécialement du cancer?
   Rapporteur : M. F. Bashford, Londres.
2. — Quels sont les progrès venus, pour la connaissance des substances colloïdes
   des humeurs, de l'étude des ultra-microscopiques?
   Rapporteurs : MM. Ed. Raehlmann, Weimar ; Henry, Paris.
3. — Valeur pratique des sérums bactéricides mono et polyvalents.
   Rapporteur : M. Aug. P. Wassermann, Berlin.
4. — Inoculations préventives contre les maladies bactériennes.
   Rapporteurs : MM. Adolf Dieudonné, Würzburg ; W. Kolle, Berlin ; Ri-
   chard Paltauf, Vienne.
5. — Inoculations préventives contre les maladies à protozoaires.
   Rapporteur : M. Laveran, Paris.
6. — Inoculations préventives contre les maladies à agent spécifique inconnu.
   Rapporteur : M. Alexandre A. Vladimirov, St. Péter-bourg.
7. — Piroplasmoses.
   Rapporteur : M. Lignières, Buenos Aires.
8. — Trypanoses.
   Rapporteur : M. Erich Martini, Berlin.
9. — Sérothérapie de la peste.
   Rapporteur : M. Dujardin-Beaumetz fils, Paris
10. — Fonction des cellules cancéreuses
    Rapporteurs : M. M. Paul David von Hansemann, Berlin ; Azevedo
    Neves, Lisbonne
11. — Les glandes à sécrétion interne et les infections
    Rapporteur : M. Swale Vincent, Winnipeg.
12. — Classification des sarcomes.
    Rapporteurs : MM. Ernest Francis Bashford, Londres ; Alexandre Gran
    Russell Foulerton, Londres ; Max Borst, Göttingen.
13. — Le pancréas et la nécrose du tissu adipeux.
    Rapporteur : M. Hans Chiari, Prague.

SECTION

DE

PATHOLOGIE GÉNÉRALE,

BACTÉRIOLOGIE

ET ANATOMIE PATHOLOGIQUE

Rapports officiels

THÈME II — LE PANCRÉAS ET LA NÉCROSE DU TISSU ADIPEUX

(Ueber die Beziehungen zwischen dem Pankreas und der Fettgewebsnekrose)

Par M. le Prof. HANS CHIARI (Prague)

Mehr als 20 Jahre sind verflossen, seitdem *Balser* 1882 zuerst die Aufmerksamkeit auf eine eigentümliche, von ihm «Fettnekrose» genannte, nicht seltene Veränderung des Fettgewebes hingelenkt hat. Er fand dieselbe als punktförmige oder bis stecknadelkopfgrosse, mitunter auch grössere Herde im Pankreas und in der unmittelbaren Umgebung desselben, ab und zu aber auch an vom Pankreas weiter entfernten Stellen so einmal im Knochenmarke, einmal im subpericardialen Fettgewebe, einmal im mesenterialen Fettgewebe und einmal im mesenterialen und omentalen Fettgewebe und im Fettgewebe der Bauchwandungen. In diesen letzten 2 Fällen betrachtete sie *Balser* als Todesursache, indem sie seiner Ansicht nach in dem einen Falle zur Verjauchung des Pankreas, in dem anderen Falle zur Blutung geführt hatten. Die Entstehung der Fettnekrose dachte sich *Balser* als Effect einer übermässigen, herdweisen Wucherung der Fettzellen, so dass diese sich selbst erdrücken.

Vor *Balser* waren augenscheinlich einschlägige Befunde von verschiedenen Autoren beschrieben worden, so von *Virchow* 1852 vom Pankreas einer 84 jähr. Frau, von *Handfield Jones* 1855 vom Pankreas und seiner Umgebung in mehreren Fällen,

von *Kleb* 1860 vom Pankreas Herzkranker und von *Ponfick* 1872
vom Knochenmarke eines 21 jähr. Mädchens, ohne dass jedoch
diese Autoren die Sache weiter verfolgt hätten (vide in dieser
Hinsicht auch die bezügliche Zusammenstellung bei *Truhart*
1902).

In demselben Jahre wie *Balser* berichtete *Fraenkel* über
einen Fall von zahlreichen, wie ich glaube, analogen solchen
Herden im Pankreas und in dessen Umgebung von einem 58 jähr.
Manne, die er aber einerseits, nämlich die im Pankreas gelegenen
auf parenchymatöse Entzündung des Pankreas mit Zerfall der
Drüsenzellen, andererseits, nämlich die ausserhalb des Pankreas
befindlichen auf Residuen kleiner Abscesse bezog.

1883 bestätigte *ich* die Angaben von *Balser* über die Häufigkeit
des Vorkommens dieser «Fettnekrosen» resp. «Fettgewebsnekrosen» im Pankreas und seiner unmittelbaren Umgebung und über
das allerdings seltenere Auftreten derselben ausserhalb des Pankreas so im subperitonealen, subpleuralen, subpericardialen und
subcutanen Fettgewebe und sprach den Gedanken aus, dass vielleicht ein gewisser Connex zwischen Pankreaserkrankungen und
Fettgewebsnekrosen bestehen könnte, da ich in den hochgra-
digsten Fällen öfters schwere Erkrankungen des Pankreas: Nekrose, Atrophie und syphilitische Induration getroffen hatte.
Freilich fand ich hinwiederum auch Fettgewebsnekrosen bei
vollkommen normalem Pankreas und vermisste sie bei hochgra-
diger pathologischer Veränderung des Pankreas. Das Wesen der
Fettgewebsnekrosen sah ich in einer regressiven Veränderung
und zwar fettiger Degeneration und Nekrose des Fettgewebes mit
eventueller nachheriger Verkalkung und bezog ich diese regressive
Veränderung auf eine Teilerscheinung eines schweren Marasmus.
Bezüglich der Blutungen meinte ich, dass sie secundär zu den
Fettgewebsnekrosen sein könnten und dass die sogenannte Pankreasapoplexie durch die Fettgewebsnekrosen bedingt sein könnte,
nicht aber wagte ich, eine Sequestration des Pankreas darauf
zurückzuführen.

Dann folgte eine Arbeit von *Fitz* 1889, welcher auf Grund
eigener Erfahrungen und der bis dahin in der Litteratur hinter-
legten Fälle meinte, dass es einerseits Fettgewebsnekrosen gebe,
welche nur nekrobiotischer Natur seien, dass aber andererseits
in den schweren Fällen dieselben eine entzündliche Genese hätten
und zwar zumeist secundär aus einer Pankreatitis entstünden.
In solchen Fällen komme es zur Sequestration des Pankreas. Die

Fettgewebsnekrosen als solche dürften nicht im Stande sein, beträchtlichere Hämorrhagie zu veranlassen.

1890 veröffentlichte *Langerhans* eine Studie über die multiplen Fettgewebsnekrosen und zeigte, dass dieselben mit einer Zersetzung des in den Fettzellen enthaltenen neutralen Fettes beginnen. Die flüssigen Bestandteile werden eliminirt, die festen Fettsäuren bleiben liegen und verbinden sich mit Kalk zu fettsaurem Kalke. Die abgestorbenen Fettgewebsläppchen werden durch eine dissecirende Entzündung von der Nachbarschaft getrennt. Eine Wucherung der Fettzellen im Sinne *Balser's* sah *Langerhans* nie, ebenso aber auch nicht die von mir beschriebene Fettdegeneration der Fettzellen. Einen Zusammenhang mit Marasmus konnte *Langerhans* nicht constatiren. In ätiologischer Hinsicht vermutete er einen Zusammenhang mit Alterationen des Pankreas. Als eventuelle Folge der Fettgewebsnekrosen nennt Langerhans Sequestration des Pankreas und Blutungen.

Seit dieser Zeit entstand eine grosse Litteratur über die Fettgewebsnekrosen, indem einerseits zahlreiche Mitteilungen über den Befund von Fettgewebsnekrosen und die Bedeutung derselben namentlich ausgebreiteter solcher publicirt wurden, andererseits die Histologie und Chemie dieser interessanten Veränderung und namentlich aber ihre Aetiologie studirt wurde.

Die Mitteilungen über den Befund von Fettgewebsnekrosen beim Menschen bezogen sich teils auf als anscheinend bedeutungslose Nebenbefunde im Pankreas und seiner Umgebung getroffene Fettgewebsnekrosen, so von *Hlava* 1890, von *mir* 1895, *Laup* 1896, *Blume* 1897, *Oser* 1898, *Körte* 1898, *Pforringer* 1899, *Schmidtmann* 1900 und *Williams* 1900, teils auf solche Fälle, in denen 1896, *Blume* 1897, *Oser* 1898, *Körte* 1898, *Pforringer* 1899, *Schmidtmann* 1900 und *Williams* 1900, teils auf solche Fälle, in denen die Fettgewebsnekrosen im Bereiche des Pankreas und seiner Umgebung mitunter auch weiter entfernt mit starker Blutung zumal im Pankreas und seiner Nachbarschaft, acuter haemorrhagischer Pancreatitis, eitriger Pancreatitis, Nekrose und Gangrän des Pankreas combinirt waren und es sich um eine schwere ja meist geradezu tödtliche Krankheit handelte. Bezügliche Zusammenstellungen finden sich bei *Seitz* 1892, *Nimier* 1894, *Dieckhoff* 1895, *Warthin* 1898, *Oser* 1898, *Körte* 1898, *Katz* und *Winkler* 1899, *Landau* 1902 und namentlich bei *Truhart* 1902.

Die schweren Fälle zeigten ein ziemlich gleichartiges klinisches Bild. Sie setzten zumeist ganz plötzlich und zwar nicht selten zu Beginn der Digestion unter den Erscheinungen einer inneren Incarceration oder einer Perforationsperitonitis oder selbst einer Vergiftung ein und schlossen sich mitunter an ein leichteres Trauma der Pankreasgegend an. Wenn nicht schon im Laufe der ersten Tage der Collaps zum Tode führte, entwickelte sich unter meist intensiver Schmerzhaftigkeit eine localisirte Schwellung in der Pankreasgegend und kam es im weiteren Verlaufe zur Ausbildung einer tumorartigen Protuberanz daselbst, der dann eine Eiterungs- oder Jauchungshöhle mit dem sequestrirten Pankreas als Inhalt oder eine hämorrhagische Pseudocyste entsprach. Durch operative Eingriffe — Laparotomie, Entleerung der serös-hämorrhagischen Flüssigkeit aus der Bauchhöhle, Eröffnung der eventuellen Eiterungs- oder Jauchungshöhle oder der hämorrhagischen Pseudocyste in der Pankreasgegend, Drainage der Bauchhöhle — wurde mitunter Heilung erzielt.

Dabei sahen einige Autoren wie *Seitz* 1892, *Oser* 1898 die Blutungen im Pankreas oder wie *Seitz* 1892, *Caspersohn* 1893, *Steven* 1894, *Fraenkel* 1896, *Blume* 1897, *Ehrich* 1898, *Liebmann* und *Cominotti* 1899 die Nekrose des Drüsengewebes des Pankreas als etwas in Bezug auf die Fettgewebsnekrosen secundäres an oder führten auf die Fettgewebsnekrosen eine Pancreatitis zurück wie *Körte* 1894 und *Marchand* 1896. Andere Autoren wie *Hlava* 1890, *Zahn* 1891, *Körte* 1897 und 1899 und *Schmidt* 1900 bezweifelten hingegen, dass die Fettgewebsnekrosen an und für sich Blutungen im Pankreas oder Nekrose desselben hervorrufen könnten, oder vindicirten höchstens den Fettgewebsnekrosen die Rolle eines praedisponirenden Momentes, indem dadurch das Pankreas weniger widerstandsfähig werde, so dass sich namentlich durch das Hinzutreten von Bakterien Blutungen, Entzündungen und Gangrän ausbilden könnten, so *Ponfick* 1896 und *Körte* 1898.

Manche Autoren zeigten auch, dass die Fettgewebsnekrosen ausheilen können, so namentlich *Ponfick* 1896, der darauf kleine abgekapselte Cysten mit hämorrhagischem Inhalte im Fettgewebe des Abdomens bezog, *Wells* 1903, der die Ausheilungsvorgänge bei seinen Experimenten an Hunden genau verfolgen konnte und *Wiesinger* 1904, der in einem durch Laparotomie geheilten Falle von «acuter Pancreatitis» mit disseminirten Fettgewebsnekrosen bei einer nach einem Jahre ausgeführten abermaligen Laparotomie das vollständige Verschwundensein der Fettgewebsnekrosen constatiren konnte.

Ueber Fettgewebsnekrosen bei Thieren ganz analog den beim Menschen als Nebenbefund anzutreffenden berichteten *Balser* 1892 vom Schweine, *Marek* 1897 vom Schweine, *Williams* 1897 und 1900 vom Schweine und der Katze und *Ott* 1901 von verschiedenen Hausthieren zumal vom Schafe.

Die *Histologie und Chemie der Fettgewebsnekrosen* wurden sehr vielfach studirt und immer wieder bestätigt, dass es sich hiebei um eine Nekrose der Fettzellen mit einer Zersetzung des neutralen in den Fettzellen enthaltenen Fettes und Verbindung der festen Fettsäuren mit Kalk handelt. Nur *Liebmann und Cominotti* 1899 stellten wie früher *Filz* 1889 die Behauptung auf, dass die Fettgewebsnekrosen in den schweren Fällen Effect einer durch ein in die Blutgefässe des Peritoneums eingedrungenes infectiöses Agens hervorgerufenen Entzündung mit Gefässthrombose seien, aus welcher Thrombose sich auch die Pankreasnekrosen erklären lassen. Im Gegensatze dazu betrachteten sie die als Nebenbefund getroffenen accidentellen Fettgewebsnekrosen als degenerativer Natur. Die genaueste histologische Darstellung der einzelnen Stadien der Fettgewebsnekrosen verdanken wir *Wells* 1903, der von in der Bauchhöhle von Hunden experimentell erzeugten Fettgewebsnekrosen an in verschiedenen Zeitintervallen exstirpirten Stücken untersuchte und auch die Weiterverbreitung der Fettgewebsnekrosen auf dem Wege der Lymphgefässe feststellte.

In chemischer Hinsicht gab *Sarfert* 1895 an, dass in den von ihm untersuchten Fällen in den Fettgewebsnekrosen nicht fettsaurer Kalk sondern fettsaures Natron nachzuweisen war. Als eine besondere chemische Reaction auf die Fettgewebsnekrosen schilderte *Benda* 1900 die eigenthümliche Färbung der Fettgewebsnekrosen bei Behandlung mit Kupferacetat, wodurch dieselben und zwar auch solche, welche makroskopisch nicht erkennbar waren, wie mit Grünspan oder Patina überzogen, sehr deutlich hervortreten. *Liepmann* 1902 bestätigte den Werth dieser Reaction für den Nachweis von Fettgewebsnekrosen, während *Wolff* 1902 sich dahin aussprach, dass sie nur Ausdruck einer postmortalen Veränderung des Fettgewebes durch den Pankreassaft sei und *Thorel* 1903 zeigte, dass ausser bei den eigentlichen intravital entstandenen Fettgewebsnekrosen diese Reaction auch auftrete in durch den Pankreassaft postmortal verändertem Fettgewebe.

Ganz besonderes Interesse erweckte aber die Frage nach der *Aetiologie und Pathogenese der Fettgewebsnekrosen*. Es wurden in dieser Hinsicht ausser den schon Eingangs erwähnten Anschauungen der ersten Untersucher über Fettgewebsnekrosen sehr verschiedene Meinungen geäussert.

Eine Reihe von Autoren führte die Fettgewebsnekrosen auf eine Infection zurück, so *Balser* 1892 auf einen Aktinomyces-ähnlichen Pilz, den er in den Fettgewebsnekrosen von Schweinen gefunden zu haben glaubte, *Ponfik* 1896 auf einem dem Bacterium coli commune nahestehenden Bacillus, *Reynolds und Moore* 1898 auf eine besonders virulente Abart des Bacterium coli commune, *Fripp und Bryant* 1898 auf das Bacterium coli commune, *Liebmann und Cominotti* 1900, wie erwähnt wurde, auf ein specifisch infectiöses Agens, *Leonhardt* 1900 auf pathogene Kokken, *Hockhaus* 1903 auf ein unbekanntes infectiöses Agens und *Fenzelti* 1904 auf einen anaëroben Bacillus.

Bei Einspritzung von infectiösem Eiter oder Bakterienaufschwemmungen in das Pankreas oder den D. Wirsungianus erzielten mitunter experimentelle Fettgewebsnekrosen *Hlava* 1890, *Körte* 1896, *Hlava* 1897, *Carnot* 1898, *Williams* 1898 und 1900 und *Flexner* 1900, ohne aber die Bakterien direct als die Ursache der Fettgewebsnekrosen hinzustellen.

Rolleston 1893 meinte, dass die Fettgewebsnekrosen durch eine trophische Störung entstünden, ausgehend von einer Alteration des Sympathicus, die etwa secundär aus einer Pankreasläsion sich entwickeln könne. In der gleichen Weise äusserte sich *Pitt* 1894.

Aus Circulationsstörungen leitete die Fettgewebsnekrossen *Hlava* 1890 ab. Hieher gehört auch die Auffassung *Fleiner's* 1894, der in einem Falle die Fettgewebsnekrosen auf eine Arteriosklerose mit Thrombose bezog und ist weiter hier anzuführen die interessante experimentelle Beobachtung *Biedl's* 1896, der bei 2 Hunden noch Unterbindung des D. thoracicus im Angulus venosus im Pankreas ausgebreitete Fettgewebsnekrosen entstehen sah.

Sticker 1894 betrachtete in einem Falle die Fettgewebsnekrosen als Effect von Blutungen im Pankreas und seiner Umgebung, welche durch den starken Zug, den das infolge von Lipomatose schwere Netz und die schwere Gekröswurzel ausgeübt hatten, entstanden waren.

Hawkins 1893 sah in zwei Fällen als die Ursache der Fettgewebsnekrosen eine Perforationsperitonitis an, die das einemal aus Perforation der Gallenblase, das anderemal aus Perforation des Rectums entstanden war.

Mit dem Eindringen von hyperacidem Magensafte in die Pankreasgänge brachte *Hlava* 1897 die Fettgewebsnekrosen beim Menschen in directen Zusammenhang, nachdem es ihm gelungen war, bei Hunden durch Einspritzung von Salzsäure in den D. Wirsungianus neben Nekrose des Pankreasgewebes und Blutungen i. e. einer «Necrosis haemorrhagica pancreatis acida acuta» Fettgewebsnekrosen hervorzurufen. Ihm folgte *Bozanek* 1901. Die Experimente *Hlava's* wiederholten *Hildebrand* 1898, *Flexner* 1900 und *Flexner* und *Pearce* 1901 mit positivem Erfolge, sahen aber dabei die Fettgewebsnekrosen nur als eine mittelbare Folge der Einwirkung der Salzäure an, nämlich als Effect einer dadurch bedingten Schädigung des Pankreasgewebes, wodurch es zum Austritte von Pankreassaft kommen kann.

In ähnlicher mittelbarer Weise auf das Hineingelangen von Galle in den D. Wirsungianus bezogen die Fettgewebsnekrosen *Flexner und Pearce* 1901 und *Halsted und Opie* 1901 auf Grund von Experimenten und von Beobachtungen am Menschen. Leiztere wiesen auch darauf hin, dass beim Menschen die Ursache für das Eindringen der Galle in den D. Wirsungianus in einem Gallensteine gelegen sein könne, der die Papilla Vateri zwar nicht passiren kann aber nicht so gross ist, dass dadurch auch der D. Wirsungianus verschlossen wird und gab *Opie* 1901 eine statistische Zusammenstellung, durch welche die Häufigkeit des Zusammentreffens von Fettgewebsnekrosen mit Cholelithiasis gezeigt wurde. Zu dem gleichen Resultate wie *Opie* kam *Japha* 1901, der unter 76 nicht traumatischen Fällen von multipler Fettgewebsnekrose 29 mal also in 38 % Cholelithiasis angegeben fand, dann auch *Köster* 1901 und *Wiener* 1903, während *Truhart* 1902 berechnete, dass die Häufigkeit der Combination von Cholelithiasis mit abdominalen Fettgewebsnekrosen nicht die auch sonst constatirte Frequenz der Gallensteinbildung beim Menschen übertrifft sondern hinter derselben sogar um ein geringes zurückbleibt.

Am reichlichsten und wichtigsten waren aber die Arbeiten, welche in der Behauptung der Entstehung der Fettgewebenekrosen durch die Fermentwirkung des Pankreassaftes gipfelten. *Langerhans* 1891 hat das Verdienst, zuerst auf experimentellem Wege die Möglichkeit der Erzeugung von Fettgewebsnekrosen durch den Pankreassaft erwiesen zu haben. Er erzeugte bei einem Kaninchen im retroperitonealen Fettgewebe duch Injection von Pankreassaft Fettgewebsnekrosen. Ihm folgte *Hildebrand* 1895, der bei Katzen im Pankreas und im grossen Netze durch Ligatur des

Pankreas verbunden mit Ligatur von Venen und durch partielle
Resection des Pankreas und im grossen Netze durch Implantation
des Pankreas einer anderen Katze Fettgewebsnekrosen erzielte.
Er hielt das Fettferment für das wichtigste und meinte, dass durch
die Mitwirkung des Trypsins die Blutungen entstünden. Eine
Stütze für die letztere Annahme sah *Hildebrand* in weiteren Ex-
perimenten, bei denen er bei Katzen reines Trypsin in verschie-
dener Menge in die Bauchhöhle brachte, worauf wohl Blutungen
aber keine Fettgewebsnekrosen zur Erscheinung gelangten. Im
Gegensatze zu *Hildebrand* meinte *Jung* 1895 auf Grund seiner
Experimente (Einbringung von Trypsin / Schuchardt / und von
Stücken eines frischen Hundepankreas in die Bauchhöhle von
Kaninchen), dass die Fettgewebsnekrosen nur zum kleineren
Theile auf das Fettferment, zum grösseren Theile aber auf das
Eiweiss zersetzende Enzym zu beziehen seien. *Dettmer* 1895 stellte
sich ganz auf die Seite *Hildebrand's* und zeigte, dass wenn mit
wirklich reinem Trypsin experimentirt wurde, wohl Blutungen
aber nie Fettgewebsnekrosen auftraten. Ihm pflichtete auf Grund
seiner Experimente *Milisch* 1897 bei. *Körte* 1896 erzeugte Fettgewebsnekrosen bei Hunden und Katzen durch Implantation von
Pankreasstücken in die Bauchhöhle und ausserdem, wie schon
erwähnt, durch Injection von infectiösem Eiter und Bakterienaufschwemmungen, wobei er aber die Schädigung des Pankreas als
das Wesentliche ansah. *Williams* erzielte Fettgewebsnekrosen
einerseits 1897 durch Ligaturen des Pankreas und Venenabbindun-
gen bei Hunden und Katzen und andererseits 1898 und 1900 durch
Einbringen von Bakterien in solche Pancreata und Implantation
von Pankreasstücken einer Katze in das subcutane Fettgewebe der
Leistenbeuge und der Sternalgegend einer anderen Katze. *Flexner* gelang es 1897 in bei Hunden und Katzen durch Ligatur der
Pankreasvenen und gleichzeitige Verletzung des Pankreas hervor-
gerufenen Fettgewebsnekrosen des Pankreas und seiner Umgebung wie auch in einzelnen Fällen von Fettgewebsnekrosen beim
Menschen auf physiologisch chemischem Wege die Gegenwart
eines fettspaltenden Fermentes nachzuweisen, während es im
gesunden Fettgewebe sich nicht fand. In der gleichen Weise constatirte er 1900 bei durch Einspritzung von Säuren, Alkalien, Bakterien und Formalin theils in den D. Wirsungianus theils in das
Pankreas selbst bei Hunden erzeugten Fettgewebsnekrosen die
Gegenwart des Fettfermentes und sprach noch den Gedanken aus,
dass dieses Fettferment vielleicht durch das Blut weiter transpor-

tirt werden könne, wodurch sich entferntere Fettgewebsnekrosen
so im epicardialen Fettgewebe erklären liessen. *Oser* erzielte bei
Hunden Fettgewebsnekrosen durch Implantation von Stücken des
Pankreas in das Omentum majus und in das subcutane Fettgewebe
und weiter durch Injection von Chlorzink in das Pankreasgewebe
und durch Unterbindung von Blutgefässen des Pankreas. Seine
Schüler *Katz und Winkler* 1899 kamen regelmässig zu positiven
Resultaten durch mehrfache Massenligaturen des Pankreas bei
Hunden und schlossen aus dem Umstande, dass die Fettgewebsnekrosen sich deutlich an die umschnürenden Fäden hielten, dass
das Pankreassecret und zwar das Fettferment desselben es sei,
welches die Fettgewebsnekrosen bewirke, wobei gewiss Circulationsstörungen eine wichtige Rolle spielen. *Opie* 1900 ligirte bei
Katzen die beiden Ductus pancreatici an zwei Stellen und durch-
schnitt dieselben zwischen den Ligaturen. Die Fettgewebsnekrosen zeigten sich nach einigen Wochen nicht blos im Bereiche des
Pankreas sondern im ganzen Unterleibe und auch im subpericardialen und subcutanen Fettgewebe, woraus auf eine Diffusion des
ausgetretenen Fettfermentes, das in den Herden nachzuweisen
war, geschlossen werden konnte. Die vom Pankreas weiter entfernten Fettgewebsnekrosen zeigten keine entzündliche Infiltration, wohl aber die näher dem Pankreas gelegenen. Starben die
Thiere früher, so fanden sich entweder gar keine Fettgewebsnekrosen oder nur in der Nachbarschaft des Pankreas. Pilocarpin-
gaben beschleunigten die Verbreitung der Fettgewebsnekrosen.
Bei Transplantation der distalen Schnittenden der Ductus pancreatici in das subcutane Fettgeweb der Bauchwand entstanden daselbst weit verbreitete Fettgewebsnekrosen. *Bunge* 1903 erzielte
Blutungen mit Fettgewebsnekrosen im Pankreas durch Venenli-
gatur und Injection von Gelatine in dieselben und Blutungen mit
Fettgewebsnekrosen im Pankreas und im Mesenterium und Omentum durch Unterbindung von Pankreasarterien mit Injection von
Luft, Paraffinum liquidum oder Oel in dieselben. *Hess* 1903 erzeugte bei Hunden durch Einspritzung von Olivenöl in den D. pancreaticus Nekrose des Pankreas, Blutungen und Fettgewebsnekrosen und meinte, dass dieser Effect des Experimentes dadurch
zu erklären sei, dass das Oel durch den Contact mit dem Pankreassafte sofort gespalten wird, die Spaltungsproducte besonders die
Seifen nekrotisirend auf das Pankreasgewebe einwirken, so der
Pankreassaft aus dem Pankreasgewebe austrete und die Fettgewebsnekrosen veranlasse. Ein solches Eindringen von Fett in den

D. pancreaticus dürfte auch beim Menschen als Ursache von Fettgewebsnekrosen vorkommen. 1905 theilte dann *Hess* noch mit,
dass es ihm einmal unter 8 einschlägigen Experimenten gelungen
sei, bei einem Hunde durch Einbinden einer Canüle in den Haupt-
ausführungsgang des Pankreas, Abbindung des Duodenums darunter, Injection von Oel in das Duodenum und Eingiessung von
Oel durch die Schlundsonde Pankreasnekrose und ausgedehnte
Fettgewebsnekrosen hervorzurufen. Sehr exacte Experimente
stellte endlich *Wells* 1903 an. Er injicirte in die Bauchhöhle von
Hunden und Katzen zunächst frischen Schweinepankreassaft und
erzielte damit immer Fettgewebsnekrosen. Wurde der Saft früher
gekocht, so blieben die Fettgewebsnekrosen aus. Dann injicirte
er Pankreatinlösung, die länger gestanden war und in der das
Trypsin die Lipase zerstört hatte. Damit wurden keine Fettgewebsnekrosen hervorgerufen. Ebenso blieben diese aber auch aus,
wenn stark lipolytischer Lebersaft injicirt wurde. *Wells* schloss
daraus, dass die Fettgewebsnekrosen durch eine doppelte Fermentwirkung des Pankreassaftes bedingt werden, nämlich einerseits
durch das Trypsin, welches die Fettzellen schädigt und die Lipase,
welche das Fett spaltet. Bei postmortaler Einwirkung des Pan-
kreatins auf das Fettgewebe konnte *Wells* die Anfänge der Fettgewebsnekrosen hervorrufen, natürlich ohne die Veränderungen,
zu deren Zustandekommen das Leben nothwendig ist.

*Alle diese Experimente mussten zu der Ueberzeugung führen,
dass die Fettgewebsnekrosen durch den Pankreassaft und zwar
das proteolytische Ferment und das Fettferment desselben entstehen
und dass die bei den Versuchsthieren aber ebenso auch die in den
Fällen vom Menschen gleichzeitig mit den Fettgewebsnekrosen ge-
fundenen verschiedenartigen pathologischen Veränderungen des
Pankreas insoferne einen causalen Zusammenhang mit den Fettgewebsnekrosen besitzen, als durch dieselben die Möglichkeit für
das Austreten des Pankreassaftes aus dem Drüsengewebe des Pankreas gegeben ist.*

Eine wesentliche Stütze erhielt diese Lehre durch die sich
immer mehrenden Mittheilungen über das Vorkommen von Fettgewebsnekrosen nach schweren mit Continuitätstrennungen ver-
bundenen Pankreasverletzungen beim Menschen, so von *Warren*
1895, *Simmonds* 1898 und 1900, *Schmidt* 1900, *Körte* 1900, *Selberg*
1901, *Simmonds* 1901, *Busse* 1904, *Kindt* 1905, wo es ganz zweifellos infolge der Pankreasverletzung durch Ausfliessen des Sekretes
des früher normalen Pankreas in die Bauchhöhle zu den Fettge-

websnekrosen gekommen war. Von besonderem Interesse sind dabei der eine Fall von *Simmonds* 1898, in welchem bei der nach einer Schussverletzung des Pankreas behufs Blutstillung ausgeführten Laparotomie nichts Auffälliges am Fettgewebe gefunden wurde, nach dem 36 Stunden nach der Verletzung erfolgten Tode aber bei der Obduction zahlreiche Fettgewebsnekrosen constatirt wurden, dann der eine Fall *Körte's* 1900 (Schussverletzung des Pankreaskopfes) in dem 8 Stunden nach dem Trauma bei der Operation noch keine Fettgewebsnekrosen vorhanden waren, wohl aber solche nach dem bald darauf erfolgten Tode zu sehen waren und die 3 ganz analogen Fälle von *Kindt* 1905 (2 Schussverletzungen des Pankreas und eine Verletzung des Pankreas durch einen heftigen Stoss).

Es äusserten daher begreiflicherweise allmählich auch die Autoren casuistischer Beiträge über «schwere» Fälle von spontanen Fettgewebsnekrosen beim Menschen immer häufiger die Meinung, dass die betreffenden Fettgewebsnekrosen den Effect von pathologischen Veränderungen des Pankreas, von Pankreasblutungen, «Pancreatitis» und Pankreasnekrose darstellten und der Einwirkung des Pankreassaftes speciell des Fettfermentes desselben ihre Entstehung verdankten, so *Thayer* 1895, *Sievers* 1895, *Parry, Dunn* und *Pitt* 1897, *Rolleston* 1898, *Fripp und Bryant* 1898, die in ihrem Falle von «Pancreatitis haemorrhagica acuta» bei der Laparotomie keine Fettgewebsnekrosen fanden, wohl aber nach dem 48 Stunden später erfolgten Tode multiple Fettgewebsnekrosen antrafen, *Bryant* 1900, *Francke* 1900, *Gessner* 1900, *Horbitz* 1901, *Noll* 1903, *Pels Leusden* 1903, *Busse* 1904, *Wiesinger* 1904, *Hart* 1904, *Hochhaus* 1904 und nahm auch *Truhart* 1898 und in seiner Monographie 1902 vollkommen diesen Standpunkt ein.

Gegentheilige Anschauungen liessen sich nur mehr ganz vereinzelt vernehmen, so von *Ehrich* 1898, der die in seinen beiden Fällen vorhandene Pankreasnekrose als eine Folge der Fettgewebsnekrosen deutete, indem er sich vorstellte, dass die Nekrose von dem peripankreatischen Fettgewebe auf das Drüsenparenchym übergegriffen hatte, in dieses dann durch den Ausführungsgang Mikroorganismen eingewandert waren und so die Jauchung und Sequestration des Pankreas erzeugt hatten. 1902 beschrieb *Wulff* einen Fall, in welchem bei ausgebreiteten Fettgewebsnekrosen das Pankreas auch mikroskopisch nicht verändert erschien. *Wulff* zog aus seinem Falle den Schluss, dass hier die Fettgewebsnekrosen eine Krankheit sui generis waren, hervorgerufen durch das Potatorium und dass weiter sicherlich in einem grossen Theile diesbezüglicher Fälle die die Fettgewebsnekrosen begleitende Pankreaserkrankung nur eine secundäre Erscheinung war. *Häffner* 1904 fand in einem Falle von multiplen Fettgewebsnekrosen nur herdweise Verfettung der Drüsenzellen des Pankreas, meinte aber, dass durch diesen Fall die durch so viele andere Beobachtungen gestützte Pankreasfermenttheorie nicht umgestossen werden könne und die Ursache für die Fettgewebsnekrosen in seinem Falle doch im Pankreas oder in seiner Nähe gelegen gewesen sein musste, da die Fettgewebsnekrosen dort am reichlichsten waren.

Welcher Natur sind nun die pathologischen Veränderungen des Pankreas, durch welche der Austritt des Pankreassaftes aus dem Drüsengewebe des Pankreas und damit die Entstehung der Fettgewebsnekrosen zu Stande kommen kann?

Zur Beantwortung dieser Frage muss meiner Ansicht nach von der *Thatsache* ausgegangen werden, *dass der Pankreassaft eine ganz besondere Beschaffenheit hat, dass er nämlich ein proteolytisches Ferment besitzt, welches unter bestimmten Verhältnissen das Pankreasgewebe selbst anzudauen vermag und muss à priori angenommen werden, dass abgesehen von den Verletzungen des Pankreas mit directem Austritte von Pankreassafte irgend eine Schädigung des Pankreas dazu führen kann, dass wenn hiebei wenigstens stellenweise noch functionstüchtiges Pankreassecret geliefert wird, dieses Secret die geschädigten Pankreaszellen andauen, zerstören kann und so durch diese tryptische Autodigestion der Pankreassaft aus dem Pankreas herausgelangen kann.* Es obwalten eben beim Paankreas ganz specielle Verhältnisse, wie sie bei keiner anderen compacten Drüse vorkommen, wohl aber eine Analogie in der peptischen Selbstverdauung des Magens finden. Auch hier müssen wir annehmen, dass die verschiedenartigsten Schädigungen der Elemente der Magenwand zur peptischen Selbstverdauung führen können, indem diese Gewebselemente dann nicht mehr, wie sie es sonst unter normalen Verhältnissen vermögen, dem wirksamen Magensafte widerstehen können.

Freilich ist durch Experimente gezeigt worden, dass die artificielle Verschliessung des D. Wirsungianus allein bei Thieren nicht zur tryptischen Autodigestion führt (*Heidenhain* 1883, *Senn* 1888), dass eine reine Trypsinlösung auf normales lebendes Gewebe nicht andauernd wirkt (*Matthes* 1893, *Fermi* 1894) und dass unter normalen Verhältnissen der Pankreassaft als solcher noch keine tryptische Wirkung äussert, sondern es dazu noch der Mitwirkung verschiedener anderer Momente bedarf, so des Darmsaftes (*Chepowalnikoff* 1899, *Delezenne und Frouin* 1902, *Hamburger und Hekma* 1903 *Camus und Gley* 1903, *Glaessner* 1903, *Herzen und Pilpoul* 1903, *Popielski* 1903, *Starling* 1903, *Hekma* 1904, *Prym* 1904) oder des Peptons (*Camus und Gley* 1903) oder eines aus der Milz stammenden, in den Ausführungsgängen des Pankreas ausgeschiedenen, oxydierenden Fermentes, durch welches das tryptische Zymogen erst in wirksames Trypsin verwandelt wird (*Fichera* 1903, *Herzen und Pilpoul* 1903). Wenn das auch sicher vollständig richtig ist, und eben deswegen das Pankreas unter normalen Verhältnissen sich nicht selbst andaut, so ist doch eine *tryptische Selbstverdauung des Pankreas unter pathologischen Verhältnissen* jetzt *ausser allen Zweifel gestellt*.

Als der erste äusserte schon *Klebs* 1879 die Vermuthung, dass die Ursache für die Pankreasblutungen in einer corrodirenden Wirkung des Pankreassecretes zu suchen sei. 1883 bezog *Gussenbauer* die Entstehung einer Pankreascyste auf die Einschmelzung eines Melanosarkoms des Pankreas unter Einwirkung des Pankreassaftes. 1884 wiesen *Arnozan* und *Vaillard* die Constanz einer postmortalen Autodigestion des Pankreasgewebes bei verschiedenen Thieren nach. 1886 meinte Salzer, dass der Pankreassaft auf die Wand von Pankreascysten ähnlich einwirken könne wie der Magensaft auf die kranke Magenwand beim Ulcus rotundum und ebenso 1888 *Wölfler*, dass der Pankreassaft in Pankreascysten Blutgefässe arrodiren und so zur Blutung führen könne. 1889 betonte *Pitlik* die Schwierigkeit der genauen Feststellung der feineren pathologischen Veränderungen des Pankreas wegen der postmortalen Autodigestion desselben und warf die Frage auf, ob eine solche Autodigestion nicht auch während des Lebens vorkommen könne. In der gleichen Art äusserte sich v. *Hansemann* 1894, dass die parenchymatöse Schwellung der Pankreaszellen oft schwer zu beurtheilen sei wegen der postmortalen Selbstverdauung, welche oft fälschlich als Coagulationsnekrose gedeutet wurde. 1894 schilderte *Tilger* des genaueren die Entstehung von Pankreascysten durch Selbstverdauung des Pankreas bei Pancreatitis interstitialis chronica. In demselben Jahre betonte *Nimier* die Bedeutung des Pankreassaftes für die Entstehung von Pankreascysten nach traumatischer Zerreissung des D. Wirsungianus. 1895 konnte *ich* auf Grund einer systematischen Untersuchung ei-

ner grösseren Zahl von menschlichen Pankreata den Beweis
erbringen, dass im menschlichen Pankreas postmortale, in-
traagonale und intravitale tryptische Selbstverdauung vorkommt,
wobei geradeso wie bei der peptischen Selbstverdauung im Magen
die beiden ersteren Formen viel häufiger sind als die letztere,
von der ich nur 2 Fälle anzuführen vermochte. Ich supponirte bezüglich der intravitalen Form das Vorhandensein irgend einer Alteration der Pankreaszellen, so dass sie der tryptischen Wirkung
des eigenen Secretes unterliegen. *Beneke* meinte damals, in der
Discussion über meinen Vortrag auf der Versammlung der Gesellschaft deutscher Naturforscher und Aerzte in Lübeck, dass
er sich als Ursache für das Eintreten einer intravitalen tryptischen
Autodigestion des Pankreas eine durch Arterienkrämpfe bedingte
lokale Anaemie des Pankreas denken könnte und wurde diese
Annahme in der That gestützt durch die 1897 erschienene Arbeit
seines Schülers *Blume*, der durch temporäre Ligatur des Pankreas
bei einer Katze Fettgewebsnekrosen und Pankreasnekrose erzeugte, die er als Effect von Autodigestion ansprach. 1899 bestätigte *Pförringer* vollkommen meine Angaben über die tryptische
Autodigestion des Pankreas und beschrieb auch einen Fall von
frischer intravitaler Autodigestion des Pankreas mit frischeren
Fettgewebsnekrosen, welch letztere in meinen beiden Fällen aus
dem Jahre 1895 gefehlt hatten. *Pförringer* sah die Fettgewebsnekrosen als das Primäre an und stellte sich vor, dass durch
dieselben eine Entzündung hervorgerufen wurde, welche dann
auf die benachbarten Theile des Pankreasgewebes übergriff, dort
den Austritt von Pancreassecret ermöglichte und so zur Digestion
führte. 1900 theilte *ich* einen neuen Fall von herdweiser intravitaler tryptischer Autodigestion des Pankreas mit und sah als das
auslösende Moment für diese Autodigestion eine in den Pankreasarterien vorhandene Arteriitis obliterans an. Die in dem einen
Selbstverdauungsherde enthaltenen Fettgewebsnekrosen, die von
einer Bindegewebskapsel umgeben waren, deutete ich als eine
ältere Veränderung und daher als Nebenbefunde in Bezug auf
die Autodigestion. 1901 bezog Gaylord die Nekrose im Pankreas
nach einer Schussverletzung auf tryptische Autodigestion desselben. 1901 und 1902 betonte *Lazarus* neuerdings die Möglichkeit
der Entstehung von Pankreascysten durch die tryptische Autodigestion zumal nach traumatischer Blutung im Pankreas.

So befestigte sich allmählich immer mehr die Anschauung
von dem Vorkommen der intravitalen tryptischen Autodigestion

des Pankreas und trat nun auch die *Idee*, die schon 1895 *Dettmer* und 1898 *Hildebrand* und *Kronheimer* und weiter *Kaufmann* 1901 geäussert hatten, immer schärfer hervor, *dass zwischen dieser tryptischen Autodigestion des Pankreas und den spontanen, nicht durch ein directes Ausfliessen von Pankreassaft aus den traumatisch in ihrer Continuität getrennten Pankreasgängen bedingten Fettgewebsnekrosen ein causaler Zusammenhang bestehe*, in der Art, dass, wie *ich* es in einem Vortrage in der deutschen pathologischen Gesellschaft in Carlsbad 1902 formulirte, *der Pankreassaft unter geeigneten Umständen so wie primär die Autodigestion des irgendwie geschädigten Pankreasgewebes, im Zusammenhange damit, nachdem ihm nämlich durch die Autodigestion des Pankreasgewebes der Austritt aus den Drüsenläppchen ermöglicht wurde, secundär unter specieller Mitwirkung des Fettfermentes auch die Fettgewebsnekrosen im Pankreas und ausserhalb desselben bedingen könne.* Ich konnte darauf hinweisen, dass bei der postmortalen und intraagonalen tryptischen Autodigestion des Pankreas nicht selten die im Bereiche der von der Selbstverdauung betroffenen Partien im Pankreas gelegenen Fettzellen den Beginn der bei den Fettgewebsnekrosen sich abspielenden Veränderungen zeigen, wie das schon 1891 *Langerhans* und 1900 *Williams* erörtert hatten. Ich konnte weiter 4 neue Fälle von frischer intravitaler tryptischer Autodigestion des Pankreas mittheilen, in welchen sich neben der Autodigestion des Pankreasgewebes in dem Fettgewebe innerhalb der Autodigestionsherde und 3mal auch weiter im Abdomen verbreitete frische Fettgewebsnekrosen fanden. Hier stellten die tryptische Autodigestion des Pankreas und die Fettgewebsnekrosen zweifellos einen einheitlichen, in den ersten 3 Fällen geradezu letalen Process dar. Ich verallgemeinerte weiter diesen Satz auf die spontanen Fettgewebsnekrosen überhaupt und meinte in Widerrufung meiner seinerzeitigen Aeusserungen vom Jahre 1895 und 1900 nun mehr, dass *die primäre tryptische Autodigestion des Pankreas und die dazu secundären Fettgewebsnekrosen stets causal zusammengehören*, dass eben nur bei den älteren Fettgewebsnekrosen die sie seinerzeit veranlassenden tryptischen Autodigestionsveränderungen des Pankreasgewebes bereits vollständig verschwunden und daher nicht mehr nachweisbar sein können. Schliesslich sprach ich noch die Anschauung aus dass die «idiopathische Pankreatitis hämorrhagica» oder «gangränosa» zumeist nichts anderes sei als eine intravitale tryptische Autodigestion des Pankreas, woran ich heute um so mehr festhalte.

Prüft man nämlich die Fälle, in denen eine «idiopathische Pancreatitis acuta hämorrhagica» oder «gangränosa» als Befund erhoben wurde, so zeigt sich dass zumeist kein Beweis dafür erbracht wurde, dass die Entzündung des Pankreas wirklich das Primäre war. Vielmehr war weitaus in den meisten Fällen das Erste augenscheinlich eine Nekrose des Pankreasgewebes, auf die die Entzündung als reactive Veränderung folgte und sind auch in der That Fälle beschrieben, in denen die Autoren selbst zwar das Vorhandensein von Nekrose des Pankreasgewebes, nicht aber das Bestehen einer Entzündung constatiren konnten, so von *Hawkins* 1893, *Harbitz* 1901, *Hess* 1905 und *Deanesley* 1903, wobei aber *Deanesley* trotzdem den Terminus «Pancreatitis acuta hämorrhagica» gebraucht. Das gleiche möchte ich auch annehmen bezüglich der sogenannten, sonst so räthselhaften Pankreasapoplexien, bei denen die mikroskopische Untersuchung des Pankreas ebenfalls häufig Nekrose des Pankreasgewebes ohne Entzündung erkennen liess.

So komme ich denn zu dem Schlusse, dass die intravitale tryptische Autodigestion des Pankreas einerseits ein ungemein importanter Process sein kann, welcher zu ausgedehnter Blutung im Pankreas und seiner Umgebung und hämorrhagischer Cystenbildung an Stelle des Pankreas, herdweiser oder diffuser Nekrose des Pankreas, durch Hinzutreten von Bakterien zu eitriger Pancreatitis und zu Sequestration des Pankreas, alles das eventuell u. z. häufig vergesellschaftet mit reichlichen Fettgewebsnekrosen führen kann, dass sich aber auch andererseits aus umschriebener geringfügiger tryptischer Autodigestion des Pankreasgewebes harmlose, nur Nebenbefunde darstellende Fettgewebsnekrosen entwickeln können, bei denen nach einiger Zeit von der Autodigestionsveränderung des Pankreas nichts mehr zu sehen ist. Einschlägige schwere Fälle mit der gleichen Auffassung wurden inzwischen mitgetheilt von *Weil* 1904 und *Reitter* 1905.

Mit dieser Auffassung kann man die «schweren» Fälle von Fettgewebsnekrosen mit Blutung und Nekrose des Pankreas beim Menschen, die harmlosen Fettgewebsnekrosen beim Menschen und den Thieren und die Resultate der vielfachen Experimente, bei denen Fettgewebsnekrosen und Pankreasgewebsnekrosen erzielt wurden, aber auch die Pankreasapoplexie, hämorrhagische Cystenbildung des Pankreas und Nekrose des Pankreas ohne Fettgewebsnekrosen sehr gut in eine einheitliche Gruppe bringen. Das wesentliche Moment für alle diese pathologischen Veränderungen ist *die intravitale tryptische Autodigestion des Pankreasgewebes*, das ist *ein Morbus sui generis* und ist alles andere wie auch die Fettgewebsnekrosen etwas Secundäres dazu.

Natürlich obliegt nun im Allgemeinen und für jeden einzelnen Fall die Aufgabe, die Ursache für eine solche Autodigestion aufzudecken. Das ist aber nach den bisherigen Erfahrungen durchaus nicht leicht und haben wir bisher nur einige ätiologische Anhaltspunkte. So spielt hiebei gewiss eine mechanische Schädigung des Pankreas eine wichtige Rolle und ist mehrfach in der Anamnese einschlägiger Fälle eines vorausgegangenen wenn auch nicht heftigen Insultes in der Pankreasgegend Erwähnung gethan, wie z. B. in dem 2. Falle von *Hochhaus* 1904. Weiter sind augenscheinlich von Bedeutung Circulationsstörungen im Pankreas, wofür der bereits mehrmals so von *mir* 1900 und 1902 erhobene Befund einer Arteritis obliterans im Pankreas in solchen Fällen spricht. Endlich mag auch die vollständige oder partielle Stauung des Pankreassecretes zumal verbunden mit Circulationsstörungen ein ätiologisches Moment abgeben, wofür hinsichtlich der vollständigen Stauung besonders die häufige Combination von Autodigestion des Pankreas und Cholelithiasis spricht. Andere Ursachen werden sicherlich noch aufgedeckt werden und muss gewiss gesagt werden, dass die verschiedenartigsten Schädigungen des Pankreas durch bakterielle oder chemische Einwirkungen zur tryptischen Autodigestion führen können. Das alles muss aber erst weiter studirt werden und muss z. B. auch nach einer Erklärung dafür gesucht werden, warum besonders bei Lipomatosis und bei Potatoren relativ oft die schwere intravitale Autodigestion des Pankreas vorkommt und muss weiter der Zusammenhang zwischen wirklichen Entzündungen des Pankreas und Autodigestion aufgeklärt werden.

Für die klinische Diagnostik und für die Therapie ist aber schon dermalen die Thatsache, dass die intravitale tryptische Autodigestion des Pankreas nicht so selten zu schweren ja geradezu tödtlichen Erkrankungen führt, von der grössten Bedeutung. Es lassen sich damit einerseits die Fälle ganz acuten Verlaufes, andererseits die mehr chronischen Fälle von im Anschlusse an die Autodigestion des Pankreas sich entwickelnder Cystenbildung und Eiterung im Pankreas, Nekrose und Sequestration des Pankreas als ein genetisch gleichartiger Process auffassen, dem in allen seinen Formen wenn auch nicht immer, so doch sehr häufig die Fettgewebsnekrosen beigeordnet sein können. Es wird nun diese spontane tryptische Autodigestion des Pankreas auch häufiger als bisher richtig diagnosticirt werden und wird damit auch viel öfter als bisher die Indication zu operativen Eingriffen gestellt werden, von denen man schon jetzt sagen kann, dass durch dieselben selbst in schwersten Fällen manches Menschenleben gerettet worden ist.

Postscriptum. Nach Abschluss dieses Referates erschien die Arbeit von Opie [1903] «Zur Pathogenese der Pankreasfettgewebsnekrose» (Zeitschr. f. exp. Path. u. Ther. z. B. 1903), in welcher auf experimentellem Wege gezeigt wird, dass die Stauung des Pankreassecretes für sich allein noch nicht genüge zur Erzeugung von Pankreasfettgewebsnekrose, sondern dass eine Anstauung des Secretes im Pankreas durch irgend eine Kraft kommen müsse.

THÈME II. — CLASSIFICATION DES SARCOMES

(The classification of the sarcomata)

Par M. ERNEST FRANCIS BASHFORD (Londres)

General Superintendent of Research and Director of the Laboratory Imperial Cancer Research Fund London

In the classification of the sarcomata it is necessary to consider:

(1) The relation of the sarcomata to the carcinomata;

(2)   "   "   "   "   granulomata;

(3)   "   "   "   various forms of sarcoma to one another.

I do not propose to consider the relation of the sarcomata to any special group of new growths under the heading «endothelioma» because the latter is a vague term at present frequently applied to some growths which are undoubtedly sarcomata and to others which are certainly carcinomata.

I. The sarcomata are connective tissue new growths as distinct from the carcinomata which are epithelial new growths.

It has been shown that sarcomata with all the features of malignant new growths are found throughout the mammalia, and that they also occur in marine fishes living in a state of nature. They have therefore the same zoological distribution as the carcinomata. It is well known that carcinoma occurs with increasing frequency as life advances. We have found that the same holds for sarcoma in man, and a number of cases of sarcoma we have examined in domesticated mammals have all been in old animals. In one instance in a cat aged 13 years, an epithelioma of the tongue co-existed with a round-celled sarcoma (of the small intestine), having extensive metastases in the liver. The age incidence of sarcoma is therefore the same as that of carcinoma, although sarcoma is relatively very much more frequent in youth, owing to the rarity of carcinoma before 35 years. In later years sarcoma becomes relatively less frequent than carcinoma.

In whatever animal sarcomata occur they behave as malignant new growths infiltrating and forming metastases in a manner corresponding to the behaviour of carcinomata. Clinically sarcomata, if they occur in inaccessible sites, are indistinguishable from carcinomata, and all I have said on the absence of a specific symptomatology when referring to carcinoma also applies to sarcoma, in short the one is clinically not sharply distinguishable from the other.

Experimentally sarcoma is as difficult to transfer to another individual as carcinoma, and indeed the complete demonstration of the transmission of a sarcoma from one individual to another has not yet been furnished. The instances recorded by Loeb, Sticker, Ehrlich and Apolant are not free from sources of fallacy. There is no evidence that the sarcomata are infectious new growths. They present the same universality of zoological distribution, the same characteristic increase in frequency as life advances, and the same or greater difficulty of transmission as the carcinomata, in contrast to all known forms of infective disease.

It is therefore necessary to recognise that carcinoma and sarcoma have so many features in common as to justify the view that they are probably manifestations of an identical or similar process in the epithelial and connective tissues respectively. There is no sharp line of demarcation between these two chief groups of the malignant new growths, if we except purely histological differences.

II. The demarcation of the sarcomata from the granulomata, which are also new growths of connective tissue origin, is not easy. By microscopical and clinical examination alone, it is not possible to determine in some cases to which group a tumour should be assigned. This applies more especially to a group of tumours associated with the lymphatic glands and to another group in which the cellular elements are of an indifferent nature and the stroma relatively scanty, where at the same time there is a rich vascular network of imperfectly developed blood vessels. Tumours of the latter kind have frequently been described as sarcomata, when in reality they were infective granulomata. In performing many hundreds of inoculation experiments we have not succeeded in transferring a sarcoma to another animal. With other tumours, microscopically indistinguishable, or only with difficulty indistinguishable from sarcoma, we have obtained a high percentage of successful transmissions. The method of experimental inoculation affords a means therefore for recognising the true nature of some doubtful new growths. The cells of a sarcoma introduced into a new host have not in our hands induced any excessive proliferation of the tissues surrounding the site of inoculation. The cells of certain of the other tumours referred to above if introduced into another animal give rise with great constancy to extensive proliferation of the tissues surrounding the site of inoculation. As we have completely demonstrated, the new tumours arise by a process of infection, by a transformation of the connective tissue corpuscles of the host into elements indistinguishable in their form and behaviour from the cells of the primary tumour. The cells introduced show no evidence of continued proliferation. The tumours which arise have the same characters as the primary growth. Sticker has performed similar successful experiments, but has unfortunately regarded them as the transference of a sarcoma, although the disease as it occurs naturally in the dog has all the typical features of an infective venereal disease. The method of experimental inoculation and detailed examination of what follows at the site of inoculation establishes certain and definite distinctions between the sarcomata and those forms of infective granulomata of which the specific causative organisms have not yet been isolated. The same method may also be expected to throw light on the relation, if any, existing between the various forms of leukæmia, Hodgkin's disease, chloroma and other obscure conditions associated with enlarged lymphatic glands, and sarcoma on the one hand, and granulomata on the other.

III. The classification of the various forms of the sarcomata at present in vogue is morphological and histogenetic. For growths with well marked differentiation, e. g. osteo-sarcoma, chrondro-sarcoma, fibro-sarcoma, angio-sarcoma, it is doubtful if in the present state of our knowledge a more practical and satisfactory classification can be devised. Those growths of a more undifferentiated nature consisting almost entirely of cellular elements are at present classified by the shape and size of the cells which form their chief constituents. This is a vague and unsatisfactory classification, for obviously growths of distinct nature and histogenesis may be included under one heading, e. g. we have found that a small round celled sarcoma of the subcutaneous tissue of the dog consists of plasma cells, which on appropriate staining are densely crowded with metachromatic granules.

Other small celled sarcomata contain granules of a different character, and others again do not contain granules of any kind. It is however a praticable classification, for it is based upon the only criteria available. When it is found possible to transplant and to propagate the various forms of the sarcomata, we shall be in a better position to determine their essential features. We shall then be able to recognise those elements in the supporting and vascular structures which are differentiations of the parenchyma cells from those other elements which are supplied by the surrounding tissues reacting to the presence of the parenchyma. We have shown the specific and reactive nature of the stroma in transplanted carcinoma. The application of the same method to the sarcomata is likely to be even more instructive and to enable us to unravel much that is obscure in their general histology. It is justifiable to hope that the results of such experiments will lead to a natural classification of the sarcomata.

CHAP. 3. — TRYPANOSES

(Die Trypanosomenkrankheiten)

Par M. le Prof. ERICH MARTINI (Berlin)

(traduit de l'allemand)

Unter allen durch Protozoen hervorgerufenen Krankheiten stehen gegenwärtig wohl im Mittelpunkte des allgemeinen Interesses der Aerzte die Trypanosomenkrankheiten. Dies ist nicht blos deshalb der Fall, weil eine bis vor kurzem in ihrer Ätiologie ganz dunkle Krankheit, die Schlafkrankheit, als ein durch diese Parasiten bewirktes Leiden (Castellani, [1] Bruce [2]) erkannt wurde, sondern auch, weil gewisse in ihrem Wesen ziemlich unklare, bisher weder zu den Bakterien noch zu den Protozoen gezählte Krankheitserreger, die Spirochaeten, von neueren Forschern (Schaudinn [3]) als Trypanosomen wahrscheinlich gemacht werden. Nachdem nun einmal das Trypanosoma der lange vergeblich erforschten Schlafkrankheit entdeckt war, warf sich die Forschung mit Eifer darauf, bei anderen und zwar gerade bei einer ebenfalls chronischen, noch weit länger studierten Krankheit, deren ganzer, oft recidivierender Verlauf sie als ein durch Protozoen verursachtes Leiden (Ruge [4]) vermuten lässt, ebenfalls nach einem Protozoen zu suchen; es war die Lues, bei der von Schaudinn und Hoffmann [5] Spirochaeten gefunden wurden; ob als Erreger, dafür fehlt noch der volle Beweis.

Auch Schaudinn und Hoffmann haben den neuen Parasiten neu
zu nennen, weil die von früheren bei Genitalleiden gesehenen
Spirochaeten nicht genau genug definiert sind, um mit ihm iden-
tifiziert werden zu können — vorsichtiger Weise noch nicht als die
Ursache der Lues proklamiert; sie fordern nur zu weiterer Nachfor-
schung auf, ob er sich als ein konstanter Befund bei Lues heraus-
stellt. Immerhin ist er vielfach bestätigt worden, so dass schon
von einer eigenen Litteratur der Spirochaete pallida, wie sie be-
nannt ist, gesprochen werden kann; unter anderem fand sie sich
in der Leber bei kongenitaler Syphilis und endlich in syphiliti-
schen Geweben infizierter Schimpansen (Metschnikoff [*]). Freilich,
es zeigen sich unter der grossen Zahl der nachprüfenden Stimmen,
welche die Spirochaete pallida anscheinend auch bei Nichtsyphi-
litischen nachgewiesen haben, z. B. in den Zerfallprodukten eines
jauchigen Karzinoms und im Saft von spitzen Condylomen Kinle-
menoglon und von Cube [*]. Gesetzt aber, eine Spirochaete, bei
der vielleicht nur noch die nähere Identifizierung Schwierigkeiten
macht, stellt sich tatsächlich als Syphiliserreger heraus, und gesetzt die Spirochaeten sind tatsächlich Protozoen, Trypanosomen,
so liesse sich diese menschliche Beschälseuche schliesslich als
ein einfaches Gegenstück zu der Beschälseuche der Pferde auffassen, bei der ein Trypanosoma längst als Erreger unzweifelhaft
festgestellt ist (Rougel [*]).

Nun die Zukunft muss lehren, wie weit der Begriff «Trypanosomenkrankheiten» zu fassen ist, und wir können auch hierin unsere ganze Hoffnung auf den Altmeister der Bakteriologie, Robert
Koch, richten, der zur Zeit im Innern Afrikas gerade dahin ge-
hende Studien bei den Spirochaeten des Rückfallfiebers und bei
den Tsetsetrypanosomen treibt.

Bis dahin werden wir uns darauf beschränken müssen, zu den
Trypanosomenkrankheiten nur die zu rechnen, deren Erreger als
Trypanosomen bereits allgemeine Anerkennung gefunden haben;
es sind dies Surra, Nagana, Mal de caderas, Beschälseuche, die
Galziekte und die Trypanosomenkrankheit des Menschen, die
Schlafkrankheit; endlich wird auch die Kala-azarkrankheit, fieber-
hafte tropische Splenomegalie, hierher zu rechnen sein.

Ueber diese Krankheiten soll im Folgenden berichtet werden,
auch werden die Rattentrypanosomen mit zu besprechen sein,
weil sie, da überall leicht erhältlich und deshalb am bekanntes-
ten sind, zum leichteren Verständnis der anderen am einfachsten
als gemeinsames Vergleichsobjekt dienen. Hingegen sollen die

Trypanosomen anderer kleinerer Säugetiere, sowie die der Vögel, Fische und Amphibien ausser Betracht bleiben, da dies über den Rahmen eines für Aerzte bestimmten Referates zu weit hinaus gehen würde.

Den Hauptteil müssen jedenfalls die den Arzt besonders interessierenden Trypanosomenkrankheiten des Menschen einnehmen, während die der Tierkrankheiten im Allgemeinen nur soweit in Betracht gezogen werden, als sie für die Erleichterung des Verständnisses der ersteren von Wert sind.

Gemeinsame klinische und pathologisch-anatomische Symptome.

Die Trypanosomenkrankheiten haben im Allgemeinen sämtlich ein klinisches Symptom gemeinsam; sie führen früher oder später zu einer mehr oder minder stark ausgeprägten Anämie. Bei allen zeigt sich Fieber, bei den einen von regelmässigem, bei den andern von unregelmässigem Typus. Fast allen gemeinsam sind Hautausschläge und vorübergehende Œdeme, die bald das Gesicht, bald die Knöchel betreffen können. Bei den meisten stellen sich zum Schluss häufig cerebrale Symptome ein; sie sind in der Regel am deutlichsten bei der Schlafkrankheit, bei der Surra und bei der Nagana der Equiden; sie fehlen anscheinend oder sind sehr selten bei der Kala-azarkrankheit, deren Erreger im übrigen auch die grösste Verschiedenheit von allen andern zeigt.

Es sind unter natürlichen Infektionsverhältnissen wohl sämtlich chronische oder subakute Leiden.

An pathologisch-anatomischen Zeichen besteht ein Gemeinsames; das ist die im Allgemeinen stets vorhandene mehr oder minder grosse Milzschwellung. Das Organ ist dabei meist ziemlich schlaff.

SKIZZEN VON TRYPANOSOMEN

(Martini, aus der Festschrift zum 60. Geburtstag von Robert Koch.)

Verlag von Gustav Fischer, Jena.

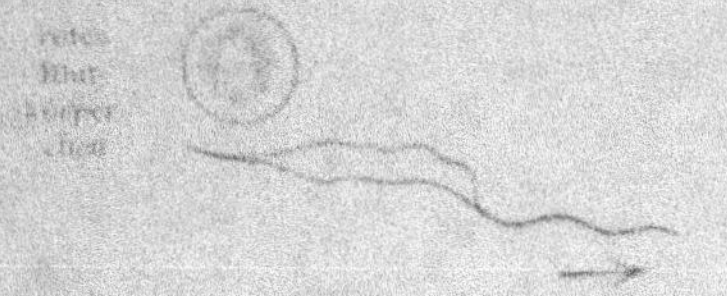

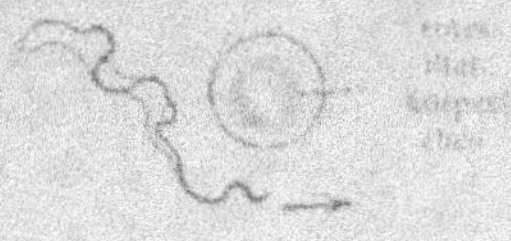

Fig. 1 — Rattentrypanosoma ungefärbt.
Fig. 2 — Tsetsetrypanosoma ungefärbt.

Fig. 3 — Rattentrypanosoma bei Färbung mit Boraxmethylenblau.
Fig. 4 — Rattentrypanosoma bei Romanowsky-Färbung.

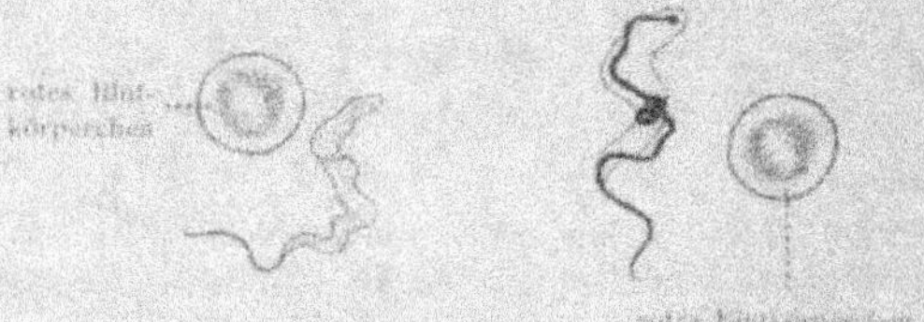

Fig. 5 — Tsetsetrypanosoma bei Färbung mit Boraxmethylenblau.
Fig. 6 — Tsetsetrypanosoma bei Romanowsky-Färbung.

Kurze Beschreibung der Morphologie und Biologie der genannten Trypanosomen.

Die gründlichsten morphologischen Studien wurden wohl zuerst an dem Rattentrypanosoma (Trypanosoma Lewisi [1]) angestellt. Es hat etwa die zweieinhalb bis dreifache Länge des grössten Durchmessers eines roten Blutkörperchens und etwa den dritten Teil dieses Durchmessers in der Breite.

Längs einer Seite zieht sich eine flimmernde Membran, die in einiger Entfernung von dem stumpferen Ende des Körpers, dem hinteren, beginnt, sich von da nach vorn zieht und dort in die freie Geissel ausläuft. Bei Anwendung bestimmter Färbemethoden, der Romanowski'schen mit Eosin-Methylenblau und deren Modifikationen (Nocht, Ziemann, Ruge, Leishman, Reuter, Giemsa) treten am hinteren Membranende ein leuchtend rot gefärbter, leicht ovaler Punkt (Nucleolus, Centrosom), dessen Längsachse quer zum Körper gestellt ist, und ein etwas weniger stark rot gefärbter Aussensaum der Membran hervor, dessen Färbung an Intensität der Geissel entspricht; dazu zeigt sich im Körper an der Grenze zwischen drittem und zweitem Drittel ein mit seiner Längsachse meist quer gestellter leuchtend rot gefärbter Kern (Nucleus); Nucleolus sowie Randfaden der Membran sind nach den Schaudinn-schen Untersuchungen ebenfalls Kernursprunges. Die Teilung der Parasiten vollzieht sich durch Längsspaltung und zwar meist derart schnell, dass, weil von der Teilung her eine ganze Anzahl Einzelindividuen mit ihren Hinterenden noch zusammenhängt, rosettenartige Figuren entstehen.

Auffällig ist, dass diese Trypanosomen, die mitunter ganz enorm zahlreich im Blute ihrer eigentlichen Wirte, der grauen Ratten, sich finden, den Tieren nur wenig Schaden zu bringen scheinen.

Ihre Ueberimpfung gelingt bekanntlich nur auf Ratten, graue und weisse, wobei die letzteren daran zu Grunde gehen können.

Milzschwellung ist alsdann wohl immer vorhanden, aber meist nicht so gross, wie z. B. bei nagana-infizierten Ratten.

Von dem Rattentrypanosoma unterscheiden sich die Trypanosomen der zu beschreibenden Trypanosomenkrankheiten durch ganz bestimmte Kennzeichen.

Die Trypanosomen der Surra (Tr. Evansi [10]), der Nagana (Tr. Brucei [11]), der Dourine (Tr. Rougeti [12]), des Mal de caderas (Tr. Elmassiani [13]) und endlich das der menschlichen Trypanosomenkrankheit haben im allgemeinen ein stumpferes Hinterende. Ihr Centrosom ist nicht oval, sondern kreisrund. Dabei ist das des Mal de caderas-Parasiten nur eben grade angedeutet; es unterscheidet sich dadurch von allen anderen bekannten.

Das Trypanosoma der Galziekte zeichnet sich hingegen vor allen übrigen dadurch aus, dass es bei einer dem Tr. Lewisi ähnlichen Gestalt 2-3mal so gross als dieses ist (Theiler [14], Pause [15], Schilling [16]).

Diese bedeutende Grössendifferenz macht es stets unter den andern kenntlich. Geringere Unterschiede in allgemeiner Körpergrösse oder geringere bezw. grössere Länge der Geissel bilden hingegen ganz unsichere Merkmale; denn nach eingehenden Untersuchungen des Redners [17] können beispielsweise die Trypanosomen der Nagana ein und desselben Stammes bei einem Tier gross und langgeisslig, bei einem andern derselben Art klein und kurzgeisslig sein; so fanden sie sich bei Schwein und Büffel durchweg auffallend klein und kurzgeisslig, bei Hund und Kaninchen grösser und langgeissliger.

Die Vermehrung geschieht bei allen — bis auf unwesentliche Unterschiede — in gleicher Weise durch Längsteilung.

Mit keinem der genannten in engere Parallele zu stellen ist das Trypanosoma der Kala-azärkrankheit bezw. fieberhaft kachektischer Krankheiten Indiens. Bei ihm liegt das Centrosom vor dem Nucleus dicht an der kurzen freien Geissel, während es bei den anderen sich doch gemeinhin dahinter befindet.

Morphologisch von einander zu unterscheiden sind weder Tr. Evansi noch Brucei noch Castellani (die drei in ihren Wirkungen ähnlichsten Erreger), während biologisch wenigstens zwischen den beiden ersteren einerseits und dem letzteren anderseits Unterschiede deutlich hervortreten. Tr. Brucei und Evansi sind im Stande, wohl fast jegliches bekannte Säugetier zu töten, z. B. Pferde, Hunde, Katzen, Affen, Ratten und dergl. mehr, Eigenschaften, die im Allgemeinen auch dem Trypanosoma Elmassiani (Mal de caderas) — mit Ausnahme seiner sehr geringen Virulenz für Rinder — und dem Trypanosoma Rougeti (Dourine) — mit Ausnahme seiner (nach den vereinzelten bisherigen Untersuchungen) fehlenden Virulenz für Wiederkäuer — innewohnen, während Trypanosoma gambiense (Dutton [18], Forde [19]) s. ngandense (Castellani [29]) nur Menschen, einigen Affenarten und Ratten den Tod zu bringen scheint. Noch engere Grenzen sind dem Trypanosoma Theileri und dem Trypanosoma der Kala-azárkrankheit gezogen, von denen das erstere nur auf das Rind, das letztere anscheinend nur auf den Menschen beschränkt ist.

Die Kultivierung auf künstlichem Nährboden gelang seither nur mit Trypanosoma Lewisi, Trypanosoma Brucei (Novy und McNeal [21] und [22]) und Trypanosoma Elmassiani (Rabinowitsch — Kempner [22]). Trypanosoma ngandense konnte Vortragender zwar bis zu 30 Tagen — auf Rinder und Pferdeblut-Agar — ausserhalb des Tierkörpers lebend halten, aber nicht weiter züchten.

Ob kulturelle Verschiedenheiten zwischen den morphologisch mit Sicherheit nicht zu trennenden Nagana-, Surra- und den Tripanosomen der entsprechenden Menschenkrankheit bestehen, darüber ist jedenfalls zur Zeit nichts bekannt; ebensowenig ist es bis heute gelungen, mittelst biochemischer Reaktionen, wie Agglutination, Präcipitation oder Cytolyse, die für das Kenntlichmachen anderer Parasiten bereits eine so hohe praktische Bedeutung gewonnen haben, eine spezifische Unterscheidung dieser Trypanosomen zu erzielen; und nur vereinzelte Stimmen äussern sich einstweilen dafür (Mayer [31]), dass auf diesem Wege eine Differenzierung erreicht wird. Scheint doch bei diesen Parasiten sogar die Beurteilung nach ihrer Virulenz für die eine oder andere Tierart, durch die sonst ebenfalls eine grosse Reihe von Parasiten sich von einander differenzieren lassen, auf ganz ausserordentliche Schwierigkeiten zu stossen; denn nach den Versuchen, die der Redner[32] unter Leitung Robert Kochs mit Tsetseparasiten anzustellen hatte, zu schliessen, unterliegen diese sehr grossen Virulenzschwankungen; eine Erklärung für diese Schwankungen ergab sich bei dauerndem Fortzüchten derselben in einer und derselben Tierart; es gelang damit, die Trypanosomen so auf die betreffende Tierklasse anzuzüchten, dass, während beispielsweise eine mit Tsetsetrypanosomen einer Pferdereihe infizierte Ratte in 50 Tagen, die 20ste oder 30ste einer von ihr aus fortgeleiteten Rattenpassage in 4—5 Tagen verendete; und umgekehrt, es liessen sich Parasiten, die für eine Tierart hochvirulent waren, in einer Passage durch andere zur Avirulenz für die erstere anzüchten. Doch nicht dies allein! Durch gewisse Umzüchtungen in verschiedenen Tieren konnte ein für Pferde fast gänzlich avirulenter Stamm von Tsetseparasiten zu tödlicher Virulenz für Equiden gebracht werden.

Auf solche Weise liessen sich verschiedene Spielarten der Tsetsetrypanosomen gewinnen, wie sie auch als in der Natur vorkommend anzunehmen sind, wenn die Tsetsefliege, Glossina morsitans, ihre Stiche in entsprechender Reihenfolge austeilt.

Es hat deshalb garnichts Ungeheuerliches an sich, wenn die Vermutung rege wird, die drei genannten Trypanosomenarten seien dieselben, sie haben nur eine Anzüchtung auf verschiedene Wirte erfahren; in diesem Sinne spricht sich auch Robert Koch[33] mit Bezug auf obige Versuche aus:

> Daraus möchte ich nun wiederum den Schluss ziehen, dass die Parasiten dieser zweiten Gruppe Trypanosoma Evansi — Brucei — gambiense — ugandense: er rechnet hierzu noch das Trypanosoma Ebrassum des Mal de caderas, dessen Differenzierung von diesen—hier auf den sehr kleinen Nucleolus hin—er noch nicht für genügend aufgeklärt hält, eine verhältnismässig kurze Zeit in ihren Wirten leben, dass sie sich denselben noch nicht völlig angepasst und sich noch nicht zu festen Arten entwickelt haben.
>
> Es macht den Eindruck, so fährt er fort, als ob hier ähnliche Verhältnisse vorliegen, wie de Vries sie bei seinen klassischen Untersuchungen über die Mutation der Oenothera gefunden hat.

Koch nimmt danach diese Gruppe als noch in der Periode der Mutabilität befindlich an.

Dieser Gruppe kann noch das Trypanosoma Rougeti des Mal de coit der Pferde hinsichtlich seiner morphologischen Eigenschaften, die es von Trypanosoma Evansi-Brucei und Trypanoso-

ma gambiense-ugandense jedenfalls nicht mit Sicherheit unterscheiden lassen, angeschlossen werden, wenn dabei auch eine andere Art und Weise der Uebertragung als generelle angenommen
werden muss, für die bisher im Allgemeinen nur der Coitus erwiesen ist, und blos in vereinzelten Fällen von Laboratoriums-
experimenten Insekten als Ueberträger z. B. Flöhe, bei Ratten gleichen Geschlechts (Rabinowitsch-Kempner [27]) angegeben werden.

Jedenfalls sind fast alle die Laboratoriumstiere, die mit Mal
de caderas, Surra, Nagana und Trypanosomiasis hominis künstlich
infiziert werden können, auch für Trypanosoma Rougeti empfänglich, während beispielsweise Rinder zur Zeit ebensowenig zu
diesen Krankheiten neigen, wie zum Mal de caderas. Rinder sind
hinwiederum auch weniger als Pferde für die Surra und Nagana
empfänglich, wenn es auch vorkommen kann, dass sie in erhebli-
cher Zahl daran zu Grunde gehen.

Andererseits gibt es noch einen Punkt, der die Dourinepa-
rasiten und die der Koch'schen zweiten Gruppe einander nahebringt;
das ist die Tatsache, dass unter den letzteren die Nagana ausser
durch Fliegen auch durch Berührung – vermutlich wundgeriebener
oder sonst irgendwie verletzter Stellen des Kranken mit entsprechenden des gesunden Tieres oder durch den Coitus – übertragen
werden kann (Martini [28]); jedenfalls ist dies für gesunde Hunde und
graue Ratten, die mit tsetsekranken in denselben, nur durch ein
für Stechfliegen durchgängiges Gitter abgeschlossenen Käfige ein-
gesperrt waren, erwiesen; es erkrankten die gesunden Tiere dieser
Käfige an Nagana und starben daran, während andere, die nicht
in demselben Käfige, wohl aber für Fliegen, welche die tsetsekranken stachen, erreichbar, in dem gleichen Stallgebäude sich befanden, während mehrjähriger (an Hunden bezw. mehrmonatiger an
Ratten) Beobachtung niemals von Tsetsekrankheit befallen wurden. So viel ich weiss, sind zwar derartige Beobachtungen über
Surra und Mal de caderas noch nicht bekannt geworden; dazu
muss jedoch gesagt werden, dass wohl kaum eine dieser Krankheiten so genau wie die Nagana experimentell durchgearbeitet ist;
vielleicht regen unsere Befunde einer »natürlichen Uebertragung
ohne Fliegenstich« dazu an, solche auch für diese Krankheiten zu
sammeln.

Aus dem hinsichtlich Morphologie, Biologie und Biochemie der
besprochenen für Menschen bezw. Säugetiere pathogenen Trypanosomen Gesagten ergibt sich somit, dass wir mit Sicherheit einst-

weilen nur das Theiler'sche und — wenn das noch einmal erwähnt sein soll — das Rattentrypanosoma als je eine besondere Art (erste Gruppe Robert Kochs) annehmen müssen; diese beiden sind morphologisch wie biologisch vollständig unter einander und von den andern (der zweiten Gruppe Kochs) verschieden. Hinsichtlich der zweiten Gruppe hingegen (Tr. Evansi, Brucei, Dutton, Castellani, Elmassiani, Rougeti) besitzen wir noch kein Recht, endgültig eine prinzipielle Arttrennung, andererseits Arteinheit aufzustellen, ebensowenig wie wir schon in der Lage sind, das Trypanosoma Leishman-Donovan-Rogers genau zu definieren.

In diesen Fragen werden hoffentlich weitere Experimente und Beobachtungen bald Klarheit schaffen.

Hiermit muss ich die Besprechungen der allgemeinen Eigenschaften der verschiedenen Trypanosomen abbrechen und weise alle, die sich näher dafür interessieren, auf das klassische Werk von Laveran und Mesnil (²) «Trypanosomes et Trypanosomiasis» hin, in dem die beiden Verfasser abgesehen von eigenen, das Verständnis für die Trypanosomenkrankheiten fördernden Studien die gesamte darauf bezügliche Litteratur eingehend und kritisch beleuchtet haben.

Ich wende mich nunmehr dem speziellen Teile, den menschlichen Trypanosomenkrankheiten, zu.

Die Trypanosomenkrankheiten des Menschen.

Unter die Trypanosomenkrankheiten des Menschen zählen heute bereits mehrere.

1. Das Trypanosomafieber,
2. Die Schlafkrankheit.

Beide haben nur klinisch verschiedene Bezeichnungen; aetiologisch sind sie, wie weiter unten auseinander gesetzt werden soll, als Einheit und zwar die zweite als Schlussstadium der ersteren aufzufassen.

3. Gehört hierher die Kala-azarkrankheit, unter deren Namen sich vermutlich eine ganze Anzahl fieberhafter Kachexien der Tropen verbergen, die heute noch als getrennte Krankheiten angesehen werden.

Die Spirochaetenkrankheiten des Menschen, wie das über die ganze Welt verbreitete Rückfallfieber, sowie das mit diesen vielleicht identische Tickfever Ugandas, Angolas, des Congogebietes und anderer afrikanischer Gegenden (Uebertrager des ersteren die

Wanze, Acanthia lectularia, der letzteren eine Zeckenart, Ornithodoros moubata) können vor der Hand zu diesen Krankheiten noch nicht gezählt werden, — wenn auch schon jetzt eine Anzahl Forscher dazu neigt.

Der Klarheit halber sollen Trypanosomafieber und Schlafkrankheit unter dem Namen afrikanische Trypanosomenkrankheit des Menschen besprochen werden, weil sie autochton nur in Afrika, und zwar, wie einstweilen angenommen wird, an die gleichzeitige Anwesenheit einer Glossinaart (Glossina palpalis) gebunden, vorkommt; die Kala-azarkrankheit bzw. die durch den gleichen Erreger verursachten, heute noch davon getrennten Fieberkachexien können leider nicht so einfach nach ihrem geographischen Vorkommen bezeichnet werden, da sie nicht blos in Asien, wo sie zuerst festgestellt wurden, sondern auch bereits in Afrika nachgewiesen worden sind; es wird sich daher empfehlen, der Kürze halber sie einfach als «Kala-azarkrankheit» zusammenzufassen und sich bei diesem indischen Namen zu erinnern, dass dies die bisher vorwiegend aus Asien gemeldete und dort wohl am meisten heimische Trypanosomenkrankheit des Menchen ist.

Die afrikanische Trypanosomenkrankheit des Menschen.

Die afrikanische Trypanosomenkrankheit des Menschen ist seit mehr als einem Jahrhundert in wissenschaftlichen Kreisen der Welt bekannt und zwar unter ihrem auffallendsten Symptome, der das tötliche Ende einleitenden Schlafkrankheit [2].

Ihre geographische Verbreitung beschränkt sich im Allgemeinen auf Fluss- und Seeniederungen des centralen Africas, während sie den Norden und Süden des Erdteils frei lässt.

Es scheint als ob die Krankheit zuerst in Westafrika aufgetreten ist und sich im Laufe des Congobeckens bis nach Ostafrika allmählich hinüber gezogen hat.

Vorwiegend befallen sind das Congobecken und seit einigen Jahren Uganda am Victoria Nianza.

Gelegentlich wurde sie auch nach Centralamerika durch dort eingeführte afrikanische Neger verschleppt; autochton entstand sie dort jedenfalls nicht; auch hat sie sich dort nicht ausgebreitet; wir werden weiter unten sehen, dass dies durch die anscheinend allein in Afrika mögliche Art und Weise ihres Uebertragenwerdens erklärt wird.

Lange Zeit ist sie ziemlich unbeachtet geblieben. Sie erregte das besondere Interesse der Wissenschaft und Praxis erst dann, als energischer mit dem Erschliessen des dunklen Erdteils begonnen würde, wobei die einzelnen beteiligten Nationen mit den dortigen Bewohnern, ihren Eigenheiten, somit auch mit ihren eigenartigen Krankheiten, in nähere Berührung kommen mussten; es betraf dies die zweite Hälfte des vorigen und vor allem den Anfang des gegenwärtigen Jahrhunderts.

Es würde zu weit führen, alle die Theorien näher zu beleuchten welche die einzelnen Gelehrten im Laufe der Zeit zur Erklärung ihres Entstehens und ihrer Verbreitung aufstellten, ihre angebliche Veranlassung durch Bakterien und Coccen oder durch giftige bezw. mangelhafte Nahrung. Es genüge die Erwähnung der entscheidenden Tatsachen, der ersten Entdeckung von Trypanosomen durch Dutton [36] und Forde [35] im Blute eines im Trypanosomafieber-Stadium befindlichen Mannes während des Jahres 1901, sowie die der ersten Auffindung solcher durch Castellani [19] in 70% und Bruce [21] bei 100% von Schlafkrankheitsfällen in deren Lumbalsekret während des Jahres 1903. Das sind die Hauptmarksteine in der Erkenntnis der afrikanischen Trypanosomenkrankheit des Menschen. Ein wertvolles Bindeglied zwischen beiden Krankheitstadien bildete sodann eine Beobachtung Mansons [9 und 10], der bei einer im Jahre 1901 aus Afrika tripanosomafieberkrank heimgekehrten Europäerin im Jahre 1903 Schlafkrankheit mit Trypanosomen im Lumbalsekret sich entwickeln sah, der die Patientin schliesslich zum Opfer fiel.

Es drängte sich deshalb der Gedanke auf, das zweite Stadium als das Endstadium einer durch gleiche Etiologie bedingten Krankheit anzusehen. Diese Annahme hat im Laufe der Zeit sehr wesentliche Stützen erhalten in den vergleichenden Tier-Infektionsversuchen von Thomas und Linton [38], sowie in den vergleichenden Studien von Dutton, Todd und Christy, so dass heute als Tatsache angenommen werden kann: «Die afrikanische Trypanosomenkrankheit des Menschen setzt sich zusammen aus dem Trypanosomafieber und der Schlafkrankheit».

Die Manson'sche Beobachtung aus den Jahren 1901 bis 1903 schloss aber noch ein weiteres schwerwiegendes Dokument in sich: «Während früher stets nur von der Schlafkrankheit der Neger die Rede war, brachte die von Manson damals beobachtete Erkrankung den unmittelbaren Beweis, dass auch der Weisse für die afrikanische Trypanosomenkrankheit empfänglich ist und ihr erliegen kann.»

Klinische Symptome der afrikanischen Trypanosomenkrankheit des Menschen.

Die Krankheit nistet sich besonders unter einer armen notleidenden Negerbevölkerung ein; Hungersnöte und Kriege scheinen ihr den Boden zu bereiten.

Sie verschont kein Lebensalter und befällt beide Geschlechter in gleicher Weise.

Die Krankheit bleibt bei den Negern oft sehr lang latent; dies wird aufs deutlichste durch die Guérin'sche Beobachtung [30] illustriert, der in den Antillen die Krankheit bei Negern ausbrechen sah, die Afrika bereits 5 bis 8 Jahre vorher verlassen hatten.

Aehnliche Beobachtungen sind sehr zahlreich; so befand sich, wie mir vor etwa zwei Jahren Dr. Bettencourt erzählte, damals zu Lissabon eine junge Negerin von Cuanza, Südwestafrika, bei der bereits mehrere Jahre vorher Trypanosomen im Blute nachweisbar waren, und die erst damals, also etwa zwei bis drei Jahre nach dem ersten Auffinden bezw. Auftreten der Trypanosomen Schlafkrankheitsanzeichen bot.

Beim Weissen zeigen sich hingegen schon längere Zeit vor dem Schlafkrankheitsstadium ganz bestimmte Krankheitserscheinungen; es geschah dies nach den bisherigen Beobachtungen bis zu 1 ½ Jahren vor dem eigentlichen Beginn der Cerebralsymptome. Diese Anzeichen sind ein unregelmässiges remittierendes Fieber von mittlerer Höhe, 38 bis 39 Grad C., Pulsbeschleunigung, Kurzatmigkeit, Erytheme, Œdeme im Gesicht sowie an den Knöcheln. Allmählich stellt sich Anämie ein; letztere kann jedoch in jenen Gegenden durch oft gleichzeitig bestehende Bilharzin Anchylostomen, Filaria oder Malariakrankheit mit veranlasst sein. Die Milz beginnt allmählich sich zu vergrössern, wozu im übrigen auch gleichzeitige Malaria das ihrige beitragen kann.

Nachdem dies Stadium mit zeitweisen Remissionen ein bis anderthalb Jahre gewährt hat, setzen die Hirnsymptome, die Schlafkrankheit, ein; dies ist beim Neger im Allgemeinen sinnfälliger als beim Weissen.

Die Nackendrüsen werden geschwollen befunden.

Die Temperatur hält sich meist zwischen 38 und 39 Grad C., bis sie etwa in den letzten 14 Tagen vor dem Tode zu andauerndem Verbleiben unter der Norm auf 36 ja 35 Grad C. absinkt.

Die Kranken sind während dessen immer apathischer gewor-

den; sie beginnen viel zu schlafen; so schlafen sie z. B. beim
Essen ein, obwohl sie recht guten Appetit haben können.

Die geistigen Tätigkeiten leiden; schliesslich machen selbst
bis dahin ganz intelligente Menschen den Eindruck der Verblöde-
ten.

Es kommt zu Kontrakturen im Nacken und in den unteren
Extremitäten; epileptiforme Anfälle setzen ein.

Trotz regen Appetits magern die Kranken ab und kommen
von Kräften; sie schlafen nun fast andauernd. Endlich erfolgt der
Tod im Kollaps.

Das Stadium kann beim Weissen wie beim Neger 4-8 Monate
dauern.

Nach unsern heutigen Erfahrungen scheint der Tod der einzige Ausgang dieser langwierigen Krankheit zu sein.

*Pathologische Anatomie der afrikanischen Trypanosomenkrank-
heit des Menschen.*

Die Erscheinungen während des Lebens lassen schwere Veränderungen im Centralnervensystem erwarten. Und in der Tat
wurden dort solche wohl in allen Fällen gefunden.

Das auffälligste Zeichen ist die meist vorhandene Vermehrung des Liquor cerebro-spinalis; dadurch sind die Ventrikel erweitert; es besteht Hydrocephalus externus und internus, wohl
geeignet, einen grossen Teil der Schlafkrankheits-Symptome zu
erklären. Die äussersten Hirn- und Rückenmarksrinde zeigt sich
mit mononucleären Leucocyten infiltriert.

Nicht selten findet sich dort und im Lumbalsekret ein oft
kettenförmig wachsender Diplococcus, Diplo-Streptococcus, wie er
wohl am genauesten durch die Herren der portugiesischen Schlaf-
krankheitsexpedition, Bettencourt, Kopke, Rezende und Mendes[24],
beschrieben ist; sowohl sie als auch Castellani massen ihm eine
wichtige Rolle bei; heute wird ihm allgemein nur die einer nicht
seltenen Mischinfektion zugebilligt.

Selten geschieht es, dass post-mortem noch Trypanosomen
im Lumbalsekret gefunden werden, es müsste denn gerade sein,
dass die Untersuchung unmittelbar nach dem Tode vorgenommen wird; diese sehr labilen Lebewesen gehen im toten Indivi-
duum sehr schnell zu Grunde.

Die Vermehrung des Liquor cerebro-spinalis findet ein pas-
sendes Gegenstück bei einer verwandten Tierkrankheit, bei der

Nagana von Pferd und Esel, die am Schluss des Leidens ähnliche Krankheitssymptome wie die menschliche Schlafkrankheit bietet; auch lassen sich hier wie bei jener im Liquor cerebro-spinalis bezw. im Centrifugat dieses Trypanosomen nachweisen, eine Probe, die Redner oft anzustellen Gelegenheit hatte; deshalb konnte er sich auch der ätiologischen Auffassung der Trypanosomen bei der afrikanischen Trypanosomenkrankheit des Menschen, namentlich hinsichtlich der Schlafkrankheitsepoche, unbedenklich sofort anschliessen [32].

Die Milz wird von dem einen als im Allgemeinen vergrössert, von dem andern als ebenso oft vergrössert wie unvergrössert angegeben.

Schwellungen von Lymphdrüsen bilden die Regel; und zwar sind stets die Nackenlymphdrüsen geschwollen.

Anderweite Abweichungen vom normalen Befund, wie Leberschwellungen, Lungenoedem, Bronchopneumonien und dergl. mehr sind inkonstante Befunde.

Alles in Allem genommen liegt das hauptpathognomische Zeichen in der Meningo-encephalitis, die mit starker Vermehrung des Liquor cerebro-spinalis einhergeht.

Diagnose der afrikanischen Trypanosomenkrankheit des Menschen.

Die Diagnose der Krankheit lässt sich aus der Untersuchung des Blutes, bezw. Lumbalsekretes, bezw. der Lymphe der Nackendrüsen meist ohne weitere Schwierigkeiten durch unmittelbaren Befund an Trypanosomen stellen.

Besonders kann hierfür die Ross-Ruge'sche Untersuchungsmethode von konzentriertem, nicht ausgestrichenem Tropfen der einen oder anderen dieser Flüssigkeiten empfohlen werden. Der betreffende Tropfen wird so, wie er auf Deckglas oder Objektträger auftropft, antrocknen gelassen und dann nach Romanowsky in irgend einer Modifikation dieser Methode (Leishman, Ziemann, Giemsa) oder nach Manson gefärbt; ein etwaiges Blutpräparat muss zuvor mittelst Formalin- (2 %) Essigsäure- (1 %) Lösung seines Hämaglobins entäussert werden, damit es transparent wird, während für Tropfen der beiden andern Flüssigkeiten die einfache Flammenhärtung ausreicht.

In zweifelhaftem Falle, d. h. wenn es sich um einen mit unregelmässig remittierendem Fieber behafteten aus verdächtiger Gegend kommenden Kranken handelt, der keine Malariaparasiten führt und bei dem in einfachen Blutabstrichen Trypanosomen nicht gefunden werden, so muss ihm aus einer Cubitalvene mit Pravaz'scher oder Luers'scher Spritze eine grössere Menge Blutes, etwa 25 ccm, entnommen werden; es wird dann defibriniirt und centrifugirt; danach sind etwa vorhandene Trypanosomen in concentrierter Menge oberhalb der Schicht der roten Blutkörperchen bei den leichteren weissen Blutkörperchen zu sehen.

In gleicher Weise wird der mittelst Lumbalpunktion entleerte Liquor cerebro-spinalis, ebenfalls etwa 25 ccm, untersucht. Die Trypanosomen sind meist in beiden Flüssigkeiten nicht sehr zahlreich, in der letzteren immerhin noch zahlreicher als im Blute; am zahlreichsten sollen sie sich nach den Aussagen einiger Forscher in der Punktionsflüssigkeit der Nackenlymphdrüsen finden (Greig und Gray [²⁰]), weshalb auch deren Untersuchung nicht unterbleiben darf. Sollten sie jedoch hier und in den genannten Centrifugaten vermisst werden, so ist der ganze Inhalt der Centrifugenröhrchen mehreren weissen Ratten oder einem für diese Trypanosomen der Menschen empfänglichen Affen, z. B. einem Macacus rhesus, einem Cercopithecus sabaeus oder Cercopithecus mona subkutan einzuspritzen.

Die genannten Affenarten empfehlen sich am meisten dafür, weil sie wohl in jedem Falle auf eine subkutane Einspritzung trypanosomen-haltiger Flüssigkeit auch von Trypanosomenkrankheit befallen werden, während bei Ratten und anderen Säugetieren die Infektion nicht immer mit Sicherheit gelingt. Manche dieser Affen zeigen danach auch Symptome, die denen des Schlafkrankheits-Stadiums der entsprechenden menschlichen Krankheit sehr ähnlich sind.

Die Ueberträger der Krankheit.

Wie seinerzeit für die Nagana die Glossina morsitans, eine Tsetsefliege, durch Bruce als die Ueberträgerin festgestellt wurde, so ist es ihm auch gelungen, für die afrikanische Trypanosomenkrankheit des Menschen eine Tsetsefliege, die Glossina palpalis, als eine Ueberträgerin zu bestimmen. Dazu ist zu bemerken, dass, wie es — nach den Befunden Austens [²¹] — bei den »Bruce'schen Tsetseexperimenten von 1895 zu Ubombo« höchstwahrscheinlich noch um eine andere Art als Glossina morsitans, um die Glossina pallidipes, sich gehandelt hat, hier vielleicht auch noch andere Glossinen in Frage kommen. Nach den bisherigen Feststellungen, dass das Auftreten der in Rede stehenden menschlichen Trypanosomenkrankheiten sich mit dem Vorkommen der Glossina palpalis deckt, und nach den Uebertragungsversuchen Bruces durch «Glossina palpalis aus der Nähe des Krankheitsherdes Entebbe, Uganda», die ihm auf Affen gelangen, ist diese Glossina einstweilen erst allein als Uebertragerin wahrscheinlich gemacht. Um eine sichere Entscheidung in dieser Frage zu erzielen, sind noch weitere Untersuchungen bezw. Beobachtungen erforderlich.

Zur näheren Orientierung über diese Stechfliegen ist zu sagen: sie sind etwas grösser als unsere Stubenfliegen, sie führen einen Stechrüssel, der mit seinen beiden Palpen gleich lang ist, während letztere bei der Stomoxys, der gewöhnlichen Stechfliege, nur als kurze, kaum sichtbare Stummel sich andeuten. Die Haltung der Tsetsefliege ist beim Sitzen derart, dass die Flügel scherenförmig übereinander geschoben sind, während sie von der Stuben- und von der Stall- oder gewöhnlichen Stechfliege gespreizt gehalten werden.

Aehnlich scharf unterscheiden sie sich von den Tabaniden, den Rinderbremsen, deren Palpen, während sie bei den Glossinen mit dem Stechrüssel leicht herabgebengt sind, horizontal vorgestreckt liegen, und deren Flügelflächen bei ruhiger Haltung dachförmig über die Rückenfläche des Abdomen sich legen.

Von den Hippoboseiden, den Pferdeausfliegen, unterscheidet sie unter anderem deren gänzlicher Mangel von Palpen.

Soviel zur oberflächlichen Orientierung über die Glossinen, unter denen die Glossina palpalis die dunkelste, fast schwarz ist, ein Farbenunterschied, der besonders scharf an den Fiedern der Antennen hervortritt.

Gelegentlich ihrer recht schmerzhaften Stiche übertragen die Tsetsefliegen die Trypanosomen, die sie von einem Kranken entnommen haben.

Fraglich ist ob diese Protozoen eine besondere Entwickelung, etwa wie die Malariaparasiten im Anopheles durchzumachen haben, oder ob ihnen das Insekt nur als Vehikel dient, wie dies nach den Bruce'schen Versuchen der Fall zu sein scheint: bei letzteren glückte die Uebertragung bekanntlich nur so lange, als sich lebende Trypanosomen zwischen den Stechwerkzeugen befanden, d. h. in der Regel nur 2—3 Tage nach dem Einsaugen des infektiösen Blutes, später nur in Ausnahmefällen. Sollten sich indes nur Glossinen als die einzigen Uebertrager erweisen, so erscheinen diese als einfache Vehikel des Virus unwahrscheinlich,

da diese Rolle sonst ebensogut Stomoxyden oder andere stechen-
de Insekten übernehmen könnten; bei diesen wurde aber ein
Uebertragungsvermögen für Trypanosoma Brucei oder — Dutton,
— Castellani jedenfalls noch nicht gefunden.

Wir müssen uns deshalb einstweilen noch mit der einfachen
Tatsache ihrer Ueberträgerrolle abfinden.

Prophylaxe der afrikanischen Trypanosomenkrankheit des Menschen.

Die Prophylaxe gegen die Krankheit muss sich seither ohne
jedliches Impfungsverfahren behelfen. Mit abgetöteten Trypanosomen Schutzstoffe zu erzielen, haben Laveran und Mesnil [86] sowie
Mayer [87] gegen verwandte Trypanosomenkrankheiten von Tieren
zu erzielen versucht; die Versuche hatten keinen Erfolg.

Mit lebenden, aber abgeschwächten Trypanosomen gelang
zuerst Robert Koch [88], dann Schilling [89], der im wesentlichen
den Versuchsanordnungen des ersteren folgte, bei Rindern und
dem Redner [90] — unter Kochs Leitung — bei Eseln eine Immunisirung gegen die Tsetsekrankheit. Es zeigte sich aber dass die
gegen das tötliche Virus immunisierten Tiere noch jahrelang Trypanosomen in ihrem Blute führen, und dass diese Flagellaten für
andere Tiere tötlich virulent sein bezw. werden können.

Damit wurde ein derartiges Immunisierungsverfahren gegen
eine menschliche Trypanosomenkrankheit unmöglich.

Es bleibt also nur der Kampf bezw. Schutz gegen die Tsetsefliege übrig.

Die Plätze, an denen Tsetsefliegen sich vorwiegend aufzuhal-
ten, ihre Brut abzusetzen pflegen, feuchte, sumpfige Gegenden
sind als Wohnsitze, Aufenthaltsorte zu vermeiden. Die Wohnung-
en müssen möglichst fern von den Hütten etwa inflzierter Ein-
geborener liegen.

Es mag versucht werden, die Wohnungen durch fliegensi-
chere Drahtfenster zu schützen.

Bei Märschen durch solche Gegenden kann in Frage kommen, das bei den Malariabekämpfungen in Italien durch Celli er-
probte Kopfmoskitonetz anzulegen.

Die Hände sind, wenn irgend möglich, durch derbe Hand-
schuhe zu schützen.

Als Zeit für Märsche wird von einigen die Nacht empfohlen;
denn in der Dunkelheit sollen die Tsetsefliegen kaum jemals ste-

chen; freilich in hellen Mondnächten sollen sie andererseits auch wieder recht stechlustig sein.

Den Tsetsefliegen selbst zu Leibe zu gehen, das ist zur Zeit noch wenig aussichtsvoll; es müssen erst ihre Lebensgewohnheiten und Verbreitungsweisen noch näher erkundet werden; und selbst dann wird dieser Kampf wohl immer, ebenso wie der gegen die Moskitos, ein recht schwieriger bleiben; er dürfte erst dann erfolgreich abschliessen, wenn an Stelle der sumpfigen Brutstätten trockenes Land, kurz allgemein hygienisch einwandfreie Verhältnisse vorhanden sind.

Behandlung der afrikanischen Trypanosomenkrankheit des Menschen.

Die Behandlung der Krankheit, sowie sämtlicher anderer Trypanosomenkrankheiten steht zur Zeit noch auf dem allerniedrigsten Niveau.

Die seither versuchten Medikamente nützen nichts oder nur sehr wenig, schon bei experimentell infizierten Tieren, soweit es sich wenigstens um die Verhinderung des tötlichen Ausganges handelt, z. B. Arsen sowie das von Ehrlich erfundene und an Maldecaderas infizierten Mäusen geprüfte Trypanroth [60].

Ebensowenig haben serumtherapeutische Versuche irgend welchen Erfolg gezeitigt.

Es bleibt vor der Hand nichts weiter übrig, als eine die Körperkräfte hebende Ernährungstherapie und in späteren Stadien eine palliative Behandlung durchzuführen.

Die Kala-azár-Krankheit (fieberhafte tropische Splenomegalie).

Die Krankheit ist unter dem Namen Kala-azár «blackfever», weil sie gelegentlich mit der Bildung von pigmentierten Flecken auf der Haut einhergeht, seit etwa 30-40 Jahren aus der Provinz Assam im Brahmaputra-Gebiete bekannt. Beschreibungen ihres klinischen Verlaufs gaben Clarke, Dobson, Giles, Rogers und Ross [61].

Ob aber alle früher durch diese geschilderten Beobachtungen auf dies Leiden als ein durch Trypanosomen verursachtes zu beziehen sind, steht dahin.

Ebensowenig kann die Angabe, dass es in etwa 90 % der Fälle tötlich sei, so ohne weiteres als Tatsche hingenommen werden, weil eben erst seit jüngster Zeit die einheitliche ätiologische Diagnose in Gestalt der Trypanosomen gestellt werden konnte. So sprach Rogers noch bis vor kurzer Zeit von Kala-azarkrankheit und cachektischen Fiebern, bei denen er die betreffenden Parasiten mit ihren damals allein bekannten, durch Leishman und Donovan unabhängig von einander entdeckten kugligen Formen gefunden hatte, während wir heute beide Kategorien in Folge ihrer Parasiten-Einheit wohl als gleich anzunehmen haben.

Aus diesen Gründen dürften die älteren Statistiken mit grosser Vorsicht aufgenommen werden; erst den neueren, die auf der Grundlage der ätiologischen Einheit stehen, ist ein voller Wert beizumessen, so z. B. der Donovan'schen von 72 genau mikroskopisch untersuchten Fällen, die eine Mortalität von 30.55 % aufwiesen (*Lancet* 10.9.04).

Die ersten, die auf die Aehnlichkeit der Symptome der Kala-azarkrankheit mit dem ersten Stadium der afrikanischen Trypanosomenkrankheit, dem Trypanosomenfieber der Menschen, und mit der Tsetsekrankheit der Tiere, namentlich in Bezug auf das diesen gemeinsame Symptom der Milzschwellung hin aufmerksam machten, waren Manson [62] und Leishman [63]; diese Ansicht erhielt eine gewisse Bestätigung im Jahre 1900 dadurch, dass der letztere in den Milz-Pulpazellen eines Kala-azarkranken post-mortem Gebilde nachwies, die sich als Trypanosomen im Stadium der Degeneration oder einer Art Encystirung auffassen liessen. Bald wurden seine Befunde durch Donovan [64] bestätigt, der diese Gebilde damals in 16 Kala-azarkranken bereits intra vitam durch Milzpunktion nachwies.

Ronald Ross [65] hielt sie zunächst für eine neue Art von Parasiten, während Laveran [66] und Donovan sie als Piroplasmen einschätzten.

Bei Romanowsky-Färbung nahmen sie sich etwa folgendermassen aus:

Rundliche Gebilde von ungefähr 2-3 μ im Durchmesser, an einer Seite mit einem leuchtend rot gefärbten grossen Chromatinhaufen und an der gegenüber liegenden mit einem kleineren, bald punktförmigen, bald mehr ovalen, bald mehr unregelmässig geformten Chromatinkorn versehen, von denen das erstere dem Nucleus, das letztere dem Nucleolus (Blepharoblast, Centrosom, Geisselwurzel) der Trypanosomen entsprechend gedeutet wurde; das Protoplasma färbte sich wie bei diesen auch blassblau.

Dieser Ansicht pflichteten Marchand [67] und Ledingham [68]

bei, die solche Körperchen in Phagocyten der Milzpulpa, der Leber, des Knochenmarkes und der Lymphdrüsen eines an Splenomegalie verstorbenen deutschen Chinakriegers fanden. Sie legten diese Beziehungen zu den Trypanosomen genauer fest, indem sie Formen der letzteren aus der Milz von tsetsekranken Tieren und die genannten Gebilde einem vergleichenden Studium unterzogen.

Auch konnten sie die Erkrankung mit einem Fliegenstich in Zusammenhang bringen, den der Soldat auf der Expedition in China erlitten haben wollte; damit schien sich ein neues Bindeglied mit der afrikanischen Trypanosomenkrankheit des Menschen anzudeuten.

Einen weiteren Berührungspunkt bot die Entdeckung von ganz ähnlichen Körperchen bei einem Falle von Tropical ulcer (Dehli Sore) in der Umgebung des Geschwürs (durch Wright [69]); bekanntlich werden als Ueberträger dieses letzteren Leidens auch Insekten vermutet.

Auf diese Weise spann sich die Reihe der Entdeckungen, die schliesslich bis dato zu fast völliger Erkenntnis des Leidens führten, weiter.

Fernere Bestätigungen des «Vorhandenseins der Körperchen in der Milz bei Kala-azar» brachte Bentley [70] aus Assam, Manson und Low [71] bei 2 fieberhaften Splenomegalien aus Indien, sowie Sheffield Neave [72] bei einer gleichartigen Erkrankung zu Omdurman (Ægypten) und Llewellyn Philipps [73] bei einer ebensolchen, die aus Arabien stammte.

Auch aus China wurde neuerdings ein Fall durch Kerr [74] gemeldet, ein Beleg für die Marchand Ledingham'sche Ansicht, dass die von ihnen veröffentlichte Erkrankung auf die Chinaexpedition zurückzuführen sei.

Donovan [75] fand sie bei weiteren Fällen in roten Blutkörperchen, in Leucocyten des peripheren Blutes und frei im Blut, sobald die Körpertemperatur 39 Grad C. überstieg. Sodann stellten Manson und Low [76] die Körperchen, Leishman-Donovan Bodies, wie sie bezeichnet werden, in Ulcerationen der Darmschleimhaut von Kala-azárkranken fest; sie schlossen daraus, dass die Gebilde auf diesem Wege den Körper verlassen können.

Vor diesen letzten Befunden und Bestätigungen war es jedoch Rogers [77] bereits geglückt, den endgültigen Beweis für die Trypanosomennatur dadurch zu erbringen, dass er die aus Milz mittelst Punktion entnommenen und in Blut des betreffenden Menschen entleerten Körperchen in letzterem Medium zu richtigen Trypanosomen sich entwickeln sah; diese Umbildung zu Trypanosomen fand in den Kulturröhrchen, die mit gerinnungsunfähig gemachtem Menschenblut durch Natrium citrat beschickt waren, ziemlich reichlich bei 27 Grad C. und noch ausgesprochener bei 22 Grad C. statt.

Rogers Entdeckung wurde voll bestätigt durch Christophers [23], der die Trypanosomen als beträchtlich verschieden von den bisher entdeckten beschreibt. Es fehlt die Flimmermembran, der Micronucleus liegt an dem Parasitenende, an dem die freie Geissel liegt, also vor dem Nucleus, und niemals dahinter, wie bei den andern bekannten Säugetiertrypanosomen.

Deutliche Skizzen der Trypanosomen, ihrer Entstehung aus Leishman-Donovan-Bodies und ihrer Teilungsweise brachte neuerdings Chatterjee, der diese Umwandlung in dem Kulturmedium besonders deutlich bei Eisschranktemperatur erzielte [24]. Er schildert die Geissel als besonders dick, dicker jedenfalls als die von Trypanosoma Brucei, Evansi oder Lewisi.

Wie Marchand [25] in seiner »Infektion mit Leishman'schen Körperchen« sagt, »sind in Bezug auf diese die neueren Untersuchungen Schaudinns [26] von grösster Bedeutung, da durch sie der Generationswechsel zwischen ausgebildeten Trypanosomen und anderen Blutparasiten, zunächst für Proteosoma und Halteridium der Vögel, sowie für Spirochaete Ziemann nachgewiesen wird.«

Leider ist aber zur Zeit noch unbekannt, welches Insekt für den Generationswechsel bezw. als Ueberträger in Betracht kommt.

Rogers [27] hält Wanzen für die wahrscheinlichen Ueberträger, andere Chatterjee [28] scheinen sie im Moskito zu vermuten.

Klinische Symptome der Kala-azar-Krankheit des Menschen.

Die Krankheit ist vorwiegend eine Geissel der ärmlichen notleidenden Bevölkerung; beiderlei Geschlecht, jedes Alter wird in gleicher Weise befallen. Sie schleicht sich sozusagen ebenso allmählig ein, wie die entsprechende afrikanische.

Sie verläuft mit unregelmässig remittierendem Fieber, das gelegentlich durch intermittierendes abgelöst wird. Häufige hektische Schweisse stellen sich ein. Die Kranken nehmen an Kräften ab. Es kommt allmählich zu Blutarmut, Abmagerung, Durchfällen von dysenterischem Charakter und endlich zu Oedembildung.

Die Schwellungen an den Füssen bewegen die Kranken in der
Regel schliesslich, ärztliche Hilfe aufzusuchen.

Der erste Anfall, der 3 bis 6 Wochen dauern kann, ist gefolgt von
einer fieberfreien Periode, die ebenfalls von wechselnder Dauer ist.

Dann setzen weitere Fieberepochen ein und zwar oft so schlei-
chend, unmerklich, dass der Kranke seines Fiebers sich gar nicht
bewusst wird.

Im Grossen und Ganzen lassen sich zwei Krankheitstypen
unterscheiden:

1) Der eine ist eine mehr subakute Form, bei der schon sehr
bald Anämie und Kachexie einsetzen.

Die Temperatur steigt — bisweilen unter einleitendem Schüttel-
frost — schnell hoch und bleibt mit geringen Schwankungen längere
Zeit hoch, während den Kranken profuse Schweissausbrüche oft
schwächen.

Die Anämie steigert sich von Tag zu Tag.

Leber und Milz vergrössern sich ausserordentlich.

In einigen Monaten stirbt der Kranke unter schwerem Darm-
katarrh oder an asthenischer Pneumonie oder an Thrombosirung
von Gehirngefässen.

2) Der zweite Typus verläuft mehr chronisch.

Unter mässigem Fieber kommt es allmählich zu Ergüssen in
die serösen Höhlen und zu Œdemen z. B. im Gesicht, an den
Füssen und Knöcheln.

Rheumatische, Gelenk- und Muskelschmerzen, Neuralgien stellen sich ein. Das Haar beginnt auszufallen. Die Haut bedeckt
sich mit Petechien.

Das eigentümlich Schwankende des Fiebers kann zur Verwech-
selung mit Malaria Veranlassung geben.

Allmählich kommt es auch — aber erst nach jahrelangem und
noch längerem Verlauf — unter Leber und gewaltiger Milzschwellung zum Tode.

Das sind etwa die Symptomenkomplexe, unter denen Kala-
azar verläuft.

Die Kachexien oder fieberhaften tropischen Splenomegalien,
bei denen sonst noch Leihsman-Donovan Körperchen gefunden
sind, schliessen sich diesem Bilde im wesentlichen an, so dass sie
wohl ohne Bedenken mit der Kala-azarkrankheit, mit der die
gleichen ätiologischen Faktoren sie ja schon so wie so einen,
praktisch in eins zusammengefasst werden können. Es kommt
hinzu, dass Chinin gegen beide nichts hilft, eine Tatsache, die

;mmerhin eine gewisse weitere Bestätigung der Annahme ihrer Artgleichheit bedeutet.

Weniger durchsichtig ist das Verhältnis, das möglicher Weise zwischen Delhi sore (Oriental sore, Tropical ulcer) und Kala-azár besteht, ob z.B.diese Beule die Eingangsstätte für letztere Krankheit bietet oder ob sie gar nichts damit zu tun hat.

James (²³), der Delhi sore in Quetta, Sahabat und Dera Ismail Khan sehr genau studiert hat, gibt zwar auch zu, dass die hierbei zu findenden Parasiten von den Leihsman-Donovan-Bodies bei Kala-azár nicht zu unterscheiden sind; es sei aber schwer begreiflich, so fügt er etwa hinzu, dass es dieselben Körperchen sein sollten, diese die in Punjab (Quetta usw.) nur lokale Prozesse, Delhi sore, erzeugen und, wenn sie auch noch so zahlreich sind, doch nicht zu einer allgemeinen Infektion führen, und jene, die in Assam eine so schwere Allgemeinerkrankung wie Kala-azár verursachen. Er hält es deshalb für gewagt, aus dem gleichen Aussehen beider schon Identität erschliessen zu wollen; und vor allem erscheint ihm noch keineswegs der Beweis erbracht, dass Kalaazár auf dem Hautwege übertragen wird.

Manson (²⁴) hinwiederum neigt anscheinend der Annahme einer Identität der Delhi Sore und Kala-azár-Parasiten zu; er kommt an der Hand der Tatsache, dass vorwiegend Kameltreiber von ersteren befallen werden, auf die Erwägung, die Kamele könnten für diese Kala-azár-Protozoen etwa dasselbe sein, was die Kälber für den Pockenvirus; d. h. es sei denkbar, dass sie durch ihr Verweilen im Kamelkörper für den Menschen nicht allein schwächer virulent, sondern auch zu einer Art Vaccin würden, das bei ihm nur Delhi-Beule, als Seitenstück zur Pocken-Impfpustel erzeuge, an die sich alsdann eine der Pockenimmunität entsprechende Kala-azár-Immunität anschlösse. Er stützt sich dabei auf die Tatsache, dass die Juden Bagdads seit zahlreichen Geschlechtern Impfungen mit Oriental (Delhi) sore an den Beinen ausführen, damit die betreffenden danach gegen das Auftreten eines solchen entstellenden »Geschwüres im Gesicht« gefeit seien.

Nähere experimentelle Untersuchungen werden zu entscheiden haben, ob diese geistreiche Hypothese das Richtige trifft.

Pathologische Anatomie der Kala-azárkrankheit.

Entsprechend den Erscheinungen während des Lebens zeigt sich nach dem Tode eines Kala-azárkranken eine sehr blasse leicht

zelbliche Haut, die von Petechien, besonders an Brust und Bei-
nen bedeckt sein kann; nicht selten finden sich Pigmentflecken an
Handtellern und Fusssohlen. Gelegentlich zeigen sich Geschwüre
auf der Haut, die mit Tropical ulcer Aehnlichkeit haben können.
Ulcerationen im Zahnfleisch und harten Gaumen, oft auch eitrige
Mandelentzündungen werden beobachtet.

Die Haupterscheinungen bietet aber im Allgemeinen der Ver-
dauungsapparat mit seinen drüsigen Organen. Die Milz ist meist
sehr stark vergrössert, weniger stark die Leber.

Es würde zu weit führen, die Einzelheiten der pathologischen,
mikroskopischen Veränderungen des näheren auseinander zu setzen; am genauesten finden sie sich durch Marchand und Ledingham [86] in dem erwähnten aus China stammenden Falle bestimmt.

Christophers [87], wohl mit auf ihren eingehenden Untersuchungen fussend, nimmt eine generelle Infektion von Gefässendo-
thelien an, deren phagocytische Eigenschaften, die sie befähigen,
sich mit den Körperchen bis zum Bersten zu füllen, ja genügend
bekannt sind.

In vielen Fällen zeigt der Dickdarm starke Blutfüllung bis
Entzündungserscheinungen seiner Schleimhaut und in einer grossen Mehrzahl dysenterische, tiefgehende Ulcerationen; auf etwaige
Perforationen des einen oder des anderen Ulcus kann der Tod erfolgt sein.

Als Todesursache findet sich bei einzelnen auch Glottisödem
und bei nicht wenigen eine asthenische Pneumonie, die sich an eine
wohl in sehr vielen Fällen vorhandene Bronchitis anschliessen kann.

Bei den oben erwähnten kachektischen Fiebern, die, wie betont, ihrer gleichartigen Parasiten wegen zu derselben Krankheit
gerechnet werden müssen, ergeben sich keine wesentlichen Unterschiede von dem eben geschilderten pathologisch-anatomischen
Befunde.

Auffallend ist bei dieser Krankheit ihr vollständiger Gegensatz zur afrikanischen Trypanosomenkrankheit in Bezug auf das
Fehlen von pathologischen Veränderungen des Hirns und Rücken-
marks; wenigstens wird von keinem der Autoren über eine Betei-
ligung dieser Organe seither etwas erwähnt, wie ja auch während
des Lebens prägnante Krankheitserscheinungen von dieser Seite
nicht zu Tage zu treten pflegen.

Das lässt beide Krankheiten — ganz abgesehen von der Verschiedenheit ihrer Trypanosomen — sowohl klinisch als auch patho-
logisch-anatomisch deutlich von einander unterscheiden.

Diagnose der Kala-azarkrankheit.

Die Stellung der Diagnose ist in den frühen Stadien der Krankheit mit ganz ausserordentlichen Schwierigkeiten verknüpft, die klinischen Symptome werden ja gerade erst durch ihr chronisches Verhalten charakteristisch; und die Parasiten aus der Milz durch Punktion nachzuweisen, ist — namentlich bei noch nicht allzugrosser Milz — immerhin kein gleichgültiger Eingriff; so warnt Manson vor allzu waghalsigem Anstechen dieses Organs, da tötliche Blutungen durch Anstechen eines grösseren Blutgefässes beobachtet sind.

Es bleibt für die Frühdiagnose

1. als verdächtiges Symptom das Nichtgelingen eines Nachweises von Malariaparasiten bei einem chronischen Fieber, das sich wie eine unregelmässige Malariaform — infolge der Aehnlichkeit der Symptome, bestehend in Milzschwellung und Blutarmut — ausnimmt, trotz oft wiederholter Blutuntersuchungen und

2. als sicherer Beweis der gelegentliche Befund von Leishman-Donovan Körperchen im peripheren Blute bei hoher Körpertemperatur der Kranken (über 39 Grad C.).

Für letzteren Fall möchte ich folgendes empfehlen:

1. Die bei der afrikanischen Trypanosomenkrankheit des Menschen bereits erwähnte Ross-[68] Ruge-[69]'sche Methode der Härtung und Enthämoglobinisierung eines dicken Blutstropfens durch Formalin-Essigsäure-Mischung (s. o.) mit nachfolgender Giemsa-[70]Färbung (Giemsa'sche Lösung für die Romanowsky-Färbung von Dr. Grübler, Leipzig).

2. Die Centrifugierung einer grösseren Blutmenge (20-30 ccm steril durch Venenpunktion mittelst Luer'scher Spritze bei hohem Fieber des Kranken entnommen) mit nachfolgender mikroskopischer Untersuchung der Centrifugatoberfläche, wo sich — ebenso wie im Blute eines tsetsekranken Tieres etwa vorhandene Trypanosomen — die Leishman-Donovan Körperchen am ehesten finden lassen werden.

3. Die Aussaat einer grösseren Oberflächenmasse des Centrifugats in Menschenblut, das mittelst Zusatzes einer 5 °/₀ gut sterilisierten Lösung von Natrium citrat (etwa 10 auf 100 Teile Blut gerinnungsunfähig gemacht ist, und Aufbewahren des in Röhrchen abgefüllten Blutes bei 22 Grad C. zwecks Heranzüchtung von Trypanosomen.

So dürfte es auf die eine oder andere Weise wohl gelingen, die Diagnose zu sichern.

Sollten schliesslich im Laufe der Zeit noch bestimmte auf die Parasiten schnell mit Erkrankung reagierende Versuchstiere entdeckt werden, so müsste auch eine Infektion dieser durch subkutane oder anderweite Verimpfung mit Blut der Kranken versucht werden; das etwaige Erscheinen der Parasiten im Körper dieser Tiere würde die Diagnose, wenn auch nach mehr oder minder langer Zeit, so doch ebenfalls sicher stellen.

In Spätstadien, bei bereits stark geschwollener bis etwa zum Nabel reichender, fühlbarer Milz wird die Punktion mit nachfolgendem Aussäen der Punktionsflüssigkeit im Menschenblut wohl immer zum Ziele führen. Gleichwohl würde der Punktion — in Anbetracht ihrer gewissen Gefahren — immer die Blutuntersuchung gelegentlich hoher Temperatursteigerungen vorzuziehen sein.

Prophylaxe der Kala-azarkrankheit.

Die Prophylaxe der Krankheit kann, da wir weder die Art und Weise des Eindringens ihrer Erreger in den menschlichen Organismus, noch ihre etwaigen Ueberträger kennen, sich vor der Hand erst mit der Erfüllung der allgemeinen hygienischen Forderungen decken, auf die bei der Prophylaxe der afrikanischen Trypanosomenkrankheit bereits hingewiesen ist.

Behandlung der Kala-azarkrankheit.

Es gibt zur Zeit noch kein Heilmittel gegen die Krankheit: weder das oft probierte Chinin noch Arsenpräparate scheinen ersichtlichen Nutzen zu schaffen. Sie beschränkt sich deshalb im Allgemeinen nur auf Besserung der Lebensbedingungen der Erkrankten; Armen und Notleidenden wird günstigere Unterbringung und kräftigere Ernährung verschafft.

Europäer, die — ihrer vorteilhafteren sozialen Lage entsprechend — nur in sehr seltenen Fällen von der Krankheit ergriffen sind, werden in andere Gegenden übergeführt, die dem Allgemeinbefinden aller Europäer am zuträglichsten sind, z. B. in die europäische Heimat.

In jedem Falle wird der Ernährung grosse Sorgfalt zuzuwenden sein; da der Appetit sich nicht selten recht lange gut hält, lässt sich damit vielleicht in so manchem Falle etwas erreichen. Die Kost sei kräftigend, dabei aber mit Rücksicht auf die so häufigen Komplikationen von Seiten des Darmkanals leicht verdaulich.

Schliesslich erfordern die Komplikationen, wie Pneumonien, Durchfälle usw., jede ihre besondere Behandlung.

Schluss.

Die beiden menschlichen Trypanosomenkrankheiten sind, wie wir oben gesehen haben, Seuchen, die einstweilen nur die in den Tropen und Subtropen lebenden Menschen befallen. Doch ist es bei dem vom Redner an den Tsetseparasiten studierten «Anpassungsvermögen» dieser verwandten Erreger an ungewohnte Verhältnisse» nicht ausgeschlossen, dass sie auch auf die gemässigten Zonen, die eigentlichen Domänen der Weissen übergreifen.

Andererseits sind die Krankheiten in erster Linie Geisseln von Bevölkerungen, die in Not und Elend lebend, in ihrer Widerstandsfähigkeit gegen Infektionskrankheiten überhaupt herabgesetzt sind. Sie dürften daher in Jahren von Kriegs- und Hungersnöten noch manchen Völkern, die in den Tropen und Subtropen zu leben, zu kolonisieren, zu kämpfen haben, verhängnisvoll werden.

Es sind deshalb nicht allein wissenschaftliche Interessen, welche uns zwingen müssen, beide auf das Allergenaueste zu erforschen, sondern auch vorwiegend praktische Gesichtspunkte, die in dem Suchen nach Schutz- und Heilmitteln gipfeln.

Somit sind in Bezug auf beide Krankheiten noch einige sehr wichtige Probleme zu lösen.

Diese würden hinsichtlich der afrikanischen Trypanosomenkrankheit etwa folgende sein:

1. Die Ausdehnung der Krankheit in dem befallenen Gebiet durch systematische Blutuntersuchungen aller Verdächtigen festzustellen.

2. Alle für die Uebertragung in Frage kommenden Insekten unter kritischer Beobachtung zu sammeln.

3. Die Entwicklung der Trypanosomen in den Insekten zu erforschen, um zu ergründen, ob letztere nur als einfache Vehikel dienen, oder ob in ihnen, wie dies namentlich nach den Untersuchungen Schaudinns (Trypanosoma noctue [21]) und Prowazeks (Trypanosoma Lewisi [22]) nicht unwahrscheinlich ist, eine besondere geschlechtliche Entwicklung stattfindet.

4. Die Art und Weise, in der die Trypanosomen ihre Schädigungen auf den menschlichen Körper ausüben, aufzuklären, ob durch mechanischen Insult, Nährstoffentziehung oder Toxine, denn

es ist zur Zeit ein ungelöstes Problem, in welcher Weise die meist
nur in ganz geringer Zahl nachgewiesenen Parasiten so deletäre
Wirkungen entfalten können. Die Tatsache häufiger Komplikationen z. B. der letalen Hypnococcen-Infektion, geben hierfür noch
keine in jedem Falle ausreichende Erklärung.

5. Mittel zur Vernichtung bezw. Unschädlichmachung der
Uebertrüger herauszufinden.

6. Vor allem ein sicheres Mittel gegen das seither als durchaus tötlich geltende Leiden zu entdecken.

Hinsichtlich der Kala-azárkrankheit, für die im Allgemeinen
dieselben Fragen der Beantwortung harren, erheben sich noch
mehrere dazu, z. B. 1. die Beziehungen zwischen ihr und Delhi
sore klarzustellen, sowie 2. die Uebertragungsweise bezw. einen
Uebertrüger überhaupt erst einmal ausfindig zu machen.

Dafür ist aber bei ihr die Wirkung der Trypanosomen auf
den Körper vielleicht eher zu erklären, da sie grosse innere Organe, wie Leber, Milz und Därme geradezu überfluten und deshalb
infolge ihres mechanischen Reizes, wie auch infolge Wegzehrens
nötiger Substanzen ohne weiteres für die schweren Schädigungen
des Organismus verantwortlich erscheinen können.

Als dringliche Aufgabe bleibt jedenfalls für beide Krankheiten in gleicher Weise die endliche Entdeckung von Schutz- und
Heilverfahren zu leisten.

Hoffen wir, dass eine nicht zu ferne Zukunft uns völlige Auf-
klärung über alle noch schwebenden Fragen und vor allem
sowohl den von afrikanischer Trypanosomenkrankheit als auch
den von Kala-azár Heimgesuchten die Erfüllung ihres natürlichen
Wunsches, die sichere Heilung durch ärztliche Kunst und Mittel,
schafft.

LITTERATUR.

1. Castellani: *British medic. Journal*, 25.5.03, Seite 1218.

2. Bruce, Nabarro, später auch Greig: *Reports of the sleeping sickness commission, I — IV*, London, 1903.

3. Schaudinn: *Arbeiten aus dem Kaiserlichen Gesundheitsamte*, 1904, Band
20, Seite 387, und *Deutsche medizinische Wochenschrift* Nr. 18, vom 4.5.05, Seite
711.

4. Ruge: *Centralblatt für Bacteriologie usw.* 1902, Band 32, Seite 596.

5. Schaudinn und Hoffmann: *Arbeiten aus dem Kaiserlichen Gesundheitsamte*,
1905, Band 22, Seite 327.

6. Metschnikoff: *Sitzung der Académie de médecine* vom 16.5.05. *Semaine
médicale*, 1905, Seite 231. Referat: *Münchener medizinische Wochenschrift* Nr. 24
vom 13.6.05, Seite 1181.

7. Kiolemenoglou und v. Cube. *Münchener medizinische Wochenschrift* vom 4.7.05. Seite 1275.

8. Rouget. *Annales de l'Institut Pasteur*, 1896, Seite 716.

9. Lewis. *Appendix 14 Annual Report of San. Comm. of Governm. of India*, 1878.

10. Evans. *Report published by the Punjab Government, Military Department*, 1880. Seite 439.

11. Bruce. *Preliminary Report on the Tsetsefly disease or Nagana in Zululand*, Ubombo. Dezember 1895. *Further Report*, Ubombo (Zululand) 29.5.1896.

12. Rouget l. c.

13. Elmassian. *Conférence faite au conseil national d'hygiène* 19.5.01. Assomption 1901 und *Annales de l'Institut Pasteur*, April 1903.

14. Theiler. *Journal of comparative pathology and therapeutics*, 1903, Band 16 und *Proceedings of the royal society*. Vol. 119, Nr. 458, Seite 406 vom 24.2.03. durch Bruce mitgeteilt.

15. Panse. *Zeitschrift für Hygiene und Infektionskrankheiten*, 1904, Band 46, Seite 376.

16. Schilling. *Ueber Tsetsefliegenkrankheit (Surra, Nagana) und andere Trypanosomen. Archiv für Schiffs und Tropenhygiene*, Band VII, 1903, Seite 261.

17. Martini. *Zeitschrift für Hygiene und Infektionskrankheiten*, 1905, Band 50, Seite 3 & 8.

18. Dutton. *Thompson Yates Laboratory Reports*, Mai 1902.

19. Forde. *Journal of tropical medicine*, September 1902, Seite 261.

20. Castellani. *Journal of tropical medicine*, 1.6.1903, Seite 167.

21. Novy and Mc Neal. *Contributions to medic. research*. June 1903, Seite 549, 577.

22. Novy and Mc Neal. *Journal of infectious diseases*, Vol. 1 vom 2.1.04. Nr. 1.

23. Rabinowitsch Kempner: *Centralblatt für Bacteriologie usw.* Abteil. I, Band 31. Nr. 8.

24. Mayer. *Zeitschrift für experimentelle Pathologie und Therapie*, 1905.

25. Martini. l. c.

26. R. Koch. *Deutsche medizinische Wochenschrift* 1904, Nr 47.

27. Rabinowitsch Kempner l. c.

28. Martini l. c. Seite 70.

29. Laveran und Mesnil. *Trypanosomes et Trypanosomiases*. Paris 1904.

30. Winterbottom. *An account of native Afrikans in the neighbourhood of Sierra Leone*, 1803.

31. Dutton. *Preliminary Note upon a Trypanosome occurring in the blood of man*, Thompson Yates Laboratory Reports, Mai, 1902.

32. Forde. *Some clinical Notes on a European Patient in whose Blood a Trypanosome was observed*, Journal of Tropical Medicine, 1.9.1902.

33. Castellani. *British medical journal*, 23.5.1903, Seite 1218, *Journal of trop. medicine* 1.6.1903, Seite 167 und *Lancet* 20.6.03, Seite 1735.

34. Bruce, Nabarro, später auch Greig. *Report of the sleeping sickness commission*, I.IV. London 1903.

35. Le Meal. *Le caducée*, 20.12.02, und *Journ. of tropical medicine*, 1.1.03, Seite 8.

36. Manson. *Journal of Tropical medicine*, 1.11.02. und 16.3.03.

37. Dutton und Todd. *First Report of the Trypanosomiasis expedition to Senegambia*, 1902, Liverpool, 1903.

38. Manson und Daniels: *Brit. medic. Journal*, 30.5.03.
39. Broden: *Bulletin de la Société d'études coloniales*, Bruxelles, 1903, Nr. 4.
40. Manson: *British medic. Journal*, 5.12.03, Seite 1461.
41. Brumpt: *Académie de médecine*, 17.3.03, *Bulletin*, t. XLIX, Seite 372.
42. Baker: *Brit. medic. Journal*, 30.5.03, Seite 1254.
43. Brumpt: *Congrès d'hygiène de Bruxelles*, 1903.
44. Dutton, Todd und Christy: *Brit. medic. Journal*, 23.1.03, Seite 187.
45. Broden: *Bullet. de la soc. d'études coloniales*, Bruxelles, Februar, 1904.
46. Krüger: *Bericht über die Schlafkrankheit in Togo. Archiv für Schiffs- und Tropenhygiene*, Band VIII, 1904.
47. Günther und Weber: *Ein Fall von Trypanosomen beim Menschen, Münchener medizinische Wochenschrift*, Nr. 4, 1904.
48. Thomas und Linton: *Lancet*, 14.5.04, Seite 1337-1340.
49. Dutton, Todd und Christy: *Human Trypanosomiasis on the Congo. Journal of Tropical medicine*, 15.3.05, und *Brit. medic. Journal*, 23.1904.
50. Guérin: *Thèse*, Paris 1869 citirt nach Laveran und Mesnil l. c.
51. Bettencourt, Kopke, Rezende und Mendes: *La Maladie du sommeil*, 1903, Lissabon.
52. Martini: l. c. Seite 24.
53. Greig und Gray: *Note on the lymphatic glands in sleeping sickness, British medic. Journal*, 28.5.04, Seite 1252.
54. Austen: *Monograph of the Tsetse-Flies*, London 1903.
55. Laveran und Mesnil: l. c.
56. Mayer: l. c. *Sonderabdruck*, Seite 8.
57. R. Koch: *Deutsches Colonialblatt*, 1904, Nr. 24.
58. Schilling: *Centralblatt für Bacteriologie usw.* 1901, Band 30, Abteilung I.
59. Martini: l. c. Seite 84 ff.
60. Ehrlich und Shiga: *Berlin. klinische Wochenschrift*, 28.3. und 4.4.04.
61. Cit. nach Ruata: *Journ. of tropic. medicine*, 15.11.04, Seite 351.
62. Manson: *Tropical diseases*, 1903. Seite 197 und 275.
63. Leishman: *Brit. med. Journal*, 30.5.03, Seite 1252-1253, und *British medic. Journal*, 6.2.04, Seite 303.
64. Donovan: *Brit. med. Journal*, 11.7.03, Seite 79.
65. Ross: *Brit. medic. Journal*, 14 und 28.11.03, sowie *Lancet*, 26.12.03.
66. Laveran: *Bullet. de l'Académie de médecine de Paris*, vom 3.11.03.
67. Marchand: *Münchener medic. Wochenschrift*, 1903, Nr. 11 (nach einem Vortrag i. d. medic. Gesellschaft zu Leipzig am 3.2.03).
68. Marchand und Ledingham: *Centralblatt für Bakteriologie usw.* 1904, Band 35, Nr. 5, *Lancet* vom 16.1.04 und *Zeitschrift für Hygiene und Infektionskrankheiten*, 1904, Band 47.
69. Wright: *Protozoa in a case of tropical ulcer, Journal of Medical research*, Dezember, 1903.
70. Bentley: *Brit. med. Journal*, 16.1.04, Seite 160, und *Indian medical Gazette*, Calcutta 1904, XXXIX, Seite 81.
71. Manson und Low: *The Leishman-Donovan-Body and Tropical splenomegaly, Brit. medic. Journal*, 23.1.04 und 28.5.04.
72. Sheffield Neave: *Brit. med. Journal*, 28.5.04, Seite 1252.
73. Llewellyn Philips: *Brit. Med. Journal*, 23.7.04, Seite 195.
74. Kerr: *Journal of tropical medicine*, 15.7.05, Nr. 14, Vol. VIII.

75. Donovan: *Human Piroplasmosis, Lancet,* 10.9.04, Seite 745, und *Lancet,* 21.1.05.

76. Manson and Low: *Journal of Tropical medicine,* 1.8.1904, Seite 233.

77. Rogers: *Journal of Trop. medicine,* 15.7.04, Seite 225, und *Lancet,* 3.6.05, Seite 1484.

78. Christophers: *Scientific Memoirs of the government of India,* Nr. 15; *Lancet,* 27.8.4, Seite 614.

79. Chatterjee: *Lancet,* 7.1.05, Seite 16.

80. Marchand and Ledingham: *Zeitschrift für Hygiene und Infektionskrankheiten,* 1904, Band 47, Seite 38 und 39 des Sonderabdruckes.

81. Schaudinn: *Arbeiten aus dem Kaiserlichen Gesundheitsamt,* 1904, Band 20, Seite 387.

82. Rogers: *Lancet,* 3.6.905.

83. Chatterjee: *Lancet* 27.8.04, Seite 614.

84. James: *Scientific Memoirs of the government of India,* New Series, Nr. 13; Office of the Superintendent of Government Printing, India, 1905, Seite 16, and *Lancet,* 12.8.05, Seite 446.

85. Manson: *Lancet* 5.8.05, Seite 304, and *Journal of tropical medicine,* 15.8.05, Seite 247.

86. Marchand and Ledingham: *l. c.*

87. Christophers: *Lancet,* 27.8.04, Seite 614.

88. Ross: *Lancet* 1904, Vol. 1, Seite 86.

89. Ruge: *Deutsche militärische Wochenschrift,* 1904, No. 12.

90. Giemsa: *Centralblatt für Bacteriologie usw.,* 1904, Band 37, Seite 310.

91. Schaudinn: *Arbeiten aus dem Kaiserlichen Gesundheitsamte,* 1904, Band 20, Seite 387.

92. Prowazek: *Arbeiten aus dem Kaiserlichen Gesundheitsamte,* 1905, Band 22, Seite 351.

THÈME I. — QUELLES PREUVES SCIENTIFIQUES A-T-ON AUJOURD'HUI DE LA NATURE PARASITAIRE DES NÉOPLASIES, SPÉCIALEMENT DU CANCER?

Par M. E. F. BASHFORD, M. D. (London)

General Superintendent of Research and Director of the Laboratories Imperial Cancer Research Fund London

In these days no further proof is required of the power of various micro-organisms to cause the new formations of tissue characteristic of certain diseases. In the case of actinomycosis, tuberculosis, glanders, syphilis and other diseases the formation of new tissue has been fully demonstrated to be solely consequent upon organismal infection.

---

*) The following observations are based on investigations conducted in collaboration with Dr. J. H. Murray and Dr. W. Cramer.

Unequivocal evidence has not yet been placed on record establishing a parasitic causation of the new formations of tissue characteristic of cancer (carcinoma and sarcoma). In the absence of this complete demonstration, proof of a parasitic causation has been sought by indirect means and in supposed analogies between the proved infective processes referred to above, and the imperfectly understood processes of cancer. Neoplasms due to parasites result from the proliferative reactions of the tissues of the individual attacked by the infecting agent. The amount of the proliferation varies. It may be relatively small and localised, or lead to the production of large localised new growths, at times rivalling the tissue production in cancer (e. g. in the actinomycosis of cattle). The primary proliferating area may be associated with the presence of numerous centres of proliferation throughout the body. The means by which such a disease is transferred to other individuals have been accurately defined, and are known as »infections«. They consist essentially in the transference of the infective agent, which, becoming lodged in a new host, calls forth a similar reaction reproducing the disease in a fresh individual. In diseases of this group the life of the proliferating cells of the neoplasms is determined by the life of the organism of which they form a part, or by their surgical removal. If the cells of such a neoplasm be transferred to a new individual they are incapable of further existence. If the disease follows such a transference of cells, this is due not to the continued growth of the cells employed, but solely to the transference of the diseased process to new cells in the host thus operated upon. In this sense therefore the proliferation of the cells of infective neoplasms is strictly limited. The proliferation in any one individual may be enormous and there appears to be no apparent reason why its limits should ever be reached, provided the host can only be maintained alive to permit of its continuation. In passing it is worth noting that the amount of the reaction to infective processes varies in human beings at different periods of life; e. g. the acute typical reaction to pneumococcic or typhoid infection is usual in youth, but rare in old age, indeed it is usually masked and the patient passes away without that violent reaction — local or constitutional — so typical of these diseases in youth. In the transference from one individual to another, or from one site to another in the same individual, we have not a continuation of a proliferation already started, but the initiation of an entirely new proliferation. The continuity of proliferation on the part of the neoplasm cells is only apparent if the true continuity is maintained by the succeeding generations of the infective agent obtaining lodgment in a succession of new sites.

The belief that cancer is a disease of an infective nature is based on 1) the presence of certain cell inclusions in cancer cells, and their interpretation as parasites; 2) the apparently greater frequency of cancer in some geographical areas, indicating an apparent transference of the disease from individual to individual, or the presence of some common source of infection; 3) the increase in the number of deaths assigned to cancer; 4) the alleged occurrence of a specific cancer cachexia; 5) the hope that therapeutic measures may be more readily devised if the disease be found to be of parasitic origin.

1) I do not propose to discuss in detail the evidence for and against the interpretation of the cell inclusions of cancer as parasites. The mere number of these alleged parasites is sufficient evidence of the equivocal nature of the observations on which the claims of numerous workers are based. Cancer has never been experimentally produced or transferred to a new site by means of any of the alleged parasites. Attempts have been made to explain away this difficulty by assuming the necessity for an intermediate host, and by making other subsidiary hypotheses, all of which simply go to demonstrate more fully how weak the primary argument on the nature of the cell inclusions has been.

2. *The reputed increase of cancer, and the limitations to statistical investigations.*

The insufficiency of the evidence yielded by histological study led to the employment of statistical means to establish a causal relation between sporadic cases of cancer. This is the reason for the attention devoted in recent years to the geographical distribution of the disease, to its apparent endemic occurrence in civilised peoples, the relative infrequency with which it is recorded in uncivilised peoples, and the increase in the number of deaths assigned to cancer in those countries in which the registration of deaths is systematically carried out.

Much work has been undertaken by us with the object of ascertaining what is necessary to establish the statistics of cancer on a secure pathological basis, and to create an organisation for recording the facts on the incidence of cancer in a uniform manner under conditions so variable as those which obtain in the hospitals of London and among the widely divergent regions, races, and isolated communities of the British Empire, as well as the facts on the occurrence of cancer in domesticated and also in wild animals. It has been necessary to pay constant heed to the variations, in the amount as well as in the value and nature of the information yielded by sources so different. It has also been necessary to distinguish those questions which statistics may reasonably be expected to answer from those on which they have no legitimate bearing.

The numerous statistical investigations on cancer are divergent in their nature and in the conclusions drawn from them, because the limitations, within which statistics are helpful, have been frequently neglected. Thus supporters of a parasitic aetiology have approached the question of whether infectivity is an active agency in determining the incidence of cancer from the statistical side, whereas it is also matter for experimental investigation. The unsuitability of many problems for direct statistical treatment, the divergence of the methods hitherto adopted in compiling statistical data, and especially the failure of many published statistics to give all the factors in operation, have tended to confuse rather than to throw light upon the problems studied.

The hindrance, which the existing state of confusion presents to the attainment of anything like unanimity in interpreting the statistics of cancer, is a very serious one. *At present the conclusions drawn from existing statistics fall mainly into two categories according as the compiler handles the data from the purely statistical or from the purely pathological standpoint. The relation between these two standpoints is of importance in resolving much that is contradictory in existing statistics. On the one hand, medical men have compiled and interpreted statistics without taking any cognisance of the actuarial corrections which alone permit of comparisons. On the other and, hstatisticians have approached the subject without informing themselves of the objective pathological value of the data upon which tehy relied. This incongruity of standpoint is well exemplified in the «Bericht über die vom Komitee für Krebsforschung am 15. October 1900 erhobere Sammelforschung». The purely statistical portions of that report have been most ably prepared by Professor E. Hirschberg,*

now Director of the Statistical Office for the City of Berlin, but
the medical editors of the report have drawn their deductions
without adequate regard to the pathological worth of the data, or
to the limitations which Professor Hirschberg has imposed on
their interpretation. In consequence, the value of a most elaborate
and painstaking investigation has been obscured by divergent interpretations of its results. In the recent discussion on cancer by
the Berlin Medical Society that report was referred to, and in
criticising it von Hansemann, a distinguished pathologist, commit-
ted the statistical fallacy of confusing deaths and death-rates, without exciting any comment. Yet Newsholme has repeatedly drawn
attention to this mental confusion between *mortality* and *rate of
mortality*, and, together with King, described so long ago as 1893
a method by which the error due to the presence of a larger
number of survivors to higher ages could be eliminated (¹). It is
obvious that an increased number of survivors to those ages
which are specially prone to cancer will give a number of cases
of cancer absolutely greater, than when the number of the population attaining those ages was not so great. But if the absolutely
greater number of cases of cancer has occurred in a proportiona-
tely greater number of persons, it is wrong to speak of an increase
of cancer, for relatively there may have been no increase whatsoever.

*There is great need for the adoption throughout civilised coun-
tries of uniformity in method and aim in statistical investigations
of disease, and especially of cancer.* Failing the probability of the
immediate adoption of a scheme calculated to secure this uniformity, we have endeavoured to compile in the first instance more
limited statistics and to show what statistics of cancer can, and
what they cannot, prove (²).

Fallacies inherent in a Cancer Census.

Attempts are being made to prove an actual increase in the
number of cases of cancer by what is known as a «Cancer Census». A cancer-census such as has been taken in Germany, Hol-

---

(¹) Proc. Roy. Soc. vol. LIV, and also «The Elements of Vital Statistics» by A. Newsholme, 3rd. edition, 1899, p. 29».
(²) Bashford and Murray, «The Statistical Investigation of Cancer», Scientific Reports of
the Imperial Cancer Research Fund, n.° 2. Part I. London, 1905.

land and Spain, involves an enumeration of the cases of malignant new growths among the general population, or among the inmates of public institutions, which were on a particular date under the observation of medical practitioners. When the enumeration is made to coincide with an ordinary census of population, as was done in Germany, it ought theoretically to afford valuable information on the general incidence of cancer, in its relation to population, age, sex, occupation, and geographical distribution. The method appears to have much to commend it. After a thorough investigation in Germany on behalf of the Imperial Cancer Research Fund, I came to the conclusion that *its advantages are only theoretical, and from the statistical and pathological standpoints the method must be regarded as entirely fallacious. An enumeration of all the cases of cancer is not obtained by such a census, but only an imperfect enumeration of cases diagnosed as cancer, the diagnosis being made under conditions which are much less favourable to securing reliable information than those under which causes of death are certified.* The fallacies are all the greater when an endeavour is made to take a census of «carcinoma» only and to exclude «sarcoma» because clinically the two types of the disease are frequently indistinguishable and the terms «Sarcoma» and «Carcinoma» are therefore interchangeable statistically.

The errors in the diagnosis of cancer under the most favourable conditions may be illustrated by the following figures:

The preliminary investigation conducted in 1903 by the staff of the Imperial Cancer Research Fund, gave results which may be summarised as follows:

TABLE I

New Growths, in which Microscopical Examination was found recorded in the Hospital Registers in the preliminary investigation. 1903

| | Malignant New Growths | | Growths wrongly diagnosed as cancer. |
	Correctly diagnosed.	Not diagnosed.	
* Accessible ...	399	43	28
Inaccessible ...	284	109	3
Total... ...	683	152	31

When the same comparison is made from figures which have been provided by the hospital authorities, the figures refer to cases which have been under the personal observation of the officials making the returns and in many cases themselves conducting the microspical examination. The method by which the figures for deduction have been obtained therefore differs essentially in the two cases, and the agreement in the general results obtained is all the more significant. The result of the analysis of the data provided by the hospital authorities is as follows:—

TABLE 2

Analysis of the cases of New Growths reported by the Hospital Authorities.

Macroscopical Examination has been made in all cases.

1904-5. All ages.

Malignant New Growths.

	Correctly diagnosed	Not diagnosed	Wrongly diagnosed as Cancer
Accessible ...	1504	136	113
Inaccessible ...	591	216	34
Intermediate ...	572	48	42
Total ...	2667	400	189

Stated as percentages, the relative proportion of cases in Table 2 which it was possible or impossible to recognise as malignant new growths, may be tabulated as follows:—

	Malignant New Growths.	
	Correctly diagnosed	Not diagnosed
Accessible	91.7	8.3
Inaccessible	61.4	38.6
Intermediate	86.6	11.4

The relative proportion of the cases which were correctly recognised or wrongly assumed to be cancer may be similarly tabulated:—

	Correctly diagnosed as cancer	Wrongly diagnosed as cancer
Accessible	93.0	7.0
Inaccessible	92.0	8.0
Intermediate	90.0	10.0

These include cases which have recurred.

* NOTE explaining the three groups "accessible," "inaccessible," and "intermediate." The terms refer to the site of the primary growth. The grouping is adopted for the purposes of this report and may require to be modified when we have to interpret the data for a greater number of years.

Accessible.— Skin, Subcutaneous Tissue, Lips, Tongue, Floor of Mouth, Buccal Mucous Membrane, Antrum, Maxilla, Mandible, Palate, Tonsil, Eye, Eyelid, Orbit, Cervical glands, Breast, Sternum and Ribs, Scapula, Clavicle, Humerus, Bones of

> Arm, Annularis, Bones of Lower Limbs, Muscles of Trunk,
> Muscles of Upper Limbs, Muscles of Lower Limbs, Penis,
> Scrotum, Testis, Clitoris, Vulva, Vagina, Anus.
>
> *Inaccessible.* Brain and Spinal Cord, Pharynx, Œsophagus, Lung, Pleura
> and Mediastinum, Tracheal glands, Mediastinal glands,
> Heart, Pericardium, Stomach, Small Intestine, Cæcum,
> Appendix, Colon, Hepatic Flexure, Splenic Flexure, Sigmoid, Liver and Gall-Bladder, Pancreas, Adrenal, Kidney,
> Ureter, Bladder, Prostate, Retro-peritoneal glands, Peritoneum, Ovary, Spinal Column, Sacrum, Pelvic Bones.
>
> *Intermediate.* Skull, Larynx and Epiglottis, Trachea, Parotid, Urethra, Rectum, Uterus, Thyroid, Glands not specified, Nerves, Site
> not specified.

In the above figures the cases which have not been diagnosed
are unequally distributed among the different groups. In accessible
sites they form a small but appreciable fraction of the whole,
slightly under 8.4 per cent. In inaccessible situations they form a
much larger proportion, rising to 28.6 per cent. Cases wrongly
diagnosed as malignant new growth occur at all sites.

The extent to which the difficulties of diagnosis tend to conceal the absolute incidence of cancer is not uniform at all ages.
These difficulties are more pronounced in children, for in them
investigation is entirely objective and the absence of specific symptoms is most felt. An analysis of the discrepancies between the
clinical diagnoses and the pathological conditions at ages below
25 gives the following striking result:

TABLE II.

*Total number of Cases of Carcinoma and Sarcoma for all ages
under 25 years.*

	Correctly diagnosed.	Not diagnosed.	Wrongly diagnosed as cancer.
Accessible........	84	43	11
Inaccessible......	76	76	2
Intermediate.....	15	9	1
	175	128	14

	Carcinoma			Sarcoma		
	Correctly diagnosed.	Not diagnosed.	Wrongly diagnosed as cancer	Correctly diagnosed.	Not diagnosed.	Wrongly diagnosed as cancer
Accessible.....	3	7	0	81	36	11
Inaccessible...	14	10	1	62	66	1
Intermediate...	4	2	0	11	7	1
	21	19	1	154	109	13

A comparison of the percentage relationship of the distribution of malignant new growths which were not diagnosed, and of those growths which had been wrongly diagnosed as cancer, brings out the fact that a much higher proportion of cases of malignant new growth cannot be recognised clinically in youthful patients. When the cases are grouped under 10 years instead of under 25 years a still greater discrepancy is revealed.

It might seem that the errors in the final data, arising from the occurrence of growths wrongly diagnosed as cancer, will neutralise the under-estimate caused by cases which have not been diagnosed; but a little consideration shows that this is not the case. The under-estimate of the frequency of cancer is not uniform at all sites, and the sites where the under-estimate is greatest are not characterised by a corresponding over-estimate as the result of wrong diagnosis of cancer.

We have no means at present of estimating the extent to which the figures of the cancer mortality of the general population would be modified, were it possible to determine the disturbance introduced by cases wrongly diagnosed as cancer, and not diagnosed respectively. This difficulty is augmented by the fact that the figures, on which our estimate of the proportion of cases wrongly diagnosed as cancer is based, are derived from operation cases, while the estimate of the proportion of malignant new growths which were not recognised is based to a greater extent on post-mortem material, which compares much more strictly with mortality returns. In the national mortality returns the mode of death helps to decide whether the lethal issue was due to cancer or not.

These considerations show that the errors in the one group cannot be set off against the opposite errors in the other groups in such a way that the final totals should represent the absolute incidence of the disease in any organ or in the body generally. Such a manipulation of the post-mortem statistics of a hospital has unfortunately been applied to the interpretation of general mortality returns by Riechelmann [1], working under von Hansemann's direction, and detracts from the value of an otherwise careful paper.

[1] Riechelmann: Eine Krebsstatistik vom pathologisch-anatomischen Standpunkt. Berl. klin. Wochenschrift, 1902. The author analysed the results of the necropsies made in the Friedrichshain Hospital, Berlin. In a total of 2800 necropsies, 213 cases of carcinoma occurred; of these 6.6 or 23 per cent. had not been diagnosed.

These considerations and deductions have an important bearing on the interpretation of the national returns of cancer mortality in different countries. The source of error which arises in the clinical estimate of the primary site cannot be completely eliminated from general mortality returns except by universal postmortem examination, which is not practicable; but the sources of error can be obviated to a considerable extent by associating the primary sites in groups, which will correspond to those designated accessible, inaccessible, and intermediate, according as they present similar difficulties to clinical diagnosis or are anatomically closely related.

In general mortality returns, the proportion of cases of malignant new growths which have been subjected to microscopical examination is relatively small, and such figures, taken as a whole, are comparable to the tabulation of the clinical diagnoses of cases dying in hospital rather than to the results obtained after postmortem and microscopical examination.

Our statistical and experimental investigations, especially those relating to the transmission, and at the same time the non-infectivity of cancer (see below), have a bearing upon the interpretations which others have put upon the increase in the recorded number of deaths from malignant new growths.

There are great variations in the number of deaths assigned to cancer in civilised and uncivilised communities, as the following table (¹) shows (s. next pag.):

We have obtained many specimens of malignant new growths from the natives of regions of Africa, where cancer had not been discovered before, and we have also found cancer to be relatively more frequent than hitherto recorded among various other native races.

The investigation into the difference in the recorded death-rates from cancer in England and Ireland has proved the absence in the latter country of various factors which are known to augment the number of deaths assigned to cancer in England; and the inference is justifiable that cancer is less frequently recorded in Ireland because the means for observing it are less adequate than in England.

Stated generally, the facts ascertained show that, taking En-

---

(¹) Extracted from the international statistics of the Sixty-sixth Annual Report of the Registrar-General for England and Wales.

TABLE I

Variations in the recorded rate of mortality from Cancer in different Countries

Country	Deaths to 1000 living		Country	Deaths to 1000 living	
	Average in 10 years, 1893-1902	1903		Average of 10 years, 1893-1902	1903
Switzerland (*)	1.28	?	Prussia	0.57	?
The Netherlands	0.90	0.99	Ireland	0.57	0.60
Norway	0.83	?	South Australia	0.56	0.72
England and Wales	0.79	0.87	Tasmania	0.55	?
Scotland	0.76	?	New South Wales	0.52	0.65
German Empire	0.70	?	Italy	0.50	0.54
Victoria	0.68	0.76	Queensland	0.44	0.49
Austria	0.67(**)	?	Hungary	0.33(***)	0.38
New Zealand	0.59	0.71	Western Australia	0.23	0.42
Ceylon	0.50	0.57	Jamaica	0.15	0.16

(*) In Switzerland medical examination of the dead is customary.
(**) Average for 9 years, 1893-1901.
(***) Average for 6 years, 1897-1902.

gland as a standard, there is a gradual diminution in the precision
and completeness with which cancer is recorded, Ireland showing
less precision and completeness, and various outlying parts of the
British Empire still less of these qualities, till a minimum is reached among the natives of certain tropical colonies. The inquiries
by various observers and by ourselves into the extent to which
cancer pervades the animal kingdom have shown that it attacks
several species in which malignant new growths had not previously
been demonstrated with certainty. We have examined sixteen cases of undoubted malignant new growth in fish alone, whereas
no authentic case was known at the outset of these investigations.
Its relative frequency in the mammals has been found to be much
higher than has been generally supposed by the medical profession. A gradation similar to that in different races of man is evident when domesticated are compared with wild animals. *The extent to which cancer is recorded is inversely proportional to the
difficulties which have to be overcome in obtaining information.*
The data also indicate that, as compared with civilised man, a

smaller proportion of elderly individuals come under the observation of European medical officers among the native races in which
cancer is less often found. A comparison of the conditions obtaining in domestic and wild animals also shows the importance of
the presence of a considerable proportion of aged individuals in
determining the frequency of cancer among them.

*All these considerations emphasise the fundamental impor-
tance of a knowledge of the proportionate number of individuals of
different ages in any group of men or animals when estimating
the relative recorded frequency as distinct from the absolute incidence of cancer among them. They also prove the important part
which careful observation and accurate statistical methods play in
modifying the prominence assigned to the variations in the cancer
death-rates of different countries, and of the same country at dif-
ferents periods. There is nothing in the statistical investigations
of the Imperial Cancer Research Fund which points to an actual
increase in the death-rate from cancer.*

From the preceding statements it is therefore obvious that as
regards the reputed increase of cancer, *a census of cases of cancer
under observation on a definite day and a calculation of the death-
rate from cancer in a population, if these are to be of scientific
value, depend, first, on the attainment of some approach to adequate identification of all cancer cases, and secondly, on the existence of a population of known constitution as regards sex and
age. For the present the first condition is only fulfilled in well
equipped hospitals where skilled diagnosis is supplemented by the
results of other inquiries. The second condition is not fulfilled in
hospital practice since a number of hospital patients is in no res-
pect representative of any existing population. Hence actuarial
statistics are not yet within reach, and a comparison of a census
of cancer cases taken in different years will give no reliable information. It is therefore not yet possible to determine statistically,
— either by means of a cancer-census or otherwise — whether cancer is
really increasing as the increase in the recorded cases would im-
ply.* This line of investigation therefore gives no support to the
view that cancer is a parasitic disease.

The Alleged Endemic Occurrence of Cancer

The application of statistics made in taking a "cancer-census"
is dictated by a conviction that distinct sporadic cases occurring

simultaneously, are linked to one another, and to preceding cases, by infection, conveyed from one individual to another, or by exposure to some common source of infection. Evidence has been sought to prove that cancer is more frequent in some geographical areas and even houses, and the relatively greater frequency apparently thus brought to light has been interpreted in support of the view that an external agency is more active in such districts or houses.

The bearing of the ages at which cancer becomes relatively more frequent is of even more importance in this connection than in criticising the methods used in a cancer-census, as pointed out above, because very great attention must be devoted to the age and sex constitution of the populations of the different geographical areas compared. The same criticism applies to comparisons between the incidence of cancer among those following different occupations. In studying the alleged endemic occurrence of cancer regard must also be paid to the manner in which cancer can be transferred experimentally from one individual to another (see below).

As is well known, carcinoma appears in the human subject with increasing frequency as life advances. We have adduced evidence to show that the same holds for sarcoma [1].

Although the increasing frequency of carcinoma as life advances has long been recognised in man, it was not fully appreciated previous to our investigations [2] that the phenomenon presented in the special case of man is but one manifestation of a law which is common to malignant new growths in the domestic mammals, and — if the sparser data may be relied on — common to the entire vertebrate phylum, notwithstanding the great variations in the times at which old age is attained by different animals. It will suffice to contrast the higher incidence of cancer in mice over two years old (the duration of life in the mouse rarely exceeds three years) with that of the disease in mankind, where life does not terminate naturally before the age of seventy. In both cases, there is a period of relative freedom from the disease which in each case has approximately the same relation to the absolute duration of life. This phenomenon, which manifests itself in long and short lived animals respectively, finds a curious pa-

---

1) Bashford and Murray, loc. cit.
2) Bashford and Murray. The geographical distribution of cancer etc. Proc. Roy. Soc. 1904.

rallel in the incidence of cancer in the individual organs of the human body.

The corrected national figures in England show that the incidence of malignant new growths among the same number of persons is ten times as great at the age of 70 as at the age of 30. This peculiar age-distribution has received varying attention in the past, and if its importance has been uniformly recognised by accurate statisticians, it has been greatly neglected by most pathologists and clinicians in their efforts to explain the nature and frequency of cancer. *The neglect to fully appraise the importance of the peculiar age-incidence as a prime factor in determining its relative frequency in different geographical areas, has led in the past to the assumption of the existence of endemic centres of the disease for the human subject.* A glaring example of this fallacy is presented by the statement by von Leyden that cancer is rare or unknown in the natives of Africa, but common in the negro population of America, owing to transference of the disease from the white to the black race. It will be shown below that cancer can only be transferred with the greatest difficulty from one race to another, even if so nearly allied as the same race of different countries. The difficulty is sufficiently great to probably exclude all possibility of transmission from the white to a black race of human beings. In addition to this criticism it is also necessary to point out that no account has been taken of the average age of the native population in Africa, and the negro population of America. The same neglect completely nullifies the conclusions based on much sparser data advanced by certain pathologists in America, France, and Germany, to prove the endemic occurrence of cancer in animals (see below).

The higher incidence of cancer in later adult life and in old age corresponds with the decline in reproductive activity, but this correspondence is probably a mere coincidence. The occurrence of cancer in castrated and spayed animals at the same ages as in entire animals, shows that neither an abnormal internal secretion in the reproductive organs nor the cessation of a normal one is the cause of cancer.

Our investigations into the occurrence of cancer among the lower animals has shown that in these, as well as in man, cancer occurs with increasing frequency as age advances, and the number of cases recorded in any one species depends entirely on the number of aged animals which come under observation. In connection with experimental work it has been necessary for us to deal with 30,000 mice, among which 12 cases of carcinoma have been found; a very large proportion of the total number of mice were young animals. In the total number of mice malignant new growths were found in the relatively small proportion of 1 in 2,500. Whenever aged cows are slaughtered in large numbers, cancer is not infrequently discovered during inspection of the carcases. In the latter group there is a large number of cases of carcinoma. Animals slaughtered for food are killed, on the whole, at the earliest age which yields profit; e. g. 53,482 pigs were slaughtered in Glasgow in 1903. The average age of those was from 6 to 12 months. In the case of some animals a considerable number may be kept to higher ages, e. g. cows may be kept as draught animals. In 1902 a total of 62,935 home cattle of all ages, including 1,668 calves, were slaughtered and 27 carcases were destroyed owing to the discovery of malignant new growths with widely disseminated secondary deposits. All the 27 cases of cancer were found in aged cows imported from Ireland, and not one in the younger oxen, bulls, heifers, and calves. The number of malignant new growths does not include cases in which the disease was local and gives a proportion of 1 case in 2,400 cattle of all ages. In 1903, 47,362 home cattle of all ages, including 1549 calves, were slaughtered and a total of 131 cases of malignant new growths was found. Of this total as many as 116 were again found in aged cows from Ireland. The dissemination of the disease in the carcase necessitated the destruction of the carcases in 37 instances. In 1903 malignant new growths were present in the high proportion of 2.8 per 1000. So that among the home cattle slaughtered in Glasgow the presence of a relatively small proportion of aged cows with a very high incidence of cancer has had the effect of raising the incidence of cancer at all ages in the cattle slaughtered above that in man at all ages. Tumours due to actinomycosis, and other infective granulomata have been excluded from above figures. *These figures indicate the probability that, when the full facts are known, the recorded incidence of cancer at all ages will approximate in cattle and in mice to that at all ages in the human subject.* The variations in the frequency with which cancer is recorded even under the favourable circumstances which obtain in highly civilised peoples are well known and have been referred to above. The figures at our disposal with reference to the dog, horse, cat, and other animals are less numerous, but they are in agreement with those for mice and cattle, and bear out the view that with the examination of a sufficient number of aged animals the number of cases of cancer brought to light will increase in the same way and bring the known incidence at all ages nearer to that recorded for the human subject at all ages.

Many pathologists and clinicians will almost certainly assume that the figures indicating a great frequency of cancer in cows in Ireland prove the existence of an endemic centre of the disease in that country. Such a perpetuation of the statistical fallacies which have been laid bare in dealing with cancer in man (see above) must be guarded against if any progress is to be made. The necessity for caution in this direction is well exemplified in the statements of Borrel (¹) and Michaelis (¹) on the occurrence of cancer in mice, Loeb (¹) on the occurrence of cancer in cattle in America, and by the significance others have imputed to the appearance of carcinomata in a number of rats which Haaland kept for many years. In all these instances the age-incidence of cancer has been absolutely ignored. The total number of animals among which the cases occurred has been left out of consideration, and their average age has been similarly neglected.

The age-incidence of cancer in mice alone suffices to account for the appearance of the tumours, observed in old female mice kept for breeding purposes.

In order to obtain exact ideas of the conditions governing the artificial transmission of cancer in mice, it is necessary to employ animals as free as possible from the risk of the sporadic appearance of malignant new growths, in other words to use only young animals. This precaution has not only been neglected by Borrel and Michaelis, but Haaland introduced the greatest possibility of error into his investigations by selecting aged mice.

The data which have accumulated on the frequency of cancer in animals indicate a liability approaching that of man when age is taken into account. This information is of importance because we have also reason to suppose that the time at which malignant new growths appear in animals stands in direct relation to the

(¹) Borrel, Ann. de l'Institut Pasteur, 1903; Haaland, Ann. de l'Institut Pasteur, 1905; L. Loeb, Ueber das endemische Vorkommen des Krebses beim Tier, Centralblatt für Bakteriologie, Bd. 37, 1904; Michaelis, Deutsche medizinische Wochenschrift, 1904.

absolute duration of life in long and short lived animals respectively, so that the ratio of the periods of relative freedom from cancer to the absolute durations of life is the same.

The balance of evidence is therefore against an endemic occurrence of cancer determined by the transference of an external agent or agencies from one individual to another. *The main factors determining the number of cases of cancer recorded are the number of aged individuals examined and the care with which the disease is looked for.* All the factors which have been discussed under the reputed increase of cancer are active also in this connection, and the fluctuations in the recorded death-rates of different countries are no more remarkable than those in geographical areas less removed from one another. The number of cases of cancer occurring in mice and cattle is directly proportionate to the number of old animals examined, and the care exercised. Hence again in the case of animals there is no evidence in support of a parasitic ætiology forthcoming.

Absence of a specific cachexia or of specific clinical symptoms of malignant new growths

The tabulation of a large number of diagnoses returned by the hospital authorities in London of cases which had not been recognised as malignant new growths reveals in a striking manner that the diagnosis of cancer can only be made by exclusion. The diagnoses given in the cases tabulated in the following tables can be conveniently arranged in groups according as they include the idea of a tumour or swelling, or definitely exclude it. Another group comprises those cases where symptoms of terminal affections have been most prominent, and finally there is a group in which the symptoms observed during life have apparently no connection with the pathological condition; this includes those cases in which no diagnosis was made. When this classification is made we find that in nearly half the cases the diagnosis involves the presence of a tumour or swelling of some kind.

Most frequently the actual diagnosis is that of a benign tumour; but cysts, granulomata, and local hypertrophies are frequently supposed to be present. The cases in which new growth appeared to be excluded by the symptoms during life are much less numerous, but still are an appreciable fraction of the whole.

Analysis of cases of cancer which were not diagnosed

	Tumour idea	Terminal Symptoms.	Within the limits of differential diagnosis of tumour	Symptoms with no reference to actual condition	Total
Skin					
Rodent Ulcer	[illegible]	[illegible]	[illegible]	[illegible]	[illegible]
Ear	[illegible]	[illegible]	[illegible]	[illegible]	[illegible]
Cheek	[illegible]	[illegible]	[illegible]	[illegible]	[illegible]
Scalp	[illegible]	[illegible]	[illegible]	[illegible]	[illegible]
Nose	[illegible]	[illegible]	[illegible]	[illegible]	[illegible]
Zygoma	[illegible]	[illegible]	[illegible]	[illegible]	[illegible]
Forehead	[illegible]	[illegible]	[illegible]	[illegible]	[illegible]
Neck	[illegible]	[illegible]	[illegible]	[illegible]	[illegible]
Back & Trunk	[illegible]	[illegible]	[illegible]	[illegible]	[illegible]
Hand	[illegible]	[illegible]	[illegible]	[illegible]	[illegible]
Index	[illegible]	[illegible]	[illegible]	[illegible]	[illegible]
Groin	[illegible]	[illegible]	[illegible]	[illegible]	[illegible]
Arm	[illegible]	[illegible]	[illegible]	[illegible]	[illegible]
Leg	[illegible]	[illegible]	[illegible]	[illegible]	[illegible]
Scrotum	[illegible]	[illegible]	[illegible]	[illegible]	[illegible]
Vulva	[illegible]	[illegible]	[illegible]	[illegible]	[illegible]
Lips	[illegible]	[illegible]	[illegible]	[illegible]	[illegible]
Tongue	[illegible]	[illegible]	[illegible]	[illegible]	[illegible]
Floor of Mouth	[illegible]	[illegible]	[illegible]	[illegible]	[illegible]
Larynx & Epiglottis	[illegible]	[illegible]	[illegible]	[illegible]	[illegible]
Pharynx	[illegible]	[illegible]	[illegible]	[illegible]	[illegible]
Œsophagus	[illegible]	[illegible]	[illegible]	[illegible]	[illegible]
Stomach	[illegible]	[illegible]	[illegible]	[illegible]	[illegible]
Small Intestine	[illegible]	[illegible]	[illegible]	[illegible]	[illegible]
Caecum	[illegible]	[illegible]	[illegible]	[illegible]	[illegible]
Colon	[illegible]	[illegible]	[illegible]	[illegible]	[illegible]
Hepatic Flex	[illegible]	[illegible]	[illegible]	[illegible]	[illegible]
Splenic Flex	[illegible]	[illegible]	[illegible]	[illegible]	[illegible]
Sigmoid	[illegible]	[illegible]	[illegible]	[illegible]	[illegible]
Rectum	[illegible]	[illegible]	[illegible]	[illegible]	[illegible]
Liver & Gall-Bladder	[illegible]	[illegible]	[illegible]	[illegible]	[illegible]
Pancreas	[illegible]	[illegible]	[illegible]	[illegible]	[illegible]
Suprarenal	[illegible]	[illegible]	[illegible]	[illegible]	[illegible]
Trachea	[illegible]	[illegible]	[illegible]	[illegible]	[illegible]
Bladder	[illegible]	[illegible]	[illegible]	[illegible]	[illegible]
Urethra	[illegible]	[illegible]	[illegible]	[illegible]	[illegible]
Prostate	[illegible]	[illegible]	[illegible]	[illegible]	[illegible]
Thyroid	[illegible]	[illegible]	[illegible]	[illegible]	[illegible]

Analysis of cases which were wrongly diagnosed as cancer.

	Tumour area	Terminal Symptoms	Within the limits of differential diagnosis of cancer	Symptoms with no reference to actual condition	Total
Skin.					
Rodent Ulcer					
Ear					
Cheek					
Scalp					
Nose					
Zygoma					
Forehead					
Neck					
Back & Trunk					
Hand					
Index					
Groin					
Anus					
Leg					
Scrotum					
Vulva					
Lips					
Tongue					
Floor of Mouth					
Larynx & Epiglottis					
Pharynx					
Oesophagus					
Stomach					
Small Intestine					
Caecum					
Colon					
Hepatic Flex					
Splenic Flex					
Sigmoid					
Rectum					
Liver & Gall Bladder					
Pancreas					
Suprarenal					
Prostate					
Bladder					
Ureters					
Prostate					
Thyroid					

They embrace conditions so diverse as tuberculous ulcer, gall-stones, fracture of long bones, lead-poisoning, and leontiasis ossea. Terminal symptoms account for a rather smaller percentage of the cases. This is what would be expected under careful physical examination in hospitals with a highly skilled staff. Still in a considerable number of cases the most prominent symptoms during life have no apparent connection with the presence of malignant new growth, which in many cases may not have been the actual cause of death. The errors thus revealed are almost equally distributed between sarcoma and carcinoma. Each presents the same difficulties in clinical recognition.

The cases wrongly diagnosed as malignant new growth present the reverse picture to those just discussed. The total of these however is much smaller, and of course there are none under the heads of «symptoms with no reference to actual conditions» or «no diagnosis». The majority embraces those in which tumour or swelling of some non-malignant kind was actually present, and in many cases (nearly half) the condition was one which is generally believed to be diagnostically separable from malignant new growth.

The inevitable conclusion from a general consideration of these facts is that the disturbance of function or alteration of form resulting in any organ from the presence of malignant new growth are extremely variable. They may be completely absent, or the symptoms of illness may have developed so acutely or at such a late stage of the disease that the observer is completely misled. In many cases malignant new growth co-exists with other conditions of the greater or less immediate gravity which completely mask its presence.

We have had under observation more than 3000 mice with propagated cancerous tumours. A large proportion of these animals were destined to yield tumour-tissue for immunisation experiments, and the tumours have been allowed, so far as possible, to attain maximum dimensions. The mice have been carefully observed during life, and complete necropsies have been systematically performed. On the basis of the observations of this extensive material the conclusion has been arrived at, that the presence of a tumour even of greater weight than the mouse itself does not necessarily involve a disturbance of the normal nutrition comparable to the cachexia frequently associated with malignant new growths in the human subject. The mouse is peculiarly liable to septic infections of all kinds and especially to derangements of the alimentary system, yet these animals may support large growths for several months and even massive growths in the abdominal cavity and extensive metastases in the lungs without recognisable inconvenience. When, however, rupture of the integument covering a tumour takes place, the hæmorrhage and septic infection which follow speedily produce marked constitutional effects. Emaciation as evidenced by loss of weight and prominence of the vertebral column is almost constant, and the mouse then seldom survives for many days. *Taken as a whole, the condition of mice with ulcerated tumours reproduces closely the phenomena of cachexia in man; but with subcutaneous tumours which do not involve any important organ, it can be definitely assigned to secondary importance as an occasional accompaniment of malignant new growths, to which it has no essential relation whatsoever.* We have not yet been able to show the effects of interference resulting from the presence of growths in the alimentary tract, but otherwise these observations are in complete agreement with the results of Riechelmann's analyses of the pathological conditions found associated with cachexia in a large series of autopsies of patients dying from malignant new growths. They are also experimental proof of the justice of the conclusions drawn that malignant new growths are devoid of a specific symptomatology.

The study of the growth of experimental tumours yields the most favourable opportunity for searching for toxic action from the presence of tumours, or the possession of digestive powers by their parenchyma cells.

The diaphragm and abdominal walls, as well as the other hollow and solid viscera, may show identical appearances. In all cases — at site of transplantation and in metastases — there is evidence of expansive growth, pressing upon and distorting the normal arrangement of the surrounding tissues. Growth assumes an infiltrative character when dense tissues oppose its progress. Extension then takes place in narrow columns through the less resistant parts, pressing the other structures aside without giving evidence of any digestive action upon them; the lining endothelium of blood-vessels and lymphatic channels is not necessarily destroyed by the presence of growths in the lumen. The power of continued growth is the permanent character, and the greater or lesser malignancy is merely a manifestation of this power in different surroundings.

Experimental evidence against the conveyance of infection from one individual to another

In the course of our investigations much has been ascertained which speaks against the view of cancer being a parasitic infection, or communicable disease, in the sense in which those terms are applied to diseases proved to be of this nature, whether the pathogenic organism has been recognised or not.

The following observations justify us in denying any analogy between cancer and the known infectious diseases.

The disease is common to all the vertebrates, and produces identical histological lesions in all species subject to it, yet notwithstanding this identity of lesion the disease cannot be transmitted from an animal of one species to an animal of another species. In this feature carcinoma is in marked contrast not only to those diseases which are common to man and animals and produce identical, or similar if distinguishable, lesions in both cases, but it is also in contrast to those diseases which are common to man and animals and yet differ very considerably in the nature of the lesions or the symptoms produced. The disease is universal, yet it cannot be transmitted.

On the one hand infectious diseases are known which as they occur naturally are apparently infective to only one species (e. g. syphilis). They therefore present the same peculiarity as cancer by yielding negative results when artificial inoculation is practised in animals of alien species. When this limitation to artificial inoculation is present for an infective disease, its characteristic histological lesion is not met with in other species. On the other hand, if we take an infective disease, with a dissemination apparently as wide as that of cancer, viz. tuberculosis, difficulties are no doubt encountered in conveying the infection from one species to another, but this difficulty disappears if transmission be attempted in individuals of the same species. All the known infective diseases, whether conveyed directly by the isolated infective agent or indirectly through the intervention of an intermediate host, call forth a reaction on the part of the infected organism. This reaction is the only criterion of successful infection. The same holds for an infective disease leading to the formation of large tumours in the dog and resembling a sarcoma, of which the organism has not so far been separated from the infected cells.

When an infectious disease is naturally limited to a species, if artificial transmission be possible to other species, the difficulties are more easily surmounted the more nearly allied the species of animals are. In the case of cancer the difficulty of transmission cannot be overcome in this way. The transmission of an infective venereal disease of the dog to the fox, by Sticker, is analogous to the transmission of syphilis to the chimpanzee by Metschnikoff and Roux, but Sticker working under Ehrlich has erroneously interpreted it as transmission of a round celled sarcoma to an animal of a different species.

The transmission of cancer within the same species is further of a peculiar nature. An infectious disease calls forth a reaction on the part of the host affected, and this reaction is the criterion of successful inoculation. The process involves the transference of the infecting virus from the tissues or fluids introduced at the time of inoculation to the cells of the host whereby they become new sites of lodgment of the infecting agent. In the case of cancer no such transference of a virus takes place to the tissues of the new host. The cancer-cells introduced at the time of inoculation continue to grow; the cells of the host are not infected with cancer.

Cancer presents a marked contrast to all known infective diseases by occurring with greater frequency as life advances, both in man and in animals. Nevertheless artificial transmission of the disease is as easily and perhaps more easily attained in young animals, and it cannot therefore be urged that the cells infected with the hypothetical parasite can only proliferate under the conditions obtaining in the bodies of old individuals.

It is necessary to discuss the nature of the artificial propagation of cancer in some detail, because an unfortunate misconception of the significance of the facts has led to the nature of the experimental propagation of cancer being confounded with that of the infective processes, from which it differs fundamentally.

The experimental propagation of a malignant new growth means neither more nor less than the continued proliferation of the cells of a tumour of one animal in another animal. It may also be attempted on the animal suffering from the original sporadic tumour without, however, modifying its significance. The parenchyma cells of the tumours which arise at the new sites are the direct genealogical descendants of those introduced. They are not provided by the host. The process is as remote from being of an infective nature as that responsible for the natural formation of metastases in organs remote from the primary site in sporadic cases, with which it is strictly comparable. What reaction there is on the part of the host is limited to the supply of the vascular and supporting structures which the parenchyma cells — displaying again their independence — have power to make subservient to their needs.

The process of infection is wholly different. The cells of an infective granuloma introduced at the time of inoculation are merely vehicles — living substitutes for the platinum loop — for the conveyance of the infective agent. There are infective granulomatous tumours closely resembling sarcomata of which the causative agent cannot yet be isolated and is not recognisable by any method known to us. In these cases also the process of infection which follows inoculation with portions of the granulomatous tissue is identical with that which occurs after inoculation with isolated pathogenic organisms. The introduced tissue only plays the part of a vehicle. It succumbs and is ultimately absorbed and when new tumours result they are entirely composed of the tissues of the reaction on the part of the host. All the stages in the reaction can be traced, from the gradual transformation of the elements of the connective and vascular tissues up to a fully developed tumour identical in structure with that from which the original infection was derived.

In the experimental propagation of cancer the elements of the soil on the contrary play the insignificant part of subserving the needs of the tumour, of which the essential part is genealogically derived from another animal. By these means a tumour of one animal, often long dead, is kept alive by what is really an artificial circulation provided by another animal. In tumours which result from infection the only constituents, apart from the pathogenic organisms, are the elements of the soil themselves.

Any comparison which may be drawn between the two processes is correctly limited to the similarities which may exist between the nature of the reaction of the tissues of the host when pathogenic organisms or cancerous cells are proliferating in their midst. What we mean by disease is, in fact, the reaction of the tissues of the living animal to disturbing agencies of any kind. In infective conditions the reaction may result in the formation of masses of new tissue, but in the artificial propagation of cancer the reaction is a very subsidiary phenomenon and the essential process is the continuous independent growth of the introduced parenchyma which constitutes the disturbing agency.

In the course of the past two and a half years upwards of 4500 inoculations of cancer have been made [in horses, dogs, cats and rats] in animals of the same species as that providing the tumour, and in not one single instance has a tumour developed with any resemblance to the original growth.

In the case of certain cancers of the mouse some 500 inoculations have been made without success, and with other carcinomata 8000 inoculations have been made with a success varying from 1 1/2 to 50 per cent.

The negative results of inoculations in horses, dogs, cats and rats, together with the uniformly low percentage of successes in mice, are very strong evidence against the infective nature of cancer; for they have been obtained under conditions most favourable to the establishment of an infective disease in new hosts.

We have had a large number of healthy animals (horses, dogs, cats, rats, mice), in continuous contact with others of their species suffering from various forms of external and internal cancer, and in no case has a malignant new growth traceable to association with an existing case appeared sporadically among our normal animals. A considerable proportion of the healthy animals have been old.

We have passed 30,000 mice of all ages through our hands, and have discovered 12 sporadic cancerous tumours, which gives one case of cancer in 2,500 mice of all ages. The natural incidence of cancer in mice is therefore probably parallel to its incidence in human beings. The occurrence of cancer in mice has permitted of exhaustive investigations of which the following bear upon the reputed infective nature of cancer.

We have inoculated some 8,000 mice with malignant new growths, and have purposely housed them successively in the same cages which have not been disinfected. Animals with rapidly growing and large sporadic tumours have been kept in succession in the same cages along with normal mice. *We have not had a single sporadic tumour developed in consequence of leaving mice for long periods in what have been veritable «cancer houses» in a much higher degree than any reputed «cancer houses» of human experience. The observations with mice have the further great value that owing to the short duration of life of these animals (3 years) it has been possible to make the exposure to the supposititious infection already last throughout two-thirds of t[he] whole duration of life.* The conceivable conjecture that the «organism of cancer» in mice requires an intermediate host for its transmission is of course not excluded by the large number of successful inoculations above mentioned, although the possibility of direct transmission is definitely excluded by them. The processes which follow infection by the agency of an intermediate host are identical with those which follow direct infection. The subsidiary assumptions which are necessary if an intermediate host be postulated, amount to a complete *petitio principii* of the thesis that cancer is an infective disease.

In sharp contrast to all known processes of infection, cancer can only be transmitted experimentally by processes which allow of the continued growth of the tumour of one animal in other animals of the same species. The tissues of the new hosts do not acquire cancerous properties. The detailed investigations of this phenomenon have definitely proved that no analogy exists between cancer and any known form of infective or contagious disease. Cancer is not caused therefore by the parasite of any such disease entering the body from without. This is additional evidence why it is useless to attempt to elicit by such statistical means as a cancer census, or the study of the alleged greater frequency in certain geographical areas, evidence that parasitic agencies entering the living body link sporadic cases of the disease to one another.

The only hypothetical connection which can be conceived to exist between several sporadic cases of cancer is the transference of living cancer cells from one individual to another and the continued growth of such cells. This hypothesis implies that cancer, as it occurs naturally, is identical with cancer under artificial propagation, and always genealogically descended from a pre-existing growth which had arisen in the distant past, for each species and for each tissue of the vertebrate kingdom. Such an hypothesis can be definitely rejected. It involves assumptions of an absolutely irrational nature, and is contradicted by the fact that the inception of cancer is associated with the onset of old age, a condition which is not necessary for transmission. Future work must therefore be directed to ascertaining why cancer arises *de novo* in each individual attacked by the disease, why it is more intimately bound up with the later than with the earlier stages in the life of the individual, and what change or changes the cells of normal tissues undergo in acquiring cancerous properties.

Summary

The chief reasons advanced to support the view that cancer is a parasitic disease have been considered seriatim. Each reason has been shown to be insufficient to establish the particular contention it has been advanced to support and collectively they are insufficient to establish the thesis that cancer is a parasitic disease. Much evidence has been adduced to show that no analogy exists between cancer and any known form of infective disease.

(1) The interpretation of cell inclusions as parasites is based on imperfect histological and experimental evidence. The inclusions themselves are capable of other and more reasonable interpretations. Cancer has never been produced experimentally by means of a parasite or any other agency. The assumption of an intermediate host — in which the hypothetical parasite passes a portion of its life cycle and by means of which sporadic cases are linked together — is, on the one hand, of itself, a confession that there is little or no evidence of direct transmission of the disease, and on the other hand a direct contradiction of the use made of statistics to prove a direct connection between sporadic cases, and an increase in their number.

(2) & (3) The statistical evidence adduced to show an increase in the rate of mortality from cancer, or a higher relative incidence in some geographical areas will not bear critical examination. The greater part of the numerical differences on which reliance has been placed are capable of simple explanations, and are quite so diminished a magnitude as to cease to be serious evidence. Experiment has demonstrated the only manner in which cancer can be directly transmitted, viz. by transference and continued growth of the cells of a pre-existing growth to another individual of the same species. The universality of the disease, together with the limitations to its transmission, constitute a contrast between cancer and all known forms of parasitic or infective disease, and is additional evidence that mortality statistics cannot be employed to link sporadic cases to one another. The investigation of cancer in uncivilised races and in animals has brought to light a great number of cancer in races of men and in animals where its occurrence was previously unknown. Will anyone use this fact as evidence of an increase of cancer? The fact is merely evidence of the important part which painstaking search plays in augmenting the sum total of the cases of cancer recorded.

4) The alleged specific cachexia of cancer has been proved to have no existence.

5) The belief in a parasitic ætiology of cancer is to-day mainly entertained by clinicians dealing with the end results of the process rather than with its fundamental features and life history. It is also noteworthy that its supporters are to be found rather among physicians than among surgeons. The latter are perhaps brought into more intimate touch with the fundamental features of the disease. The search for a cancer parasite has certainly added to our knowledge of the disease, and has brought to light much that was fallacious in our conceptions of the nature of its occurrence. The hypothesis has now ceased to be an incentive to progress, and should be definitely rejected. I hold that it is mere pandering to popular ignorance to assert that the parasitic hypothesis holds out the best, or indeed the only, hope that it will ever be possible to prevent or to cure cancer.

THÈME X. — INOCULATIONS PRÉVENTIVES CONTRE LES MALADIES A PROTOZOAIRES

Par M. A. LAVERAN (Paris)

Peut-on empêcher le développement de certaines maladies dues à des protozoaires, au moyen d'inoculations préventives, de même qu'on empêche le développement de certaines infections dues à des bactéries? La question est importante, au point de vue pratique comme au point de vue théorique, car il est aujourd'hui démontré que les protozoaires jouent un très grand rôle en pathologie.

L'immunisation à l'aide d'inoculations préventives se rattache intimement à l'étude de l'immunité naturelle; je devrai donc rechercher d'abord si les maladies à protozoaires dont je m'occuperai dans ce rapport: paludisme, piroplasmoses et trypanosomiases, confèrent ou non l'immunité.

I. PALUDISME. — Peut-on acquérir l'immunité pour le paludisme (¹)? Les auteurs ne sont pas unanimes sur cette question, mais l'immense majorité est pour la négative.

(¹) Tous les animaux ont l'immunité naturelle pour le paludisme; cette immunité s'étend même aux singes anthropoïdes.

R. Koch, qui a constaté la fréquence du paludisme chez les enfants indigènes à Java et à la Nouvelle-Guinée allemande, et la résistance des adultes à l'infection, dans ces régions et sur la côte d'Afrique, est arrivé à conclure que les habitants des pays palustres pouvaient acquérir l'immunité contre cette endémie [1].

Les nègres résistent beaucoup mieux au paludisme que les hommes appartenant aux autres races; c'est là un fait anciennement connu, attesté par un grand nombre d'observateurs, évident d'ailleurs puisque les nègres vivent et prospèrent dans des régions que le paludisme rend inhabitables aux hommes des autres races, mais l'immunité des nègres adultes n'est que relative.

Steuber, à Dar-es-Salam, a trouvé souvent les hématozoaires du paludisme dans le sang de nègres adultes [2].

Ziemann conclut également qu'il n'y a pas d'immunité proprement dite, acquise par une première atteinte. Cet observateur a injecté du sang palustre à 7 individus qui semblaient avoir acquis l'immunité, à la suite d'une ou de plusieurs atteintes de fièvre, 5 se sont infectés [3].

Kohlbrugge qui a exercé longtemps à Java n'a pas constaté que, dans les localités palustres, les adultes eussent l'immunité [4].

D'après A. Plehn, il y a une immunité relative pour le paludisme chez la plupart des natifs des côtes africaines équatoriales occidentales; il y a aussi, chez beaucoup de ces nègres, une immunité absolue contre les accidents produits par l'hématozoaire du paludisme [5].

Firket admet que, dans les pays chauds, l'immunité consécutive à une première atteinte se produit chez les nègres et non chez les Européens; d'après lui, les fonctions profondément troublées par l'action du climat ne permettraient pas à l'organisme de l'Européen de *faire les frais d'une immunisation* [6]. Cette explication me paraît inadmissible. L'Européen n'acquiert pas plus l'immunité contre le paludisme dans nos pays tempérés que dans les pays chauds; les créoles, les individus de race jaune, habitués aux climats chauds, ne l'acquièrent pas davantage.

[1] R. Koch, *Robert Koch … Berlin, 1898, et Deutsche med. Wochenschr.*, 1900, n°[s] 17 et 18.
[2] Steuber, *Deutsche med. Wochenschr.*, 21 févr. 1901 et *Arch. f. Schiffs- und Tropenhygiene*, 1905, t. VII, p. [illegible].
[3] H. Ziemann, *Münch. med. Wochenschr.*, 1900, n°[s] 47 et 48.
[4] Kohlbrugge, *Arch. f. pathol. Anat. u. Physiol.*, 1900, t. 160, fasc. 1.
[5] A. Plehn, *Vorträge über Malaria, Immunität u. Latenzperiode*, Iéna, 1901.
[6] Firket, L'immunité dans la lutte contre la malaria, *Bullet. Acad. de méd. de Belgique*, [illegible] déc. 1901.

D'après R. Koch et Firket, le traitement par la quinine généralement employé par les Européens est un obstacle à l'immunisation.

Nous verrons plus loin que les animaux atteints de trypanosomiase qui guérissent par suite de la marche naturelle de la maladie, ont l'immunité, tandis que ceux qui guérissent à la suite d'un traitement approprié ne la possèdent pas.

Il est donc possible que le fait de ne pas se traiter soit pour quelque chose dans l'immunité du nègre, mais, ici encore, il faut faire intervenir la résistance de la race noire; des enfants européens, non traités, succomberaient en grand nombre dans les régions très insalubres où les enfants de race noire prospèrent, bien qu'ils soient infectés dans une très forte proportion.

Avant la découverte du quinquina et de la quinine, ceux des Européens qui résistaient à une première atteinte du paludisme, n'acquéraient pas plus l'immunité qu'ils ne font aujourd'hui.

Ce qui se passe dans les régions de l'Europe, où le paludisme sévit avec intensité, montre bien qu'il n'y a pas d'immunité conférée par une première atteinte; ces régions se dépeuplent et les stigmates du paludisme se trouvent chez tous ceux (adultes comme enfants) qui sont condamnés à y demeurer.

A une certaine époque, on a admis que l'Européen pouvait *s'acclimater* dans les régions palustres. On a reconnu depuis que les individus ayant eu une ou plusieurs atteintes de fièvre, loin d'être acclimatés, résistaient moins bien au paludisme que ceux qui arrivaient de contrées salubres. Actuellement, en France comme en Angleterre, on exclut des corps de troupe appelés à faire campagne dans les pays chauds, les hommes qui ont eu déjà les fièvres et on relève souvent les garnisons des postes insalubres.

En résumé, si l'on met à part les nègres qui présentent une résistance particulière (¹), on peut dire qu'on n'acquiert pas l'immunité pour le paludisme à la suite d'une atteinte de la maladie.

Dans ces conditions, on ne peut pas espérer beaucoup de découvrir un procédé d'immunisation contre cette redoutable endémie.

Tous les essais faits dans ce sens ont échoué jusqu'ici.

Celli a recherché si le sérum des convalescents de fièvre pa-

---

(¹) Résistance comparable à celle que certaines races d'animaux présentent à telle ou telle infection microbienne qui fait périr dans une très forte proportion les animaux de même espèce appartenant à d'autres races.

lustre donnait l'immunité; il a essayé aussi le sérum d'individus qui paraissaient avoir l'immunité pour le paludisme à la suite d'une première atteinte; les résultats ont été négatifs.

Les essais d'immunisation avec le sérum de Bovidés et l'opothérapie avec différents organes de ces animaux (rate, moelle osseuse, etc...) ont abouti aux mêmes insuccès (¹).

Le seul procédé qui ait donné de bons résultats consiste dans l'emploi préventif de la quinine, mais il ne s'agit pas là d'une immunisation proprement dite; dès qu'on cesse l'emploi de la quinine, la résistance de l'organisme à l'infection disparaît. L'étude de cette mesure prophylactique, si précieuse qu'elle soit dans la lutte contre le paludisme, ne me paraît pas rentrer dans le cadre de ce rapport.

II. PIROPLASMOSES. — 1°. PIROPLASMOSES BOVINES. — Parmi les piroplasmoses, ce sont celles des Bovidés qui présentent l'importance la plus grande au point de vue économique, en raison de leur extension à la surface du globe et des pertes considérables qu'elles occasionnent; ce sont aussi celles qui ont été le mieux étudiées au point de vue des inoculations préventives.

Il paraît résulter des recherches de Theiler et de Koch que, sur la côte Est d'Afrique et dans l'Afrique du Sud, il existe deux espèces de piroplasmoses bovines: la piroplasmose classique ou fièvre du Texas, produite par *Piroplasma bigeminum* Smith et Kilborne, et la piroplasmose bacilliforme ou fièvre de Rhodesia, produite par *Piroplasma parvum* Theiler. Cette dernière maladie est connue aussi sous le nom de *East coast fever*. Les Bovidés qui ont acquis l'immunité pour l'une des ces piroplasmoses restent sensibles à l'autre (²).

D'après Lignières, en dehors de ces deux espèces, il y aurait des variétés assez marquées de la fièvre du Texas pour que l'immunisation contre l'une d'elles ne fût pas suffisante pour préserver les animaux des autres, peut-être s'agit-il seulement de degrés variables dans la virulence.

A. *Fièvre du Texas.* — Les animaux qui ont eu une atteinte de la maladie, et surtout une atteinte grave, acquièrent l'immunité. Tous les auteurs s'accordent à reconnaître que, dans les ré-

---

(¹) A. Celli, La Malaria secondo le nuove ricerche, Roma, 1899. — Voyez aussi : Carré, Thèse, Rome, 1905, et Celli et Santori, Centralbl. f. Bakter., t. XXI, p. 49.

(²) Au point de vue morphologique, il est très difficile de différencier *P. bigeminum* de *P. parvum*; les infections mixtes sont communes; de plus, à certaines phases de son évolution, *P. bigeminum* prend les mêmes aspects que *P. parvum*.

84 A. LAVERAN

gions où cette piroplasmose règne à l'état enzootique, les Bovidés indigènes ne sont pas atteints, alors que les Bovidés importés d'autres régions échappent rarement à la maladie et meurent dans une forte proportion.

L'immunité ne s'acquiert que lentement. Les Bovidés qui ont eu une atteinte de piroplasmose, et qui semblent guéris, restent infectés pendant longtemps encore; à l'infection aiguë, caractérisée par des troubles morbides très apparents, et souvent très graves, succède une période d'infection latente qui n'est décelée que par l'examen attentif du sang. Le sang des animaux convalescents reste infectieux pendant un laps de temps variable: un an, deux ans, quelquefois davantage.

Sous l'influence d'une infection d'une autre nature, les piroplasmes peuvent se montrer de nouveau en assez grand nombre dans le sang, comme l'ont constaté Nicolle et Adil Bey à Constantinople chez des animaux qui, guéris de piroplasmose, avaient contracté la peste bovine [1].

D'après Lignières, le parasitisme latent contribue à assurer la longue durée de l'immunité. L'état réfractaire est la conséquence d'immunités successives résultant des rechutes légères [2].

En Rhodesia, R. Koch a pu démontrer directement l'existence des piroplasmes chez 15 à 20 pour 100 des Bovidés ayant acquis l'immunité pour la fièvre du Texas et paraissant être absolument sains [3]; ce pourcentage se serait encore augmenté, ajoute Koch, si les animaux avaient été examinés plus souvent [4].

De nombreux essais ont été faits pour immuniser les Bovidés.

La sérothérapie n'a donné que des résultats négatifs. Le sérum des animaux réfractaires n'a pas de propriétés immunisantes (Schrœder, Lignières, Connaway et Francis). On peut injecter des litres de sang virulent aux animaux rendus réfractaires, sans que le sérum des animaux ainsi traités acquière aucun pouvoir préventif ou curatif (Nicolle et Adil Bey).

Pour immuniser les animaux, il n'y a donc pas d'autre moyen

---

[1] Nicolle et Adil Bey, *Ann. de l'Inst. Pasteur*, 1899, t. XIII, p. 326 et p. 372.

[2] Lignières, *La Tristeza*, Buenos Aires, 1905, p. 150.

[3] R. Koch, *Deutsche med. Wochenschr.*, 1904, n° 47.

[4] Cette persistance des germes morbides dans l'organisme après guérison apparente, n'est pas spéciale aux maladies à protozoaires; elle a été notée pour des maladies produites par des bactéries: diphtérie, pneumonie, etc... Voyez notamment Tizzoni et Bauchi, Persistance du pneumocoque dans le sang des individus guéris de pneumonie fibrineuse. *R. Accad. delle Sc. di Bologna*, 15 janv. 1906.

que de leur inoculer le virus, mais en se plaçant dans les conditions les plus favorables pour éviter les infections graves et mortelles.

Les Bovidés âgés de moins d'un an résistent mieux à la piroplasmose que les animaux plus âgés, mais ils n'acquièrent d'ordinaire qu'une immunité passagère.

L'infection des jeunes Bovidés par des tiques parasitées donne, d'après Connaway et Francis, de meilleurs résultats que l'inoculation de sang virulent [1]. On dépose d'abord de 25 à 50 tiques sur chaque animal; l'infection décelée par la fièvre ne tarde pas à se produire. Quand les accidents ont disparu, on fait un deuxième dépôt de 200 à 400 tiques. L'état réfractaire n'est complet qu'après plusieurs mois. Les animaux doivent être placés dans de très bonnes conditions d'hygiène.

Le sang des animaux convalescents de fièvre du Texas a été souvent employé pour inoculer les Bovidés que l'on voulait immuniser [2]. On provoque ainsi une atteinte de piroplasmose qui est souvent légère mais qui peut être grave et même mortelle.

Ce procédé d'immunisation a été employé sur une large échelle en Australie. Les pertes ne sont, en général, que de 3 à 4 pour 100, mais elles peuvent s'élever à 25 pour 100. De plus les animaux inoculés n'ont pas l'immunité absolue; conduits dans les localités où règne la fièvre du Texas, ils s'infectent encore dans une certaine proportion. Malgré ces inconvénients on a reconnu qu'il y avait avantage à pratiquer des inoculations préventives [3].

Kossel, Schütz, Weber et Miessner [4] conseillent d'employer, pour les inoculations, du sang pris sur des Bovidés infectés artificiellement, 50 jours environ après la guérison apparente de la maladie, recueilli stérilement et conservé à la glacière jusqu'au moment où il est employé. L'inoculation doit être faite 4 à 6 semaines avant le commencement de la mise en pâture; on injecte

<hr>

[1] Connaway et Francis, *Texas fever*, *American veter. Review*, t. XXIV, 1900, p. 99. — Francis, *Texas agricultural experiment stations*, 1901, *Bullet.* 63. — Nocard et Leclainche, Les maladies microbiennes des animaux, 3ᵐᵉ édit. t. II, p. 584.

[2] Schroeder, *Annual Report of the Bureau of Animal Industry for the year 1898*, Washington, 1899 p. 273.

[3] Pound, *Preventive inoculation for tick fever*, Brisbane 1897. — Gunn, *Queensland agricult. Journal*, July 1899. — Tidswell, *Report on protective inoc. against tick fever*, Sidney 1899.

[4] *Arbeiten a. d. Kaiserl. Gesundheitsamte*, Bd. XX, Ht. 1, 1904. — Kossel, Die Hæmoglobinurie der Rinder in Hamburg, die pathogenen Mikroorganismen von W. Kolle u. A. Wassermann.

5 centimètres cubes de sang sous la peau. Les animaux doivent être gardés à l'écurie pendant quelques semaines dans de bonnes conditions d'hygiène. Il ne faut pas inoculer les vaches pleines.

Dalrymple, Morgan et Dodson ont employé, pour les inoculations, les tiques gorgées de sang recueillies sur des Bovidés atteints de piroplasmose. Les tiques, après avoir été détachées sont lavées au sublimé, puis à l'eau bouillie et broyées dans un mortier avec un peu d'eau. On injecte la partie liquide. Trois tiques suffisent pour inoculer un bœuf [1]. Ce procédé ne paraît pas présenter d'avantages sur celui qui consiste à inoculer directement du sang pris sur des animaux convalescents de piroplasmose et il est plus compliqué. Ajoutons que la désinfection des tiques n'est possible qu'à la surface et que, dans le tube digestif, se trouvent des microbes dont l'inoculation peut produire des accidents.

Connaway et Francis ont proposé d'inoculer le sang virulent après l'avoir défibriné et mélangé à un antiseptique tel que la solution saturée de tricrésol. Après une incubation de huit jours environ, on observe de la fièvre et une diminution rapide du nombre des hématies. Vers le vingtième jour, les accidents disparaissent. Vers le trentième jour, une nouvelle poussée fébrile se produit et le chiffre des hématies s'abaisse de nouveau. Après quoi les troubles morbides disparaissent, en général, d'une manière définitive [2].

Ce procédé qui a été expérimenté aux États-Unis et en Australie ne donne que des résultats incertains.

Lignières a employé, dans la République Argentine, un procédé qui lui a donné d'excellents résultats, mais sur lequel il n'a fourni jusqu'ici que des renseignements incomplets.

Lignières utilise une culture de *Piroplasma bigeminum* dans le sang défibriné de Bovidés infectés; d'après lui, la virulence du parasite est atténuée dans ces cultures. L'existence de plusieurs variétés de piroplasmose dans la République Argentine paraissant probable, Lignières a été conduit à préparer un *vaccin polyvalent* [3]. Les animaux vaccinés supportent sans réaction une inocula-

---

[1] Dalrymple, Morgan et Dodson, *Bullet. of the agricult. experim. Station Louisiana*, 1899, cités par Nocard et Leclainche, *op. cit.*, t. II, p. 336.

[2] Connaway et Francis, *op. cit.*

[3] Lignières, *Arch. de parasitologie*, t. VII, p. 398.

tion virulente ou une infestation par les tiques parasitées qui tuent les témoins (¹).

Au Congrès international de médecine vétérinaire de Budapest (septembre 1905), Lignières a fourni les renseignements suivants sur son procédé d'immunisation. «Pour faire mon vaccin j'opère sur un virus fixe obtenu par inoculations successives et continues, de façon à avoir un sang très riche en *Piroplasma*. Ceux-ci subissent alors une atténuation vraie pour les transformer en un vaccin qui se conserve actif au moins huit jours.

«Pour obtenir une immunité polyvalente, j'ai remplacé le mélange des différents types de *Piroplasma* par l'inoculation successive de ces différents types, en finissant par les plus pathogènes. C'est ma méthode de vaccination progressive.

«Pour les animaux adultes de races pures et par conséquent de grande valeur, je fais trois inoculations, la première dans les veines; dix jours après, la seconde sous la peau, et la troisième également sous-cutanée, quinze jours après la seconde. Pour les autres animaux, je peux ne faire que deux ou trois injections sous-cutanées d'un centimètre cube chaque et à quinze jours d'intervalle.»

B. Fièvre de Rhodesia. — Les Bovidés qui ont résisté à une atteinte de la maladie possèdent l'immunité; d'après Koch, les piroplasmes restent dans le sang pendant longtemps, alors que les animaux paraissent être complètement guéris; d'après Theiler et Stockman, les bœufs immuns ne sont plus infectés.

Contrairement à ce qu'on observe pour la piroplasmose bovine ordinaire, qui se transmet facilement de Bovidé à Bovidé par l'inoculation de sang virulent, la piroplasmose bacilliforme n'est pas inoculable par ce procédé (²).

R. Koch a annoncé qu'on pouvait immuniser des Bovidés sains en leur faisant des inoculations répétées du sang des animaux guéris de la fièvre de Rhodesia, ayant encore des parasites dans leur sang. En dernier lieu Koch a recommandé de faire, tous les quinze jours pendant 4 à 5 mois, une inoculation de 5 cc. de sang défibriné.

(¹) Nocard et Leclainche, op. cit., t. II, p. 58.
(²) R. Koch, Rapports sur la fièvre de Rhodesia ou fièvre de la côte d'Afrique, *Journ. of compar. Pathol. a. Therap.*, 1903, t. XVI, p. p. 273 et 346. — A. Theiler et St. Stockman, même journal, 30 sept. 1904 et juin 1905. — A. Theiler, Rhodesian tick fever, *Transvaal agricultural journal*, 1904, p. ..., et *Journ. royal army med. corps*, décembre 1904.

Ce procédé d'immunisation qui a été essayé en Rhodesia sur une grande échelle n'a pas donné les résultats espérés [1]. Les animaux inoculés douze fois et plus prennent la fièvre de Rhodesia, si on les envoie dans une localité infectée (Theiler).

Koch a aussi préparé un sérum en injectant, à des animaux guéris de fièvre de Rhodesia, deux litres à la fois de sang très riche en piroplasmes; après quatre injections semblables, le sérum devient actif, malheureusement il est aussi très hémolytique. Ce sérum ne paraît pas pouvoir être utilisé dans la pratique pour l'immunisation des Bovidés sains.

P. bigeminum est souvent associé à *P. parvum* dans l'Afrique du Sud chez les mêmes Bovidés, ce qui complique singulièrement les recherches concernant l'immunisation et, d'une façon générale, l'étude des épizooties produites par ces hématozoaires.

Pour immuniser les Bovidés contre la fièvre de Rhodesia, on pourra peut-être recourir à l'emploi des ixodes parasités, comme cela a été essayé contre la fièvre du Texas. D'après Theiler, la piroplasmose bacilliforme est propagée surtout par *Rhipicephalus appendiculatus* dans l'Afrique du Sud. Contrairement à ce qu'on observe pour la fièvre du Texas, les larves provenant d'ixodes infectés ne propagent pas la maladie qui est transmise aux Bovidés sains, d'après Theiler, par des ixodes qui ont vécu, à l'état de larves ou de nymphes, sur des Bovidés infectés; aussi les tiques qui passent toute leur vie sur le même hôte sont-elles incapables de propager la maladie. Pour inoculer des Bovidés avec le piroplasme bacilliforme, il faudrait donc déposer à la surface du corps des tiques ayant vécu à l'état de larves ou de nymphes sur des Bovidés malades.

2°, PIROPLASMOSE OVINE. — Les moutons qui ont résisté à une atteinte de piroplasmose naturelle ou expérimentale ont l'immunité; ils peuvent recevoir ensuite impunément des doses énormes de sang très virulent. Contrairement à ce qui arrive pour la piroplasmose bovine, les animaux jeunes sont plus sensibles que les adultes.

Motas a essayé d'immuniser des moutons contre la piroplasmose très commune en Roumanie où elle est connue sous le nom de *carceag*. L'inoculation de sang virulent dilué donne des résultats très variables. Motas pense que cette méthode est inapplica-

---

[1] A. Theiler, op. cit. — C. E. Gray, Inoculation against african coast fever, *Journ. of compar. Pathol. a. Therap.*, September 1914, p. 202.

ble à la piroplasmose ovine, à cause de la variété des virus auxquels on a affaire.

Motas a hyperimmunisé des moutons; il a obtenu ainsi un sérum qui n'était pas curatif mais qui s'est montré préventif à la condition d'inoculer, sous la peau peu après l'injection de sérum, de faibles doses de virus. Les animaux ainsi traités contractent une piroplasmose bénigne et acquièrent l'immunité.

Les mélanges de virus et de sérum n'ont pas donné de résultats satisfaisants; tantôt l'injection de ces mélanges a provoqué des infections graves, tantôt elle a été tout-à-fait inoffensive, mais, dans ce dernier cas, elle n'a montré aucun pouvoir immunisant [1].

2°. PIROPLASMOSE CANINE. — Les chiens qui ont résisté à une atteinte de piroplasmose jouissent de l'immunité. Les piroplasmes se retrouvent dans le sang pendant assez longtemps, alors que la guérison paraît complète.

Lorsqu'on inocule à un chien neuf, adulte, une petite dose de sang virulent, le chien résiste d'ordinaire et il devient, après guérison, réfractaire à l'inoculation de fortes doses du sang virulent, toujours mortelles pour des chiens neufs. Les jeunes chiens sont beaucoup plus sensibles que les adultes et, chez eux, la piroplasmose naturelle ou provoquée est presque toujours mortelle.

Nocard et Motas ont constaté que le sérum des chiens ayant acquis l'immunité à la suite d'une atteinte de piroplasmose avait une action préventive faible. L'action est plus nette avec le sérum des chiens hyperimmunisés, c'est-à-dire des chiens ayant acquis l'immunité, auxquels on injecte de fortes doses de sang virulent. Avec le sérum fourni par ces animaux, on peut immuniser contre l'inoculation virulente toujours mortelle pour les témoins, mais l'immunité est de peu de durée [2].

Cette action préventive du sérum des chiens hyperimmunisés contre la piroplasmose a été constatée également par Theiler [3] et par G. Memmo, F. Martoglio et C. Anani [4]; elle est trop peu durable pour être utilisée dans la pratique.

3°. PIROPLASMOSE ÉQUINE. — D'après Theiler [5], le sang de

---

[1] Motas, Contrib. à l'étude de la piroplasmose ovine, Arhiva veterinara, Bucarest, 1903, v. I, n°° 1 et 2.

[2] Nocard et Motas, Contrib. à l'étude de la piroplasmose canine, Ann. de l'Inst. Pasteur, 25 août 1902.

[3] A. Theiler, Centralbl. f. Bakter., 1. Orig., 6 novembre 1904.

[4] G. Memmo, F. Martoglio et C. Anani, Annali d'Ig. sperim., 1905, t. XV, fasc. 1, p. 4.

[5] Bulletin de l'Inst. Pasteur, 1905, p. 809.

l'âne ayant acquis l'immunité pour cette piroplasmose donne au cheval une maladie généralement bénigne et il serait possible d'utiliser ce mode d'inoculation comme moyen d'immunisation.

III. TRYPANOSOMIASES. — Au point de vue de l'immunité conférée par une première atteinte, les trypanosomiases se comportent de façons assez différentes [1].

Une première infection par *Trypanosoma Lewisi* donne aux rats qui en ont été atteints une immunité sinon absolue, au moins très forte contre de nouvelles inoculations du même virus (Kanthack, Durham et Blandford, Rabinowitsch et Kempner, Laveran et Mesnil). Il est donc très facile d'immuniser des rats contre *Trypan. Lewisi* ; il suffit de leur inoculer un peu de sang virulent sans se préoccuper d'atténuer le virus, l'infection produite par ce trypanosome n'étant presque jamais mortelle.

Les animaux qui guérissent *spontanément* après avoir été infectés de Surra, de Nagana ou de Caderas, ont l'immunité pour ces maladies mais, chez bon nombre d'espèces animales, ces infections sont toujours mortelles. C'est seulement chez des Bovidés, des Ovins et des Caprins qu'on a observé des faits de guérison avec immunité consécutive [2].

Les animaux traités et guéris au moyen de médications appropriées : sérum humain, acide arsénieux et trypanroth, n'ont pas l'immunité pour la trypanosomiase dont ils étaient atteints [3].

Un animal qui a résisté à un trypanosome peu virulent peut succomber à la suite de l'inoculation d'une variété plus virulente du même trypanosome [4].

Trypanosoma gambiense (trypanosomiase humaine, maladie du sommeil) est, de tous les trypanosomes pathogènes, celui qui procure au moindre degré l'immunité. Les animaux guéris après une première atteinte se réinfectent souvent quand on les inocule de nouveau [5].

---

[1] Je ne m'occuperai que des trypanosomiases des Mammifères.

[2] Laveran et Mesnil, *Acad. des Sc.*, 22 juin 1903, 21 mars 1904 et 27 mars 1905. — Ligniéres, *Bol. d'agricult. y Ganaderia*, Buenos Aires, 1 février 1903. — Nocard, *Soc. de Biologie*, 4 mai 1901. — Vallée et Carré, *Acad. des Sc.*, 19 oct. 1903. — Vallée et Panisset, *Acad. des Sc.*, 21 nov. 1904.

[3] A. Laveran, *Acad. des Sc.*, 6 juillet 1903. — Laveran et Mesnil, *op. cit.*, passim, et *Acad. des Sc.*, 27 mars 1905.

[4] E. Martini, Untersuch. über die Tsetsekrankheit mittels Immunisirung von Haustieren, *Zeitschr. f. Hygiene u. Infectionskr.*, 1905.

[5] Dutton, Todd et Christy, *Reports of the trypanosomiasis exped. to the Congo, Liverpool School of trop. med.*, Mém. XIII, 1904.

Il n'y a pas, dans les trypanosomiases, de transmission héréditaire de l'immunité.

De nombreuses recherches ont été faites déjà dans le but de trouver un procédé d'immunisation contre les trypanosomiases.

1°. *Recherche d'un sérum immunisant.* — Ce sont les essais faits avec *Trypan. Lewisi*, qui ont donné les résultats les plus favorables. Le sérum des rats immunisés, et surtout des rats hyperimmunisés, acquiert des propriétés préventives, mais l'immunité passive obtenue à l'aide de ce sérum est beaucoup moins solide que l'immunité active conférée par une infection.

Le sérum des animaux guéris de Nagana n'a pas de propriétés immunisantes, alors même qu'on pratique des injections successives de sang virulent aux animaux guéris, de manière à renforcer l'immunité (1).

Le sérum d'une chèvre guérie du Nagana, ayant l'immunité pour cette maladie et à laquelle des injections successives de sang riche en trypanosomes ont été faites, n'a montré qu'une faible activité préventive, comparable à celle qu'il acquiert vite au cours de l'infection. Ce sérum ne s'est montré actif qu'en mélange avec le virus et à très forte dose; injecté 24 hs. avant le virus, le sérum n'agit pas ou il n'a d'autre effet que d'allonger légèrement la durée de l'incubation.

Le sérum de deux moutons guéris de Nagana et ayant reçu l'un 6, l'autre 3 inoculations de sang nagané, ne s'est pas montré plus actif.

D'après Schilling, les bœufs qui ont acquis l'immunité pour le Nagana donnent, à la suite d'injections répétées de sang à trypanosomes, un sérum qui a des propriétés microbicides pour le trypanosome du Nagana (2). L'activité de ce sérum est en réalité très faible et inutilisable dans la pratique.

Le sérum des moutons, des chèvres, des Bovidés qui ont résisté au Mal de caderas, et qui possèdent l'immunité pour cette maladie, acquiert des propriétés préventives, mais faibles et peu durables (3).

Edington a conseillé l'emploi, à titre préventif contre le Surra, de la bile d'animaux morts de cette maladie. La bile, additionnée du tiers de son poids de glycérine, est injectée dans les veines, à

(1) Laveran et Mesnil, *Trypanosomes et Trypanosomiases*, Paris 1904, p. 175.
(2) Schilling, *Centralbl. f. Bakter.*, B. t. XXXI, 1902, p. 282.
(3) Laveran et Mesnil, op. cit., p. 472.

la dose de 20 cc. pour les mules, de 10 cc. pour les chiens. Ces injections n'ont donné aucun résultat favorable.

Enfin, E. R. Rost a préconisé, comme moyen préventif contre le Surra, les injections de sérum de chèvre (¹). Ce procédé a été expérimenté sans succès, ainsi qu'il fallait s'y attendre, la chèvre n'ayant pas l'immunité naturelle pour le Surra.

2°. *Essais d'atténuation des virus.* — Différents procédés ont été employés : conservation du sang à trypanosomes dans la glacière ou à la température du laboratoire, chauffage pendant une heure à 41° C., addition au sang de différentes substances, du bleu de toluidine par exemple ; lorsqu'on inocule les virus ainsi traités, on observe que l'infection se produit avec un retard plus ou moins marqué mais qu'elle ne perd rien de sa gravité.

Des inoculations de sang à trypanosomes conservé à la glacière, chauffé quelques heures au dessus de 40° ou additionné de matières colorantes et ayant perdu toute virulence, n'empêchent pas l'infection par un virus frais et ne modifient pas la marche de la maladie.

Novy et McNeal qui ont réussi à obtenir des cultures *in vitro* des trypanosomes pathogènes, ont constaté que la virulence s'atténuait, puis disparaissait quelques jours avant la mort des trypanosomes et ils ont émis l'opinion qu'on réussirait peut-être à immuniser des animaux à l'aide de ces cultures ; cet espoir a été déçu jusqu'ici.

R. Koch et Schilling ont essayé d'atténuer la virulence, pour les Bovidés, des trypanosomes du Nagana ou de trypanosomes très voisins, en faisant passer ces parasites par des espèces animales différentes et ils disent avoir obtenu, par ce procédé, des résultats favorables (²). Deux passages, le premier par rat, le second par chien, suffiraient d'après Koch pour obtenir cette atténuation du virus. Schilling a reconnu que 2 ou 3 passages par chien ou rat ne suffisaient pas et il a employé des virus ayant subi de 18 à 21 passages par chiens.

On peut objecter à Koch et à Schilling qu'il est fréquent de voir des Bovidés guérir spontanément du Surra ou du Nagana et acquérir l'immunité après guérison (³). Ces expériences auraient

---

(¹) E. R. Rost, *Journ. of Path. a. Bacter.*, juin 1901.

(²) R. Koch, *Deutsches Kolonialblatt*, 1901, n.º 11. — Schilling, même *Recueil*, 1901, Nos 1 et 14, 15 mai 1905, et *arb. a. d. Kais. Gesundheitsamte*, Band. XXI, pp. 470-576.

(³) A l'île Maurice, la mortalité du Surra a été de 50 pour 100 chez les Bovidés, alors qu'elle était de 100 pour 100 chez les Équidés.

été beaucoup plus probantes si elles avaient porté sur des Equidés; de l'aveu de Schilling le procédé d'inoculations préventives préconisé par lui ne réussit pas chez les Equidés.

On ne peut citer que deux faits relatifs à des Equidés qui soient favorables à l'opinion défendue par Koch et Schilling; ces faits ont été publiés par Martini: deux jeunes ânesses inoculées avec un trypanosome provenant d'un étalon du Togo (Nagana probablement) après passages chez des souris blanches, ont résisté ensuite à l'inoculation d'un virus toujours mortel pour l'âne [1].

D'après mon expérience personnelle, l'atténuation du pouvoir virulent des trypanosomes ne s'obtient pas aussi facilement que l'ont dit Koch et Schilling par des passages successifs d'une espèce animale à des espèces différentes [2].

Chez les Bovidés inoculés, les trypanosomes peuvent rester dans le sang pendant plusieurs années; par suite, des troupeaux de Bovidés soumis aux inoculations préventives constitueraient des foyers permanents de trypanosomiase, très dangereux dans les pays où abondent les mouches piquantes capables de propager la maladie. Devant ce danger, R. Koch n'a pas hésité à reconnaître qu'il fallait renoncer au procédé d'immunisation qu'il avait préconisé d'abord [3].

On ne connaît pas de médication préventive contre les trypanosomiases. Bruce a constaté que l'acide arsénieux n'avait aucune vertu préventive contre le Nagana et ce fait a été vérifié par d'autres observateurs [4].

En résumé, les inoculations préventives qui ont donné de si beaux succès dans certaines infections dues à des bactéries (charbon, diphthérie, etc...), n'ont fourni jusqu'ici, dans la plupart des maladies dues à des protozoaires, que des résultats peu satisfaisants.

La sérothérapie a échoué complètement dans le paludisme et dans les trypanosomiases; dans certaines piroplasmoses, on a réussi à obtenir un sérum doué d'une certaine activité (sérum des ani-

[1] E. Martini, Zeitschr. f. Hyg. u. Infectionskrankh., 1903.
[2] Laveran et Mesnil, op. cit., p. 420.
[3] R. Koch, Ueber die Trypanosomenkrankheiten. Deutsche med. Wochenschr., 1909, n.° 47.
[4] Laveran et Mesnil, op. cit., p. 431.

maux hyperimmunisés) mais, dans aucun cas, ce sérum ne s'est montré assez actif pour être utilisé dans la pratique.

Une première atteinte de paludisme ne confère pas l'immunité, on ne peut donc pas espérer d'immuniser l'homme contre cette maladie en lui inoculant un virus atténué.

C'est dans la piroplasmose bovine ordinaire ou fièvre du Texas que les inoculations préventives ont donné les meilleurs résultats.

Les essais faits pour immuniser les animaux domestiques contre le Surra et le Nagana n'ont pas abouti jusqu'ici. L'atténuation des virus s'obtient difficilement et les Bovidés inoculés conservent pendant longtemps des trypanosomes dans leur sang, ils deviennent donc une source d'infection très dangereuse pour les animaux sains, s'il existe dans la région des mouches piquantes susceptibles de propager la maladie. Avec les Équidés les résultats ont été encore moins bons qu'avec les Bovidés.

THÈME II — **LES GLANDES A SÉCRÉTION INTERNE ET LES INFECTIONS**

(Internal Secretion and the Ductless Glands [1])

Par M. le Prof. SWALE VINCENT M. B., D. Sc. (Winnipeg)
Prof. of Physiology in the University of Manitoba

Contents

1. *Introductory.* — Secretion and internal secretion.[*]
2. *The Suprarenal Capsules.*
    A. Effects of ablation and disease.
    B. General physiological effects of extracts of the suprarenal capsules. — effects of subcutaneous injections.
    C. Special physiological effects of extracts of the suprarenal capsules — effects of intravenous injections.
    D. Mode of action of suprarenal extracts.
    E. The chemical nature of the physiologically active substance.
    F. Theories as to the function of the suprarenal capsules.
3. *The Thyroid and Parathyroid Glands.*
    A. Effects of ablation and disease.
    B. Artificial renewal of thyroid and parathyroid secretion.
      1. By grafting.

---

[1] The following pages represent the substance of a course of lectures delivered in the University of London during the month of July 1905.

B. By injection of juice or extracts of the glands.

    III. By administration of thyroid and parathyroid extract by the mouth.

C. The question as to an intimate functional relationship between thyroids and parathyroids.

D. Chemistry of the thyroid.

E. Influence of the thyroid upon metabolism.

F. Physiological effects of intravenous and subcutaneous injections of thyroid extracts in the normal animal.

G. Theories as to function of the thyroids and parathyroids.

1. Introductory

SECRETION AND INTERNAL SECRETION

By the term «secretion», applied in its most general sense, is understood the separation out of materials from the animal body. This, the original conception of the process has been long extended to include also the preliminary preparation or more or less complete elaboration of the materials which are supplied by the blood circulating through the organ. Johannes Müller (*) pointed out that the whole process of secretion consists of two phases, the production of certain materials, and the casting out of these materials upon a surface either in the interior or upon the exterior of the body. The first phase he called «secretion», the second «excretion». In some cases the material eliminated might be found in the blood-stream and was simply separated by the tissues of the organ, and passed out. This applied to the urea of the urine, which was looked upon by Müller as a pure case of «excretion». The distinction thus set up has, however, been retained in a very strict manner. The term «excretion» is mostly applied at the present time in rather a vague kind of way to denote the process of waste products from the body.

The idea of secretion has from the earliest period of physiology been associated with what are called «glandular» organs.

(*) «The matters separated from the blood by the action of a secreting organ are, — 1. Substances which existed previously in the blood, and are merely eliminated from it, such are the urea, which is secreted by the kidneys, and the lactic acid and its salts, which are components both of the urine and of the cutaneous perspiration. These are called excretions; the process of their separation from the blood, excretion .... 2. Substances which cannot be simply separated from the blood, since they do not pre-exist in it, which, on the contrary, are newly produced from the proximate components of the blood by a chemical process, such as the bile, the semen, the milk, mucus, etc. These are called secretions».

Elements of Physiology. Trans. by W. Baly, Lond. 1838, vol. 1, pag. 463.

There is no need in this place to describe a «gland» in any detail. Its essential is a surface provided with epithelial cells usually of a columnar or cubical shape and characterised by the presence of tiny granules of the substance to be secreted or its precursor. This surface may be a simple pouch or may be very complicated by the extension of the involuted portion and by the growth of side branches, as in the case of the compound racemose glands. In these glands the terminal portion of the tubes or «alveoli» are the secreting portions, while the tubes leading to the exterior are the «ducts».

The term gland was applied in the earlier days of anatomy to a very varied group of structures which resembled each other in certain general external characters (¹).

Then it was discovered that some of these organs possessed a «duct» by means of which a «secretion» was poured out. Such a structure was and is still regarded as the most typical form of «gland». But others of these glands possessed no duct and were therefore called «ductless glands», or in Germany more usually «Blutgefässdrüsen». The hypothesis soon arose that in these cases the specific secretion is passed into the blood-stream, and the process is termed «internal secretion».

The term «internal secretion» was, however, so far as I can ascertain, first used by Claude Bernard (²) who described the glycogenic function of the liver as the «sécrétion interne», while he referred to the preparation of the bile as the «sécrétion externe» (³), and was subsequently extended by Brown-Séquard and by Schiff to apply to the process of secretion in the «ductless glands». In some cases the material secreted by the ductless glands is passed, not direct into the blood stream, but indirectly by way of the lymphatic vessels. This applies to the specific secretion of the thyroid gland.

(¹) «Die Classe der Drüsen ist eine derjenigen, welche eine Wissenschaft in ihrer ersten Jugend leicht in's schaffen, und schwer zu begrenzen und zu rechtfertigen ist in Zeiten der reife grosse Sorgen und Mühe kostet. Man hatte anfangs nur die äussere Form im Auge und immer jedes weichliche, gallertreiche und daher weichliche oder weiche Organ eine Drüse, und das Gewebe solcher Organe drüsige.»

Henle, Sömmering über den menschl. Körpers, Bd. VI, p. 28[?].

(²) Leçons de physiologie expérimentale, t. I, p. [...], Paris, 185[?].

(³) «Chez les animaux la sécrétion glycogénique est une sécrétion interne, parce qu'elle se déverse directement dans le sang. J'ai considéré le foie, tel qu'il se présente chez les animaux vertébrés élevés, comme un organe sécréteur double. Il semble réunir, en effet, deux éléments sécréteurs distincts, et il représente deux sécrétions l'une externe, qui coule dans l'intestin, la sécrétion biliaire; l'autre interne, qui se verse dans le sang, la sécrétion glycogénique.» Claude Bernard, loc. cit.

The «ductless glands», according to the original conception, were the thyroids, the pituitary body, the suprarenal capsules, the spleen, the thymus gland, and the lymphatic glands. But soon it was discovered that some of these had not a glandular structure, i. e., they did not consist of epithelial «secreting» cells: some, for example, such as the spleen and the lymphatic glands, belonged to another category of organs [1]. On the other hand some new organs, such as the carotid and coccygeal bodies and the parathyroids have been added to the list. The thymus occupies a quite anomalous position. It is in its earlier stages an «epithelial» organ, and possibly has a secretory function, but later in the course of its developement, it becomes for the most part a mass of adenoid tissue. The structures usually included at the present time under the title of «ductless glands» are the thyroid gland, the parathyroid glands, the cortical suprarenal gland, the medullary suprarenal gland, the pituitary body, the carotid and coccygeal bodies, and possibly the thymus. Some authors would reduce this list by cutting out the medulla of the suprarenal capsule and the carotid gland, on the ground that they consist not of epithelial secreting cells, but of a special type of tissue — the chromaffin tissue [2].

It is believed that these «ductless glands» manufacture and pour, directly or indirectly, into the blood stream some substance or substances which are of service to the economy, either by supplying a need or by destroying other substances which are needless or positively harmful.

This last function, that of «Entgiftung» is usually ascribed to the thyroid and parathyroid, and there is some little evidence that the same function may be performed by the cortical suprarenal gland.

But nothing has been said so far to preclude our attributing to muscles, nerves, and indeed every tissue in the body an internally secreting function. It is obvious that in the broadest sense of the expression all tissues and organs of the body may be said to have an internal secretion, i. e., the blood which leaves by their veins contains different chemical substances from that which enters by their arteries. In many cases it may be reasonably assumed that the new substances are in some degree specific for the particular tissue. But the idea of internal secretion has in some

---

[1] According to modern nomenclature to the hæmolymph... series of organs. See Vincent & Harrison, Journ. of Anat. & Physiol. Vol. XXXI 1897, p. [illegible]; Levin, Internat. Monatschr. f. Anat. u. Physiol. Bd. 20, [illegible].

[2] Kohn, Arch. f. mikr. Anat., Bd. 62, 1903.

instances been extended beyonds the limits defined by the facts
at our disposal. In some cases we may be guided to some extent
by the structure of the organ or tissue in question. If it be composed of epithelial cells of a glandular character, we may reasonably be prepared to attribute to it the function of internal secretion, even though the nature of the secretion be quite unknown.
In other cases if some substance not commonly found in or ex-
tractable from the tissues of the body be manufactured in a
tissue or organ, we may strongly incline to the view that the said
substance is an internal secretion, and this even if the tissue in
question departs somewhat widely from the glandular type. As
an example of such a tissue may be adduced the medullary suprarenal gland. Extracts of many tissues will, when injected into
the bloodvessels of a living animal, cause a lowering of the blood
pressure. This is markedly so, for example in the case of the nervous tissues, but it would be rash to allege that to manufacture
the depressor substance is one of the functions of the nervous
system. On the other hand from some organs such very exceptio-
nal substances can be extracted, and such very unusual physiological effects can be produced by their administration, that we
are justified in interpreting these effects as an indication of the
function of the organ, and in regarding the substances as the
products of its «internal secretion». This again applies to the medullary suprarenal.

But a typical gland having a duct and performing «external
secretion» may possess in addition the function of «internal secretion». Thus, the liver has, as pointed out by Claude Bernard
and referred to above, besides the formation of the bile the glycogenic function. It has the still further duty to render innocuous
the end products of proteid metabolism. One of these is ammonia;
this is converted in the liver into urea, so that the distinctly poisonous ammonia is transformed in this organ into the comparatively harmless urea. This is an example of what may be called
a «negative internal secretion».

The most usually quoted example, however, of a gland which
has both an external and an internal secretion is the pancreas. A
relation between diseases of the pancreas and diabetes had long
been suspected (1), but Minkowski and Mehring (2) first definitely

---

(1) Lancereaux, *Bull. de l'Acad.*, Vol. 19, 1888, pag. 588; Baumel, *Montpellier méd.*, 19 Oct. 1899.

(2) *Arch. f. exper. Path. u. Pharmakol.* Leipzig, 1890, Bd. XXVI, S. 371; See also Minkowski, *ibid.*, 1893, Bd. XXXI, S. 85; Dominicis, *Giorn. internaz. d. sc. med.*, Napoli, 1889

showed that complete removal of the pancreas in the dog, cat,
and pig is followed by diabetes having the usual symptoms
of that disease in man. That this is caused by the absence
of an internal secretion is proved by the facts that it does not
occur if the gland be left in situ and the duct tied, nor does it
occur if a portion of the pancreas be grafted in some situation
remote from its normal position, (e. q., underneath the skin or
in the peritoneal cavity). How the internal secretion of the pancreas normally prevents glycosuria is not clear. We can only say
that it exerts some influence upon the carbohydrate metabolism,
either by favouring the formation of glycogen in the liver from
the dextrose taken to it by the portal vein, or by furthering the
oxydation of dextrose in the tissues generally (1).

The pancreas is usually considered to consist of two separate
and distinct kinds of tissue, the secreting alveoli and the islets
of Langerhans (2), and it is supposed by many writers that it is
to these latter and not to the glandular alveoli that one must
attribute the internally secreting function which concerns the carbohydrate metabolism.

It is also believed by some authors that the kidney has an
internal secretion. Tigerstedt and Bergmann (3) state that a substance may be extracted from the kidneys of rabbits which when
injected into the veins of a living animal, causes a rise of blood-
pressure. They conclude, therefore, that a substance, for which
they suggest the name renins is normally secreted by the kidney
into the renal blood and that this substance causes a vaso-cons-
triction. The rise of blood-pressure is not very marked or very
constant. Vincent and Sheen (4) found, however, distinct evidence
of the existence of a pressor substance in the kidney. Tigerstedt
and Bergmann state that the substance is destroyed by boiling,
and it is certainly true here as with other tissues, with the exception of suprarenal medulla and pituitary infundibulum, that if
the extract is boiled one is more likely to get a depressor effect
from it. Vincent and Sheen found in fact that one frequently obtains
pressor effects from the injection of unboiled animal extracts,
while the usual effect of boiled extracts is depressor. But it must

(1) Schäfer, Text-book of Physiol. Vol. 1, page 930, 1898.
(2) See however, Daily, Proc. Roy. Soc. Lond. Vol. LXXIII, no. 489, Feb. 24, 1904 and Phil. Trans.
(3) Starr, Arch. f. Physiol. 1898, Bd. VIII, S. 223.
(4) Journ. of Physiol. XXIX, No. 1, April 13, 1903.

be remembered that if one simply makes an extract with cold
normal saline one has to deal with the nucleo-proteids in addition to other substances. On the first injection of such a «proteid»
extract one gets a fall of blood pressure. If a second injection be
made immediately one frequently gets a rise instead of a fall [1]. It
is probable that this explains, at any rate to some extent, the rise
obtained by Tigerstedt and Bergmann and by Vincent and Sheen
with «proteid» extracts of various tissues. It is, moreover, doubtful
whether these physiological or rather pharmacological results have
any very important bearing upon the question of the internal secretion of the different organs [2].

But arguments based upon experimental work of a different
character have been urged in favour of the view that the kidneys
have an internal secretion. In 1869 Brown-Séquard [3] had ex-
pressed the opinion that the phenomena of uræmia were in part
due to «l'existence de changements chimiques morbides du sang
remplaçant la sécrétion interne normale». Later in 1892 Brown-
Séquard and d'Arsonval [4] showed that «le rein a une sécrétion
interne d'une grande utilité». They removed both kidneys from
rabbits and guinea-pigs. Then they administered to some of these
by subcutaneous injection diluted juice of kidney from a normal
animal of the same species, while they left others untouched.
They found that those animals which had received the injection
survived one or two days longer than the others. The phenomena
of uræmia were of slower developement in those which survived
the longer, owing to treatment with kidney extract. Meyer [5]
found that the effects of injections of kidney extract, of normal
blood, and of renal venous blood from a normal animal, has the
immediate effect of checking the Cheyne-Stokes respiration which
is such a striking symptom of uræmia. Vitzou [6] found that in
rabbits and dogs the injection subcutaneously and intravenously
of defibrinated blood from the renal vein of a normal animal,
prolonged the life of a nephrectomised animal in a very striking

---

[1] Vincent and Cramer, *Journ. of Physiol.* XXX, No. 5, 1905.

[2] In some cases the fact that extracts of an organ when injected into the blood vessels of a
living animal cause a lowering of the blood pressure, has been somewhat hastily assumed to indicate
an internal secretion of the organ in question. Thus Svehla in regard to thymus. See Osborne
and Vincent, *Journ. of Physiol.* XXV, 1900; Vincent and Sheen, *loc. cit.*; Vincent and Cramer,
loc. cit.

[3] *C. R. Soc. de Biol.* p. 420 et 422. Paris, 1869.

[4] *C. R. de l'Acad. des sciences*, t. CXV, p. 1893, 1892; *Arch. de Physiol.* 1893, pag. 207.

[5] *Arch. de Physiol.* 1893, pag. 701.

[6] *Journ. de la Physiol. et de Path. générale*, 1901, Vol. III, p. 911.

manner. Thus in one rabbit the survival was 12 ½ hours longer than was the case with the control, which had like the first undergone double nephrectomy. Vitzou concludes that the kidney has an important internal secretion, the absence of which plays an important part in the causation of uræmia.

In some cases, too, there is considerable reason for ascribing an internal secreting function to an organ which is not properly speaking a gland at all. Thus there is evidence that the testis and the ovary perform internal secretion. Brown-Séquard [1] found that subcutaneous injections of extracts of testis exercised considerable influence upon the general health, as well as the muscular power and mental activity. The experiments were performed upon himself when he was seventy-two years of age, and he describes very marked «rejuvenating» effects. It is probable that a good deal of Brown-Séquard's personal benefit under this treatment is to be attributed to suggestion.

More recently Pohl [2] asserts that he has prepared a substance, *spermin*, to which he gives the formula $C_2 H_{14} N_2$, which has a very beneficial effect upon the metabolism of the body. He believes that this spermin is the substance which gives to the testicular extracts prepared by Brown-Séquard their stimulating effect. He claims for this substance an extraordinary action as a physiological tonic. [3] Zoth [4] and also Pregel [5] seem to have obtained definite proof, by means of *ergographic* records, of the stimulating action of the testicular extracts upon the muscle-nerve apparatus in man. They find that injection causes not only a diminution in the muscular work, but lessens the subjective fatigue sensations.

There are, however, other reasons for thinking that the testis pours into the blood stream certain materials which are essential for the proper development and maintenance of vigour. The condition of persons in whom the testes have not descended, or from whom the testes have been removed, is strong evidence that, besides the function of the preparation of the specific reproductive elements, the organ has other important duties to perform. Shattock and Seligmann [6] have studied the effect of occlusion of the vasa

[1] *Arch. de Physiol.* XXI, p. 651, 1889; *C. R. Soc. de Biol.* pp. 415, 420, 430 et 454, 1889; *See The Lancet*, London, 1889, II, July 20, p. 105.

[2] *Pflüger's f. klin. Med.*, 1899, Bd. 36, S. 135.

[3] See also Dixon, *Journ. of Physiol.* Vol. 25, 1900, p. 311.

[4] *Pflüger's Arch.*, 1899, Bd. 62, S. 335.

[5] *Ibid.*, S. 355.

[6] *Proc. R. S.* Vol. LXXIII, No. 496, Feb. 11, 1904.

deferentia in sheep and fowl and find that this does not hinder the full development of the secondary male characters. Since castration does hinder this development, it follows that the metabolic results arising from the functions of the testis must be attributed to the elaboration of an internal secretion and its absorption into the general circulation. According to these authors the interstitial cells of the stroma have characters so unmistakeably glandular that some secreting function must be assigned to them, and they may possibly be responsible for the internal secretion just referred to.

There is an important difference in the result obtained when the whole cord is ligatured from that obtained when the vas only is tied. In the former case all sexual activity comes to an end, in the latter after a short interval of time, the animal remains just in the same condition as the control although of course reproduction is impossible in both cases. After ligature of the vas, the interstitial cells remain unaltered although the spermatogenic tissue degenerates [1].

In the case of the ovary Konner [2] has shown that removal of the organ prevents the occurrence of the œstrous cycle, but that if ovarian tissue be grafted into the muscles of the animal, the «periods» commence again. This is almost positive evidence that the occurrence of the phenomenon depends upon some material manufactured in and poured out into the blood by the ovary, and that this pouring out causes important changes in the rest of the genital system.

Within the last two or three years a considerable amount of work has been done upon the structure and functions of the corpus luteum. The idea that this body might be an organ with an internal secretion was first conceived by Gustav Born [3], who suggested that the function of the internal secretion was to subserve the fixation and development of the unpregnated ovum in the uterus. This idea was never published but was bequeathed to Fraenkel [4] to work out. This author believes that not only does

---

[1] These results pointing distinctly to an internal secretion on the part of the interstitial cells have been furnished to me by Dr. Copeman whose work has not yet been published. His results are generally in agreement with those of Ancel and Bouin. *Recueil de Méd. vétérinaire,* Jan. 15, 1904.

[2] *Centralbl. f. Gynæk.,* 1900, Vol. 24, S. 224, No. 10; *Ibid.,* 1898, Vol. 22, p. 201; *Wiener klin. Woch.,* 1899, XII Jahrg. p. 1219, No. 49; *Arch. f. Gynæk.* Bd. 60, H. 2. See also Stevens, *Journ. of Obstet. & Gynæc.* Vol. V, No 1, Jan. 1904, p. 11.

[3] Cited by L. Fraenkel, *Arch. f. Gynæk.* Bd. 68, H. 2, S. 438, 1903.

[4] *Loc. cit.*

the corpus luteum minister to the special needs of the gravid
uterus but that upon its secretory activity depends also the occurrence of the oestrous cycle. The arguments put forward are
not entirely satisfactory and it is not easy to see how this author
would explain the occurrence of the first oestrus in young animals [1].

The theory that the corpus luteum is a gland with an internal
secretion has also been brought forward by Prenant [2]. This writer
points out that its morphological characters are those of a glandular apparatus without a duct; and that the cells of the corpus
luteum elaborate material in their interior as has been recently
described by Regaud and Policard [3]. Prenant believes that the
purpose of the corpus luteum is probably to prevent ovulation in
the period between successive oestrous periods, or during pregnancy. This theory is supported by Sandes [4] who worked at the formation of the corpus luteum in Dasyurus. Why it should be necessary for an animal to elaborate an organ having this function does
not seem clear, especially in view of the fact stated by Sandes [5]
that the ova degenerate in the ovary, and are not preserved for
succeeding ovulations.

Working in conjunction with Dr. F. H. A. Marshall, I have
performed a series of experiments in which extracts made from
ovaries in a pro-oestrous or oestrous condition were injected into a
bitch at a period as remote as possible from the oestrous one. In
some of these experiments a swelling of the vulva and other slight
signs of the oestrous condition were induced, but the results
were not decisive enough to warrant us in publishing them. Since
then Marshall and Jolly [6] report that heat, or a transient
condition resembling it, can be produced by the injection of such
extracts, and that when oestrous or pro-oestrous ovaries are suc-
cessfully grafted into an animal previously deprived of its ovaries,
the condition produced is identical with a normal heat, and that
irrespective of the situation of the graft. These authors consider
that the ovary is an organ providing an internal secretion which
is elaborated by the follicular epithelial cells or by the intersti-

[1] Marshall, Quart. Journ. Mic. Sci., 1904.
[2] Revue gén. des Sciences, 1898, pp. 649-690.
[3] C. R. Assoc. Anat., 3me sess. 1901, pp. 358; C. R. Soc. Biol. T. 53, 1901, pp. 953-956
1902, T. 53, pp. 478 et seq.
[4] Proc. Linn. Soc. of N. S. Wales, 1903, Vol. XXVIII pt. 2, pp. 446.
[5] Loc. cit.
[6] Proc. R. S. 1905.

tial cells of the stroma. This secretion circulating in the blood induces menstruation and heat. After ovulation, which takes place during oestrus, the corpus luteum is formed, and this organ provides a further secretion whose function is essential for the changes taking place during the attachment and development of the embryo in the first stages of pregnancy.

A recently discovered and extremely interesting example of internal secretion is furnished by the mechanism of pancreatic secretion. The secretion of the pancreatic juice is normally evoked by the entrance of acid chyme into the duodenum, and is proportional to the amount of acid entering [1]. This secretion does not depend on a nervous reflex, and occurs when all the nervous connections of the intestine are destroyed [2]. The contact of the acid with the epithelial cells of the duodenum causes in them the production of a body (secretion) which is absorbed from the cells by the blood-current, and is carried to the pancreas, where it acts as a specific stimulus to the pancreatic cells, exciting a secretion of pancreatic juice proportional to the amount of secretion present [3].

There are probably numerous other examples of this chemical interaction of certain tissues with others more or less remote, and many animal processes at present attributed to nervous influences or not understood at all, will in future, it may be surmised, be explained by reference to some kind of internal secretion [4].

2. *The Suprarenal Capsules*

A. EFFECTS OF ABLATION AND DISEASE.

In considering the facts at our disposal bearing upon the probable functions of the suprarenal capsule, it is in the first place essential to insist upon the dual nature of the organ. Each capsule, in fact, consists of two separate and distinct organs, developed in quite different ways, having a different histological structure, presenting different micro-chemical reactions, and characterised

---

[1] Pawlow. *Die Arbeit der Verdauungsdrüsen.* Trans. from the Russian Wiesbaden, 1898. Also *Le travail des glandes digestives.* Paris, 1901.

[2] Baylis and Starling, *Journ. of Physiol.* XXVIII, 1902, p. 352.

[3] Baylis and Starling, *loc. cit.*

[4] Starling has recently found that injection of extracts of fœtus into a virgin rabbit causes growth of the mammary glands, while such injection into a multiparous animal causes secretion of milk. He suggests the name «hormones» (from ὁρμάω = I excite or arise) for these various substances which act as «chemical messengers». See *Croonian Lectures* 1905, also *Lancet* 1905.

ay totally distinct chemical and pharmacological properties [1]. Practically all our physiological information has reference to the medullary portion. The subject of the comparative anatomy and physiology cannot be treated here [2].

Since the time of Addison [3], who described the disease now known by his name, numerous extirpation experiments have been performed upon many kinds of animals, with somewhat varying results [4]. The general result, however, is that death takes place with great rapidity in most animals after double suprarenal removal. In all these experiments both medulla and cortex have of course been removed.

But it is important to note that an animal may survive the removal of both suprarenal capsules. Thus the results of Brown-Séquard [5], who found removal to be rapidly fatal, could not be confirmed by certain other workers of this period [6]. Although later work [7] seems to have confirmed in a general way the statements of Brown-Séquard, yet we cannot disregard the very considerable number of exceptions. Moore and Purinton [8] for example record survival of a goat for twenty-two days after complete removal of both suprarenal capsules and they state survival would apparently have been indefinite, for the animal, so far as could be observed, was unaffected by the loss of the glands. It is, of course, impossible to conclude, notwithstanding the most careful post-mortem examination, that the animal did not possess *somewhere* accessory suprarenals, which vicariously took on the functions of the removed glands. Still we are inclined to regard such a solution of the survival as improbable; certainly there were

[1] This view is now generally accepted, but in 1910 the subject had not passed out of the realm of discussion. See Creighton, *Goulstonian Lectures*, 1895 (*Brit. Med. Journ.* Mar. 23, 1895); also Swale Vincent, *Brit. Med. Rev.* Aug. 1905.

[2] The following papers may be consulted: Swale Vincent, *Proc. Roy. Soc.* Vol. 61 & 62; *Internat. Monatsch. f. Anat. u. Physiol.*, 1898, Bd. XV, Heft 10 u. 11; Kohn, *X. Arch. f. mikr. Anat.* Bd. 62, 1903; also Vincent, *Journ. of Anat. & Physiol.* Vol. XXXVIII, 1904.

[3] *On the Constitutional and Local Effects of Disease of the Suprarenal Capsules*, London, 1855.

[4] For a résumé of the history, see Schäfer's *Textbook*, I, p. 946, Edin. and Lond. 1898.

[5] *C. R. Acad. d. S.*, Paris, 1856, pp. 422 & 542; *Arch. gén. de méd. Paris*, 1856; *Journ. de la physiol. de l'homme*, Paris 1858 tome I, pag. 160.

[6] Philippeaux, *C. R. Acad. d. sc.*, Paris, 1856; Gratiolet, *ibid.*; G. Harley, *Brit. & For. med. chir. Rev.*, London, 1858, Vol. XXI, p. 204.

[7] Tizzoni, *Arch. ital. de biol.* Turin, 1886, tome X, p. 372; *Beitr. z. path. Anat. u. z. allg. Path.*, Jena, 1889, Bd. VI, S. 1; Abelous & Langlois, *C. R. Soc. de biol.* Paris, 1891, p. 462; 1892, p. 288; Langlois, *ibid.*, 1892, p. 453; also in tome IV of *Travaux du Laboratoire de Ch. Richet*, 1897; Schäfer, *Textbook of Physiol.* Vol. I, p. 949.

[8] *Amer. Journ. of Physiol.* Vol. IV, 1900, p. 53, and Vol. V, 1901, p. 189.

no glands visible to us at all resembling suprarenals in either thorax or abdomen, and nothing which gave a positive answer to the chemical test for the suprarenal chromogen. Any possible accessory glands must, therefore, have been either microscopic in size or situated outside the regions where their existence was to be expected.

With regard to the presence of accessory organs, we must bear in mind that if the medulla is the essential or more important organ, then, strictly speaking, there are *always* accessory organs left behind after removal of the suprarenal capsules; for groups of «chromaffin cells» are found in the sympathetic ganglia of man and mammals [1], birds, and other vertebrates. Recently, too, Zuckerkandl [2] has described what he calls «Nebenorgane des Sympathicus» in the human subject. These consist of chromaffin cells and extracts from them have the same powerful effect upon the blood-pressure as have extracts of the medulla of the suprarenal capsule [3]. On the other hand the ordinary «accessory suprarenals» consists entirely of cortex, and this probably applies to those which may be found occasionally in the neighbourhood of the reproductive organs [4].

The symptoms described by most authors are almost identical with those of pronounced Addison's disease — muscular weakness, loss of appetite, loss of tone of the vascular system, and, as a primary cause of death, paralysis of the respiratory muscles. Moore and Purinton [5], working with cats, found extensive ante-mortem clotting in the right heart, superior vena cava, or pulmonary artery in three out of seven experiments, and in these cases the duration of life was shorter than in those in which no such clots were found. Pigmentation of the skin has been recorded by Nothnagel [6], after crushing of the capsules, and also by F. and S. Marino-Zucco [7], after inoculating the suprarenals of rabbits with

[1] Stilling, *Rev. de Méd.*, Nov., 1890; Recueil inaug. de l'Université de Lausanne, 1892; *Anat. Anz.*, Bd. XV, 1899; Kohn, *Arch. f. mikr. Anat.*, Bd. LVI, 1900, S. 81; *Anat. Anz.*, XV, Nov. 27, 1899; Kose, *Anat. Anz.*, Bd. XXII, 1902, S. 162.

[2] *Verhandl. der anat. Gesellsch. Bonn*, Mai 1901, Jena.

[3] Biedl & Wiesel, *Arch. f. die ges. Physiol.*, Bd. XC1, 1902.

[4] There can be no doubt that, in many animals, removal of the suprarenal capsules is a very difficult and dangerous operation, owing the close proximity of large blood-vessels and nervous structures. Recently M. W. A. Jolly and myself have succeeded in keeping a number of rats in perfect health after removal of both suprarenal capsules.

[5] *Loc. cit.*

[6] *Ztschr. f. klin. Med.*, Berlin 1879, Bd. I, S. 73.

[7] *Riforma med.*, Roma, 1901, tome I.

pseudo-tubercle bacillus. Tizzoni [1] also states that he has obtained skin pigmentation in rabbits.

B. GENERAL PHYSIOLOGICAL EFFECTS OF EXTRACTS OF THE SUPRARENAL CAPSULES — EFFECTS OF SUBCUTANEOUS INJECTIONS

After sufficiently large doses of suprarenal extract injected subcutaneously, we get slowed muscular movements, paresis, and finally paralysis of the limbs (hind limbs always becoming affected first), bleeding from the mouth and nostrils, haematuria (not observed in rabbits), breathing rapid and shallow at first, finally becoming deep and infrequent, and occasionally convulsions resembling those of asphyxia preceding death, before which the temperature often falls very low.

The paralysis is central. The effects, just as those to be presently described obtained on intravenous injection, are due to the medulla of the suprarenal capsules, the cortex containing no toxic substance. The effects are specific to the suprarenals, and not common to other gland extracts. The toxic material is easily eliminated in some way or other; this accounts for the large dose required and the ease with which recovery takes place. Idiosyncrasy plays a large part in the conditions. A partial immunity can be set up by giving doses insufficient to kill [2].

In 1901 Blum [3] discovered that the subcutaneous administration of extracts of the suprarenal bodies produces diabetes in rabbits and dogs [4].

Working with adrenalin, the isolated active principle of the suprarenal medulla (vide infra), Drummond [5] found congestion of organs and histological changes which indicate that the substance acts as a protoplasmic poison [6].

---

(1) Loc. cit.

(2) The diabetes also observed by the present writer working with suprarenal extracts has been recently recorded by Sansoni (?) in Gazzetta, etc. p. 1901, abstr. in Biochem. Centralbl. Bd. III, p. 1902, in the case of pure adrenalin.

(3) Deutsch. Arch. f. klin. Med. LXXI, p. 146.

(4) See also Zuelzer, Berlin. klin. Wochen. p. 1292, 1901; Metzger, Münch. med. Wochenschr. p. 458, 1901; Herter and Richards, New York Med. Journ. p. 20, 1902; Herter and Wakeman, Virchow's Archiv. CLXIX, 1902 p. 479; Paton, Journ. of Physiol. Vol. XXIX, 1903, p. 286.

(5) Journ. of Physiol. Vol. XXXI, p. 91.

(6) Other papers on the effects of subcutaneous injections are: Oliver and Schäfer, Journ. of Physiol. XVIII, 1895, p. 230; Velich, ibid. Vol. XXII, etc. and ibid. p. 1895, also Proc. Physiol. Soc. June 13, 1896.

II. SPECIAL PHYSIOLOGICAL EFFECTS OF EXTRACTS OF THE SUPRARENAL CAPSULES — EFFECTS OF INTRAVENOUS INJECTIONS

Our knowledge of the effects of intravenous injection of suprarenal extracts dates from the discovery of Oliver and Schäfer [1] in 1894 that such injection produces a powerful action on the muscular system, especially on the muscular walls of the blood vessels and the heart. The extracts have an action upon skeletal muscle comparable to that produced by a small dose of veratria. Upon the heart the effect differs according as the vagi are cut or uncut. When the vagi are uncut, the action of the extract is to inhibit the auricular contractions, while the ventricle continues beating with an independent slow rhythm, and the pulse is very slow. If the vagi are cut, or if their cardiac ends be paralysed by atropine, the effect on the heart is just the reverse, and this produces a rise of the blood-pressure.

But there is also a marked direct effect upon the arteries shown by a considerable rise of blood-pressure even with uncut vagi. But with the vagi cut or paralysed by atropine the rise can only be characterized as enormous [2]. The contraction of the arterioles is due to a peripheral action of the drug, since it takes place when the central nervous system is destroyed [3]. The effect on the blood-pressure passes off in a few minutes, and, according to Schäfer [4], the most probable explanation of the disappearance of the effect seems to be that the active principle becomes packed away and eventually rendered innocuous in certain organs. That the muscles take most part in this storage is probable from the fact that the physiological effects upon the skeletal muscles are manifested for a long time after the effects upon the heart and arteries have disappeared.

The physiologically active material is yielded entirely by the medulla of the capsules [5], the cortex being inactive. It is found too in the bodies of clasmobranch fishes which correspond mor-

---

[1] Proc. Physiol. Soc., Mar. 1894, and Mar. 1895. Journ. of Physiol. ... Ibid. Vol. XVIII, nr 3, 1895, p. 230.
[2] Schäfer, Text-book of Physiol. Vol. 1, p. 924.
[3] Oliver and Schäfer, loc. cit. Swale Vincent, Proc. R. S. Vol. 61 p. 360, 1897.
[4] Text-book cit. p. 934.
[5] Oliver and Schäfer, loc. cit.

phologically to the medulla of the mammalian organ [1], and probably in chromaffin tissue generally [2].

B. MODE AND SEAT OF ACTION OF SUPRARENAL EXTRACTS

It was shown as stated above by Oliver and Schäfer that the effects of suprarenal extract are peripheral and not central [3]. More recent investigations enable us to go a step further. It has been shown that in mammalia if the vagi have been first paralysed with atropine, suprarenal extract produces both augmented systole and acceleration of the heart [4]. Both of these effects of adrenalin may be abolished by the injection of large doses of apocodeine. Thus Dixon [5] found that in a cat ½ c. c. of a 1 in 30,000 solution of adrenalin increased the heart rate from 192 to 211 per minute. After the injection of 100 mgrs. of apocodeine the same injection of adrenalin now only increased the rate from 93 to 101 per minute. A further injection of 200 mgrs. of apocodeine was then administered, and caused the rate of the heart to diminish to 87 per minute. Adrenalin even in large doses now produced no acceleration, and there was no augmentation of the systole. Dixon, therefore, concludes that the whole effect of suprarenal extract on the heart is a stimulation of the sympathetic nerve endings.

This view is supported by the observations of Scott-Macfie [6] who found that extracts of suprarenal capsules and other tissues are without effect upon the embryonic heart, upon leucocytes, and upon cilia. Again, the experimental work of Brodie and Dixon [7], who find that there are no vasomotor nerves for the pulmonary

---

[1] Swale Vincent, loc. cit.

[2] As already referred to above, Biedl and Wiesel have proved this for the « Nebenorgane » of Zuckerkandl. Cleghorn (Amer. Journ. of Physiol. Vol. II, July 1, 1899) tested the action of extracts of sympathetic ganglia. Instead of obtaining the rise of blood pressure characteristically produced by extracts of suprarenal medulla, this author got on the contrary a fall. This was shown by Osborne and Vincent (Proc. Physiol. Soc. Feb. 17, 1900, Journ. of Physiol. Vol. XXV, p. IX; also Journ. of Physiol. XXV, 1900) to be the usual physiological action of extracts of nervous tissues in general. In sympathetic ganglia the chromaffin cells are not present in sufficient amount to produce their physiological effect. I have also repeatedly failed to obtain any physiological effect from the injection of extracts of carotid glands, but here again the difficulty is probably in isolating sufficient of the chromaffin tissue.

[3] This applies to the effect on the blood pressure. Some of the general physiological effects seem to be central (vide supra).

[4] Oliver and Schäfer, loc. cit.; Gottlieb, Arch. f. Physiol. VIII, p. 157, 1896; Hedbom, Scheimberg's Archiv XXXVIII, 523; Cleghorn, loc. Journ. of Physiol. II, p. 233, 1899.

[5] Journ. of Physiol. Vol. XXX, 1904, p. 123.

[6] Journ. of Physiol. Vol. XXX, 1904, p. 80.

[7] Journ. of Physiol. Vol. XXX.

arterioles and that adrenalin when perfused through the pulmonary vessels, produces no constriction, are decidedly in favour of the theory that adrenalin acts upon nerve tissue only [1]

On the other hand, according to Boruttau [2], the action is direct on somatic muscle, as it occurs in a curarised animal [3], and according to Lewandowsky [4] the dilatation of the pupil and other eye effects are produced by a direct action of suprarenal extract on the unstriated muscle. This was inferred from the fact that the extract was still effective after the superior cervical ganglion had been excised and the nerve-fibres proceeding from it allowed to degenerate [5]. With regard to somatic muscle Langley [6] is inclined to accept Levandowsky's view; while in the matter of plain muscle he put forward the generalisation that the effect of adrenalin is the same as the effect of exciting the sympathetic nerves supplying that particular tissue.

Elliott [7] shows that, after section of both constrictor and inhibitory nerves going to the plain muscle of the dilator pupillae and after their degeneration for three days or ten months, the plain muscle will respond to adrenalin with greater rapidity and longer persistence than does the iris whose nervous relations are intact. Therefore, according to this writer, it cannot be that adrenalin excites any structure derived from and dependent for its persistence on the peripheral neurone.

These different results do not record very well together, but the evidence that adrenalin acts directly on muscle and not on the nerve-endings in it, seems insufficient [8].

The fact that adrenalin has functionally such an intimate relation to the sympathetic nervous system is particularly interesting when we remember the accepted origin of the chromaffin tissues [9].

---

[1] J. E. "poor nerve-endings", — the link between nerve-fibre and muscle-fibre.

[2] Arch. f. d. ges. Physiol. LXXVIII, p. 112, 1899.

[3] But it does not follow, of course, that because a curarised muscle cannot be excited through its nerves, that therefore the whole of the nerve-ending is paralysed.

[4] Arch. f. Anat. u. Physiol. 1899, p. 360.

[5] Anderson's experiments (Journ. of Physiol. 1905, Vol.   ) prove that nerve-endings are not dead even 6 months after nerve section.

[6] Journ. of Physiol. Vol. XXVII, 1901-2, p. 237.

[7] Journ. of Physiol. XXXI, pag. XX (Proc. Physiol. Soc. May 21, 1904).

[8] It may be that the action of adrenalin is different in some respects from that of crude extracts, with which of course the earlier observers worked. The whole subject requires further investigation.

[9] See Kohn, Kose, etc. loc. cit.

2. THE CHEMICAL NATURE OF PHYSIOLOGICALLY ACTIVE SUBSTANCE

Abel separated an alkaloid which he called *epinephrin* [1];
V. Fürth isolated another substance which he called *suprarenin* [2];
but the active principle was first obtained in a crystalline form
by Takamine [3] and Aldrich [4] independently. The method in both
cases was the same. Very concentrated suprarenal extracts were
largely freed from inactive substances by treatment with alcohol,
lead acetate, etc. Then the active principle was precipitated in
the form of microscopic crystals by the addition of concentrated
ammonia. The precipitate was next purified by repeatedly dissol-
ving in acid and reprecipitating with ammonia. The needles or
rhombic plates so obtained Takamine called *adrenalin*. It is probable that these three names really represent one and the same
substance having the empirical formula $C_9 H_{13} NO_3$, and the probable structural formula is :—

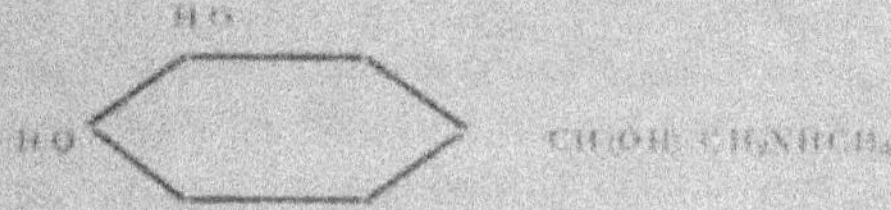

If adrenalin be oxidised we get a substance having the formula:

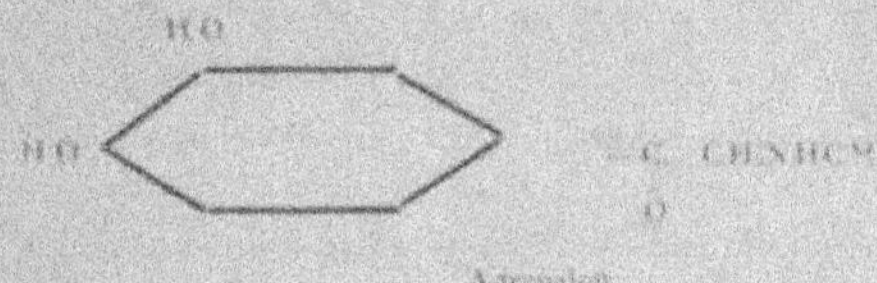

Adrenalon

This substance, *adrenalon*, has been prepared synthetically by
Friedmann [5], Stolz [6] and Dakin [7]. On reduction it ought of
course to yield adrenalin, but the substances which have been

[1] *Johns Hopkins Hosp. Bull.* no. 90, 91, 1898; *Amer. Journ. of Physiol.* 1 mar. 1899; *Zeit-schr. f. physiol. Chem.* 28, p. 318, 1899.
[2] *Zeitschr. f. physiol. Chem.* Bd. 26, 1907.
[3] *Amer. Journ. of Pharm.* 73, Nov. 1901; *Prel. comm. to Soc. Chem. Industry*, New York, Jan. 1901.
[4] *Amer. Journ. of Physiol.* 5, p. 457, 1 Aug. 1901.
[5] *Hofmeisters Beiträge* 8, p. 95.
[6] *Ber. d. deutschen chem. Ges.* 37, p. 4149.
[7] *Journ. of Physiol.* XXXII, p. XXXIV (*Proc. Physiol. Soc.* 1905).

obtained in this way from synthetical adrenalon seem to differ somewhat from the natural product, though they are nearly as active (¹).

F. THEORIES AS TO THE FUNCTION OF THE SUPRARENAL CAPSULES

It has already been pointed out that the suprarenal capsule consists of two distinct organs, the cortex and the medulla. As the embryology of these two constituent tissues is so totally distinct, it is probable that we ought to search for a separate function for each, and we have no right to assume that these functions would necessarily be intimately related to each other.

All the well ascertained fact which appear to point to a definite physiological significance, apply to the chromaffin cells, and not the greater part of the dual body.

The two chief theories are 1) the «autointoxication theory», and 2) the theory of «internal secretions». The former was first clearly stated by Abelous and Langlois (²) who performed a series of extirpation experiments upon frogs. These authors found that the blood of animals dying as the result of suprarenal extirpation is toxic for other animals which have recently been deprived of their capsules. The symptoms caused by this blood are said to be those of curari poisoning, and the conclusions reached by Abelous and Langlois was that after suprarenal extirpation one or several toxic substances, the products of muscular metabolism, accumulate in the organism, and that the function of the glands is to remove or destroy these. But, as pointed out by Schäfer (³), it is probable that the blood of an animal dying slowly as the result of any disease, would be to some extent toxic, and the toxic principles would more powerfully affect animals whose resisting power had been lessened by a recent severe operation. Further, the suprarenals produce a material which has entirely different properties from those stated to be possessed by animals deprived of their capsules.

The «internal secretion» theory is briefly as follows. The suprarenal capsules are continually secreting into the blood an

<hr>

(¹) Other recent papers are: — Pauly, Ber. d. deutsch. chem. Ges. 36, p. 2944; ibid. 37, p. 1388; Jowett, Proc. chem. Soc. 1904; Dakin, Arch. f. Anatomie, Bd. 37; Abderhalden u. Bergell, Ber. d. deutsch. chem. Ges. 37, p. 2022.

(²) Loc. cit.

(³) Textbook of Physiol. Vol. 1, p. 950.

active material, adrenalin, which is of benefit to the muscular contraction and tone of the cardiac and vascular walls, and even of the skeletal muscles.

Now the theory of Abelous and Langlois was stated before the effects of injection of the extract of suprarenal medulla were known, but Abelous (¹) has recently published a paper in which he advocates the view originally held by the joint authors.

Although the theory of internal secretion is the one which is most generally accepted and which appears to have the balance of probability on its side, one is bound to admit that the direct evidence in favour of the secretion of material into the blood-stream is very slight. It was stated by Cybulski (²) and repeated by Langlois (³) and Biedl (⁴) that a rise of arterial blood pressure could be obtained by injection of defibrinated blood obtained from the capsular vein. Schäfer (⁵) has been unable to confirm this, and quite recently Blum (⁶) has denied that such results can be obtained (⁷). This author indeed strongly opposes the theory of internal secretion believing the «Entgiftung» or «Autointoxication» theory to be the true one (⁸)

The difficulty is to account for the presence in the suprarenal medulla of a substance having such extraordinary physiological properties as adrenalin. The autointoxication theory would necessitate our assuming that this substance is a waste product soon

---

(1) Soc. biol., Bd. [illegible], p. [illegible]

(2) Gaz. lek., Warszawa, and Ber. d. Akad. d. Wiss. in Krakau, 1895; Centralbl. f. Physiol. Leipzig u. Wien, 1896, S. 173.

(3) Thèse, Paris, 1897, p. 172

(4) Arch. f. d. ges. Physiol. Bonn, 1897, Bd. LXVII

(5) Text-book, loc. cit.

(6) Pflüger's Arch. f. d. ges. Physiol., Bonn, 1901, Bd. CV

(7) If the medulla of the suprarenal capsule be really continually pouring into the suprarenal vein small quantities of adrenalin, it ought to be possible, by collecting large quantities of blood coming from the organ, to get some rise of blood-pressure. But the experiment is not an easy one; it must be remembered that in carnivores there is properly speaking no capsular vein. The vessel passing from the abdominal wall receives some tributaries from the capsule, and unless special precautions are taken blood taken from the large vessel on the front of the capsule consists largely of blood which has not come from the suprarenal at all. Mr. Jolly and myself have performed two experiments in which as large a quantity of blood as possible was injected through the capsule. A saline decoction of this was then injected into a cat, but in both cases instead of getting a rise of blood-pressure, he got a marked fall, as with an extract of any other animal substance.

(8) It may of course be the true view embraces both conceptions, that the organ secretes materials which either in situ or in other regions of the body, have an antitoxic action. Kohn (Prager med. Wochenschr. 1898, Jahrg. 23, nr. 19; Arch. f. mikr. Anat. Bd. 53, 1899; Anat. Anz. Bd. 15, 1898; Arch. f. mikr. Anat. Bd. 56) objects to the theory of internal secretion on the part of the suprarenal medulla on morphological and histological grounds. He does not consider the chromafin tissue to be glandular at all. I have discussed this point in a previous paper (Med. Chir. Trans. 1902, S. 381)

about to be eliminated, while the internal secretion theory supposes that it is a product of glandular activity manufactured for use in the economy. The time is not ripe for any dogmatic statement as to which is the true theory nor indeed for any very definitely formulated views as to functions of the suprarenal capsules.

3. *The Thyroid and Parathyroid Glands*

A. EFFECTS OF ABLATION AND DISEASE

No attempt will be made to give a complete account of the history and literature of the thyroid gland. Our knowledge of the subject is not based upon so secure a foundation as a perusal of modern text-books would lead one to suppose, and there can be little doubt that there has been in some directions undue haste in correlating clinical experience with the results of experimental physiology. The present state of our knowledge has been reached through different modes of investigation, some of which will now be dealt with in order.

As regards the effects of removal of the organs, perhaps the most generally accepted among recent views may be briefly stated as follows: As regards vital importance, the function of the thyroid gland is subsidiary to that of the parathyroids. Removal of all the parathyroids from an animal, even if the thyroid be left intact, invariably proves fatal within a short time, and this with typical nervous symptoms described under the name of tetanus. Removal of the thyroid, on the other hand, gives rise to an entirely different train of symptoms stated to be those of «post-operative myxœdema» or of «cachexia strumipriva» [1]. According to this modern conception, the divergent results obtained by the older experimenters in different classes of animals were apparent rather than real, they having failed to appreciate the anatomical differences, and having in fact performed a different operation in each case. This theory of the supreme importance of the parathyroids was first put forward by Gley [2] who rediscovered the (external) parathyroids [3], but was more definitely formulated

---

[1] Kocher, *Arch. f. klin. Chir.*, Berlin, XXIX. S. 254, 1883; Reverdin, *Rev. méd. de la Suisse Rom.* Genève, 1ère année, 1882, p. 539; 1883 nos. IV-VI, p. 169; 1883, pp. 275, 318.

[2] *C. R. Soc. Biol. Paris*, 1891, p. 843.

[3] These bodies were first described by Sandström, Upsala, *Läkareförenings Förhandlingar*, 15. Bd., 1880. Ref. in *Schmidts Jahrb.*, 1880; *Hofmann-Schwalbes Jahresb.*, 1881; *Virchow u. Hirsch Jahresb.*, 1880.

and elaborated by Vassale and Generali [1]. The extreme importance to life of the parathyroids has also been affirmed by Rousseau [2], Moussu [3], Welsh [4] and Capobianco and Mazziotti [5].

The question as to the extreme importance of the parathyroids cannot yet be considered as settled. Kishi [6] found that dogs and cats often die although the parathyroids be left behind. Vincent and Jolly [7] found further that removal of all four parathyroids was not necessarily fatal. We were furthermore unable to confirm some other statements which are very commonly accepted. The general conclusions reached were as follows:

1. It cannot be truly said that either thyroids or parathyroids are essential for life, since it is frequently possible to remove either or both without causing death.

2. We find, as others have done, that fatal results, when they occur, are not due to injuries to surrounding structures accompanying the surgical interference, but must be referred to absence of the glands in question [8].

3. No statement, universally applicable throughout the animal kingdom, can be made as to the importance of the glands in question, whose functions appear to differ very widely in different classes of animals. Rats and guinea pigs do not seem to suffer at all as the result of extirpation [9]. Monkeys only show transient nervous symptoms [10]. Dogs and cats frequently, but by no means invariably, suffer severely and die. In foxes, symptoms come on with remarkable rapidity, and death is correspondingly early.

4. The diversity of results obtained in different classes of

[1] Rivista di patol. nerv. e ment. Vol. 1, Fasc. 4 e 7, 1896; Arch. ital. di biol. T. 35 e 36, 1901, p. 459.

[2] C. R. Soc. Biol. Paris, 1907, p. 17.

[3] C. R. Soc. Biol. Paris, 1907, p. 44.

[4] Journ. of Anat. and Physiol., 1898, p. 400; Journ. of Path. and Bact. 1899.

[5] Giorn. Inter. delle Sc. med., Anno XXI, Napoli, 1899.

[6] Virchow's Archiv., CLXXXVI. S. 380, 1904.

[7] Journ. of Physiol. XXXII, 1905.

[8] This was the result of some few experiments in which injury to surrounding structures was done without removal of either thyroids or parathyroids. No typical symptoms were observed in these cases, but there is still a possibility that if a larger number of experiments were performed and the necessary conditions were understood, that some of the nervous symptoms may after all not be due to absence of the glands. This possibility is suggested by the fact that tetany may come on at variable periods from 3 hours to a week after operation.

[9] Such extirpation includes parathyroids as well as thyroids.

[10] In a new series of observations by Mr. Jolly and myself, the results of which have not yet been published, one monkey died within 24 hours after the operation with what appeared to be typical tetany. It was found, however, post mortem, that the recurrent nerve and other structures had been included in one of the ligatures.

animals is not to be attributed to anatomical, but to physiological differences.

5. In no animal have we been able to induce symptoms resembling myxœdema [1].

6. In young animals, although extirpation of the thyroid causes a temporary cessation of growth, we find that this is not necessarily accompanied by symptoms of a cretinoid nature.

7. Myxœdema and cretinism must then, we think, be due to causes more complex than simple thyroid insufficiency.

8. When the thyroid is removed the parathyroids appear capable of functionally replacing it to a certain extent, and their histological structure changes accordingly.

Perhaps the point of most general interest in the above results is, that myxœdema was never induced, even in monkeys. This result differs from that obtained by Horsley [2], Murray [3] and Edmunds [4], who state that it is possible by operation to induce myxœdema in monkeys. Our animals were kept at ordinary indoor summer temperature, and they showed no symptoms which could be described as myxœdematous. In some cases it was impossible to distinguish the operated monkeys from the controls, and in a photograph which was taken of an operated animal and a normal one side by side, the operated animal looked the healthier of the two. One of the animals, it is true, suffered three days after the operation from slight muscular tremors, but completely recovered. Some of them suffered from catarrh and one died of some laryngeal affection, and it seems probable that, as in the case of other animals, removal of the thyroid gland leaves monkeys in a condition in which they are less capable of resisting disease.

We do not pretend that the monkeys were quite unaffected by the operation. They were as a rule perhaps somewhat quieter than normal; but we do insist that the striking feature of myxœdema in man, viz. swelling of the subcutaneous tissues, was totally absent.

---

[1] *Proc. of the Roy. Soc.*, 1884, pp. 135, and 1886; *Brit. med. Journ.* 1885, Jan. 17th and 24th; *Internat. Congress, J. Laryng.* July 1885; C. R. *Hebd. de la Soc. de Biol.* Dec. 1885; *Report of the myxœdema Committee of the Clin. Soc.* 1891; *Lancet* Dec. 1896; *Brit. Med. Journ.* 1896, 8th Feb. and 20th July; *Internat. Beiträge zur wissensch. Med., Virchow Festschrift*, t. 1890.

[2] i. e. There has been no swelling of the subcutaneous tissues.

[3] *Diseases of the Thyroid Gland*, London, 1900, Lewis.

[4] *Journ. of Path.*, III. V. VI. & VII; 1896-1900; *The Path. & Diseases of the Thyroid Gland*, Edin. & Lond., 1901.

It is important to note that removal of the parathyroids, included of course in the complete operation, has not proved fatal, and if it should ultimately be determined that simple parathyroidectomy without injury to thyroid is a fatal operation, it will show that removal of parathyroids alone is much more serious than extirpation of thyroids and parathyroids together. This has in fact been alleged by some observers.

Of course it is open to insist that somewhere in the body of the above mentioned animals there were accessory thyroids or parathyroids which sufficed to maintain life after the removal of the main organs. We can only reply that a most careful search for such bodies has always been made, and that in the absence of positive evidence their existence is a pure conjecture. Moreover, if accessory glands be so usually present, then the question as to the importance to life of the glands ceases to have the value hitherto attached to it.

Another point of importance in the above research is the observation that when parathyroids alone are left behind, they appear to take on both the structure and the function of the thyroids. This will be referred to again in connection with the question as to the relation between thyroids and parathyroids.

B. ARTIFICIAL RENEWAL OF THYROID AND PARATHYROID SECRETION

1. *By grafting.* There can be little doubt that the leaving behind of a thyroid lobe or even, according to the majority of authors, a very small shred of thyroid tissue, will suffice to keep the animal in good health. This observation naturally led to experiments in the direction of grafting. Schiff [1], who was the first to perform in a systematic manner, extirpation of the thyroid, was also the first to attempt grafting. But his grafts *qua* grafts, were not successful [2]. He, however, states that he succeeded in prolonging the life of his dogs after thyroidectomy, but this success may have been due according to the modern conception to the temporary supply of thyroid secretion furnished by the gland substance and analogous to a subcutaneous or intravenous injection of thyroid extract or to a process of feeding with thyroid substance. Schiff operated upon dogs, with the thyroids of other dogs, 25

---

[1] *Rev. méd. de la Suisse rom.*, 188[?], p. 4[?].
[2] See Cristiani, *Journ. de Physiol. et de Path. gén.* tom. [?], p. [?].

weeks before performing thyroidectomy. The grafts did not take and were gradually absorbed.

Since the time of Schiff very numerous grafting experiments have been performed [1]. These were for a long time unsuccessful [2]. It was not until Eiselsberg's second publication [3] that any really satisfactory grafting experiments were recorded. This author found that in four cats the operation was completely successful both from an anatomical and a physiological standpoint. A little later appeared a series of papers by Cristiani [4], who was equally successful in 16 out of 19 rats in his earlier series of experiments, and who afterwards performed a very large number upon many different species of animals.

Pantaleone [5] was not so successful, while Monk [6] was only partially successful. Enderlen [7] and Sultan [8] obtained fairly good positive results.

Cristiani [9], by taking special precautions, succeeded in thyroid grafting in all species of animals in which he tried it. In order that the graft should be successful it is necessary that the organ transplanted should not be too voluminous. For small animals (rats, young weasels, etc.) one can graft entire lobes of the gland, but for larger animals, it is necessary to divide the organ into flat or elongated slices. The thyroid graft carried out under these conditions and with the surgical precautions detailed by Cristiani, not only does not become absorbed, but actually increases according to the needs of the organism into which it has been grafted. Grafting may succeed not only when performed into a different part of the body of the same animal, but also between

---

[1] Kocher (Corr. Blatt für Schweiz. Aerzte, 1883) relates that he had in 1883 attempted grafting in the human subject after ablation, and with some temporary benefit.

[2] Carle, Centralbl. f. Physiol., Vol. II, 1888, p. 315, n° 9; Drobnik, Arch. f. exper. Path. u. Pharm., Vol. 25, S. 180, 1889; Zuccaro, Prog. med. di Napoli, 1890; Eiselsberg, Ueber Tetanie im Anschlusse an Kropfoperationen, Wien, 1890; Ferreri, Rif. med., 1891, Vol. IV, p. 470; Sgobbo e Samari, Riv. clin. e terap., 1892; Canuzzaro, Deutsche med. Woch., 1892, S. 184; Eghetti, Rif. med. 1892, Vol. IV, p. 675; Montendon, Congrès intern. de méd. Rome, 1894 2. Path. pag. 287; Bouchard, Assoc. franç. pour l'avancement des sciences, Paris 1892, 1re partie, p. 591.

[3] Wien. Klin. Woch., 1892, n.° 5, p. 81.

[4] C. R. Soc., Biol., 10 Janv., 1891, p. 716; Arch. de Physiol. XXVII, 1895, p. 95; Soc. de Biol., 1900, p. 967; Journ. de Physiol. et de Path. gén. 1901, p. 204.

[5] Centralbl f. Chir., 1897, p. 601 (Abstract); Gazz. degli osp. etc. 1897.

[6] Quoted from Cristiani, Journ. de Physiol. et de Path. gén. Vol. III, 1901, p. 204.

[7] Mittheilungen aus den Grenzen der Med. u. Chir. 1898, Bd. III.

[8] Centralbl. f. allg. Path. u. path. Anat. Vol. IX, 1898, p. 368.

[9] Loc. cit.

different animals of the same species and sometimes also between different species and even families [1].

The success of these grafting experiments in preventing the onset of symptoms after thyroidectomy is a very strong argument in favour of the view that the ill effects following the extirpation are in reality due to the loss of the internal secretion of the organ and not to injury to nerves or other similar cause.

In the experiments referred to above the graft was a «thyro-parathyroid» graft. Some work has however been done in the direction of pure parathyroid grafts and apparently with some measure of success [2].

Horsley [3] suggested that grafting should be tried in man to arrest the progress of myxœdema. This was carried out with partial success by Bircher [4] and by Bettencourt and Serrano [5]. But as in the case of Schiff's grafting experiments the grafted gland was in most cases absorbed and the beneficial effects were not permanent. Only in one case has the improvement lasted for more than a few months. This was in a case of myxœdema recorded by Mac Pherson [6], in which all the symptoms disappeared after the operation and had not returned three years later.

2. *By injection of juice or extracts of the glands.* Pisenti and Viola [7] appear to have been the first to employ experimental opotherapy. Vassale [8] and Gley [9] found that a temporary benefit accrued after thyroidectomy if the animal were subjected to an intraperitoneal injection of thyro-parathyroid juice. But these results have not been obtained by all observers [10], and according to some writers the extract to be of any service

[1] Cristiani, L., *Congrès interat. de physiol.* Turin, 1901, 17-21 Sept.

[2] Cristiani, *Soc. de biol.* Paris, 1900, p. 107 ; *Progrès méd.* 1901, T. XIV, p. 235 ; Cristiani et Ferrati, *Soc. de biol.* Paris, 1897, p. 885 ; Ferrati, *Thèse*, Genève, 1897 ; Lincetto *Rif. med.* 1898, and XIV; also *Fisio-patologia dell'apparecchio tireo-paratiroideo*, 1899, p. 97, 98, etc. Florence.

[3] *Brit. Med. Journ.* 1890, vol. I, p. 287.

[4] *Der endemische Kropf*, etc. Basel, 1883; *Rev. méd. de la Suisse Rom.*, 1883, p. 588; also Volkmann's *Sammlung klin. Vorträge* (Chir.) 1890, no. 357, p. 354.

[5] *Assoc. franç. pour l'avancement des Sciences*, Limoges, 1890. Abstract in *Gaz. des Hôp.* 1890, p. 889.

[6] Quoted from Murray, *Diseases of the Thyroid Gland*, Part I, p. 22, Lond. 1900.

[7] *Atti e Rendiconti della Accad. medico-chir. di Perugia*, 1890, 3 mo.

[8] *Riv. sperim. de Freniatr.* etc. 1890, vol. XVI p. 384 fasc. 3 ; *Arch. Ital. di Biol.* 1892, T. XVII, p. 177.

[9] *Soc. de biol.* Paris, 1891, 18 avril, p. 250 ; *Arch. de Physiol.* 1892 p. 311, Vol. XXIV.

[10] See Schwarz, *La sperimentt.* 1892, mem. orig. p. 19.

must contain *parathyroid* juice. It is indeed stated that pure thyroid extract is actually harmful after cases of extirpation of both organs [1].

It has further been held that injection of parathyroid extract is of great benefit in preventing or postponing the symptoms due to absence of parathyroids [2].

Murray [3] also employed a glycerine extract of sheep's thyroid with which he treated monkeys after thyroidectomy. This author found that in some cases the symptoms disappeared, but in others there was only an improvement and death afterwards ensued with acute nervous symptoms [4]. He suggests that in the latter case the parathyroids were extirpated along with the thyroid, while in the former they were left behind [5], and he says that it is not surprising that the parathyroid symptoms are not relieved by thyroid treatment [6].

3. *By administration of thyroid and parathyroid extract by the mouth.* This method was first employed by Howitz [7], E. L. Fox [8] and Mackenzie [9] and was soon universally adopted for treatment of myxœdema. It has been found to be just as efficacious as injection intraperitoneally or subcutaneously [10].

C. THE QUESTION AS TO AN INTIMATE FUNCTIONAL RELATIONSHIP BETWEEN THYROIDS AND PARATHYROIDS

Some of the earlier observers looked upon the parathyroids as simply undeveloped portions of the thyroid gland. The actual

---

[1] Pugliese *Gaz. degli ospedali*, etc. 20 Nov. 1898, no. 139, p. 1401; this observation may be compared with that of Lusena (*loc. cit.*), and of Vassale and Generali (*Arch. ital. di biol.* 1900, t. XXXIII; p. 154), that the ill effects of parathyroidectomy are relieved by thyroidectomy.

[2] Moussu, *Soc. de Biol. Paris,* 1898 p. 891; Lusena, *loc. cit.*

[3] *Op. cit.*

[4] But monkeys frequently recover from the nervous symptoms even if no thyroid treatment be adopted.

[5] In most common species of monkeys at any rate, the parathyroids are practically certain to be removed along with the thyroids.

[6] But it must be borne in mind that the thyroid extract would contain also parathyroid substance. He does not state at any rate, that the parathyroids were cut away before the extract was made. The supporters of the view that the parathyroids possess a separate functional importance would urge that more parathyroid material is required when administered in this manner than is naturally included in the extracts.

[7] *C. R. du XIV Congrès des naturalistes scand.* Copenhagen, 1892, p. 513.

[8] Quoted from Murray, *op. cit.*

[9] *Brit. med. Journ.* 1892 II Oct. 29, p. 940.

[10] Moussu (*C. R. Soc. biol.* 1899, p. 231) found that feeding young animals with thyroid gland causes first emaciation, but later the animal becomes longer, fuller, and generally more elegant than the control. The effects according to Moussu are in fact precisely the antithesis of thyroid insufficiency, cretinism.

transformation of parathyroid into thyroid tissue has been denied by the majority of investigators [1]. Gley, who was the chief supporter of the theory that the parathyroids were embryonic thyroids, subsequently abandoned this view and substituted for it a theory of a functional relationship between the two bodies [1]. This theory is based upon three kinds of proofs: 1) *Chemical*, Gley finds in the parathyroids of the rabbit about 25 times more iodine than in the thyroid, in the dog 6 times more. The presence of iodine in the parathyroid has been confirmed by Mendel [2] and by Pagel [3]. These observations tempted Gley [4] to the hypothesis that the parathyroids prepare the secretion which is then stored in the thyroids, and utilized according to the needs of the economy. If the iodine be not rendered harmless by elaboration in the parathyroid (as when these are extirpated) then we get acute symptoms. If the iodine be subjected to preparation in the parathyroid, but is not distributed to the body by way of the thyroid (as when this is extirpated), then we get nutritive troubles from the absence of assimilable iodine in the body; 2) *Physiological*. Very occasionally complete parathyroidectomy, leaving the thyroid *in situ*, is stated to give rise not to acute symptoms, but to slowly progressive changes in bodily nutrition, resembling those produced by simple thyroidectomy (leaving one or more parathyroids behind). It is alleged by Lusena [5] and also by Vassale and Generali [6] that simple parathyroidectomy kills more rapidly than thyro-parathyroidectomy [7]. This is explained by Vassale and Generali by supposing that when the parathyroids are removed the animal is in a toxic condition, which is the more marked when the nutritive changes of the body generally are more pronounced. The fatality then will be more or less serious according as the thyroid is more or less active, and therefore logically will be much less marked after ablation of the gland; 3) *Histological*

[1] See Gley, *Arch. de Physiol.* Vol. XXIV, 1895 p. 148; *Soc. de Biol.* 1891, p. 845; Gley et Phisalix, *XI Congrès intern. de méd.*, Rome, 1894, in *Arch. ital. de biol.* 1895, t. XXII, p. XLI; Mansen, *Soc. de Biol.*, Paris, 1905, p. 280 & 283; Hofmeister, *Beiträge zur klin. Chir.* Bremen, 1894, Bd. II, p. 441; Gley et Nicolas, *Soc. de Biol.* 1898, p. 116; Kohn, *Arch. f. mikr. Anat.* 1896 & 8, Bd. XLIV & XLVIII; Nicolas, *Bibliog. anat.*, Nancy, 1898; Blumreich & Jacoby, *Berlin. klin. Woch.* 1896, p. 397; Verdun, *Thèse*, Toulouse, 1896-7, p. 8; Vassale, *Arch. intern. de chirurgie* 1897.
[1] *V Congrès intern. de physiol.* Turin, 1901.
[2] *Amer. J. of Physiol.*, 1905, Vol. III, p. 285.
[3] Cited by Jeandelize, *Insuffisance thyroïdienne*, etc. Paris, 1903.
[4] *Congrès internat. de Moscou. Acad.*, 1897. Path. Vol. II, p. 103.
[5] *Fisio-patologia dell'apparecchio tiro-paratiroideo*, 1899, p. 103.
[6] *Archiv. ital. di biol.* 1900, t. XXXIII, p. 154.
[7] In dogs this is certainly sometimes the case, but the results are very inconstant.

According to Edmonds and Vassale and Generali [1] there is a disappearance of the colloid substance in the thyroid after removal of the parathyroids.

These arguments are put forward by Gley to support his theory as to a functional relationship between thyroid and parathyroid. This theory is also held by Jeandelize [2]. The presence of iodine may not after all be a matter of supreme significance for the function of either thyroid or parathyroid. Hutchison [3] says «One would conclude from the whole evidence that the iodine in the thyroid gland, if it plays an essential part in the activity of the latter at all, does so simply in virtue of the special form of combination in which it is present». He points out that Mirva and Stolzer [4] found that there was no iodine in the thyroids of young infants or in those of dogs fed exclusively on meat, and concluded that the presence of iodine is not essential for the activity of the gland.

But there can be no doubt that there are important morphological and physiological relationships between thyroid and parathyroid. Kishi [5] definitely states, as did the older observers, that the parathyroids are not separate and independent organs, but are embryonic thyroids. Vincent and Jolly [6] found that parathyroids left behind after thyroidectomy can under certain conditions develope in the direction of thyroid tissue and a functional replacement also takes place [6]. The two structures are derived from very similar sources and even in the fully developed state there is no fundamental difference between their constituent cells. The intervesicular tissue of the thyroid is practically identical with parathyroid and parathyroid has only to contain colloid vesicles in order to constitute itself thyroid. Dr. Chalmers Watson has recently sent me a slide which shows human «parathyroids» containing some colloid vesicles, and this has also, I believe, been previously observed. It is difficult to imagine any other explanation

---

[1] Arch. ital. di biol. 1896. t. XXV. p. 461.

[2] Op. cit.

[3] Journ. of Physiol. 23. 1898-1899. p. 152.

[4] Jahrb. f. Kinderheilkunde. XLV. p. 83, 1897.

[5] Virchow's Archiv. CLXXVI. S. 362. 1904.

[6] Loc. cit.

[7] It would be rash in the present state of our knowledge to assert positively that the parathyroids are simply embryonic thyroids, for the morphological and developmental evidence seems rather against this view. See Kohn, Arch. f. mikr. Anat. 1895, and t. Bd. XLIV and XLVIII, where full references will be found.

of this occurrence than that thyroid and parathyroid are morphologically and functionally very intimately related to each other.

B. CHEMISTRY OF THE THYROID

The question naturally arises, what is the chemical nature of the active principle of the thyroid gland? What is the substance, or what are the substances manufactured by the thyroid and supplied to the body, the absence of which causes such serious metabolic disturbances in some animals? We may say at once that there is at present no satisfactory answer to the question.

Fränkel [1] separated from the gland a crystalline substance having the formula $C_5 H_{11} N_3 O_2$ which he called *thyreo-antitoxin*. This he thought was the active principle of the organ.

In 1895 Baumann [2] discovered the presence of iodine in the thyroid glands and prepared a substance from them containing as much as 9.3 % of iodine. This is an organic compound of iodine. It is prepared by treating thyroids with 10 % $H_2 SO_4$ whith the aid of heat. On cooling, a precipitate comes down which is dissolved in alcohol. From the alcoholic residue the fat is removed with petroleum ether and the substance remaining is dissolved in 10 % caustic soda. The brown solution is precipitated again with $H_2 SO_4$. The product is a brown amorphous substance, insoluble in water, and soluble with difficulty in alcohol. It is readily soluble in dilute alkalies and is precipitated by acids. It contains no proteid but some phosphorus (.4 — .5%) The amount of iodine per gram of the organ in human adults varies from 0.3 to 0.99. This substance prepared by Baumann has been put upon the market as *Thyreoiodin* by Bayer and Co. of Elberfeld.

Baumann and Roos claimed that this was in fact the active principle of the thyroid gland, and Hildebrandt [3] finds that thyreoiodin alone is able to counteract the effects of thyroidectomy, and to keep the animal alive. It represents the physiologically active principle of the thyroid gland. This author states that the excretion of albumen and sugar in the urine which accompanies the severe symptoms induced by thyroidectomy, ceases under the

[1] Wien. med. Bl., 1895, n° 9. 1896, n° 13, 14, 15.

[2] Zeitschr. f. physiol. Chem., Bd. XXI, p. 319, 1895; Bd. XXII, p. 1, 1896; Münch. med. Woch. n° 47 et n° 49, p. 989 & 476, 1896; Vol. XLIII; Baumann u. Roos, Zeitschr. f. physiol. Chem., Bd. XXI, p. 481, 1896; E. Roos, ibid, Bd. XXII p. 18, 1897; also Roos, Ueber Schilddrüsentherapie u. Jodothyrin, Freiborg u. Leipzig, 1897.

[3] Ber. klin. Woch., 1895, Bd. 32, S. 996.

administration of thyroiodin. Other salts of iodine are unable to prevent the onset of symptoms. As to the fate of the iodine of the thyroiodin he finds that it is held back in the body with extreme ease, while simple iodine preparations appear almost at once in the urine. He lays special stress on the fact that thyroiodin does not appear in the urine of a dog from whom the thyroid has been removed; hence other organs of the body must have the power of holding back the thyroiodin. On the other hand, the building up of the complicated combination present in thyroiodin from the simple iodine is to be looked upon as a specific function of the thyroid gland (1). Baumann showed a rise of the iodine present in the thyroids of animals treated with potassium iodine or iodoform.

Vassale (2) held that intravenous injection of thyroid extract prevented the ill effects of thyroidectomy, but Thuneberg (3) held the opposite view. Baumann and Roos (4), Baumann and Goldmann (5), and Hofmeister (6) agree that thyroiodin is able to supply the functions of the gland after removal, but Gottlieb (7) and Notkin (8) could not confirm this result. Wormser (9) believed that none of the single substances obtained from the thyroid was able to replace its functions and thought it necessary to give them all at the same time if they were to serve as substitute for the normal internal secretion of the gland.

Stabel (10), at about the same time, came to the conclusion that neither thyroiodin nor thyroid gland substance were able to keep dogs alive after thyroidectomy. So also Pugliese (11). This observer removed the thyroids from 12 dogs, and fed the animals on thyroid «tabloids». All the animals died at 2, 3, 6, 7, 12, 16, 23, 30, and 68 days after the operation, the earlier ones from tetanic symptoms, the later ones from cachexia. Pugliese's observations then stand in opposition to those of Gottlieb and Wormser,

---

(1) So also Blumreich and Jacoby (*Arch. f. Physiol.* 64, 1896): «Die Wirkung der Schilddrüse besteht wahrscheinlich in der Ueberführung einer giftigen in eine ungiftige Substanz, durchaus möglich ist, dass es sich dabei um eine Umwandlung von Iod in Thyroiodin handelt, das dann weitere Wirkungen im Organismus entfalten kann.»

(2) *Riv. sperimentale di Freniatria e med. legale*, Vol. 16, pag. 439, 1890.

(3) *Arch. f. Anat. u. Physiol.* 1895, S. 112 (comm. by Munk).

(4) *Münch. med. Woch.* Mai 1896, p. 478.

(5) *Münch. med. Woch.* 48, Nov. 1896, S. 1153.

(6) *Deutsch. med. Woch.* n.° 22, 1896, p. 354.

(7) *Deutsch. med. Woch.* 1896, p. 235 & 171.

(8) *Wien. klin. Woch.* 1896, n.° 43, S. 980.

(9) *Pflüger's Arch.* 67, 1897, S. 505.

(10) *Ber. klin. Woch.* n.° 33, 1897, S. 121.

(11) *Pflüg. Arch.* Bd. 72, p. 305, 1898.

but in agreement with those of Stabel, and show that the giving of thyroid preparations is in no way able to keep an animal alive after thyroidectomy [1].

It is thus evident that Baumann's thesis as to the identity of his thyroiodin with the actual functionally active principle of the gland has not been sustained by all later observations. At any rate the statements on this point are very conflicting. Any accounts of beneficial results arising from any kind of treatment after thyroidectomy are to be received with extreme caution, since the results of the operation are so inconstant and symptoms frequently diminish or even disappear in animals which are left entirely without any treatment [2].

But there are other objections to Baumann's theory. Iodine is absent from the thyroids of some animals. Baumann himself states [3] that while the thyroid of a dog fed upon Spratt's dog biscuits contains iodine, this element is absent after a meat diet. In the ox, horse, and pig, iodine may be absent or may be present in the merest traces [4]; further Baumann admits that iodine cannot always be found in the human thyroid.

One of Baumann's chief arguments in favour of his view lay in the observation that administration of thyroiodin in cases of goitre causes disappearance of the tumour. But this is a known remedial action of iodine [5] quâ iodine and proves nothing as to the therapeutic efficiency of the thyroiodin. Good results have been alleged to follow the administration of various inorganic and organic preparations of iodine [6], and certain sea animals and plants which contain iodine have been used as medicaments and especially in cases of goitre for hundreds of years before the discovery of iodine [7]. It is possible as Bunge [8] suggests that the organic form of iodine may be more readily absorbed and reach the part where its influence is effective.

<hr>

[1] Ceconi, G., *Att. dell' Accad. med. fis. fiorentina*, 1903, has recently found that administration of iodised fats has a marked effect in preventing the onset of symptoms after thyroidectomy. This, if confirmed, would point to the therapeutic value of organically bound iodine.

[2] See Vincent and Jolly, *loc. cit.*

[3] *Zeitschr. f. physiol. Chem.* XXII, p. 1, 1896.

[4] Roos, *Wien. klin. Woch.*, p. 131, nr. 6, 1896.

[5] Kunde, *Bibliothèque universelle de Genève*, Vol. XIV, p. 130, 1850.

[6] E. Schöndorff, *Beitr. z. therapeutischen Verwerthung des Jods*, Diss. Würzburg, 1882.

[7] Bunge, *Physiol. u. Path. Chem.*, Eng. Transl. Lond. 1902, p. 121; Harnack, *Munch. med. Woch.*, nr. 6, 1898, p. 161.

[8] *Loc. cit.*

According to Oswald ([1]), the iodine of the thyroid gland is bound up with a globulin like body, and the compound is called by him *thyreoglobulin*. This, he says, has all the physiological properties of thyroiodin ([2]). From it one can isolate the thyroiodin. The thyreoglobulin forms, along with a nucleo-proteid, the colloid substance of the thyroid vesicles.

No chemically pure substance has however yet been isolated from the thyroid gland and the presence of the iodine is of problematic significance ([3]).

E. INFLUENCE OF THE THYROID UPON METABOLISM

In the treatment of myxœdema and different forms of goitre, a rapid loss of weight is noted on feeding with thyroid gland substance ([4]). This is partly due to loss of subcutaneous tissue, partly to loss of water. Thyroid preparations are used to reduce obesity with good results ([5]). In order to explain these effects several series of experiments have been performed, with the object of directly studying the influence of the administration of thyroid glands upon metabolism.

The experiments of Ord and White ([6]), Mendel ([7]) Napier ([8]), and Vermehren ([9]) pointed to a distinct increase of nitrogen in the urine with a concomitant decrease of weight, pointing to increase of proteid metabolism. But in all these experiments which were of

---

([1]) *Zeitschr. f. phys. Chem.* Bd. 32, S. 14, 1901.

([2]) *Pflüg. Arch.* 83, 129, 1901.

([3]) I can find nowhere any very definite statement as to the percentage of iodine present in the various organs and tissues of the body. Some isolated observations show that small quantities of iodine can be found in the thymus and pituitary. Drechsel found much iodine in organic combination in the skeleton of *Gorgonia cavolinii*, and on decomposing obtained a crystalline amido acid iodogorgonic acid, $C_9H_9NIO_4$. The same observer also records the discovery of iodine in the hair of a patient who had been treated with iodide of potassium. Drechsel confirms the existence of Baumann's thyreoiodin and of Fränkel's thyreo-antitoxin, and adds the discovery of still another crystalline basic substance. Hutchison (*loc. cit.* *supra*) finds that the physiological activity is always associated with the iodine-containing substance. It seems that the thyroid has the power of storing up any iodine which may be introduced into the body. See Drechsel, *Centralbl. f. Physiol.* IX, S. 705, 1896; Fränkel, *Wien. med. Blätt.* 18, 1895, nos. 17-18, 1895; Notkin, *Wien. med. Woch.*, no. 42, S. 824, 1895; *Virch. Arch.* CXLIV, Suppl. S. 121, 1896; Hutchison, *Centralbl. f. d. med. Wissen.* S. 209, 1897; *Brit. med. Journ.* 1896, I, p. 730; 1897, I, p. 192; *Journ. Physiol.* 1898, Vol. XX, p. 474.

([4]) See literature quoted by Leichtenstern, *Deutsch. med. Woch.* 1894, no. 39-41, pp. 1291 and 1331.

([5]) Leichtenstern u. Wendelstadt, *Deutsch. med. Woch.* 1894, no. 39, pp. 1291 and 1331.

([6]) *Brit. med. Journ.* 1893, II, p. 217.

([7]) *Deutsch. med. Woch.* 1893, p. 73, no. 4.

([8]) *Lancet* 1893, II, 30th Sept. p. 805.

([9]) *Deutsch. med. Woch.* 1893, S. 274 and 1637, nos. 13 and 45.

short duration, the total intake and total output were not accurately determined.

Similar results were obtained by Dennig [1], Bleibtreu and Wendelstadt [2], Bürger [3], Roos[4], Zum Busch [5], Dinkler [6], and Georgiewsky [7]. The duration of the experiments here were at most 14 days.

Other workers have found little or no increase in nitrogen excretion, e. g. Ewald [8], in a case of myxoedema. Scholz [9] and Richter [10] found a very small increase in the amount of nitrogen excreted. The nitrogen balance remained positive.

The discovery of iodine in the thyroid gland by Baumann [11] and the isolation of thyroiodin as the probable active principle, led observers to test the action of this last upon metabolism. Trenpel [12], Grawitz [13], David [14] and Dinkler [6], experimenting on the human subject, and Roos [15] who used a small dog, came to the conclusion that thyroiodin influenced metabolism in the same way as the thyroid gland substance itself in that the body weight diminished and the nitrogen excretion increased.

Some experiments of short duration are recorded directed to the estimation of the oxygen taken in and the carbon dioxide given out during thyroid administration. These respiration experiments were carried out after the Zuntz-Geppert method. Magnus Levy [16] found in a normal man during the exhibition of thyroid glands a not very distinct increase of the oxygen intake and the carbonic acid output. Later experiments by the same author [17] on a myxoedematous patient gave on the other hand an increase of 80 %

[1] Münch. med. Woch. 1896, S. 354 u. 364.
[2] Deutsch. med. Woch. 1895, no. 33, p. 545.
[3] Inaug. Diss. Halle, 1901.
[4] Zeitschr. f. physiol. Chem. Bd. 25, S. 10.
[5] Dissertatbng. Zeitsch. Bd. II, H. 5, S. 432. 1898.
[6] Münch. med. Woch. 1896, no. 32, S. 503.
[7] Centralbl. f. d. med. Wissensch. 1896, no. 43, p. 466.
[8] Ber. klin. Woch. 1895, no. 3, S. 55.
[9] Centralbl. f. inn. Med. 1898, no. 43 u. 44, S. 1091 u. 1105.
[10] Ibid. 1899. Bd. XXII, p. 1.
[11] Loc. cit.
[12] Münch. med. Woch. 1896, no. 9, S. 177 and 28, S. 584.
[13] Ibid. 1899, no. 14, S. 307.
[14] Zeitschr. f. Heilkunde, Bd. 17, S. 381.
[15] Münch. med. Woch. 1901, no. 32, S. 363.
[16] Zeitschr. f. physiol. Chem. Bd. 21, S. 211. 1895; Münch. med. Woch. 1904, no. 17, S. 1057.
[17] Ber. klin. Woch. 1895, no. 30, S. 650.
[18] Deutsch. med. Woch. 1901, no. 13, S. 451.

in the oxygen intake under the influence of thyroid and 43 %, under the influence of iodothyrin.

The experiments of Süss (¹) on a healthy man showed an increase of oxygen intake of 20-23 % and a somewhat smaller increase of carbon dioxide excretion. Thide and Nehring (²) also found an increase of oxygen intake amounting to 20 %; the CO_2 output was smaller and irregular.

The distinct increase of oxidation processes shown in these experiments proves that the greater part of the loss of weight under the influence of thyroid feeding is caused by loss of fat. The question as to whether the proteid is also used up to any extent remains unanswered, for the experiments are of too short a duration to exclude the possibility of the increased N excretion being due to an increased excretion of urea and other nitrogen-containing compounds already stored up in the organism.

Schöndorff (³) has performed a very careful series of experiments of long duration upon dogs, and has reached the conclusion that metabolic processes are distinctly increased by the administration of thyroid substance. There is at first no influence on proteid metabolism, but an increase in nitrogenous excretion from increased elimination of N-holding extractives already present in the body. The body fat is first used up. After a certain period, however, the proteid is also attacked. On stopping the thyroid administration the metabolism returns to normal, while renewed administration leads to no increased nitrogenous excretion (⁴).

(¹) *Festschrift des städtischen Krankenhauses zu Frankfurt a. Main*, Sept. 1896.

(²) *Zeitsch. f. klin. Med.* Bd. 36, 1899, S. 41.

(³) *Pflüg. Arch.* Bd. 67, 1897, S. 395 et seq.

(⁴) The effects of thyroid and parathyroid feeding upon metabolism has been recently studied by Easterbrook (*Lancet*, Aug. 27, 1898; *Brit. med. Journ.* 22 Sept. 1900; *Scott. med. and Surg. Journ.* Nov. and Dec. 1900) in the healthy subject and in patients suffering from mental diseases. This observer finds that there is considerable loss of weight, some pyrexia, increased perspiration. The blood shows diminution in the haemoglobin and to a greater extent in the red cells, and slight leucocytosis. There were headaches, pains, tinglings and pricklings, as well as tremors of face, fingers and limbs. There was also weakness and feeling of exhaustion. The urinary nitrogen was much increased. The thyroid acted in fact as a profound katabolic stimulant. The parathyroids produced no effects. Breisacher (*Journ. Amer. Med. Ass.* 1896. Vol. 27, p. 800) states that all dogs from which the thyroid has been removed die when fed upon meat or meat broth, while 50 %, of the animals fed upon milk and eggs remain normal. This had led physicians to treat various diseases of the thyroid such as myxoedema and Basedow's disease by prescribing a diet consisting chiefly or entirely of milk, eggs, and vegetables. See, however, Ughetti (*Rif. med.* Dec. 1898. Vol. IV, p. 675).

According to Lanz (*Correspondenzbl. f. Schweizer Aerzte*, Jahrg. XXV, p. 208, 1895) the subcutaneous injection of thyroid juice in normal animals brings about atrophy of the gland (?).

F. PHYSIOLOGICAL EFFECTS OF INTRAVENOUS AND SUBCUTANEOUS INJECTIONS OF THYROID EXTRACTS IN THE NORMAL ANIMAL.

The extraordinary physiological effects produced by the intravenous injection of extracts of the suprarenal medulla [1] have led to numerous experiments with extracts of very many organs and tissues. No effects at all comparable with those of suprarenal medulla are produced by any of them [2]. All tissues yield to normal saline solution or water some substance or substances which lower blood pressure to a greater or less extent. Nervous tissues are the most powerful in this direction, but muscular and glandular tissues have a similar effect [3]. There is at present no evidence that in any of these cases the action is a specific one.

Extracts of thyroid gland, then, in common with other tissue extracts causes dilatation of peripheral arterioles and lowering of the general blood pressure [4]. What the pharmacologically active substances may be is not yet determined. Hutchison [5] found that injection of a solution of the colloid matter has no effect on blood-pressure. Injection of a solution of the extractives produces a decided fall, the degree of the latter being proportional to the strength of the solution of extractives employed. A solution of the mineral ingredients contained in the solution of extractives produces a slight fall, but not nearly sufficient to account for the lowering of blood-pressure which follows injection of the extractives [6]. This observer did not succeed in producing intravascular clotting in rabbits by the injection of the colloid matter.

Subcutaneously injected extracts of the thyroid gland produce no very striking effects; there is a slight stimulating action such as one gets with other organs and tissues.

Oliver and Schäfer [7] found no change in the heart-beat as the result of injection of thyroid extract [8]. Baumann's thyroiodin

---

[1] Oliver and Schäfer, Proc. Physiol. Soc. Mar. 1894, Journ. of Physiol. XVI, p. i; ibid. Mar. 1895, Journ. of Physiol. XVII, p. IX; Journ. of Physiol. XVIII, no. 3, 1895.

[2] With the exception of the infundibular portion of the pituitary.

[3] Oliver and Schäfer, Journ. of Physiol. XVIII, 1895; Osborne and Vincent, ibid. XXV 1900; Vincent and Sheen, ibid. XXIX, 1903; Vincent and Cramer, ibid. XXX, 1903-4.

[4] Oliver and Schäfer, loc. cit.; Hutchinson, Journ. of Physiol. XXIII, p. 189, 1898-9.

[5] Loc. cit.

[6] Cf. Osborne and Vincent, Vincent and Sheen, Vincent and Cramer, and Halliburton, loc. cit. Halliburton, ibid. XXVI, 1901; Schäfer and Moore, ibid. XX, p. i, 1896; Gleynes, Amer. Journ. of Physiol. II, p. 272, 1899; Guinard and Martin, C. R. Soc. Biol. 1899, p. 161.

[7] Loc. cit. See also Schäfer, Brit. med. Journ. 1895, Vol. II, p. 341.

[8] See, however, Cunningham, Journ. of exper. med. 1898, III, p. 147.

appears to have no effect on the heart [1] It has been alleged that the resistance to fatigue of the voluntary muscles is increased by the administration of thyroiodin [2]. Cleghorn [3], who performed his experiments upon the isolated mammalian heart, found that thyroid extracts augment the force and slightly quicken the rate of contraction, but with larger doses the effect was reversed. This observer also obtained similar results with thyroiodin, but not with iodine itself.

Extracts of parathyroid injected intravenously produce a fairly marked lowering of the blood-pressure. Subcutaneously, so far as I am aware, they have not been tested.

6. THEORIES AS TO THE FUNCTION OF THE THYROIDS AND PARATHYROIDS

The facts detailed above point to the theory that the thyroid gland furnishes in the form of an internal secretion some substance or substances which are in some animals essential for the maintenance of health. The results of extirpation in young animals, the effects of thyroid deficiency in human beings, combined with the beneficial effects of grafting and opotherapy are strong arguments in favour of this view. A different theory is held by many writers, who are inclined, as also in the case of the suprarenal capsules, to believe that the gland has the function of destroying toxic products of metabolism [4]. It is possible of course that both theories may be correct, though the fact that such a small quantity of tissue is sufficient to fulfil the functions of the organ seems to point to the internal secretion as the more probable. Bunge [5] believes that the active substance is probably of the nature of a ferment.

The old theory of Simon [6] that the thyroid regulates the blood-supply to the brain, has found some modern supporters. The remarkably large supply of blood to the organ and the intimate

---

[1] Vamossy and Vas, *Münch. med. Woch.* 1897, no. 25, S. 407; Kobert, *Verhandl. des 14te Congresses für innere Med.* 1896, p. 152; see also Schuster, *ibid., idem.*

[2] Moore, *Arch. de Physiol.* 1896, XXX, p. 741.

[3] *Amer. Journ. of Physiol,* Vol. II, 1899, p. 287.

[4] This "Entgiftung" theory has been most definitely formulated by Blum (*Münch. med. Woch.* 1898, no. 8, 9, 10, 11, S. 231, 267 and 333). This author believes that the thyroid takes up the poisonous thyreotoxalbumin from the blood and renders it harmless by the addition of iodine. This view is criticised by Oswald (*Pflüg. Arch.* 79, 450, 1900 and Roos, *Zeitschr. für physiol. Chem.* 28, 490, 1899.

[5] *Lectures, loc. cit.*

[6] *Phil. Trans.* 1844.

anatomical relations subsisting between its arteries and those
which supply the blood to the brain, have induced Stahel [1] and
Waldeyer [2] to agree with the view of Simon. But the idea has
been most fully developed by Cyon from the experimental side.
He concludes that the function of the thyroid consists in the formation of a substance — thyroiodin — whose duty is to maintain
in good order the regulating nervous mechanism of the heart [3].

With regard to the parathyroids, it will be seen from what
has been said above, that they cannot be looked upon as organs
independent of the thyroid. We must in fact look upon thyroids and
parathyroids as constituting one apparatus.

[...] — INOCULATIONS PRÉVENTIVES CONTRE LES MALADIES BACTÉRIENNES

(Aktive Immunisierung gegen Infektionskrankheiten)

Par M. le Prof. ADOLF DIEUDONNÉ, Oberstabsarzt (München)

Bei der aktiven Immunisierung werden folgende Methoden angewendet:

1. Schutzimpfung mit lebenden, vollvirulenten Krankheitserregern.
2. Schutzimpfung mit lebenden, abgeschwächten Krankheitserregern.
3. Schutzimpfung mit abgetöteten Bakterien.
4. Schutzimpfung mit Bakterienextrakten.

Von diesen Methoden hat die erste wenig praktische Bedeutung mehr, die zweite kommt bei der Schutzpockenimpfung und
der Tollwutimpfung in Betracht. Die Schutzimpfung mit abgetöteten Krankheitserregern wird bei Cholera, Typhus und Pest in
grossem Maasstabe verwendete. Zur vierten Methode gehört vor
allem das Tuberkulin und die anderen aus den Tuberkelbazillen
durch mechanische oder chemische Eingriffe gewonnenen Stoff-
wechselprodukte.

[1] Deutsch. med. Woch. Leipz. 1892, S. 277.
[2] Berl. klin. Woch. 1892, S. [illegible].
[3] For details of Cyon's theory see — Centralbl. f. Physiol. Bd. XI. 1897, S. [illegible]; Arch. f. d. ges. Physiol. Bd. 70, 1898, S. [illegible]; ibid. Bd. 71, 1898, S. [illegible]; ibid. Bd. 73; ibid. Bd. 74; ibid. Bd. 77, [illegible]; See also Études der [illegible] 1897, T. [illegible]; [illegible] ibid. 1898, T. [illegible], p. [illegible] Sept.; Dict. de Physiol. 1898, p. [illegible]; Rev. Gén. des sciences 1902, [illegible] Sept. p. [illegible].

Bei der aktiven Schutzimpfung werden unter dem Einflusse der Einverleibung der Bakterien spezifische Schutzstoffe (Bakteriolysine, Agglutinine) im Körper des Geimpften gebildet. Nach jeder Einverleibung macht der Organismus im Gegensatz zur passiven Immunisierung eine Reaktion durch, die der Ausdruck einer erhöhten Zelltätigkeit ist und dabei erfolgt die Bildung der Schutzstoffe. Wo eine solche Reaktion nicht eintritt, etwa wegen zu geringer Dosis des Impfstoffes, kann auch kein sicherer Impfschutz erfolgen. Es handelt sich um eine, durch den Immunisierungsvorgang hervorgerufene Umstimmung gewisser Zellenkomplexe des Organismus, welche alsdann die Schutzstoffe aktiv produzieren. Die erhöhte Zelltätigkeit wird ausgelöst durch Reize, wie sie von den einverleibten Krankheitserregern ausgehen. Da der Organismus selbst diese Stoffe bilden muss, so vergeht bis zum Eintritt der Immunität immer eine gewisse Zeit (5—10 Tage); während dieser Zeit besteht eine erhöhte Empfänglichkeit des Geimpften für die Infektion (negative Phase). Der aktive Impfschutz hält relativ lange Zeit, jedenfalls viele Monate an, da die gebildeten Schutzstoffe in den Gewebselementen haften und der Organismus die Bereitung seiner Schutzstoffe gelernt hat.

In der neuesten Zeit hat die Schutzimpfung mit abgetöteten Kulturen grosse praktische Bedeutung bekommen. Durch die grundlegenden Versuche von R. Pfeiffer, Brieger, Kitasato und Wassermann wurde dieses Verfahren im Tierversuch zuerst geprüft und gezeigt, dass Meerschweinchen durch Einverleibung nicht tötlicher Dosen Typhus- oder Cholerakultur gegen das mehrfache der sicheren tötlichen Dosis auf lange Zeit geschützt sind. Kolle übertrug diese am Tier ausgeführten Versuche auf den Menschen und fand, dass nach der einmaligen Injektion von kleinen Mengen abgetöteter Agarkultur (1/10 Kultur — 1 Öse) die spezifischen Schutzstoffe in beträchtlichen Mengen auftreten und noch ein Jahr nach der Impfung nachweisbar sind. Da die Herstellung von Impfstoffen aus lebenden Krankheitserregern schwierig und auch bei Typhus und Pest nicht ungefährlich ist, so hat die Impfung mit abgetöteten Kulturen grosse Vorteile, namentlich auch den einer exakten Dosierbarkeit.

Zur Impfung benützt man entweder Kulturen, die durch Erhitzen auf 60° abgetötet sind oder Bakterienextrakte, die mittels chemischer oder physikalischer Einwirkung gewonnen sind. Die einfachste Methode ist die von R. Pfeiffer und Kolle zuerst angegebene: eine gut gewachsene Agarkultur wird in physiologischer

Kochsalzlösung aufgeschwemmt und die Aufschwemmung durch einstündiges Erhitzen auf 60° abgetötet. Durch Zusatz von 0,5 % Phenol hält sich dieser Impfstoff viele Wochen lang unverändert. Bei 60° werden die Bazillen sicher abgetötet und die im Bakterienleib enthaltenen immunisierenden Substanzen nicht zerstört; bei einer Erhitzung auf 100° ist die immunisatorische Wirkung stark herabgesetzt. Von Bedeutung ist auch die Virulenz der zur Immunisierung verwendeten Stämme, virulente Stämme erzeugen grössere Mengen von Immunkörpern als avirulente oder weniger virulente; bei Typhus kommt es nach Wassermann zur Erzeugung hoher Immunitätsgrade nicht darauf an, möglichst virulente Stämme zu verwenden, sondern solche, die ein besonders grosses Bindungsvermögen besitzen, die also aus einem Typhusserum grosse Mengen von Immunsubstanzen zu binden und zu entfernen vermögen. Einige Stunden nach der Einverleibung des Impfstoffes tritt eine allgemeine und lokale Reaktion ein, Infiltration an der Injektionsstelle und Temperaturerhöhung mit Mattigkeitsgefühl. Die Reaktion ist individuell verschieden stark. Nach 1—2 Tagen ist meist diese Reaktion wieder verschwunden; zehn Tage nach der Impfung enthält das Blut die spezifischen bakteriolytischen und agglutinierenden Schutzstoffe. Da wie erwähnt, nach der Impfung bis zum Auftreten dieser Stoffe eine erhöhte Empfänglichkeit gegenüber Bakterieninfektion besteht (negative Phase), so darf die Impfung nur zu einer Zeit vorgenommen werden, wo die zu Impfenden einer Infektion nicht ausgesetzt sind.

Haffkin nimmt bei seinen Impfungen gegen Cholera und Pest statt Agar mehrere Wochen alte Bouillonkulturen, Wright für Typhusimpfungen 48stündige Bouillonkulturen, die dann durch Erhitzen auf 63° abgetötet werden.

Von verschiedenen Seiten wurde versucht, die im Bakterienleib enthaltenen immunisierenden Substanzen zu extrahieren, wodurch die Resorptionsfähigkeit vermehrt wird; so gewann Lustig und Galeotti aus Pestkulturen mittels chemischer Reagentien einen Impfstoff, der den Vorteil einer leichten Dosierung und lange dauernden Haltbarkeit besitzt. Das Berner Seruminstitut stellt nach diesem Verfahren einen Cholera-, Pest- und Milzbrandimpfstoff her. Conradi suchte durch Autolyse der Bakterien eine leichtere Resorptionsfähigkeit der Kulturen zu erreichen; die Autolysate wurden gewonnen durch mehrtägige Digestion der Agarkultur in 0,8 proz. Kochsalzlösung bei 37° und Filtration des Autolysats durch Bakterienfilter. Brieger und Mayer extrahierten durch

Schütteln von lebenden Cholera- und Typhusbazillen in destilliertem Wasser schon nach 6 Stunden die für die Immunisierung wichtigen Substanzen. Bassenge und Mayer stellten nach dieser Methode einen Typhus-Impfstoff her, der nur geringe Reaktion hervorruft und doch zur Bildung von Bakteriolysinen führt. Neisser und Shiga benützten ein durch Autolyse und Filtration aus abgetöteten Kulturen gewonnenes Filtrat; eine eintägige Kultur wird in phys. Kochsalzlösung aufgeschwemmt, eine Stunde lang bei 60° erhitzt, zwei Tage bei 37° gehalten, durch ein Bakterienfilter filtriert und mit 0,5 % Phenol versetzt. Durch diese Methoden wird die Miteinverleibung derjenigen Stoffe der Bakterienkörper vermieden, die entzündungserregend auf das Gewebe wirken und wohl die Hauptrolle bei der lokalen Infiltration nach Injektion von abgetöteten Kulturen spielen. Wassermann benützte zur Immunisierung keimfreie Filtrate nach Neisser-Shiga, die im Vakuumapparat bei 35° zu einem pulverförmigen Rückstand eingedickt werden. Das Präparat enthält nur geringe Mengen der entzündungserregenden Leibesbestandteile der Bakterien, ist keimfrei, genau dosierbar und hält sich lange Zeit unverändert.

Neuerdings gelang es Bail und seinen Schülern, mit aggressinhaltigen Exsudaten eine wirksame aktive Immunisierung bei Tieren herzustellen, doch liegen praktische Erfolge bei Menschen darüber noch nicht vor.

Die Beurteilung dieser verschiedenen Methoden kann auf zweierlei Weise erfolgen, einmal nach dem Auftreten der spezifischen Schutzstoffe und dann mittels der Statistik. Dasjenige Verfahren verdient den Vorzug, das die intensivste Antikörperproduktion im Organismus auslöst, und das in der Praxis die besten Erfolge gibt. Wenn auch die Statistik ihre Mängel und Bedenken hat, so gibt sie doch einigermassen Aufschluss über die Wirksamkeit einer Impfung.

Cholera

Der spanische Arzt Ferran hat zuerst die Immunisierungsmöglichkeit bei Cholera nachgewiesen; er hatte Meerschweinchen mit Bouillonkultur behandelt, die aus Choleraentleerungen stammten und beobachtet, dass die immunisierten Tiere, wenn sie sich von dem Eingriff erholt hatten, nicht mehr an Dosen zu Grunde gingen, die für normale Tiere tötlich wirkten. Auf diese Beobachtung gestützt, ging Ferran zu Versuchen an Menschen

über, denen er eine steigende Menge Cholerabouillonkultur ein-
spritzte. Die Erfolge waren ungünstig, jedenfalls zum Teil deshalb,
weil unreines Ausgangsmaterial, keine Reinkulturen verwendet
wurden und eine richtige Dosierung unmöglich war. Weit exakter
waren die *Haffkine*'schen Impfungen in Indien, die an mehr als
40 000 Menschen ausgeführt wurden. Bei der ersten Impfung wird
1/12 abgetöteter Agarkultur, bei der zweiten Impfung 1/8 lebender
Agarkultur eingespritzt. R. Pfeiffer und Kolle haben durch exakte
Versuche an Menschen und Tieren die wissenschaftlichen Unter-
lagen für diese Impfungen festgestellt. Die subkutane Injektion
der lebenden Cholerabakterien, die bei Einführung per os für den
Menschen so pathogen sind, führt niemals zu spezifischen Krankheitserscheinungen; es treten nur leichte Reaktionserscheinungen
(Fieber, Mattigkeit, lokale Entzündung) auf. Die Choleravibrionen
gehen im Unterhautzellgewebe des Körpers zu Grunde, ohne eine
Infektion herbeizuführen. Die Verwendung von lebenden Kulturen leistet daher nicht mehr wie die von abgetöteten, in beiden
Fällen treten bakteriolytische Substanzen in beträchtlicher Menge
auf; die Impfung mit abgetöteten Kulturen ist daher vorzuziehen.

Die Massenimpfungen in Indien durch Haffkine ergaben ent-
schieden deutlichen Erfolg. Zwar war es bei den schwierigen
äusseren Verhältnissen nicht möglich, eine Gesamtstatistik über
die Morbidität und Mortalität im Vergleich zu den Nichtgeimpften
zu erhalten, doch zeigen eine ganze Anzahl von beglaubigten
Einzelbeobachtungen den Wert der Methode. Von den Geimpften
erkrankten viel weniger an Cholera als von den Ungeimpften.
Ferner war die Sterblichkeit bei den trotz der Impfung Erkrankten
bedeutend vermindert, so erkrankten bei einer Epidemie von 207
Geimpften 8 (3,9 %) und starben 5 (2,4 %), von 202 Nichtgeimpften
erkrankten 20 (9,9 %) und starben 10 (4,9 %). Bei einer Epidemie
in Kalkutta im Jahre 1894 starben von 340 Nichtgeimpften ungefähr 12 %, von 181 Geimpften nur 2 %. Der Impfschutz hält
nur begrenzte Zeit an und ist nach 15 Monaten nahezu wieder
erloschen.

Der Impfstoff nach Pfeiffer-Kolle wird in der Weise hergestellt, dass eine gutgewachsene Agarkultur — 20 mg mit 10 ccm
physiol. Kochsalzlösung aufgeschwemmt und die Aufschwemmung
durch einstündiges Erhitzen auf 60° sterilisiert wird. Durch Zusatz von 0,5 % Phenol lässt sich der Impfstoff lange Zeit, ohne
an Wirksamkeit zu verlieren, konservieren. Für eine erfolgreiche
Impfung genügt eine Injektion von 1 ccm — 2 mg. Einige Stunden

nach der Injektion tritt, wie bei der Haffkine'schen Impfung als
lokale Reaktion an der Injektionsstelle eine Infiltration mit
Schmerzhaftigkeit ein, ferner zeigt sich Temperaturerhöhung,
Frost, Mattigkeitsgefühl und Appetitmangel. Nach 1—2 Tagen ist
die lokale und allgemeine Reaktion wieder verschwunden. Vom
5ten Tage ab beginnt die eintretende Immunität sich durch die stärkere bakteriolytische Kraft des Serums zu dokumentieren, am
12ten Tage ist sie auf dem Höhepunkt und bleibt nun monatelang
erhalten. Eine Massenimpfung mit dem Impfstoff Pfeiffer-Kolle
wurde von Murata bei der im Jahre 1902 herrschenden Choleraepidemie im japan. Regierungsbezirk Hiogo ausgeführt. Von
77907 Geimpften erkrankten 47 (0,06 %) und starben 20 (0,02 %),
von 825 287 Nichtgeimpften erkrankten 1152 (0,13 %) und starben
863 (0,010 %). Die bei den Geimpften eintretenden Erkrankungen
verliefen viel leichter als bei den Nichtgeimpften. Anfangs wurde
2 mg abgetöteter Agarkultur eingespritzt, später 4 mg, bei Anwendung der grösseren Dosis kamen unter den Geimpften keine
Erkrankungen mehr vor.

Neuerdings wurde auch der von Neisser und Shiga angegebene Impfstoff mit Autolysaten der Bakterien bei der Schutzimpfung gegen Cholera versucht; nach Brieger und Mayer kommt
es nach der Injektion von autolytischen Produkten der Cholerabakterien in destilliertem Wasser zu einer starken Bildung von
Bakteriolysinen und Agglutininen. Auch Bertarelli hat an sich
selbst, sowie an Kaninchen die Produktion spezifischer Antikörper
nach Injektion von Choleraautolysaten beobachtet, jedoch vermag
er der Shiga'schen Methode das Wort nicht zu reden, da ausser
der Umständlichkeit des Verfahrens die Steigerung der Immunität
eine bedeutende Quantität des Impfmaterials erfordert. Strong
hat während der Choleraepidemie in Manila derartige Autolysate
auch bei Menschen angewendet und das Auftreten von bakterio-
logischen und agglutinierenden Stoffen im Blutserum beobachtet.
Wegen des Erlöschens der Epidemie war es nicht möglich, nach
dieser Methode weitere Untersuchungen anzustellen, jedoch wurde
festgestellt, dass die Injektion des Autolysats beim Menschen
vollkommen gefahrlos ist, Lokalreaktionen kann auftreten und die
Allgemeinreaktion sehr leicht ist.

Endlich hat Schmitz im Berner Seruminstitut nach der von
Lustig und Galeotti angegebenen Methode mittels chemischer Re-
agentien aus den Leibern der Cholerabakterien die wirksamen
Stoffe extrahiert, die im Tierkörper einen sicheren Schutz gegen

eine künstliche Cholerainfektion hervorriefen. Impfversuche an Menschen sind bis jetzt noch nicht damit gemacht worden.

Nach den seitherigen Erfahrungen eignet sich zur Cholera-impfung am besten der aus Agarkulturen hergestellte Impfstoff nach Pfeiffer-Kolle, da er leicht herzustellen, mit 0,5 % Phenol versetzt lange haltbar ist, und weil nur eine einmalige Schutz-impfung notwendig ist. Wie die Massenimpfungen in Indien und in Japan zeigten, hat die Choleraschutzimpfung sicher einen ge-wissen Wert. Das Impfverfahren ist aber nicht etwa ein Ersatz-mittel für die sonstigen prophylaktischen Massnahmen, sondern stellt in erster Linie ein Schutzmittel dar für Aerzte, Kranken-wärter und sonstige beim Ausbruch von Epidemien gefährdete Personen, ferner kann es in einem Krieg, wo die prophylaktischen Massnahmen nicht so leicht durchzuführen sind, von grosser Be-deutung werden.

Typhus

Wright führte zuerst Typhusimpfungen in grossem Mass-stabe bei der englischen Armee in Indien und in Südafrika durch. Der Impfstoff wird aus einer 48stündigen Typhusbouillonkultur hergestellt, die durch zweistündiges Erhitzen auf 65° abgetötet ist; nachdem die Sterilität durch Verimpfung auf Agarplatten nachgewiesen ist, wird zur Konservierung 0,5 % Karbol oder Lysol zugesetzt. Vor der Verwendung beim Menschen wurde der Impfstoff an Meerschweinchen auf seine toxische Wirkung ge-prüft, doch zeigte sich, dass diese sehr schwankend war. Neuer-dings wird durch Zählung auf mikroskopischem Wege die in der Kultur enthaltene Anzahl der Bazillen festgestellt. Zur erstmaligen Impfung wird eine Impfstoffmenge benützt, die 750—1000 Mil-lionen Typhusbazillen enthält und zur zweiten Impfung eine solche von 1500—2000 Millionen. Der günstigste Zwischenraum zwischen der ersten und der zweiten Impfung ist nach Leishman 11 Tage; zu dieser Zeit sind die durch die erste Impfung hervor-gerufenen schützenden Substanzen aufgetreten und vermehren sich, die zweite Impfung scheint auf die Weiterbildung stimulie-rend und nicht abschwächend zu wirken.

Auf Grund einer statistischen Uebersicht zeigt sich der Erfolg der Typhusschutzimpfungen in einem Einfluss auf die Morbidität und Mortalität; die Zahl der Erkrankungen war unter sonst glei-chen Bedingungen bei den Geimpften um wenigstens die Hälfte herabgesetzt, ebenso die Sterblichkeit bei den trotz der Impfung Erkrankten. Von 1758 geimpften Kranken starben 142 — 8 %, von 10 980 nichtgeimpften Kranken 1800 — 16,6 % (Vgl. Tabelle). Die Dauer des Impfschutzes beträgt nach der seitherigen Beobachtung 2, vielleicht sogar 3 Jahre. Wenn auch die statistische Berechnung viele Fehlerquellen hat und nicht einwandfrei ist, so ist doch aus der Tabelle ein deutlicher Einfluss der Impfungen unverkennbar. Ferner zeigte sich, dass die Impfung mit abgetöteten Kulturen ungefährlich ist.

Bei der Herstellung des Impfstoffes nach Pfeiffer-Kolle wird von der Kulturmasse einer 24stündigen bei 37° gut gewachsenen Agarkultur (10 Oesen = 20 mg) ausgegangen. Die Agarkulturen haben vor Bouillonkulturen den Vorteil, dass sie eine gleichmässigere Abmessung der einzuspritzenden Dosis gestatten. Die Einzeldosis des Impfstoffes ist 1 Normalöse = 2 mg. Zur Bereitung des Impfstoffes werden 10 gutgewachsene Agarkulturen mit 4,5 ccm steriler physiol. Kochsalzlösung abgeschwemmt, die Aufschwemmung 1 ½ bis 2 Stunden bei 60° erhitzt, dann auf Sterilität durch Verimpfung auf Agar geprüft und mit 5 ccm einer 3 %igen Phenollösung versetzt; es enthalten nunmehr 50 ccm Impfstoff 100 Oesen oder 0,5 ccm 1 Oese = 2 mg abgetöteter Agarkultur. Ursprünglich waren drei Impfungen beabsichtigt zur Erzielung einer höheren und längeren Immunität, bei der ersten Impfung werden 2 mg Kultur, bei der zweiten 4 mg und bei der dritten 6 mg eingespritzt. Später wurde die dritte Impfung weggelassen und nur eine zweimalige Immunisierung mit 8—10tägigen Zwischenraum (1. Dosis 2 mg, 2. Dosis 6 mg) vorgenommen.

Im Institut für Infektionskrankheiten zu Berlin wurden die verschiedenen Verfahren zur Herstellung des Impfstoffes bezüglich ihrer Brauchbarkeit, ihrer Reaktionserscheinungen und ihrer immunisierenden Wirkung im Grossen geprüft. Es wurde verglichen: der Agarimpfstoff nach Pfeiffer-Kolle, der Bouillonimpfstoff nach Wright, der Impfstoff von Bassenge-Rimpau (wiederholte Einspritzung des Agarimpfstoffes in Dosen von 1/30 bis 1/5 Oese in 10—12tägigen Zwischenräumen), die Methode von Shiga (durch Autolyse und Filtration aus abgetöteten Kulturen gewonnenes Material) und der Impfstoff von Wassermann (die Shiga'schen Filtrate im Vakuumtrockenapparat eingedickt). Die Ergebnisse dieser umfangreichen Untersuchung, die von Kolle, Hetsch, Kutscher und Flemming ausgeführt wurde, waren nach Hetsch folgende: Die meiste Aussicht auf die Erzielung eines wirksamen Impfschutzes bei Menschen bietet die Einverleibung grosser Dosen von Agarkultur. Es tritt bei dieser Methode allerdings eine oft nicht unerhebliche lokale und allgemeine Reaktion des Körpers auf, dieselbe führt aber niemals zu einer länger anhaltenden oder gar dauernden Schädigung der Geimpften. Zur Erreichung einer lange dauernden Immunität scheint es notwendig, gute lokale und allgemeine Reaktionen zu erzielen. Wenn irgend möglich, ist eine mehrmalige Impfung vorzunehmen unter Anwendung steigender Dosen; die erste Impfdosis soll dabei nicht unter einer Normalöse Agarkultur betragen. Von der Benutzung kleiner Dosen ist abzuraten, weil durch sie nicht eine genügende Steigerung der spezifischen Blutstoffe im Blut der Geimpften erzielt wird. Bouillonkulturen sind u.a. aus technischen Gründen (Kontrolle der Reinheit des Impfstoffes) nicht empfehlenswert. Als zweckmässigste Methode wurde daher die Verwendung des Impfstoffes Pfeiffer-Kolle festgestellt und damit die Impfung bei den deutschen nach Südwestafrika gehenden Truppen seit Januar 1905 durchgeführt. Die Impfung war fakultativ und zwar mit Recht, da immerhin der Eingriff bei manchen Menschen starke Reaktionserscheinungen mit sich bringt und der Schutz kein absoluter ist. Doch blieben nur 15 % der Mannschaften ungeimpft, im Ganzen wurden bis jetzt über 5000 Mann geimpft. Bei der Mehrzahl trat in 2—5 Stunden die allgemeine Reaktion mit Fieber bis 39°, Uebelkeit usw. ein. Nach 12—16 Stunden waren diese Erscheinungen völlig geschwunden, die lokale Reaktion ging nach 48 Stunden völlig zurück. Als Impfstelle eignen sich am besten die Gegenden mitten zwischen Schlüsselbein und Brustwarze.

Um eine genaue Statistik zu bekommen, wurden Zählkarten geführt, dadurch ist es möglich, ein klares Bild über die Ergebnisse dieser Impfungen zu erhalten, welches für die Verwendung der Methode in späteren Kriegen, auch in europäischen, entscheidend sein wird. Ein abschliessendes Urteil ist vor Beendigung des Aufstandes natürlich nicht möglich, bis jetzt liegen nur die ersten Berichte über den Verlauf der Typhuserkrankungen bei den Geimpften vor (von Stabsarzt Morgenroth in Windhuk zusammengestellt).

Von 100 mit dem Impfstoff Pfeiffer-Kolle geimpften Leuten waren 30 einmal, 52 zweimal und 18 dreimal geimpft. Davon starben 4 = 4 %, von 324 Nichtgeimpften dagegen 36 — 11,1 %.

Eine Einteilung der Fälle nach der Art des Krankheitsverlaufes ergab:

bei Nichtgeimpften	bei Geimpften	
schwere Fälle 82 (= 25,3 %)	10 (= 10 %)	
	davon einmal geimpft	6
	„ zweimal „	3
	„ dreimal „	1
mittlere Fälle 69 (= 21,3 %)	20 (= 20 %)	
	davon einmal geimpft	3
	„ zweimal „	13
	„ dreimal „	4
leichte Fälle 137 (= 42,3 %)	66 (= 66 %)	
	davon einmal geimpft	18
	„ zweimal „	35
	„ dreimal „	13

An Komplikationen während der Typhuserkrankung wurden festgestellt:

bei Nichtgeimpften	bei Geimpften
Skorbut in 38 Fällen (= 11,7 %)	in 5 Fällen (= 5 %)
Erkrankungen der Atmungsorgane	
in 24 Fällen (= 7,4 %)	in 4 Fällen (= 4 %)
Herzerkrankungen	
in 13 Fällen (= 4 %)	— (= 0 %)
Venenthrombose	
in 5 Fällen (= 1,5 %)	— (= 0 %)
Darmblutung	
in 4 Fällen (= 1,2 %)	in 1 Fall (= 1 %)
Nierenentzündung	
in 4 Fällen (= 1,2 %)	— (= 0 %)
Andere leichte Leiden (Malaria u.s.w.)	
in 25 Fällen (= 7,7 %)	in 10 Fällen (= 10 %)

Summe der Komplikationen
113 Fälle (34,9 %)   20 Fälle (= 20 %)

Von den Aerzten in Südwestafrika wurde allgemein ein günstiger Einfluss der Impfung auf den klinischen Verlauf des Typhus beobachtet, die Krankheitserscheinungen waren viel milder und erheblich abgeschwächt, insbesondere war die Giftwirkung weit weniger stark. Die Kranken klagten selten über Kopfschmerzen trotz des Fiebers; während die sonstigen Symptome (Milzschwellung, Roseolen, Erbsenbreistühle) in der gewohnten Stärke vorhanden waren, war das Sensorium fast ausnahmslos frei, die Herztätigkeit wenig beeinflusst, die Klagen so gering, dass man wohl von einer Eumorbiose zu sprechen berechtigt ist. Der Fieberverlauf war kürzer und weniger hoch, als bei den Nichtgeimpften. Ferner traten im Verlauf bei weitem weniger Rezidive auf, die Komplikationen waren seltener und weniger hartnäckig und die Todesfälle waren auf mehr als die Hälfte, fast ⅓ herabgesetzt. Eine einmalige Impfung bietet nach den gemachten Erfahrungen nicht genügend Sicherheit für die Bildung der nötigen Schutzstoffmengen, deswegen wird eine Wiederholung als notwendig erachtet. Sind bei der zweiten, meist mit grossen Impfdosen vorzunehmenden Impfung die Reaktionserscheinungen nur schwach, so erscheint eine dritte erforderlich, in der Regel also nicht. Besonderer Wert muss nach den Erfahrungen in Südwestafrika darauf gelegt werden, dass die Geimpften mindestens drei Wochen nach der zweiten Impfung in typhusfreier Umgebung leben. Diejenigen Fälle, die 1—2 Wochen nach der ersten Impfung erkrankten, waren die schwersten; ein Fall war tötlich, bei anderen wurde Herzschwäche längere Zeit beobachtet. Die erhöhte Empfänglichkeit während dieser Zeit der negativen Phase scheint ziemlich lange zu dauern und nach drei Wochen noch nicht immer völlig überwunden zu sein. Die Impfung muss daher zu einer Zeit erfolgen, dass eine Infektion mit Typhusbazillen während dieser negativen Phase unmöglich ist. Eine Wiederholung der Schutzimpfung unter Kriegsverhältnissen empfiehlt sich nicht wegen der zu grossen Störung in der Kriegsbereitschaft der Frischgeimpften und wegen der erneut bedingten zeitweilig grösseren Empfänglichkeit der Frischgeimpften für die Typhusinfektion; man soll daher die Impfung nur in typhusfreier Gegend vornehmen. Ueber die Dauer des Impfschutzes liegen noch keine Beobachtungen vor.

Jedenfalls hat die Typhusimpfung nach den umfangreichen Erfahrungen von Wright, sowie denen der deutschen Militärärzte in Südwestafrika einen deutlichen Erfolg, indem die Morbidität und die Mortalität dadurch herabgesetzt wird; sie bildet ein wichtiges Unterstützungsmittel bei der Bekämpfung des Typhus, insbesondere auch zum Schutz von Aerzten und Wärtern bei Epidemien, sowie zur Massenimpfung im Krieg und in belagerten Festungen. Der Wert der Impfung wird von den Aerzten in Südwestafrika so hoch eingeschätzt, dass schon jetzt eine obligatorische Durchführung gefordert wird und nur geimpfte Freiwillige eingestellt werden sollen.

Pest

Die Impfung mit abgetöteten Kulturen wurde von Haffkine in grossem Masstab in Indien durchgeführt. Der Impfstoff wird in der Weise hergestellt, dass ein Monat alte Bouillonkulturen bei 65° eine Stunde lang erhitzt werden. Vor der Verwendung wird die Flüssigkeit auf Sterilität durch Kulturversuch geprüft und zur Konservierung 0,5 % Phenol zugesetzt. Erwachsene erhalten 2½—3 ccm. des Impfstoffes, grössere Kinder 1 ccm. Die darauf folgenden Reaktionen sind sehr wechselnd, sie fehlen manchmal gänzlich, sind aber mitunter recht stark und gehen in der Regel nach 1—2 Tagen spurlos vorüber. Eine dauernde schädliche Wirkung ist niemals beobachtet worden. Wenn es möglich ist, wird die Impfung nach 8—10 Tagen wiederholt, deren Dosis sich nach der Reaktion des Geimpften bei der erstmaligen Impfung richtet.

In der Praxis ist die Haffkine'sche Schutzimpfung bei der indischen Pestepidemie im Grossen durchgeführt worden. Die Resultate sind günstig, doch sind auch hier die statistischen Angaben nicht durchweg einwandfrei. Eine besonders eingehende Statistik liegt über die Impfungen in Hubli (s. Tafel) vor; hier starben von 24631 Geimpften 838 (1,3 %), von 17786 Nichtgeimpften 2348 (13,2 %). In den Pestspitälern wurde bei den trotz der Impfung erkrankten eine geringere Sterblichkeit beobachtet, der ganze Krankheitsverlauf war leichter als bei den Nichtgeimpften. Die Impfung ist daher ebenfalls als ein wichtiges Unterstützungsmittel für die Bekämpfung der Pest anzusehen, insbesondere zum Schutz von kleinen Bevölkerungsgruppen und von Personen, die einer Infektionsgefahr besonders ausgesetzt sind, sie kann aber niemals die anderen Bekämpfungsmassregeln entbehrlich machen.

Bei dem nach der Methode von Pfeiffer-Kolle hergestellten Impfstoff, welchen die deutsche Pestkommission prüfte, wird eine virulente Agarkultur benützt, die in physiol. Kochsalzlösung aufgeschwemmt und durch einstündiges Erwärmen auf 65° abgetötet wird; zur Konservierung wird 0,5 % Phenol zugesetzt. Die Einzeldosis beträgt für einen Menschen *eine* Agarkultur; dabei tritt keine stärkere Reaktion ein, als bei der Injektion beispielsweise von 1/10 Typhuskultur, da die Pestbazillen für den Menschen offenbar viel weniger giftig sind, als die Typhusbazillen. Nach vergleichenden Tierversuchen von Kolle ist der Agarimpfstoff dem Haffkine'schen überlegen, da hier die Menge der selbst in allen Bouillonkulturen enthaltenen Bazillenleiber sehr gering ist, eine Agarkultur entspricht 80—100 ccm des Haffkine'schen Impfstoffes. Ein Vorteil des Agarimpfstoffes ist auch der, dass stets frische, vollvirulente Kulturen verwendet werden, während bei dem Haffkine'schen Verfahren die Virulenz durch den langen Aufenthalt im Brutschrank beträchtlich abnimmt.

Sehr günstige Resultate erhielten Kolle und Otto bei Verwendung von *abgeschwächten lebenden* Pestkulturen, doch ist die Verwendung eines solchen Impfstoffes bei Menschen zu gefährlich.

Lustig und Galeotti stellten mittels chemischer Reagentien ein Extrakt der immunisierenden Substanzen aus den Bakterienleibern her; dieser pulverförmige Impfstoff ist leicht dosierbar und bakteriellen Verunreinigungen wenig ausgesetzt. Impfversuche bei Menschen im Grossen wurden damit noch nicht ausgeführt.

Von Shiga wurde eine kombinierte passive und aktive Immunisierung versucht, also abgetötete Kulturen gleichzeitig mit Pestserum eingespritzt. Bei der ersten Impfung wird Impfstoff und Immunserum zu gleichen Teilen verwendet. Nach einigen Tagen, wenn die Reaktion verschwunden ist, folgt die zweite Impfung mit Impfstoff allein. Bei sämmtlichen Geimpften war die lokale und allgemeine Reaktion ganz leicht. Je nach dem Grade der Gefährlichkeit empfiehlt Shiga noch grössere Dosen des Impfstoffes zu geben oder dreimal mit steigender Dosis zu impfen. Der Impfstoff wurde bei der Epidemie in Kobe und Osaka 1899 bei 47 Personen verwendet; keine erkrankte an Pest.

Auch Besredka benützt zur Impfung die Mischung einer Aufschwemmung einer auf 60° erhitzten Pestkultur mit Pestserum; dadurch werden die Pestbazillen agglutiniert und sinken zu Boden. Diese agglutinierten Bakterien werden von den Resten des ihnen noch anhaftenden Serums durch mehrfaches Auswaschen mit physiol. Kochsalzlösung befreit. Mit den so gewaschenen agglutinierten Bakterien konnte bei Tieren eine aktive Immunität von langer Dauer (bis zu 5½ Monaten) erzielt werden, die angeblich bereits nach 18 Stunden eintrat; die Empfänglichkeit der behandelten Tiere war in der Zeit bis zum Eintritt der Immunität nicht erhöht. Die Impfung mit diesen »Serumvaccins« rief keinerlei stürmische oder beängstigende Krankheitserscheinungen hervor und es traten im Blute der geimpften Tiere reichlich spezifische Schutzstoffe auf. Auch für die Immunisierung gegen Typhus und

Cholera hat Besredka solche Impfstoffe vorgeschlagen, doch ist die praktische Brauchbarkeit noch nicht erprobt. Immerhin sollten dies: Versuche weiter fortgesetzt werden, da durch die Kombination der aktiven und der passiven Immunisierung die Vorteile der beiden Methoden ausgenützt werden; der Schutz tritt sofort ein durch die passive Immunisierung mit Serum und hält lange an infolge der aktiven Immunisierung. Ausserdem wird auch die Reaktion, die sonst nach der aktiven Impfung auftritt, durch die gleichzeitige Seruminjektion gemildert.

Schlusssätze

1. Die Schutzimpfung mit abgetöteten Kulturen bei Cholera, Typhus und Pest hat eine deutliche Schutzwirkung, die sich sowohl wissenschaftlich in dem Auftreten der spezifischen Stoffe, als statistisch in dem Einfluss auf Morbidität und Mortalität nachweisen lässt. Der Impfschutz ist kein absoluter, doch ist die Zahl der Erkrankungen bei den Geimpften um mindestens die Hälfte vermindert, ebenso ist die Sterblichkeit bei den trotz der Impfung Erkrankten beträchtlich herabgesetzt infolge des milden Verlaufes. Besonders deutlich ist dies bei Typhus zu beobachten (modifizierter Typhus).

2. Die Dauer des Impfschutzes beträgt jedenfalls viele Monate, unter Umständen sogar Jahre.

3. Als Impfstoff eignet sich nach den seitherigen Erfahrungen am besten der nach Pfeiffer-Kolle aus Agarkulturen bereitete, bei dem alle wirksamen Stoffe einverleibt werden und der eine exakte Dosierung und Kontrolle erlaubt.

4. Die Injektion dieses Impfstoffes ruft zwar eine oft beträchtliche allgemeine und lokale Reaktion hervor, sie bringt aber niemals eine dauernde Schädigung mit sich. Da die lokale Reaktion von den entzündungserregenden Leibesbestandteilen der einverleibten Bakterien herrührt, so sind weitere Versuche notwendig, Impfstoffe herzustellen, die bei geringerer Reaktion eine möglichst hohe immunisierende Wirkung im Körper ausüben. Ferner ist es für die Technik der Schutzimpfung wünschenswert, statt der flüssigen Impfstoffe lange haltbare und gut dosierbare Impfpulver herzustellen.

5. Nach der Impfung besteht eine erhöhte Empfänglichkeit gegenüber der Infektion; diese negative Phase kann bis zu drei Wochen betragen. Die Impfung darf daher nur in einer Gegend

und zu einer Zeit erfolgen, wo eine bakterielle Infektion während der negativen Phase unmöglich ist.

6. Die Schutzimpfung kann niemals einen Ersatz für sonstige hygienische Massregeln bieten, aber sie ist ein wichtiges Unterstützungs- und Hilfsmittel in erster Linie zum Schutz besonders gefährdeter Personen beim Ausbruch von Epidemien, also von Aerzten, Krankenwärtern, Desinfektionspersonal, in zweiter Linie dient sie zur Massenimpfung im Krieg, besonders im Kolonialkrieg, in stark verseuchten Ländern und ferner in belagerten Festungen, wo eine Durchführung der anderen prophylaktischen Massregeln sich schwer oder unmöglich gestaltet.

THÈME : QUELS SONT LES PROGRÈS VENUS, POUR LA CONNAISSANCE DES SUBSTANCES COLLOIDES DES HUMEURS, DE L'ÉTUDE DES ULTRA-MICROSCOPIQUES?

Ueber kolloidale Eiweisslösungen, ihre physiologische Bedeutung, ihr Verhalten zu Adstringentien und ihre Verbindung mit organischen Farbstoffen)

Par M. le Prof. ED. RAEHLMANN (Weimar)

I. Die physiologische Bedeutung der Eiweisslösung

Die Kolloidsubstanzen sind für die Physiologie des Pflanzen- und Tierkörpers von der grössten Bedeutung.

Unter ihnen sind die Eiweisskörper die wichtigsten.

Die eigentlichen genuinen Eiweisskörper finden sich in allen Flüssigkeiten des pflanzlichen und tierischen Organismus, einzelne von ihnen in Verbindung mit verschiedenen organischen und auch anorganischen Substanzen in dem halbflüssigen Inhalt der Zellen, andere in dem festen Körnergewebe.

Die genuinen Eiweisskörper des Blutserums, der serösen Transsudate und Sera stellen nach der Annahme aller Autoren wässerige Lösungen von Eiweissstoffen vor.

Während einzelne Autoren, z. B. G. v. Bunge [1], die Ansicht vertreten, dass das Eiweiss in seinen Lösungen gequollen vorkomme, haben andere, z. B. Sjöqvist [2], Bugarszky und Lieber-

---

[1] G. von Bunge, Lehrbuch der physiologischen Chemie, pag. ?

[2] Skandinav. Archiv für Physiologie, Bd. X, pag. 171, 1900.

mann[1], nachgewiesen, dass Eiweisslösungen, weil sie den elektrischen Strom leiten und sowohl als Anionen wie auch als Kationen auftreten können, entsprechend den Gesetzen van't Hoff's wirkliche chemische Lösungen vorstellen.

In dieser Frage konnte ich nun mittelst des Ultramikroskopes[2] den Nachweis führen, dass das Eiweiss in den genannten Lösungen in Gestalt von kleinen bis $\frac{4}{10}\,\mu$ und darunter messenden Körperchen enthalten ist, und dass auch die Glygogenlösung Milliarden solcher kleinster Teilchen enthalte.

Dass diese kleinen Teilchen, welche bei einer Verdünnung von 1 : 800 000 einer Glygogenlösung noch in solcher Menge nachweisbar sind, dass sie sich neben einander unterscheiden lassen, die wesentlichen Teile des Glygogens vorstellen, ging daraus hervor, dass ich bei Zusatz einer Spur von Diastaselösung den Abbau der kleinen Körperchen unter dem Ultramikroskop beobachten konnte. Wenn dieser Abbau vollständig geworden, und die Körnchen durch Verkleinerung vollständig verschwunden sind, ist chemisch das Glygogen in Zucker übergegangen.

Der gleiche Vorgang des Abbaues der ultramikroskischen kleinsten Teilchen lässt sich für eine Eiweisslösung durch den Fäulnisprozess optisch kontrollieren, indem man im Gesichtsfelde des Ultramikroskopes mit dem Auftreten der Fäulnisbakterien, die in ihren Lebensäusserungen deutlich beobachtet werden können, auch einen Abbau der Eiweissteilchen feststellen und so den Uebergang in Albumosen und Peptone kontrollieren kann.

Bei Nephritis habe ich (l. c.) auch im Urin das Eiweiss optisch nachweisen können und auf die Methode einer quantitativen Bestimmung des Eiweissgehaltes hingewiesen (l. c.).

Much, Römer und Siebec[3] haben eine solche Methode genau ausgebildet und für verschiedene Eiweisslösungen, Blut, Milch, etc. im Vergleich mit Pferdeblutserum den Gehalt an optisch sichtbarem Eiweiss bestimmt.

Auch gelang es denselben Autoren, mittelst des Ultramikroskopes die physiologischen und baktericiden Eigenschaften gewisser Lösungen und Sera zu kontrollieren.

In den Eiweisslösungen sind die Albuminteilchen bis zu

[1] Bugarszky und Liebermann: Pflüger's Archiv für Physiologie Band 72, pag. 51 (1898).
[2] Ueber ultramikroskopische Untersuchungen von Lösungen der Albuminsubstanzen und Kohlehydrate und eine neue optische Bestimmung des Eiweisses bei Albuminurie. Münchener med. Wochenschrift 1216. Nr. 42, pag. 2069.
[3] Much, Römer und Siebert (Zeitschrift für Immun. u. physik. Therapie etc. Band 8, pag. 191).

starken Verdünnungen von etwa 1:500 in reichlicher Menge nachzuweisen. Von diesem Grade der Verdünnung ab beginnen, bei weiterem Zusatz von destilliertem Wasser andere, bis dahin unsichtbare Teilchen sichtbar zu werden (auszufallen), je nach der Verschiedenheit der untersuchten Lösung, Transsudate und Sera, bald früher, bald später.

So treten namentlich Globuline relativ spät optisch hervor, welche bis zu diesem Grade der Verdünnung durch die Anwesenheit von ClNa in Lösung gehalten, optisch sichtbar waren. Sie können auch durch Zusatz von etwas Kochsalzlösung wieder optisch zum Verschwinden gebracht, d. h. aufgelöst werden.

Es wird also ein Teil der Eiweisssubstanzen durch Kochsalz in der physiologischen Konzentration der Gewebsflüssigkeiten in Lösung gehalten [1].

Neben dem gelösten Eiweiss werden aber in physiologischer Kochsalzlösung auch solche Stoffe in Lösung gehalten, welche sonst mit Eiweiss unlösliche Verbindungen eingehen oder überhaupt unlöslich sind.

Daher hat die Kochsalzlösung der Gewebsflüssigkeiten im Organismus eine hohe Bedeutung für die Suspension der dem tierischen Organismus innerhalb der Zelle dienlichen Stoffe.

Dieselben sind in kolloidaler Lösung zugeführt und treten durch Verbindungen mit anderen Eiweisskörpern (nach Art der Hydrosolen resp. Gele), je nach der Natur dieser Verbindungen wechselnd in fast weichem oder flüssigem Zustande auf.

Die Verbindungen, welche die Verschiedenheit des Aggregatzustandes bedingen, sind, wie das Ultramikroskop direkt nachweist, bedingt durch die Aneinanderlegung resp. Trennung der kleinsten optisch sichtbaren Eiweissteilchen.

Andererseits lässt sich bekanntlich jeder Eiweisskörper durch eine gewisse Konzentration des Kochsalzes aus seinen Lösungen fällen (aussalzen); und diese Konzentration ist für dieselben Eiweisskörper stets die gleiche, bei verschiedenen Eiweisskörpern aber verschieden.

Setzt man die Verdünnung der Eiweisslösung, nachdem die

---

[1] Vergl. K. [illegible] "[illegible]", [illegible], allgemein-pathologische und physiologisch-chemische Beiträge zur Ernährungslehre [illegible] "Beiträge zur Angewandten" [illegible] Hamburg, bei Leopold Voss, pag. [illegible], und die hier geschriebene erwähnte Notiz von Wilhelm [illegible] "Ueber die Schwebehaltung von Salzen in Lösungen von Eiweisskörpern", in Zeitschrift für Physiologische [illegible], Nr. [illegible].

Globuline ausgefallen sind, weiter fort, bis nur noch wenige Teilchen sichtbar sind, so kann durch Kochen der verdünnten Lösung wieder neues Eiweiss optisch hervortreten und in Gestalt von kleinen, äusserst regelmässigen Teilchen sichtbar werden.

Das Sichtbarwerden dieses denaturierten Eiweisses ist höchst wahrscheinlich darauf zurückzuführen, dass diese Teilchen ohne ihre Suspensionseigenschaft und wahrscheinlich auch ohne ihre Grösse wesentlich zu ändern, beim Kochen eine andere relative Dichtigkeit und einen anderen Brechungsindex erhalten und infolgedessen optisch hervortreten.

Das in den nachfolgend beschriebenen Versuchen verwendete Serumalbumin (1) enthält demnach eine Reihe verschiedener Eiweisskörper, von denen jeder sich mit den zugemischten Farbstoffteilen gesondert zu verbinden vermag.

Darin liegt auch wohl die Tatsache begründet, dass bei solchen Verbindungen, z. B. mit Farbstoffen, einzelne optisch sichtbare Eiweisskörnchen lange Zeit unbeteiligt bleiben, und dass auch beim Fäulnisprozess, während eine Anzahl der Eiweissteilchen bereits abgebaut, d. h. in Pepton übergeführt ist, ein anderer Teil diesem Prozesse länger Widerstand leistet.

Es haben also, rein physikalisch betrachtet, die kleinsten Eiweissteilchen in ein und derselben Eiweisslösung erstens eine verschiedene Grösse und zweitens werden bei verschiedener Verdünnung, je nach dem Salzgehalt, etc., verschiedene kleinste Teilchen sichtbar, so dass die Annahme nahe liegt, dass die verschiedenen Eiweisskörper, wie sie in einer gegebenen Eiweisslösung, z. B. im Serumalbumin, vorkommen, erstens ein verschieden grosses Molekül haben und zweitens auch optisch unter verschiedenen Bedingungen sichtbar werden.

Da wir den Vorgang des Abbaues des Albumins in Pepton bei der Verdauung durch Pepsin direkt nicht mit dem Ultramikroskop optisch zu verfolgen vermögen, müssen wir annehmen, dass das grosse Eiweissmolekül des Albumins aus einer Gruppe von kleineren besteht, welche bei dem erwähnten Vorgang des Abbaus frei werden und dann als Einzelteile andere chemisch physikalische Wirkungen (des Peptoms) entfalten.

Diesem Gedankengange folgend, habe ich das optisch sichtbare grössere Teilchen des Albumins (wie das analoge des Glykogens)

____

(1) Albumin pulverisatum aus Blut, von E. Merk in Darmstadt.

als Molekularkomplex aufgefasst, an welchem sich die chemisch-physikalischen Eigenschaften des Albumins der tierischen Gewebe knüpfen, während durch den Zerfall dieses Komplexes und andere Gruppierung die sekundären Körper der Albuminosen und Peptone mit anderen chemisch-physikalischen Eigenschaften entstehen.

Die dem tierischen Organismus zukommenden, teils an sich löslichen, teils unlöslichen Nährstoffe (Kohlenhydrate, Fette usw.), welche, an gewisse Eiweisskörper gebunden, in kolloidaler Lösung den Organen zugeführt werden, können durch Verbindung mit anderen Eiweissarten über die oben erwähnte (vorwiegend durch die Gegenwart der physiol. Kochsalzlösung bestimmte) Löslichkeitsgrenze geraten und so als halbflüssige oder feste Substanzen in und ausserhalb der Zelle abgelagert werden.

Die Verbindungen der verschiedenen Eiweissarten mit organischen Farbstoffen, über welche weiter unten berichtet werden soll, ist geeignet, uns hinsichtlich des Abbaufs dieser physiologischen Stoffwechselvorgänge speziell auch für die Rolle der physiologischen Pigmente bei denselben ein gewisses Verständnis zu geben.

Das Resultat der ultramikroskopischen Untersuchungen der Eiweisslösungen gibt uns also nicht allein eine präzisere Vorstellung von der Verwendung der Eiweissstoffe zum Aufbau der Organe des Tier- und Pflanzenkörpers, sondern weist auch direkt den Weg zur künstlichen Synthese des Eiweisses, welche bisher trotz vielfältiger Bemühungen nicht möglich gewesen ist.

Dieser Weg ist ja in neuester Zeit bereits und wie es scheint, nicht ohne Erfolg beschritten worden.

Bereits im Jahre 1878 hatten bekanntlich Henninger und Hofmeister (Zeitschrift für physiol. Chemie, Bd. 2, p. 205) albuminartige Eiweisskörper aus Pepton hergestellt, und E. Fischer weist später nach, dass aus Aminosäuren Polypeptone gewonnen werden können.

V. Bayer, Loew und E. Fischer hatten bereits auf die wichtige biologische Rolle des Formaldehyds bei der Synthese der Eiweisskörper hingewiesen, und Loew speziell fand, dass Pepton mit Formalin flockige Trübungen liefert, während Pepton und Albumin nur eine opalescierende Trübung gibt.

L. Spiegel hat gefunden, dass in dem Filtrat dieser flockigen Trübungen ein Körper enthalten ist, welcher alle bekannten Reaktionen des Albumins liefert.

Den grössten Fortschritt auf dem Wege der synthetischen Darstellung der Eiweisskörper bedeutet aber wohl unzweifelhaft die neue Entdeckung von E. Fischer, dass sich aus Aminosäuren durch Abspaltung von Wasser peptonähnliche Körper darstellen lassen, durch deren Vermischung eiweissartige Körper entstehen.

Die Bedeutung der vorerwähnten Molekularkomplexe und deren Spaltungsprodukte für die Entwickelung verschiedener physikalischer und chemischer Energie lässt sich nun noch, abgesehen von den Eiweisskörpern, an einer grossen Reihe anderer Substanzen kolloidaler Natur nachweisen.

Bevor ich auf die Beschreibung derselben eingehe, scheint es zweckmässig zu sein, die Einwirkung gewisser chemischer Agentien auf Eiweisskörper zu erörtern, schon deswegen, weil die bezüglichen ultramikroskopisch direkt sichtbaren Vorgänge von Schlaglicht werfen auf die therapeutische Wirkung einiger vielgebrauchter Arzneimittel.

Verdünnt man eine Lösung Serumalbumins[1] soweit mit destilliertem Wasser, dass die Teilchen unter dem Ultramikroskop sich in deutlichen Abständen von einander bequem übersehen lassen, und fügt nun einen Tropfen einer Alaunlösung (etwa 1 : 500) hinzu, so bemerkt man, dass die Eiweissteilchen bedeutend kleiner werden und einzelne ganz verschwinden.

Dieser Vorgang der Verkleinerung geht nicht ganz plötzlich vor sich, sondern lässt sich bei seinem Ablaufen genau beobachten. Dieser Ablauf dauert um so länger, je schwächer die Alaunlösung zur Anwendung gelangt.

Da der Alaun für ein Adstringens gilt, und unter denselben klinischen Bedingungen therapeutisch zur Anwendung gelangt, wie die Gerbsäure, ist die Tatsache nicht ohne klinisches Interesse, dass die Gerbsäure auf Serumalbumin in ganz entgegengesetzter Weise einwirkt, als die Thonerde.

Setzt man zu einer Lösung von Serumalbumin von der oben angegebenen Verdünnung einen Tropfen einer ganz schwachen Lösung Gerbsäure (etwa 1 : 500) hinzu, so beobachtet man ein Grösserwerden der Eiweissteilchen.

Dieselben nehmen an Volumen zu und werden gleichzeitig heller und glänzender. Es scheint, dass die einzelnen Teilchen, vielleicht durch Aufnahme von Gerbsäureteilchen, aufquellen.

Durch diese Vergrösserung des Albuminmoleküls durch Gerbsäure würde sich die adstringierende Wirkung des Tannins auf entzündliche Schleimhäute erklären, insbesondere die Sekretionsbeschränkung.

Wenn wir annehmen, dass die engen Stomata der kleinen

[1] Verwandt ist ein mir durch die Güte des Herrn E. Merck in Darmstadt zur Verfügung gestelltes Albumin praeparatum aus Blut.

Gefässe und Lymphspalten, welche normaliter die kleinen Eiweissteilchen, die der Ernährung, resp. dem Stoffwechsel dienen, nur
eben durchtreten lassen, bei Entzündungen mit abnormer Sekretion zu viel Material hindurchlassen, so würde eine Vergrösserung der Albuminteilchen eine geringere Durchlässigkeit und
damit eine Beschränkung der Sekretion herbeizuführen vermögen.

Die Einwirkung des Alauns müsste die entgegengesetzte Wirkung haben und günstig namentlich da in Betracht kommen, wo
durch Verstopfung, resp. Verengung der Poren eine Art Retensions-
stase durch Albuminteile vorliegt, mit konsekutiver Hyperämie der
Schleimhäute.

Mit dieser Auffassung der adstringierenden Wirkung des Alauns
steht auch die klinisch feststehende Tatsache im Einklange, dass
bei Anwendung stärkerer Konzentration der Alaunlösung eine profuse Sekretion der Schleimhäute eintritt, welche übrigens schon
von Mialhe darauf zurückgeführt wird, dass Alaun die albumi-
nösen Flüssigkeiten dünnflüssiger macht.

Eine ganz ähnliche Wirkung auf Albumin, wie der Alaun, zeigt
auch eine ganz gering konzentrierte Lösung von Eisenchlorid.
Ein Tropfen derselben zu einer Albuminlösung von obiger Konzentration hinzugesetzt, verkleinert die Eiweissteilchen bis fast
zum Verschwinden.

Es ist nach dem Gesagten selbstverständlich, dass bei der
blutstillenden Wirkung des Eisenchlorids sowie des Alauns auf
nicht defibriniertes Blut die erwähnte Wirkung auf das Serumalbumin nicht in Betracht kommt.

Es würde also die Wirkung der Alaunlösung namentlich bei
dem sogenannten trockenen Katarrh der Schleimhäute sich so erklären, dass die auf und in der Schleimhaut liegenden, die Flüs-
sigkeitswege und Lymphspalten verlegenden Eiweissteilchen verkleinert werden und so eine Regulierung und Beförderung der
Saftströmung entsteht, welche naturgemäss sich auf den Ort der
Anwendung des Arzneimittels beschränken muss.

In gerade entgegengesetzter Weise hätten wir uns die Wirkung der Gerbsäure vorzustellen, welche durch Vergrösserung der
Eiweissteilchen rein lokal auf der Schleimhaut eine Verengerung
der Zu- und Abflusswege und damit eine Beschränkung der Ex-
sudation herbeiführen würde.

Auch die sekretionsbeschränkende Wirkung schwacher Lösungen von Argentum nitricum ist auf ähnliche Weise zu erklären.

Setzen wir zu einer Eiweisslösung einen Tropfen einer Höl-

lensteinlösung, etwa 1:1000, hinzu, so treten in der Albuminlösung, besonders wenn frisches filtriertes Transsudat verwendet
wird, erstens eine Menge neuer, bisher unsichtbarer Teilchen auf,
und andererseits werden die vorher schon sichtbaren Eiweissteilchen bedeutend grösser und im Lichte intensiv goldgelb.

Bei der geschilderten Vorgängen beobachteten wir das Verhalten der Eiweisskörper in solchen Verdünnungen, welche bisher
der Untersuchung unzugänglich waren.

Erst das Ultramikroskop bietet die Möglichkeit, den Vorgang
molekulärer Verbindungen mit dem Auge zu verfolgen und so der
allen Frage, ob das Eiweiss mit Metallsalzen und Farbstoffen chemische Verbindungen eingeht, auf einem neuen Wege näher zu
treten.

Die Tatsache, dass die Eiweissteilchen nicht im chemischen
Sinne gelöst, sondern in feinsten Teilchen suspendiert sind, spricht
an sich gegen die chemische d. h. stöchiometrische Umlagerung
und Verbindung mit den genannten Stoffen.

Auch nach den Untersuchungen von Schulz (Die Grösse des
Eiweissmoleküls, Jena, 1903, bei Gustav Fischer) und von
Zsigmondy (Zeitschrift für analyt. Chemie, Bd. XL, p. 697) sind
die Verbindungen von Eiweisskörpern mit den Metallen keine
echten chemischen Verbindungen.

Auch Galeotti (Zeitschrift für physiol. Chemie, Bd. XL.) kommt
zu demselben Resultate.

Die Eiweisstoffe verhalten sich in ihren Lösungen, wie bereits erwähnt, neutral. Sie können sowohl positive als auch negative Spannungen annehmen, je nachdem sie mit Körpern in Beziehung treten, welche positive oder negative elektrische Ladungen besitzen.

Nach Perrin (Compte rendu 135, 1441, 1903) werden neutrale
Stoffe in Wasser durch H-Ionen positiv, durch OH-Ionen negativ
geladen. Solche Stoffe können allein durch ihre elektrische Spannung gegen Wassermoleküle in Suspension gehalten werden.

Kommt ein Körper mit stärkerer elektrischer Spannung, ein
Elektrolyt, hinzu, so werden die im Wasser suspendierten Eiweisssubstanzen angezogen. Es treten Umhüllungen ein, wie bei den
offizinellen Emulsionen, für welche Quinke (Wiedem. Anal. 35,
pag. 500, 1888) nachgewiesen hat, dass um jedes Fettkügelchen
eine Schicht Gummilösung gehüllt ist, welche sie von dem um-
gebenden Wasser trennt.

Die schweren Metalle besitzen nun sehr starke positiv elektrische Spannungen. Kommen ihre Lösungen mit Eiweisslösungen zusammen, so nehmen die suspendierten Eiweissteilchen entgegengesetzte elektrische Eigenschaften wie die Metallteilchen an. Der Ausgleich der Spannung ist die Verbindung der einen Substanz mit der anderen zu sogenannten Metallalbuminaten, die zum Teil in Lösung (d. h. suspendiert) bleiben, zum grössten Teil aber unlösliche Verbindungen herstellen.

Die oben erwähnte Ansicht, dass es sich um Aggregation kleinster Molekularkomplexe zu grösseren handelt, wird durch die ultramikroskopische Beobachtung der Vermischung von Albuminsubstanzen und kolloidalen Gold- und Silberlösungen direkt nachgewiesen.

Für meine Versuche benutzte ich das Collargolum-Heyden. Nach J. S. Beyer (Moderne ärztliche Bibliothek, Heft 6, Berlin, 1901) stellt dasselbe eine allotrope Modifikation des metallischem Silbers vor, wobei sich eine geringere Anzahl von Molekülen zusammenlagert, als bei dem gewöhnlichen Metallsilbers.

Kollargollösung (kolloidales Silber) 1:2.000.000 zeigt unter dem Ultramikroskop (Einrichtung für Flüssigkeiten) eine so reichliche Menge von Silberteilchen, dass sie im Gesichtsfelde des Mikroskopes mit deutlich zu unterscheidendem Zwischenraum von einander entfernt sind. Die Teilchen sind in fortwährender oszillierender Bewegung, von einer bestimmten Amplitüde und einer bestimmten Schnelligkeit der Schwingungen. Die Teilchen sind verschiedenfarbig. Man unterscheidet schön rote, gelbe, grüne und blaue Teilchen.

Unter diesen sind die gelben am hellsten und am grössten.

Setzt man zu einer solchen Kollargollösung eine Lösung Transsudat, 1:500, hinzu, so treten im Gesichtsfelde des Mikroskopes jetzt neben den bunten Silberteilchen die einfach grau gefärbten Eiweissteilchen auf. Aber es beginnen jetzt die Silberteilchen ihre Farbe und ihre Grösse zu ändern. Die roten Teilchen verschwinden zuerst, dann die blauen, endlich auch die gelben, und sehr bald sind nur Teilchen von grau-grüner Farbe vorhanden. Die Anzahl der kleinen Eiweissteilchen scheint aber abgenommen zu haben. Dafür sind viele der Teilchen, die vorher farbig waren, grösser geworden.

Bei der Vermischung von Eiweiss und Kollargol ist die Farbenveränderung der Teilchen bei gleichzeitigem Grösserwerden derselben kaum anders als durch die Umhüllung dieser Teilchen mit Eiweiss zu erklären.

Diese Umhüllung, resp. Anlagerung wäre als Ausgleich der elektrischen Spannung zwischen Eiweiss und Silberteilchen aufzufassen.

Dieser Befund spricht jedenfalls gegen die Annahme Mitscherlichs, nach welcher, wenn die Salze der schweren Metalle mit Eiweisslösung zusammengebracht werden, bei Entstehung der Metallalbuminate das Säuremolekül mit in die Verbindung eintritt.

Ueber die chemische Natur dieser Verbindung gehen, wie schon erwähnt, die Meinungen der Autoren sehr auseinander. Nach den Untersuchungen von Harnack (Zeitschrift für physiol. Chemie, Bd. V, 198, 1881) über Kupferalbuminate in Vergleich mit denen von Schulz, Diakonow, Fuchs, variiert die Menge des Kupfers, welches durch ein bestimmtes Eiweiss gebunden werden kann, so bedeutend, dass schon dadurch eine echte chemische Verbindung unwahrscheinlich wird.

Diese Befunde sprechen vielmehr für die sich jetzt immer mehr verbreitende Ansicht, dass zwischen dem Zustande der Suspension von Stoffen in Flüssigkeiten und den wahren chemischen Lösungen eigentümliche Verbindungen existieren, über deren Natur man bisher so gut wie gar nichts wusste.

Erst die ultramikroskopische Untersuchung hat die wahre Natur dieser Verbindungen als Aggregation von Stoffteilchen aufgedeckt.

Die nachfolgend entwickelten ultramikroskopischen Untersuchungen über organische Farbstoffe und ihr Verhalten zum Eiweiss dürften geeignet sein, über das Wesen solcher Verbindungen weitere Aufklärungen zu geben. Die kolloidale Natur der Eiweisskörper und ihre Verbindung findet ihre Erklärung und Begründung schon allein in dem ultramikroskopisch erbrachten Nachweise, dass ihre Lösungen wegen der Grösse der Moleküle resp. Molekularkomplexe, welche ihnen eigen sind, nicht durch die Poren der tierischen Membranen hindurchzudringen vermögen.

Das Verständnis für den bei diesen physiologischen Verbindungen resp. Spaltungen der kolloidalen Eiweisskörper ablaufenden Vorgang wird uns erleichtert durch die ultramikroskopisch kontrollierbare Verbindung von Eiweiss mit organischen Farbstoffen, über welche weiter unten kurz berichtet werden wird.

Die kleinen Eiweissteilchen zeigen im Ultramikroskop einen bestimmten regulären Abstand von einander und eigentümliche, von der sogenannten Brown'schen Bewegung völlig abweichende Bewegungsvorgänge. Die Geschwindigkeit und die Exkursion

...ser vibrierenden bis kreisenden Bewegungen sind erstens von
der Menge der Teilchen, d. h. von ihrem gegenseitigen Abstande,
und dann von der Masse der Einzelteilchen abhängig. Je grösser
die Teilchen, desto langsamer durchschnittlich ihre Bewegung.
Ueber Teilchen in grösseren Abständen, oder ganz vereinzelte,
zeigen nur einfach schwimmende Bewegungen.

Die Bewegungen charakterisieren sich also als gegenseitig
mitgeteilte und sind wohl im wesentlichen als Gravitationsbewe-
gungen aufzufassen. Sie sind also der optische Ausdruck für die
Spannung, mit welcher sich die Teilchen gegenseitig anziehen und
abstossen.

Es wurde schon oben erwähnt, dass die Lösungen der Eiweisskörper den elektrischen Strom leiten, und dass die Eiweissteilchen
der erwähnten Lösungen, wenn ein Elektrolyt hinzukommt, entgegengesetzte elektrische Spannungen annehmen.

Aber auch in Eiweisslösungen selbst haben die Teilchen, wie
bei allen kolloidalen Körpern, häufig entgegengesetzte Spannungen und die Neigung, zusammenzutreten.

Much, Römer und Siebert haben (l. c.) durch Elektrodialyse
gefunden, dass in tuberkulösem Milchserum die aktiven Teilchen
sich an der Anode anhäufen, während die passiven, weder agglu-
tinierend, noch bakterizid wirkenden Teilchen an der Kathode an-
gesammelt waren.

Auf die gegenseitige Attraktion der Teilchen als Ausgleich
ihrer elektrischen Spannung ist auch die Wirkung der Agglutination und der Ausflockung von Substanzen und Bakterien aus
ihren Lösungen zurückzuführen, welche namentlich von Wichmann[1], Ehrlich und Bechhold (?) studiert worden sind.

II. *Eiweiss und Farbstoffe*

Die organischen Farbstoffe kommen im Pflanzen- und Tierkörper an Eiweiss gebunden vor. Sie finden sich als solche Verbindungen entweder kolloidal gelöst in den Flüssigkeiten oder als
Elemente an Protoplasma gebunden in Form mehr oder weniger
fester Körper innerhalb der Zellen.

Die Untersuchungen, welche bis jetzt über die Verbindungen

[1] Wichmann. Arbeiten aus dem Abteilung (Paralaze?) für die [illegible] Chemie, Band 27, pag. [illegible]

[2] Ehrlich und Bechhold. Zeitschrift für physikalische Chemie, Band XLVIII, [illegible] 1904

von Farbstoffen mit Eiweiss vorliegen, beziehen sich vorwiegend auf Anilinfarben (A. Fischer: Fixierung, Färbung und Bau des Protoplasmas, Jena; und Heidenhain: Ueber chemische Umsetzungen zwischen Eiweisskörpern und Anilinfarben, Bonn, 1902).

Der erstere Autor hält den Färbungsprozess für einen rein physikalischen, der zweite für einen rein chemischen Vorgang.

Die Frage muss sich am leichtesten an organischen hochmolekularen Farbstoffen entscheiden lassen.

Um geeignetes Material zu erhalten, habe ich die im Handel befindlichen Farbhölzer Blauholz (Haematoxylon kampeschianum), Rotholz, Gelbholz, Pernambucco, Visettholz usw, mit kochendem Wasser extrahiert und das Filtrat ultramikroskopisch untersucht.

Fast alle wässerigen Extrakte dieser Farbhölzer enthalten ultramikroskopisch sichtbare kleinste Teilchen, zwar in Form eines feinen staubigen Körperkreis, welche allmählig das ganze Gesichtsfeld ausfüllen und in derselben Weise, wie oben für Eiweissteilchen geschildert, typische Bewegungen ausführen.

Nach Zusatz eines Tropfens einer schwachen Alaunlösung, etwa 1,50%, verändern sich die optisch sichtbaren Teilchen zu anderen Formen resp. Grössen, wobei gleichzeitig die Farbe der Lösung umschlägt. Die Farbe ist also als eine wesentliche Eigenschaft der ultramikroskopisch sichtbaren Teilchen zu betrachten.

Bekanntlich haben viele Farbstoffe die merkwürdige Eigenschaft, mit Alaun andersfarbige, meist im Wasser unlösliche Thonerdeverbindungen von besonderer Farbenschönheit, den sogen. Lackfarben zu bilden, und diesen Bildungsprozess können wir mit dem Ultramikroskop verfolgen.

Dabei zeigt es sich, dass der Alaun in zweierlei Weise auf das Farbstoffmolekül einwirkt. In einigen Fällen, z. B. bei Pernambucco und bei Malachitgrün, bewirkt der Zusatz von Alaun einen Abbau, durch welchen das Farbteilchen bis zum Verschwinden verkleinert wird; in anderen Fällen, den meisten, findet eine Vergrösserung der Teilchen statt. Beide Prozesse sind mit deutlicher Aenderung der Farbe der Lösung verbunden.

Wenn die Teilchen des Farbstoffes auf Alaunzusatz grösser werden, durch Aufnahme resp. Umhüllung mit Stoffteilchen aus ihrer Umgebung, wird auch die Farbe der Teilchen selbst eine andere.

Häufig findet dann ein Zusammentreten der kleinen farbigen Scheibchen zu Gruppen statt, und gewöhnlich kommt es dann, indem sich an die einzelnen, anfangs typisch getrennten Gruppen andere Scheibchen in Form von Seitenketten anlegen, zu Sei-

...ungen, indem die spezifisch schwereren Gruppen zu Boden gezogen werden.

Nachstehend seien für zwei Farbstoffe diese Vorgänge angeführt.

a) Rotholz wird mit kochendem Wasser ausgezogen, das Filtrat sieht im Reagenzglase hellgelbrot aus.

Im Ultramikroskop sieht man einen dichten staubförmigen Kegel von grauer Farbe, bei stärkstem Licht sind die einzelnen Körnchen dieses Staubkegels genau zu unterscheiden.

Nach Zusatz eines Tropfens der Alaunlösung entstehen aus diesem Kegel eine Unmenge kleiner gelber Teilchen, bis $1{,}40\,\mu$ gross, welche fast sämtlich durch Drehung eines auf das Okular des Mikroskopes gesetzten Nickol'schen Prismas ausgelöscht werden.

Wenn die gelben Teilchen so gross geworden sind, dass sie deutlich neben einander auftreten, ist die Rotholzlösung tief kirschrot geworden.

b) Pernambuco. Das wässerige Extrakt ist zitronengelb. Stark verdünnt untersucht, zeigt es einen intensiven grauweissen bis grünlichen, dichten Kegel, in welchem bei stärkster Beleuchtung die einzelnen Teilchen noch zu unterscheiden sind.

Nach Zusatz eines Tropfens der Alaunlösung verschwindet der Kegel mitsamt den Teilchen sofort, und die Flüssigkeit wird fleischrot bis rosa gefärbt.

Wenn man zwei oder mehrere Farbstoffe mit einander mischt, *so sind häufig in der Lösung die Teilchen der einzelnen Komponenten neben einander wieder zu finden. Die Mischfarbe kommt dann dadurch zustande, dass die Farben der einzelnen Teilchen im Auge gemischt werden.*

Häufig treten aber in den Mischungen auch andersfarbige Teilchen auf, d. h. Teilchen mit solchen Farben, welche den Komponenten der Mischung fehlen. Dann handelt es sich um stoffliche Umhüllungen der einzelnen Teilchen, durch welche besondere Mischfarben am Teilchen selbst entstehen. (Vergl. darüber: Raehlmann: Berichte der Deutschen Physik. Gesellschaft, 1903. Bd. V, pag. 230 ff., und Physik. Zeitschrift. Bd. IV. pag. 884 ff.)

Hierzu ein Beispiel.

Mischt man die Lösungen von Gelbholz und Alaun und Indigo, so sind in der Mischung neben den tiefroten noch gelbrote und zahlreiche blaugrüne Teilchen vorhanden.

Es müssen also auch hier aus dem staubförmigen Nebel des

mit Alaun versetzten Gelbholzextraktes grössere blaugrüne Teilchen entstanden sein (um einen Thonerdekern herum). Nach längerer Zeit treten die Teilchen in Gruppen zusammen. Letztere bestehen anfangs aus je einem roten, blaugrünen und gelbroten Scheibchen. Später legen sich andere Scheibchen an diese Gruppen an, teilweise in Reihen und Ketten, teilweise kranzförmig in einem gewissen Abstand um einen aus mehreren Scheibchen bestehenden bunten Kern herum.

Wird zu der Lösung der Pflanzenfarbstoffe Eiweisslösung hinzugesetzt, so treten fast regelmässig typische Aenderungen in der Farbe der Lösungen auf. Diesen Farbenveränderungen entsprechen andere ultramikroskopische Teilchen, welche in der Mischung auftreten mit einer gewissen Gruppierung derselben, wobei in der Regel sich die Farbstoffteilchen um ein Albuminteilchen herum gruppieren.

Je nach dem verwandten Eiweiss ist die Farbe der Mischung mit ein und demselben Farbstoff verschieden, und ebenso verschieden ist auch die Farbe der ultramikroskopischen Teilchen und deren Gruppierung.

Der wässerige Auszug des Blauholzes zeigt zunächst eine hellgelbräuliche Farbe. Ultramikroskopisch sieht man in demselben einen grauen Kegel, in welchem bei stärkster Beleuchtung eine Unmenge kleinster staubförmiger Teilchen sichtbar sind.

Setzt man Serumalbumin (Albumin purissimum aus Blut von E. Merck in Darmstadt) hinzu, so wird der graue Kegel durch zahllose Teilchen ausgefüllt, welche jetzt eine leuchtende gelbe Farbe zeigen. Die Lösung ist tiefer rotgelb geworden.

Setzt man jetzt Alaun hinzu, so wird die Lösung tiefgelbrot und dann violett.

Ultramikroskopisch treten die Teilchen nach Zusatz von Alaun zu Gruppen zusammen.

Nach einiger Zeit, wenn die Lösung mikroskopisch tiefrot geworden ist, sind in den Gruppen gelbe, rote, orange und gelbgrüne Scheibchen vorhanden.

Später treten diese regelmässigen Gruppen zu unregelmässigen Vereinigungen zusammen, indem sie durch Anlagerung anderer, bisher frei beweglicher Scheibchen vergrössert werden.

Die Gruppen bunter Teilchen halten sich lange in Lösung (also suspendiert); erst wenn die einzelnen durch die angehängten Seitenkettchen zu schwer geworden sind, entsteht eventuell nach Wochen ein violetter Niederschlag.

Setzt man aber zu Blauholz erst Alaun und dann erst Albumin hinzu, so treten die Teilchen sofort zu grösseren Gruppen zusammen, und in einigen Stunden schon fällt ein flockiger, *rotbrauner* Niederschlag aus.

Die Farben, welche Blauholz mit den verschiedenen Eiweisskörpern bildet, sind also verschieden. Aehnlich verhalten sich die anderen Farbstoffe:

Pernambucco und Albumin — stark rot orange.

Pernambucco und Nuklein (aus Hefe von E. Merck) — bernsteingelb.

Pernambucco und Albumin und Alaun — erst orange, dann bordeauxrot.

Albumin und Alaun und Pernambucco — schwach himbeerrot.

Rotholz und Albumin und Alaun — violett bis himbeerrot.

Rotholz und Nuklein und Alaun — gelb bis terracottarot.

Rotholz und Alaun und Albumin — tiefrot.

Rotholz und Alaun und Nuklein — orange, usw.

III. Ueber Chlorophyll.

«Chlorophylli puri solutio aquosa» von E. Merck in Darmstadt — ein neues Chlorophyll in wässeriger Lösung, haltbar, mit dem charakteristischen Absorptionsspektrum des Chlorophylls, enthält, unter dem Ultramikroskop untersucht, in einem intensiv *roten* Kegel Milliarden kleinster staubförmiger, *roter* Teilchen (nur bei stärkster Beleuchtung sichtbar).

Das Chlorophyll geht mit allen Pflanzenfarbstoffen Verbindungen ein, welche zum Teil prachtvolle Mischfarben geben, und welche meist in Lösung bleiben.

Das Chlorophyll sowohl als auch seine Mischfarben liefern mit Eiweissstoffen wieder schöne farbige Verbindungen *und zwar mit den verschiedenen Eiweisskörpern ganz verschiedene Farben.*

Diese Eigentümlichkeit des Chlorophylls und seiner Mischungen mit Pflanzenfarben, mit den verschiedenen Eiweisskörpern verschiedene Farben zu liefern, ist sehr wichtig für die Erklärung der farbigen Blüten der Pflanzen. Sind an gewissen Stellen der Blütenblätter bestimmte, an anderen Stellen andere Eiweisskörper vorhanden und wird jetzt Chlorophyll oder das Chromogen desselben zugeführt, so ist die Entstehung von verschiedenen Farben durch Zusammentreffen des Chlorophylls und der örtlichen Eiweissteilchen eventuell unter Einwirkung des Lichtes ganz ähnlich den

Aggregationsvorgängen in unseren Experimenten, ohne weiteres verständlich.

Dasselbe gilt auch für den Fall, dass, wie es gewöhnlich angenommen wird, das Chlorophyll im Zellprotoplasma der Blütenblätter fest abgelagert ist und die Eiweisskörper, welche mit ihm die farbigen Verbindungen herstellen, auf dem Ernährungswege zugeleitet werden.

Jedenfalls können wir uns die Entstehung der Farben der Blütenteile nach Massgabe unserer Experimente als Verbindungen des Chlorophylls, resp. seines Chromogens mit den verschiedenen Eiweisskörpern der Pflanzenteile einigermassen befriedigend erklären.

Die Veränderung der Farbe des Laubes unserer Pflanzen und Bäume im Frühjahre, im Sommer und besonders im Herbst wird gewöhnlich auf Zersetzung und »Schwund« des Chlorophylls zurückgeführt.

Das aus den Pflanzen frisch gewonnene Chlorophyll soll nach früheren Untersuchungen aus einem gelben Farbstoff (dem Xanthophyll) und einem blauen (dem Kyanophyll) zusammengesetzt sein, und die Herbstfarbe der Blätter soll dadurch entstehen, dass der blaue Farbstoff verschwindet und der gelbe übrig bleibt.

Aber abgesehen von der bei dieser Annahme neu entstehenden Schwierigkeit, das »Verschwinden« des Blau zu erklären, bleibt auch durch die Annahme eines übrig bleibenden gelben Farbstoffes die äusserst variable Skala der Herbstfarben des Laubes von Hellgelb zum tiefen Rot absolut unverständlich.

Es scheint vielmehr bei dem Auftreten der beiden Farbstoffe sich bereits um Zersetzungsprodukte des Chlorophylls zu handeln, welche für die physiologischen Vorgänge bei der Farbenveränderung der Pflanze keine Bedeutung haben.

Das von mir untersuchte Chlorophyll (von E. Merck) ist jedenfalls ultramikroskopisch ein durchaus einheitlicher Farbkörper mit charakteristischen einfarbigen Molekularteilchen.

Die Herbstfarbe der Blätter lässt sich daher viel zwangloser als durch eine Zersetzung des Chlorophylls durch die Annahme erklären, dass z. B. im Herbst, wenn die Ernährungszufuhr abnimmt, qualitativ andere Eiweissstoffe in die Blätter gelangen und hier mit den Chromogenen des Chlorophylls andere Verbindungen geben, welche einen Farbenumschlag verursachen.

Eine Analogie dieser Blätter- und Blütenfärbung haben wir im Tierreiche in der Verfärbung der Haare und besonders der Vogelfedern.

Gewisse Gattungen von Vögeln haben im Winter und Sommer verschiedenfarbiges Gefieder.

Namentlich die Männchen der sogen. Webervögel ziehen im Sommer zur Zeit der Paarung ein buntfarbiges sogen. Hochzeitskleid an, während sie im Winter meistens einfarbig grau sind. Die Verfärbung erfolgt nur zum Teil durch Federwechsel — grösstenteils ändert ein und dieselbe Feder ihre Farbe.

Ich habe wiederholt den in der Verfärbung begriffenen Vögeln Federn entnommen und unter dem Mikroskop untersucht. Schon makroskopisch, und besonders mit der Lupe, sieht man, dass die Farbe von der Basis, d. h. der breiteren Seite der Feder, in den Federfasern allmählich nach der Spitze zu vorrückt, so dass der gefärbte Teil mit unregelmässigen Grenzlinien gegen den ungefärbten Teil der Spitze der Feder abgegrenzt wird. Wenn man von Tag zu Tag neue Federn untersucht, kann man sich überzeugen, dass die Färbung in der Federfahne zur Spitze vorschreitet.

Untersucht man mit dem Mikroskop, so findet man kleine farbige Körnchen, die an der Grenze der Färbung spärlicher liegen und nach der Basis der Feder, im schon gefärbten Teil, an Zahl und Dichtigkeit zunehmen. Im nicht gefärbten Teil der Feder liegen zwar auch solche Körnchen, aber sie sind gänzlich farblos. Sie färben sich offenbar erst auf Einwirkung eines mit den Ernährungsflüssigkeiten zugeführten Eiweisstoffes.

Es ist ja auch eine bekannte Tatsache, dass sich die Färbung unter Umständen durch die Verabreichung bestimmter Nährstoffe beeinflussen lässt. Bekanntlich treten die Färbungen der Federn bei vielen Vögeln fleckweise aber typisch immer an denselben Stellen auf, ganz so, wie auch die Blütenblätter die Farben an ganz bestimmten Stellen tragen.

In beiden Fällen, wohl in Abhängigkeit von den lokal verschieden abgelagerten Eiweissarten, welche mit denselben zugeführten Chromogen verschiedene Farben bilden.

Die Farbenveränderungen der beschriebenen Farbstoffmischungen sind zunächst von der Einwirkung des Lichtes unabhängig.

Die Pflanzenfarben sind aber bekanntlich in ihrer physiologischen Entstehung wesentlich vom Lichte beeinflusst.

Da dieselben sich entsprechend der von Engelmann entwickelten Theorie von der komplementären Adaptation, bei monochromatischem Licht, unter gewissen Bedingungen der Beleuchtung entgegengesetzt färben, ist es nach unseren Experimenten wahrscheinlich, dass in der lebenden Pflanze die beschriebenen Verbindungen zwischen Farb- und Eiweissstoffen unter Einfluss monochromatischer Beleuchtung gewisse Aenderungen der Zusammensetzung erfahren, bei denen sowohl andere Chromogene, als namentlich auch andere physiologische Eiweissverbindungen resp. Zersetzungen innerhalb der Zelle massgebend sein können, welche unter den veränderten Bedingungen der Assimilation des Kohlenstoffes am besten dienen.

IV. *Die histologische Färbung*

Die beschriebenen Pflanzenfarbstoffe lassen sich zu histologischen Färbungen verwenden. Einzelne derselben sind hervorragende Kern-, andere Protoplasma- und Gewebe-färbende Reagentien.

Die Eigentümlichkeiten der Einwirkung des Blauholzes in Verbindung mit Alaun auf histologische Gewebsschnitte ist bekannt.

Ebenso wertvoll als die Blauholz- (Haematoxilin-) Lösung ist aber auch die Rotholz-Lösung, die Lösung von Pernambucco, Gelbholz, etc. für die Färbung bestimmter Gewebsarten.

Aus jedem dieser Farbstoffe lassen sich sowohl durch Verbindung mit Alaun als auch durch Verbindung mit Albumin verschiedene Farblösungen gewinnen, welche bestimmte Gewebsteile (bestimmte Eiweisssubstanzen) distinkt färben.

Auch mittelst der beschriebenen Mischungen werden schöne Färbungen der Gewebe erzielt, dabei werden die Schnitte je nach der Beschaffenheit zu färbender Gewebe entweder einheitlich in der Farbe der Mischung gefärbt oder es treten Doppelfärbungen ein.

Bei den Mischungen der Farbstoffe müssen die erwähnten Fällungsgrenzen beachtet werden. Die Versuche, die ich bisher an Schnitten von in Alkohol gefärbten und in Colloidin eingebetteten Präparaten angestellt habe, sollten nur einer oberflächlichen Orientierung dienen.

Aus denselben seien nur einige Färbungen angeführt:

Rotholzextrakt und Alaun und Albumin färbt Epithelien scharlachrot; Andenoidgewebe braunviolett — die Zellkerne treten wenig hervor.

Rotholz und Visettholz und Alaun färbt das Gewebe diffus gelbbraun. Sehr distinkt treten Einlagerungen von Rundzellen in Gewebe und Epithel hervor.

Visettholz und Albumin und Alaun färbt das Gewebe eiergelb.

Die Zellkerne zeigen eine bräunliche Färbung. Besonders gut sind Kernkörperchen gefärbt.

Visettholz und Kongo und Alaun färbt das Gewebe diffus gelbgrün. Besonders gut treten elastische Fasern und die Querstreifung der Muskulatur hervor.

Pernambuco und Alaun färbt das Gewebe schön gelbrot bis fleischrot; die Zellkerne braun.

Pernambuco und Albumin und Alaun färbt das Bindegewebe intensiv rot, besonders deutlich die Muskulatur.

Pernambuco und Alaun und Albumin färbt die Zellkerne braun, das Binde- und elastische Gewebe braun, amyloide Teile glänzend hochrot.

Berliner Blau und Albumin färbt das Gewebe diffus blau, die Muskulatur stark gelb, amyloide Teile grün.

Die Färbung ist sehr schön, aber rasch vergänglich.

Die Farbstoffe der erwähnten Farbhölzer lassen sich auch in Verbindung mit Anilinfarben zu Doppelfärbungen benutzen.

Welcher Wert diesen Pflanzenfarbstoffen für die histologische Färbetechnik, insbesondere den Anilinfarben gegenüber, zukommt, muss weiteren Untersuchungen zu entscheiden vorbehalten bleiben.

V. *Allgemeines über Farbe und Färbung*

Wenn wir die Resultate der Beobachtung, welche in den beschriebenen Untersuchungsreihen enthalten sind, überblicken, so zeigt sich zunächst überall eine gewisse Uebereinstimmung der Farbstofflösungen mit den Colloidsubstanzen. Fast alle zeigen im wässerigen Auszuge optisch nachweisbar kleinste Teilchen ihrer Substanz, welche zum Wesen des Farbstoffes gehören und als Moleküle zweiter Ordnung im obigen Sinne aufzufassen sind.

Sie verhalten sich ganz wie die entsprechenden Molekularteile des Albumins und Glykogens und können wie diese durch Fermente, durch Zusatz von Beizen (Alaun) in andere Formen mit anderen physikalisch-chemischen Eigenschaften *und mit anderen Farben* übergeführt werden. Bei diesen Ueberführungen aus dem einen Zustand in den anderen sehen wir eine Umformung der Teilchen resp. Moleküle, welche entweder als Abbau hervortritt, sodass die Substanz der sichtbaren Teilchen (in einzelnen Fällen bis zur Unsichtbarkeit) verkleinert wird, oder es entsteht, wie in den meisten Fällen, eine Vergrösserung der Teilchen. Diese letz-

tere kann auf zweierlei Weise erfolgen. In einer Reihe von
Fällen werden die Teilchen unter Abnahme der Anzahl der überhaupt sichtbaren, bisweilen unter Verschwinden eines materiellen
Staubkegels, deutlich grösser. Sie scheinen unter dem beobachtenden Auge anzuschwellen. Hier ist dann wohl die Annahme zulässig, dass diese Vergrösserung des Volumens hervorgebracht ist
durch Aufnahme der kleinsten Teilchen in die grösseren, eventuell
als Thonerdeverbindungen.

In anderen Fällen, welche die häufigsten sind, treten aber
die einzelnen, im spaltförmig gestalteten Gesichtsfelde des Ultramikroskopes typisch getrennt sichtbaren Teilchen zu Gruppen zusammen. Diese Gruppen stellen dann selbständige Molekularkomplexe vor, welche für sich beweglich im Medium des Wassers
typische Abstände einhalten. Sie scheinen Gravitationswirkungen
eigener Art zu entfalten und bleiben bei einer Gruppe von Substanzen und bestimmter Konzentration dauernd in Lösung.

Das Zusammentreten ist gewöhnlich mit einem deutlichen
Farbenumschlag verbunden.

*Wir haben hier also eine sogenannte chemische Reaktion, die
an eine sichtbare physikalische Aenderung der Materie gebunden ist.*

Dieselbe Erscheinung wird bei der Mischung zweier Farbstoffe für sich allein oder auch nach Einwirkung von Alaun beobachtet.

In vielen Fällen, namentlich wenn die eine oder die andere
Farbstoffsubstanz oder die verwendete Beize im Ueberschuss vor-
handen ist, kommt es zu Ausfällungen der zusammengetretenen
Teilchen, gänzlich oder teilweise.

In diesen Fällen sieht man das Uebergehen der löslichen
(schwebend resp. frei suspendierten) Teilchen zunächst in (noch
in Lösung bleibende) Komplexe und dann in solche Grup-
pierungen, welche allmählich zu schwer werden und zu Boden
sinken.

Diese Fällung kündet sich ultramikroskopisch regelmässig dadurch an, dass sich einzelne Teilchengruppen *in Form von Seitenketten* an die schwebenden Komplexe anhängen und diese gewis-
sermassen durch die Schwerkraft hinabziehen.

*Solange die Komplexe frei schweben, ist die Farblösung ma-
kroskopisch vollständig klar und mit gewöhnlichen Mikroskopen
nichts materielles in ihnen nachzuweisen.*

Ich habe wenigstens in den von mir untersuchten Fällen auch

mit Immersionssystem niemals etwas wahrnehmen können, auch dann nicht, wenn die erwähnten Komplexe 10 µ und mehr an Durchmesser aufwiesen.

Es kann diese Unsichtbarkeit bei durchfallendem Licht aber wohl mit bedingt sein durch eine gewisse Gleichartigkeit des Brechungsindex zwischen Substanz und Wasser.

In den Fällen aber, wo bereits unförmliche Komplexe und Gruppen mit Neigung zur Ausscheidung vorhanden sind, ist häufig auch die Anwesenheit von Substanzteilen durch das gewöhnliche Mikroskop zu erbringen, unter Umständen freilich, wo auch schon makroskopisch sich bei hellem Tageslichte im Reagenzglase Spuren von Trübung erkennen lassen.

Bei den Farbstofflösungen tritt ebenso wie bei den Lösungen der meisten Colloidsubstanzen und den Colloidallösungen der Metalle usw. die Neigung der Einzelteilchen zum Zusammentreten deutlich hervor, und dadurch gibt sich eine weitere Aehnlichkeit der Farbstofflösung mit den Lösungen der eigentlichen Colloide zu erkennen.

Wir können daher auch mit Rücksicht auf die verschiedenen Löslichkeitsverhältnisse und das Uebergehen in den festen resp. trockenen Zustand sehr wohl von Hydrosolen, Hydrogelen und Gelen der Farbstoffe reden.

Ganz wie bei den kolloidalen Lösungen der Metalle, Metalloxyde etc. entstehen auch bei Farbstofflösungen auf dem geschilderten Wege des Zusammentretens von Einzelteilchen teilweise reversible, teilweise irreversible Hydrogele.

Die Gelbildung bei Farbstoffmischungen mit und ohne Alaunzusatz erfolgt also durch Zusammentreten der Teilchenkomplexe, wobei teils körnige, teils flockige Niederschläge, teils auch solche, welche auf dem Filter als farbige Gallerte sich ablagern, entstehen.

Auch dadurch wäre die Aehnlichkeit mit der Gallertebildung gewisser Kolloide noch vollkommen.

Unter Umständen können Farbstoffe auch die Rolle der Schutzkolloide annehmen und das Ausfallen anderer Farbstoffe verhindern. Wir haben solche Wirkung z. B. bei Congo gesehen, welcher Farbstoff durch schwache Alaunlösung gefällt wird, aber trotz Alaun durch Gelbholz in Lösung gehalten werden kann, usw.

Bei den starken Verdünnungen der zu beobachtenden Lösungen, welche die ultramikroskopische Untersuchung erfordert, treten die Schutzwirkungen gewisser zugemischter Lösungen auf die gegenseitige Fällungsgrenze der anderen in der Lösung befindlichen Kolloide und Farbstoffe durch das Auftreten oder Ausbleiben der beschriebenen Gruppenbildungen der Einzelteilchen sehr deutlich hervor.

Das von Biltz (Bericht der Deutschen Chemischen Gesellschaft, Bd. 37, pag. 1111, 1904) entwickelte Gesetz, nach welchem bei der gegenseitigen Ausfällung entgegengesetzt geladener Kolloide ein Optimum der Fällungswirkung existiert, bei dessen Ueberschreiten nach beiden Seiten hin keine Ausfällung mehr stattfindet, gilt auch für die Mischung von Farbstoffen mit Eiweisslösungen.

Ein ganz analoges Verhalten haben Höchhold (Zeitschrift für physikalische Chemie, 1904, Bd. 48, pag. 385; sowie Neisse und Friedemann (Münchener mediz. Wochenschrift, 1903, No. 11) zwischen Mastix- und Farbstofflösungen feststellen können. Man vergleiche auch Zsigmondi (Zur Erkenntnis der Kolloide, Verlag von G. Fischer, Jena, 1905, pag. 144) über die Wirkung der Schutzkolloide.

Die Ursache der Volumenveränderung einzelner Farbstoffteilchen bei der Mischung mit anderen und vor allem das Zusammentreten der kleinsten Teilchen zu kleineren und grösseren Gruppen können wir am einfachsten erklären, wenn wir elektrische Spannungen entsprechend den Anschauungen von Bredig, Nernst und anderen als wirksam annehmen, so dass das Zusammentreten der Teilchen als Ausgleich ihrer entgegengesetzten elektrischen Spannungen zu betrachten wäre.

Diese bereits früher von mir gegebene Erklärung habe ich durch die Ausführung der Elektrolyse wenigstens für die grüne Mischung aus Preussisch Blau und Naphthol Gelb stützen können (Physikalische Zeitschrift, Jahrg. 4, Nr. 30, pag. 884 u. ff. und Berichte der Deutschen Physikal. Gesellschaft, V, 1903).

Solche kinetische Kräfte sind auch massgebend für die Verbindung der Farbstoff- mit den Eiweissteilchen.

Hier sind aber die Teilchen resp. die grossen Moleküle der verschiedenen Albuminarten sowie die kleineren der verschiedenen Albumosen und Peptone demselben Farbstoffe gegenüber nicht gleichwertig, sondern besitzen nicht allein verschiedene elektrische Ladungen, sondern auch verschiedene Oberflächenspannung, sodass die Verbindung derselben mit ein und demselben Farbstoff je nach der verwandten Eiweissart wie wir gesehen haben ganz verschieden ausfällt.

Diese Verschiedenheit tritt nicht allein in der verschieden

starken kinetischen Energie, mit welcher die Verbindung erfolgt, hervor, sondern auch in der Farbe der Verbindung selbst.

Der zugesetzte Eiweisskörper vermag also die gegebene Farbe eines organischen Farbstoffes oder Farbstoffmischung zu ändern, *indem er bestimmte Farbstoffteile an sich heranzieht, andere abstösst.*

Einzelne Farbstofflösungen werden dementsprechend ganz von zugesetztem Eiweiss gebunden, und wenn das Eiweiss zugleich, was häufig geschieht, farbig gefällt wird, nachdem die Absetzung erfolgt ist, vollständig farblos.

Andere verändern bei Zusatz von Albumin die Farben. Die Lösung bleibt aber klar. Noch andere setzen farbige Albuminverbindungen ab. Ein Teil Farbstoff bleibt aber an Eiweiss gebunden in Lösung.

Speziell bei Anwendung von Albumin kann man im Ultramikroskop das Zusammentreten bestimmter Farbstoffteilchen mit bestimmten Albuminteilchen beobachten, sodass bunte Gruppen solcher Verbindungen inmitten und zwischen isoliert bleibender Farb- und Eiweissteilchen auftreten.

Danach ist der Schluss berechtigt, *dass die im Serumalbumin vorhandenen Eiweisskörper verschiedene Verwandtschaft zu den Farbstoffteilchen haben, welche nicht allein von der Grösse resp. dem Volumen der Teilchen, sondern auch von deren spezifischer Energie abhängt.*

Diese Verhältnisse werden besonders deutlich bei Zusatz von Beizen zu den Farbstoff- und Eiweissmischungen. Dabei kommen ganz andere Gruppen von Verbindungen der Teilchen mit ganz verschiedenen Farben zu stande, wenn der Alaun zuerst zu Eiweiss gesetzt und dann der Farbstoff hinzugefügt wird, als wenn erst Eiweiss und Farbstoff sich verbindet und dann später der Alaun einwirkt.

Aus den angeführten Versuchsreihen über solche Verbindungen von Alaun, Farbstoffmischungen und Eiweiss geht unzweifelhaft hervor, dass Eiweiss *und Farbstoff zu einem eigenartigen Farbkörper zusammentreten können.*

Wir fanden, dass die Eiweissmoleküle durch Alaun verkleinert werden. Es ist klar, dass der hinzutretende Farbstoff andere Oberflächenspannungen an den gebeizten Eiweissteilchen vorfinden wird.

Und wenn Alaun auf Farbstofflösung einwirkt und die beschriebenen Farbenumschläge mit anderer Formierung der Farbstoffteilchen hervorgebracht wird, werden diese neuen Teile den hinzutretenden Eiweissmolekülen ganz andere kinetische Kräfte darbieten, als wenn ohne Alaun Farbstoff und Eiweiss sich verbinden.

Die Einwirkung der Beize auf den Farbstoff allein ohne Eiweiss ist an solchen Farbstofflösungen am leichtesten zu studieren, welche deutliche Teilchen erkennen lassen.

Als Beispiel lässt sich das Blauholz anführen.

Wenn man einen Tropfen Alaun zusetzt, so entstehen aus dem grauen Staubkegel Milliarden kleiner gelber Teilchen, welche unter dem Auge des Beobachters wachsen und dabei ihre Farbe ändern, indem sie immer mehr rot werden.

Bei einer gewissen Grösse hört das Weiterwachsen auf und die Farblösung besteht jetzt aus einer Unmenge kleinster roter Teilchen, deren Grösse, Abstand und Bewegung sich jetzt nicht weiter ändert. Wird dann Albumin hinzugefügt, so treten die Eiweiss- und Farbenteilchen in der beschriebenen Weise zu Gruppen zusammen und das Eiweiss wird farbig gefällt.

Das beschriebene Verhalten der Beize einerseits und des Eiweisses andererseits zu den Farbstoffmolekülen liefert uns einen gewissen Einblick in den Prozess der Färbung der organischen Faser und auch der Färbung histologischer Gewebsschnitte.

Wir haben gesehen, dass die Farbstoffteilchen sich häufig nicht mit allen, sondern nur mit bestimmten Eiweissteilchen zusammen gruppieren, und schliessen, dass der Farbstoff zu bestimmten im Serum enthaltenen Eiweissmolekülen mehr Verwandtschaft habe, als zu anderen. Wir haben auch gesehen, dass die Verbindungen der Farbstoffteilchen mit Nuklein anders erfolgt und auch unter anderer Farbe, als mit Albumin. Dadurch erklärt sich die selektive Färbung der Kerne der Granula und des Protoplasmas der Zellen, sowie die besondere Färbung der Bindesubstanzen durch denselben Farbstoff. Wir können direkt den Vorgang der Teilchengruppierung unserer Experimente übertragen und annehmen, dass die Farbstoffteilchen sich mit dem Nukleoalbumin des Kernes zu anderer Farbe verbinden, als mit den Albuminteilchen des Zellprotoplasmas, und dass so eine Doppelfärbung zu stande kommt bei Einwirkung einer einzigen Farblösung.

Bei der Einwirkung von Farbstofflösung auf Eiweiss wird nach dem vorerwähnten Beispiele der Fall eintreten können, dass nach Verbindung der Eiweissteilchen mit bestimmten Farbstoffteilchen der ursprüngliche Farbstoff einen Teil seiner Farbe verliert, nämlich den, der zur Bindung des Eiweisses verbraucht wurde.

Dann würde ein Farbstoff übrig bleiben, dem eine bestimmte Komponente der ursprünglichen Farbe durch das Eiweiss entzogen wäre. Der Rest der Farblösung wird jetzt eine andere Farbe zeigen und auch anders färben.

Höchstwahrscheinlich ist dieser Vorgang der Eliminierung bestimmter Farbkomponenten die Ursache, dass mit Eiweiss versetzte Farben anders färben, als dieselben Farben ohne Eiweisszusatz.

Bekanntlich wird besonders in der Kattundruckerei Albumin benutzt, um an sich unlösliche Farben auf die Baumwollfaser zu fixieren.

Es liegt nahe, anzunehmen, dass das Eiweiss die Farbteilchen suspendiert erhält, ihnen bestimmte Stoffe entzieht und dass so der übrig bleibende Rest sich mit bestimmten Albuminoidsubstanzen der Faser zu verbinden vermag.

Die Affinität der Farbstoffteilchen einer Farblösung zu bestimmten Eiweissarten ist auch die Erklärung für die Möglichkeit, Stoffe aus zweierlei Faserart, z. B. aus Baumwolle und Seide, in zwei Farben zu färben, von denen die eine sich nur mit der Seiden-, die andere sich nur mit der Baumwollfaser verbindet.

Aehnliche eliminierende Wirkungen haben bei einzelnen Farbstoffen auch die Beizen, z. B. der Alaun.

Der Alaun verbindet sich bei manchen Farben nur mit bestimmten Teilchen der Farbsubstanz und lässt andere intakt. Wenn dann die neuentstandenen Thonerdefarben (Lacke) entzogen oder ausgefallen sind, bleibt eine Farbstofflösung mit anderen färbenden Eigenschaften zurück.

In der letzten sind häufig wieder kleinste Teilchen in unzähliger Menge ultramikroskopisch nachweisbar, in anderen Fällen ist die restierende Farblösung optisch leer.

Auch bei den organischen Farbstoffen sind also häufig ausser den ultramikroskopisch sichtbaren Teilchen noch andere, nicht sichtbare vorhanden, welche event. nach Anwendung anderer Reagentien, Alkohol, etc., dadurch sichtbar werden, dass früher unsichtbare kleinste Teilchen zu grösseren zusammentreten und über die Grenze der Wahrnehmung gelangen.

Die auf solche Weise neu auftretenden Teilchen sind offenbar das materielle Substrat eines neuen Farbstoffes mit eigenen färbenden Eigenschaften.

In vielen Fällen kann auch die Entstehung kleinster Farbteilchen ultramikroskopisch beim Zusammentreten der wässerigen Lösungen solcher Körper beobachtet werden, welche nicht zu den Kolloiden gehören und für sich allein keine ultramikroskopisch sichtbaren Teilchen enthalten. Die Molekularteile sind dann wie bei den meisten kristalloiden Körpern so klein, dass sie, wenigstens bei der bis jetzt möglichen Stärke der Beleuchtung, im Ultramikroskop nicht hervortreten. Dieselben werden erst sichtbar, wenn durch Verbindung mit anderen Teilchen, eventuell durch Aufnahme derselben in ihr stöchiometrisches Strukturgefüge, ihr Volumen zugenommen hat.

Die Entstehung der Teilchen ist dann besonders schön zu beobachten, wenn der sich bildende Farbstoff in Wasser unlöslich ist; unter Umständen ist dann dieser Farbstoff durch Albumin in Lösung zu halten und erhält damit färbende Eigenschaften.

Bei vielen organischen Farbstoffen finden sich also ultramikroskopisch sichtbare kleinste Teilchen vor, welche bei fortschreitender Verdünnung so lange nachgewiesen werden können, als die Flüssigkeit noch Färbekraft besitzt.

Diese Teilchen sind die integrierenden Bestandteile des Farbstoffes, an deren Anzahl, Grösse und Form die färbende Eigenschaft gebunden ist.

Sie sind als Moleküle zweiter Ordnung zu betrachten und verbinden sich bei Vermischung der Farblösung mit Albuminlösung mit bestimmten Albuminmolekülen zu anders gefärbten Verbindungen.

I. Bei diesen Farbstoffalbuminaten ist das Farbteilchen in der ursprünglichen oder in einer veränderten Farbe neben dem Eiweissteilchen, welches durch Umhüllung oder durch Tränkung eine Farbenveränderung durchgemacht hat, vorhanden. Es sind also zwei oder mehr Einzelteilchen mit verschiedenen Farben getrennt in der Mischung vorhanden. Diese Lösungen der Farbstoffalbuminate sind in der Regel beständig. Es fällt aus ihnen nichts aus und sie färben eigenartig.

II. Oder es entstehen durch Aggregation der Einzelteilchen, indem Albumin- und Farbteilchen bunt durch einander geordnet zusammentreten, mehr oder weniger regelmässige Gruppen, welche jede für sich einheitlich in der Flüssigkeit sich bewegt und durch regulären Abstand von der nächsten getrennt ist. Von diesen Farbstoffalbuminlösungen sind manche mit regulären Gruppen von 3—6 Teilchen beständig, andere setzen den Farbstoff nach kürzerer oder längerer Zeit ab, wobei häufig reversible Rückstände entstehen, welche wieder suspendiert werden können, so lange der Niederschlag nicht eingetrocknet ist.

Bei Alaunzusatz entstehen bei allen diesen Mischungen Veränderungen der Teilchen und deren Gruppierung, welche ultramikroskopisch verfolgt werden können.

In einer Reihe von Fällen verschwinden die vorher sichtbaren Teilchen durch Verkleinerung unter gleichzeitiger Aenderung der Farbe der Lösung.

In anderen zahlreicheren Fällen werden die vorhandenen Teilchen grösser oder es bilden sich neue, ebenfalls unter sichtbarer Aenderung der Farben.

Die auf diese Weise neu entstehenden Teilchen bleiben bei gewissen Farbstoffen in Lösung, bei anderen fallen sie farbig aus. Mit dem Entstehen dieser Teile sind Farbenveränderungen der Lösungen gegeben.

Die durch Alaun bewirkten, farbig niedergeschlagenen Teilchengruppen bilden auf dem Filter körnige oder flockige bis gelatinöse, farbige, meistens irreversible Massen, welche nicht mehr in Wasser suspendiert werden können (sogenannte Lackfarben).

Dieselben geben aber mit anderen Lösungsmitteln (Alkohol, etc.) Lösungen mit prachtvollen Farben. In diesen sind häufig dieselben Teilchen *wiedergefunden, die aus den wässerigen Lösungen ausfielen.*

Die Gruppierung der Teilchen durch Anlagerung und die Ausfällung der Gruppen aus den Mischungen der Farbstofflösungen und ihren Verbindungen mit Eiweiss mit und ohne Alaunzusatz erfolgt nur dann, wenn eine der Komponenten der Mischung im Ueberschuss vorhanden ist.

Die Einzelteilchen halten sich also in der Regel so lange getrennt, als die Bestandteile der Mischung, Farbstoffe, Eiweiss und Alaun, in ihren materiellen Molekularteilen derart durch kinetische Energie (Gravitation) auf einander einwirken, dass der gegenseitige, von Wasser ausgefüllte Abstand, welcher zur Suspension nötig ist, eingehalten wird. Sobald in der Mischung das Verhältnis des Gleichgewichtes der Anziehungs- resp. Abstossungskräfte und Oberflächenspannung durch das Ueberwiegen spezifisch schwererer Teile mit stärkeren Anziehungskräften gestört wird, kommt es zur Ausfällung, indem die vom Wasser getragenen Teilchenkomplexe durch die angehängten Seitenketten zu schwer werden und allmählich zu Boden sinken.

Dieser Prozess der Fällung wird hindernd beeinflusst durch die Zumischung bestimmter Farbstoffe, die als Schutzkolloide wirken, und vor allem auch durch die Anwesenheit von Eiweisssubstanzen. Die letzteren können aber unter Umständen auch durch ihre Verbindungen mit Farbstoffteilchen und Alaun als Fällungsmittel wirken.

THÈME 9 — SÉROTHÉRAPIE DE LA PESTE

Par M. le Dr. E. DUJARDIN-BEAUMETZ (Paris)

Chef de laboratoire de l'Institut Pasteur

Dès que Yersin eût découvert l'agent pathogène de la peste bubonique dans l'épidémie qui sévissait en 1894 à Hong-Kong et qu'il eût envoyé à l'Institut Pasteur les premières cultures de ce microbe, M. Roux et ses collaborateurs MM. Calmette et Borrel firent des essais de vaccination sur les animaux de laboratoire.

En employant des cultures tuées par un chauffage à + 60°, ils réussirent à vacciner des animaux et constatèrent que leur sérum jouissait de propriétés préventives et curatives dans l'infection pesteuse expérimentale.

Dès lors des chevaux furent immunisés pour fournir le sérum nécessaire au traitement de la peste humaine.

La technique d'immunisation n'a guère varié depuis et la plupart des laboratoires qui préparent le sérum antipesteux procèdent de la même façon : les chevaux reçoivent en injection intraveineuse dans la jugulaire des émulsions de microbes d'abord tués par la chaleur, puis vivants et rendus hypervirulents par passages sur cobayes et sur rats.

L'immunisation est longue et délicate et il faut au moins cinq à six mois de vaccinations répétées chaque semaine et à doses progressives pour obtenir un sérum antitoxique et antimicrobien qui, après essai sur les animaux, peut être utilisé dans la sérothérapie humaine.

Actuellement le sérum antipesteux a une activité telle qu'il est possible de guérir une souris inoculée par simple piqûre (infection suffisante pour la tuer en moins de 48 heures) si l'on a soin de lui injecter 16 heures après cette inoculation mortelle 1/10 de centimètre cube de sérum.

C'est d'ailleurs la méthode employée à l'Institut Pasteur pour le dosage du sérum antipesteux. Tous les autres animaux de laboratoire: singes, lapins, cobayes et rats inoculés par voie sous-cutanée ou intrapéritonéale survivent s'ils reçoivent curativement des quantités suffisantes de sérum. Il est certain que plus l'intervention sera tardive, plus les doses de sérum devront être croissantes et plus les chances de guérison diminueront; c'est là une loi générale en matière de sérothérapie.

Le cobaye cependant présente une particularité mise en évidence par Kolle qui a montré qu'après avoir infecté cet animal par badigeonnage de substance virulente sur la peau fraîchement rasée et lui avoir injecté du sérum une heure après ou même simultanément, il est exceptionnel de le guérir.

Mais l'action préventive du sérum est certaine chez tous les animaux de laboratoire sensibles à la peste et la règle ne souffre pas d'exception quel que soit le mode d'introduction du virus.

Chez l'homme, l'efficacité du sérum antipesteux employé préventivement n'est plus à démontrer et tous ceux qui l'ont utilisé de cette façon sont d'accord sur ce point; mais cette action presque immédiate n'est que passagère et, après une dizaine de jours, toute immunité a disparu et l'individu n'étant plus sous l'influence sérique est à la merci d'une atteinte pesteuse s'il ne prend la précaution de recourir à une nouvelle injection de sérum.

Lorsque le foyer pestiféré est restreint, ces injections rendront les plus grands services, mais dans un pays où la peste est à l'état endémique, on ne peut penser à appliquer la sérothérapie dans la prévention de cette maladie.

Dans ce cas, c'est aux injections d'émulsion microbienne tuée par la chaleur, d'après la méthode préconisée par Haffkine, que l'on devra avoir recours. Il s'agit alors là d'une immunité active comme dans toute vaccination proprement dite, immunité s'effectuant plus tardivement que l'immunité conférée par le sérum, mais par contre d'une durée plus longue et pouvant persister pendant plusieurs mois.

Dans l'Inde, ces vaccinations ont été pratiquées sur un nombre considérable d'individus et les chiffres fournis sur l'abaissement de la morbidité et de la mortalité chez les vaccinés prouvent la valeur incontestable de ce procédé.

Quant à l'action curative du sérum antipesteux chez l'homme, l'examen successif des statistiques recueillies à ce sujet permettra de porter un jugement sur l'efficacité de la sérothérapie dans la peste humaine.

C'est en Chine que Yersin fit les premières injections de sérum. Sur 26 pestiférés traités (3 à Canton, 23 à Amoy) il obtint 24 guérisons, ce qui représente une mortalité de 7,6 %.

À Bombay, Yersin eut des résultats moins satisfaisants. Dans une première série de 50 malades traités, 17 succombèrent, soit une mortalité de 34 %. Dans un second lot, il utilisa le sérum de chevaux en cours d'immunisation et saignés prématurément; ce qui explique le taux élevé de la mortalité, 72 % (14 décès sur 19 traités). Par contre, en employant un sérum meilleur que le précédent, il parvint à sauver 8 malades sur 13. Enfin, à Kutch-Mandvi, 24 pestiférés guérirent sur 58 traités.

Ces chiffres sont loin d'être aussi favorables que ceux qu'il avait obtenus l'année précédente en Chine et il faut attribuer ces insuccès à la sensibilité spéciale de la race hindoue à la peste.

En 1898, à Nha-Trang, Yersin traita 53 pestiférés et la mortalité s'abaissa à 42 %, alors que les non traités succombèrent tous sans exception (39 sur 39).

Dans les hôpitaux de Kuratchi, Simond injecta du sérum à 75 malades; 37 moururent, soit une mortalité de 49,3 %.

Précédemment, à Mandri, sur 136 cas traités avant le cinquième jour, il obtenait 34,6 % de succès. Sur 171 cas bubonques traités avant d'avoir dépassé le quatrième jour de la maladie, à Karad, Bombay et Moundra, Simond eut 72 guérisons contre 99 décès, soit une mortalité de 57,8 %.

La statistique de Zabolotny en Mongolie Orientale donne une mortalité considérable de 75 %, mais il avait à lutter contre une épidémie de pneumonie pesteuse dont on connaît la gravité et dans laquelle les injections sous-cutanées sont impuissantes.

M. Delay à Mongtzé (Chine) traite 10 malades sur lesquels 4 meurent.

À Tamatave, M. Thiroux applique la sérothérapie sur 20 pestiférés et obtient 9 guérisons.

Lors de l'épidémie qui sévit à Oporto en 1899 et au cours de laquelle le regretté Docteur Camara Pestana devait succomber victime de son dévouement à la science, MM. Calmette et Salimbeni ont traité à l'hôpital de Bomfim, du 3 Septembre au 18 Novembre, 142 pestiférés sur lesquels 21 seulement sont morts (mortalité 14,78 %), alors qu'en ville on comptait 72 malades qui ne reçurent pas de sérum antipesteux et qui donnèrent une mortalité de 63,72 %.

Ces résultats remarquables étaient dus à l'application des

injections intraveineuses dans le traitement de la pneumonie pesteuse.

M. Métin qui succéda à MM. Calmette et Salimbeni n'eut à traiter que 6 malades sur lesquels 1 seul succomba.

En Nouvelle Calédonie, M. Primet remarque que dans la période pendant laquelle la thérapeutique a été empirique la mortalité s'est élevée à 64 %, alors que dans la période pendant laquelle la méthode sérothérapique a été employée, la mortalité s'est abaissée à 27 %.

A Nouméa (1901), M. Noc fournit un chiffre plus élevé (46,9 %). En effet, sur 17 cas traités par le sérum, 9 seulement ont guéri, mais la moitié des malades ont été traités à partir du troisième ou quatrième jour de la maladie. Par contre, tous les cas traités à partir du premier au deuxième jour, même les formes septicémiques ou pulmonaires, ont rétrocédé sous l'influence du sérum.

Dans les épidémies qui se sont succédées à la Réunion de 1899 à 1902, la mortalité, grâce à la sérothérapie, a diminué dans de notables proportions:

M. Auber traite 8 malades gravement atteints, 1 seul succombe.

M. Merveilleux rapporte que, sur 23 cas, 13 ont reçu du sérum et ont donné 8 guérisons, soit une mortalité de 38,4%.

M. Vassal injecte 18 malades sur lesquels 7 meurent. Cinq cas, où le sérum ne pouvait pas agir ayant été donné quelques heures avant la mort, doivent être mis à part, ce qui ramène la mortalité à 15,3%.

51 cas non traités par le sérum donnent une mortalité de 80,3%.

A Tamatave, en 1902, MM. Clarac et Mainguy n'ayant pas de sérum à leur disposition commencèrent à traiter par des bains froids et des injections d'eau phéniquée 42 pestiférés, dont 31 succombèrent (mortalité 73 %). Dès la réception du sérum venant de Tananarive, ils pratiquèrent des injections sous-cutanées sur 43 malades sur lesquels 25 moururent (mortalité 58 %), tandis que sur 16 malades traités exclusivement par des injections intraveineuses, il ne fut constaté que 5 décès, soit 31%.

12 autres cas traités de même mais avec du sérum plus fraîchement préparé ne donnèrent que 2 décès, soit 16%.

M. Rouffiandis, à Fou-Tchéou (1902), traite 67 malades et obtient 33 guérisons. L'année suivante, au Tonkin, il compare la mortalité entre la population civile et l'armée indigène. Alors que sur 29 militaires injectés 9 seulement succombent (mortalité 31 %), le chiffre des morts parmi les pestiférés s'élève à 42 sur 72 traités (mortalité 58,3 %). Tous les décès, au nombre de 59, survenus moins de 6 heures après l'entrée au lazaret ont été supprimés. Cet écart entre ces deux statistiques tient à l'application précoce du sérum chez les tirailleurs tonkinois.

Dans les épidémies de peste de la République Argentine, du Chili et du Brésil, la sérothérapie a été employée systématiquement et avec succès. Dans leur rapport sur l'épidémie de Rosario (1900), MM. Agote et Medina constatent que la mortalité en ville atteint 75 %. A l'hôpital, on traita 52 malades par la médication symptomatique ; les autres au nombre de 26 reçurent du sérum antipesteux. Des 52 premiers sujets, 32 moururent, soit 61,5%. Des 26 autres, 11 succombèrent, soit 42,3 %.

A la Maison d'Isolement de Buenos-Aires, les pestiférés traités par M. Penna exclusivement par la sérothérapie et les injections intraveineuses forment un total de 204 cas, sur lesquels 175 guérirent, soit une mortalité de 14,2%.

Dans les ports chiliens, la mortalité s'abaisse par suite de l'emploi du sérum antipesteux.

MM. Del Rio et Zegers ont traité à Iquique, lors de l'épidémie de 1903, 85 cas qui n'ont donné que 38 morts, alors que 85 cas n'ayant reçu en ville aucun soin ont fourni 63 décès.

A Antofagasta, 50 malades furent traités et 3 seulement sont morts (Montero). A Chañaral, il n'y eut qu'un seul décès sur 18 traités (Cruzat).

Au Brésil, à Santos, M. V. Godinho traite 19 cas sur lesquels 12 guérissent, soit une mortalité de 36,8 %, alors que les non traités meurent dans la proportion de 71,4%.

M. Duprat, dans l'épidémie de Rio-Grande-do-Sul, en ne pratiquant que des injections hypodermiques, mais à doses massives, abaisse la mortalité à 15 % sur 45 malades traités.

Enfin, voici des chiffres intéressants fournis par M. G. Cruz et portant sur un nombre important de cas traités par le sérum :

Dans l'épidémie de Rio de Janeiro en 1901, 299 malades traités ont donné 105 décès, soit 35 % de mortalité.

M. Cruz fait remarquer qu'à cette époque les chevaux fournisseurs du sérum n'étaient pas suffisamment immunisés.

En 1902-1903, la mortalité chez les traités est de 20,9 % (168 décès sur 803 cas).

En 1903, 102 traités succombent sur 529 malades, soit une mortalité de 19,4 %.

A Campos (1902), le chiffre des morts est de 27 sur 589 traités, soit 19,1 %. Dans ces statistiques, les malades morts dans les 24 heures ont été éliminés.

D'autre part, à l'hôpital de São Sebastião à Rio de Janeiro, M. Antonino Ferrari a obtenu, en 1902, 33 guérisons sur 49 cas. Du 1 Janvier au 30 Septembre 1905, sa statistique porte sur 46 traités dont 13 sont morts, soit une mortalité de 28,2 %.

Dans l'Inde, la sérothérapie n'a pas donné les résultats que l'on en attendait. L'extrême réceptivité des hindous à la peste pourrait expliquer ces insuccès, comme l'avaient déjà remarqué Yersin et Simond. Cependant, entre les mains de M. Mayr, le sérum possède à son actif de nombreuses guérisons. Une liste d'observations adressée par lui à M. Roux montre que, chez les traités, le nombre des décès est moitié moindre que chez les non traités pris comme témoins.

Certaines statistiques recueillies dans les hôpitaux de Bombay donnent des chiffres défavorables à la méthode et même déconcertants. On y constate, par exemple, que le nombre des décès est plus considérable chez les pestiférés traités que chez ceux qui n'ont reçu qu'une médication symptomatique et ont servi de contrôle.

Mais l'examen attentif de chacune des observations de ces malades permet d'expliquer une telle différence. Le sérum antipesteux leur est donné soit trop tardivement soit à doses insuffisantes et rarement par voie intraveineuse. Enfin, le traitement sérothérapique est interrompu brusquement dès que l'hyperthermie a disparu et fréquemment le malade ainsi abandonné succombe 15 jours et même 30 jours après la dernière injection de sérum.

D'autre part, ces statistiques sont basées sur le système alternant. Cette méthode qui repose sur le hasard des entrées à l'hôpital ne présente de garantie scientifique que si elle porte sur un nombre suffisamment grand de cas. Aussi M. Choksy, à l'hôpital de Maratha, a choisi, comme contrôle, des cas aussi semblables que possible à ceux qui recevaient le sérum, tout en éliminant les malades atteints de tares cardio-vasculaires et les semi-convalescents.

Cette «Alternation rationnelle» lui a donné, durant l'année 1905, les résultats suivants:

	Nombre	Morts	Guér.	Mortalité %
Groupe "Contrôle"	51	42	9	82,3
Groupe "Sérum"	51	37	14	72,5
Différence en faveur du Groupe "Sérum"				9,8

Il faut ajouter que ces malades n'ont été traités que par la voie hypodermique et il y a tout lieu de penser qu'en pratiquant des injections massives par la voie intraveineuse, les résultats eussent été bien meilleurs que ceux énumérés ci-dessus.

Il est donc à souhaiter que de nouveaux essais soient faits dans les hôpitaux de l'Inde et que le sérum y soit employé d'une manière plus judicieuse pour pouvoir juger de l'efficacité de la sérothérapie antipesteuse chez la race hindoue.

Auteurs	Épidémies	Traités	Morts	Mortalité %
Yersin	Canton & Amoy (1896)	26	2	7,6
	Bombay (1897)	50	17	34,0
	Nha-Trang (1898)	88	11	12,4
Simond	Mandvi (1898)	136	89	65,4
	Bombay, Karad & Moundra (1898)	171	99	57,8
	Karatchi (1898)	75	37	49,3
Zaboloiny	Mongolie (1898)	16	12	75,0
Delay	Mongtzé (Chine, 1898)	10	4	40,0
Thiroux	Tamatave (1898-99)	20	11	55,0
Calmette et Salimbeni	Oporto (1899)	142	21	14,7
Métin	Oporto (1899)	6	1	16,6
Primet	Nouméa (1899-1900)	7	2	28,5
Noé	Nouméa (1901)	17	8	46,9
Auber	Réunion (1899)	8	1	12,5
Merveilleux	St-Denis (Réunion, 1898)	13	5	38,4
Vassal	Port (Réunion, 1900-01)	13	2	15,3
Chirac et Malaguy	Majunga (1902)	71	32	45,0
Rouffiandis	Fou-Tchéou (1902)	67	34	50,7
	Tonkin (1903)	72	42	58,3
		29	9	31,0
Agote et Medina	Rosario (1900)	26	11	42,3
Penna	Buenos-Aires (1900-05)	264	29	19,3
Del Rio et Zegers	Iquique (1903)	85	38	44,70
Montero	Antofagasta (1904)	50	3	6,0
Cruzat	Chañaral (1905)	18	1	5,5
V. Godinho	Santos (1899)	19	7	36,8
Duprat	Rio-Grande-do-Sul (1902)	45	7	15,5
G. Cruz	Rio de Janeiro (1901)	290	103	35,0
	» (1902-03)	803	168	20,9
	» (1903)	529	102	19,4
	Campos (1902)	136	27	19,1
Ant. Ferrari	Rio de Janeiro (1902)	49	16	32,6
	» (1905)	46	13	28,2
Choksy	Bombay (1905)	51	37	72,5

L'action thérapeutique du sérum est variable selon l'époque de la maladie à laquelle on intervient, la quantité injectée et la voie d'introduction qui a été utilisée. Plus le traitement sérique est appliqué tardivement et plus les chances de guérison sont minimes. L'expérimentation sur les animaux le démontre bien: lorsqu'on a laissé s'écouler après l'infection expérimentale un certain délai qui oscille entre la moitié ou les deux tiers de la maladie, l'animal succombe quelle que soit la dose de sérum injectée. Il en est de même chez l'homme. Chez lui la peste évolue en 5 à 6 jours et s'il n'est traité que le troisième ou le quatrième jour de la maladie, la guérison sera exceptionnelle.

M. Simond, en 1898, c'est-à-dire à une époque où l'activité du sérum antipesteux était moins grande qu'aujourd'hui, donne à ce sujet des chiffres éloquents. Chez les hindous traités, il constate que ceux qui reçoivent le sérum le premier jour de la maladie ne donnent qu'une mortalité de 20 %, les traités au troisième jour 36 %, au quatrième jour 66 % et enfin au cinquième jour la proportion des morts s'élève à 100 %.

Or la sérothérapie est souvent difficilement applicable dès le début de l'affection et les malades, rebelles en général à l'hospitalisation, se tiennent à l'abri des recherches et ce n'est que trop tard et quand l'état s'est aggravé qu'ils reçoivent des soins. Ces cas fréquents se terminent par la mort et, en augmentant la liste nécrologique des statistiques, servent aux détracteurs de cette méthode pour prouver la faillite de la sérothérapie antipesteuse.

Si l'intervention précoce dans le traitement de la peste a donc une influence favorable dans le pronostic de cette maladie, la quantité et le mode d'administration du sérum ne sont pas moins importants.

Les doses de sérum auxquelles il faut recourir pour la cure de cette affection sont beaucoup plus considérables que celles employées dans la pratique courante, dans la diphthérie, par exemple. L'infection pesteuse, en effet, ne peut être comparée à l'intoxication diphthérique, dans laquelle le sérum thérapeutique neutralise dans l'organisme le poison sécrété par le bacille de Löffler au niveau d'une lésion bien limitée, la fausse membrane.

Dans la peste, au contraire, dès le début, un ou plusieurs territoires lymphatiques sont envahis, l'adénopathie peut être générale et le germe pesteux apparaître dans la circulation sanguine.

Pour lutter avec succès contre une pareille invasion, il est donc nécessaire d'injecter des doses de sérum massives et répétées. M. Duprat (à Rio-Grande-do-Sul) a appliqué cette méthode et administrait le sérum à ses malades par la voie sous-cutanée et à la dose de 200 cc. à 300 cc. et même plus dès la première injection. Selon la gravité de la maladie, des injections de 100 à 150 cc. étaient renouvelées toutes les douze heures. Cette pratique a donné à M. Duprat d'excellents résultats, puisqu'il a obtenu 38 guérisons sur 45 traités, ce qui équivaut à une mortalité de 15,5 %.

Cependant, on pourrait objecter à cette voie d'introduction du sérum la résorption assez lente dans le tissu cellulaire et aussi les quantités énormes de sérum que l'on devrait avoir à sa disposition si le nombre des pestiférés est un peu important.

Or la voie intraveineuse permet de saturer l'organisme d'antitoxine immédiatement et à doses moindres. MM. Calmette et Salimbeni, lors de l'épidémie d'Oporto, ont démontré l'efficacité de cette méthode en obtenant dans des cas graves et particulièrement dans la pneumonie pesteuse des guérisons inespérées. Les quantités injectées en une fois ne dépassaient pas alors 40 à 60 cc. de sérum.

Depuis, tous ceux qui ont utilisé cette pratique n'ont eu qu'à se louer des avantages qu'ils en retraient. M. Penna, directeur de la Maison d'Isolement de Buenos-Aires, a employé systématiquement la voie intraveineuse pour le traitement de ses malades.

Il leur injecte d'emblée des doses massives, car il ne donne pas moins de 100 cc. dès la première injection, suivie 24 heures après d'une nouvelle injection de même quantité. Enfin, si l'état général n'est pas sensiblement amélioré, il a recours à une troisième injection. Sa statistique porte sur 204 malades et la mortalité ne dépasse pas 14,2 %.

Sur les indications de M. G. Cruz, directeur général de la Santé publique au Brésil, cette pratique des injections intraveineuses à très hautes doses, a été exécutée sur une vaste échelle et explique la très faible mortalité des pestiférés traités, comme on peut le constater d'après les chiffres cités plus haut.

A l'hôpital de São Sebastião, en 1905, les 8 malades auxquels M. Ferrari a injecté le sérum à doses massives dans les veines ont tous guéri à l'exception d'un seul, soit une mortalité de 12,5 %, alors que sur les 27 traités par voie sous-cutanée 10 sont morts, soit 37 % de mortalité.

Il ne faut pas passer sous silence l'administration du sérum par la voie intrapéritonéale. Elle a été employée pour la première fois chez l'homme par M. A. C. Fontès à Rio de Janeiro. M. Ferrari l'a utilisée dans 11 cas sur lesquels 2 seulement ont succombé, soit une mortalité de 18,1 %. Mais au dire des expérimentateurs eux-mêmes, cette voie d'introduction du sérum n'est pas recommandable.

Voici en quelques mots comment on procède à ces injections intraveineuses. MM. Calmette et Salimbeni préfèrent les veines de la face antérieure du poignet ou de la face dorsale de la main. Ces veines facilement accessibles chez les personnes de race blanche sont beaucoup plus difficiles à mettre en évidence sur les sujets à peau très pigmentée. M. Thiroux, dans ce cas, recommande de choisir les veines de la partie antérieure de l'avant-bras qui reposent sur des aponévroses résistantes.

Le sérum qui devra servir à ces injections sera d'une parfaite limpidité et tiédi d'avance. S'il contient un précipité albumineux, on prendra soin de le décanter ou de le filtrer sur ouate hydrophile stérilisée.

Après avoir fait une légère compression du bras pour bien faire saillir les veines, on introduira d'un coup l'aiguille dans la veine choisie. La gouttelette de sang qui viendra sourdre à l'extrémité libre de l'aiguille indiquera que l'on est bien dans le vaisseau, puis on y adaptera la seringue remplie de sérum et purgée de toute bulle d'air. Il n'y aura plus qu'à faire cesser la compression du bras et à pousser l'injection avec une extrême lenteur.

Une goutte de collodion déposée sur la petite plaie faite par l'aiguille servira de pansement.

Cette technique est donc des plus simples et cette voie d'introduction du sérum même à doses élevées n'a jamais été la cause de suites opératoires graves et c'est à elle que devront toujours et sans hésiter recourir ceux qui auront à soigner des pestiférés.

L'action du sérum est évidente dans les manifestations de la peste. Sous son influence, les symptômes s'amendent. La prostration profonde et l'hébétude caractéristique que l'on observe chez le pestiféré diminuent pour disparaître complètement. Le calme succède au délire. Le myocarde si souvent touché dans l'intoxication pesteuse reprend son énergie primitive. La tension artérielle augmente; le pouls se régularise et ce signe est des plus favorables dans le pronostic de la maladie.

La température, jusque là élevée, atteignant et même dépassant 40°, s'abaisse de deux degrés et peut revenir à la normale surtout après l'emploi des injections intraveineuses.

Cependant, cet abaissement thermique n'est que passager et la fièvre réapparaît si les injections ne sont pas renouvelées.

Mais c'est surtout à la suite des injections intraveineuses à doses massives que les symptômes s'amendent brusquement dans une véritable crise.

Le malade, après l'injection, présente une agitation extrême, le pouls s'accélère et devient filiforme, un nystagmus intense altère sa physionomie, la cyanose se généralise, le patient délirant fait des efforts pour se lever. Il est baigné de sueurs profuses et secoué de frissons violents accompagnés de mouvements incoordonnés.

Dans certains cas la réaction est intense, la respiration devient stertoreuse. Puis le calme revient; le pestiféré éprouve une sensation de bien être indéfinissable et la chute de la température annonce la guérison prochaine.

L'action sur les bubons se manifeste par la disparition des douleurs spontanées si vives au niveau de ces engorgements ganglionnaires.

Enfin, en moins de 24 heures, les germes pesteux disparaissent de la circulation sanguine et l'examen du suc ganglionnaire permet de constater l'englobement des cocco-bacilles par les cellules polynucléaires.

Il est bon d'ajouter que, tant que l'hypertrophie ganglionnaire persiste, l'emploi des injections sous-cutanées doit être continué pour éviter une rechute possible au cours de la convalescence.

Quant aux accidents sériques, ils se bornent aux œdèmes, érythèmes et arthralgies que l'on observe couramment après l'emploi des sérums thérapeutiques. Leur fréquence et leur intensité n'ont aucun rapport avec les doses injectées et la voie d'introduction utilisée et ces inconvénients de la sérothérapie qui ne sont imputables qu'aux produits toxiques contenus normalement dans le sérum sanguin du cheval comptent pour peu de chose lorsqu'on leur oppose la valeur incontestable du remède.

En résumé, dans l'état actuel de nos connaissances, le seul traitement véritablement efficace contre la peste est la sérothérapie. Toutes les autres médications employées, telles que levure de bière, injections antiseptiques, n'ont été qu'illusoires et n'ont pas réussi à faire fléchir le taux élevé de la mortalité.

Enfin, on ne saurait trop insister en recommandant l'usage

des doses massives et l'injection intraveineuse comme méthode de choix pour l'administration du sérum antipesteux.

C'est grâce a leur emploi que d'excellents résultats ont été déjà enregistrés et qu'il sera possible de lutter avec succès contre la peste dont les victimes sont encore trop nombreuses.

THÈME VII. — CLASSIFICATION DES SARCOMES
(Einteilung der Sarkome)

Par M. le Prof. MAX BORST (Göttingen)

Die alte Bezeichnung «Sarkom» — Fleischgeschwulst — beruht auf dem Vergleich der äusseren Beschaffenheit mancher Sarkome mit rohem Fleisch. Es wäre gewiss erfreulich, wenn der Name endlich aus der Mode käme. Er ist aber noch so festgewurzelt, dass wir mit ihm rechnen müssen. Der Name ist geblieben — aber der Sarkombegriff ist ein ganz anderer geworden. Heutzutage verbinden wir damit ganz bestimmte Vorstellungen in Bezug auf die morphologischen und histogenetischen Verhältnisse einer Geschwulst. Ein Sarkom ist für uns eine aus der Reihe der Bindesubstanzen hervorgegangene, maligne, d. h. durch Destruktivität und Metastasierungsfähigkeit ausgezeichnete Geschwulst, bei welcher der vorwiegende Bestandteil durch zellige Elemente dargestellt wird, während die Bildung von Interzellularsubstanz in den Hintergrund tritt, d. h. sich sowohl quantitativ als qualitativ mehr oder weniger unvollkommen erweist. In diesen Kriterien liegt auch der Unterschied gegenüber den sogen. gutartigen Bindesubstanzgeschwülsten begründet. Nun rechnet man von jeher unter die Sarkome auch zellreiche maligne Geschwülste, welche nicht aus den Bindesubstanzen im engeren Sinne — also aus Geweben *mesenchymaler* Abstammung — hervorgehen, sondern sich aus der Neuroglia und aus dem Muskelgewebe entwickeln, also aus direkten Derivaten der epithelialen Keimblätter. Aber diese Gewebe haben sich im Laufe der Differenzierung morphologisch so sehr vom epithelialen Typus entfernt, und sie sind auch funktionell von den echten Epithelien so verschieden und in dieser Beziehung den Bindesubstanzen so nahe gerückt, dass es berechtigt ist, sie den letzteren anzugliedern. Ich darf mich hierauf aber nicht weiter einlassen, denn wir haben es jetzt nicht mit einer *Definition* des Sarkoms zu tun, sondern mit der Frage einer zweckmässigen Einteilung alles dessen, was man nach allgemeiner Uebereinkunft «Sarkom» nennt.

Darüber ist nun kein Zweifel, dass es sich für eine wissenschaftliche Klassifikation der Sarkome in erster Linie empfehlen würde, die *Histogenese* zu berücksichtigen. Aber man begegnet bei dem Versuch, die Histogenese als Einteilungsprinzip zu benutzen, gerade bei den Sarkomen den grössten Schwierigkeiten. Die allererste Entwicklung eines Sarkoms hat noch niemand gesehen; wir haben zu allermeist den Geschwulstprozess in voller Blüte vor uns und können *Wachstums*verhältnisse studieren, aber nichts mehr sicheres über die Entstehung aussagen. Die Dinge liegen hier viel schwieriger als bei den bösartigen, aus Epithelgeweben hervorgehenden Geschwülsten, den Karzinomen. Bei diesen sind die Verhältnisse wegen des morphologisch scharf hervortretenden Gegensatzes von Epithel und Bindegewebe leichter zu übersehen, während bei den Sarkomen das Geschwulstgewebe und sein Mutterboden, die Bindesubstanz, morphologisch, biologisch und entwicklungsgeschichtlich so nahe verwandt sind. Und trotzdem: welcher Streit der Meinungen auch in der Frage der Entstehung des Krebses! Die ersten Anfänge des Karzinoms können morphologisch den sogenannten atypischen Epithelwucherungen gleichen, wie sie bei chronisch entzündlichen, hyperplastischen Prozessen auftreten, und so lange sie sich in diesem Bilde halten, kann man nicht mit nur einiger Sicherheit von Karzinom sprechen [1]. Und wenn andererseits ein typisches Karzinom vorliegt, wenn das Epithel heterotop geworden ist und in den Spalträumen und Lymphgefässen des Bindegewebes angetroffen wird, dann ist der histologische Prozess in den meisten Fällen schon so weit vorgeschritten, dass über die ersten Anfänge der Krebsentwicklung nichts mehr auszusagen ist. Um so weniger, als ja die meisten Karzinome, wie überhaupt die Mehrzahl der Geschwülste, *unizentrisch* entstehen, d. h. ihre Entwicklung von einer einzigen, oft sehr eng begrenzten Stelle aus nehmen, und dann aus sich heraus weiterwachsen, ohne dass es zu einer homologen Umwandlung des Nachbargewebes kommt, selbst dann nicht, wenn dieses dem Geschwulstgewebe kongenial ist und mit ihm in engsten Kontakt gerät. Aber auch bei der zweifellos vorkommenden *multizentrischen* Krebsentwicklung liegen die Verhältnisse für einen exakten Nachweis der Histogenese oft unüberwindbar schwierig. Wir sind daher bei den Karzinomen sehr oft ge-

---

[1] Ueber die Möglichkeit, auch hier noch feiner zu unterscheiden, s. *Borst*, Verhandlungen der Deutschen Pathol. Gesellschaft, Meran 1905.

zwungen, auf den *direkten* Nachweis der Entstehung zu verzichten, und eine Einteilung nach den morphologischen und biologischen Verhältnissen der bereits voll entwickelten Geschwulst vorzunehmen. Indem wir auf Grund einer solchen morphologischen und physiologischen Analyse in vielen Fällen eine unverkennbare Aehnlichkeit des Karzinomparenchyms mit einer oder der anderen normalen Epithelform konstatieren können, glauben wir uns berechtigt, das Geschwulstgewebe auch als einen *Abkömmling* jener normalen Epithelform ansehen zu dürfen. So *schliessen* wir aus der Morphologie auf die Histogenese, ohne die letztere in jedem Einzelfall exakt festgestellt zu haben. Es ist das ein Verfahren, das wir auch bei allen anderen Geschwülsten überaus häufig anwenden, wenn wir ihnen einen Namen geben und sie ins System einreihen wollen. Das Grundprinzip der Einteilung ist die Histogenese, aber sie wird meist nicht exakt direkt nachgewiesen, sondern aus morphologischen und biologischen Kriterien wahrscheinlich gemacht. So auch bei den Sarkomen, bei welchen, wie gesagt, ein sicherer Nachweis der ersten Entstehung überhaupt noch nicht vorliegt. Das muss offen ausgesprochen werden. Etwas Aehnliches wie die ausgezeichneten Untersuchungen *Hauser*'s über die Histogenese der Karzinome liegt für die Sarkome nicht vor. Am besten sind noch die aus *endothelialen* Elementen sich entwickelnden Sarkome in histogenetischer Beziehung erforscht (*Volkmann*). Zwar fehlt es nicht an älteren (z. B. *Ackermann*) und neueren Arbeiten (z. B. *L. Burkhardt*), welche sich mit der Entstehung der Sarkome eingehend befassen und in welchen sehr positive Resultate verzeichnet sind. Aber diese Arbeiten sind nicht überzeugend. Ein in der ersten Entwicklung begriffenes Sarkom wird sich von einer entzündlichen Neubildung der Bindesubstanz nicht unterscheiden lassen. So sehr man sich bemühte, sichere differentialdiagnostische Momente zur Scheidung von Sarkom und Granulationsgewebe auf rein morphologischem Wege zu gewinnen (*Henkelom*, *Klebs* u. A.), so wenig ist man in dieser Richtung dem Ziele nahe gekommen. Freilich, ein *vollentwickeltes* Sarkom wird man an dem ganzen Aufbau, an dem Verhalten der Blut- und Lymphgefässe, der Parenchymzellen usw. morphologisch meistens von Granulationsgewebe [1]unterscheiden können, obwohl die Sache bei den luxurie-

---

[1] Ich lege auf die Verschiedenheit der das Granulationsgewebe zusammensetzenden Zellen, die z. T. bekannten normalen Zellformen (Lymphocyten, Leukocyten, Plasmazellen, eosinophilen Zel-

renden und den spezifischen, infektiösen Granulomen immer
schwieriger wird. Aber ein in erster Entwicklung begriffenes
Sarkom kann eben z. Z. gar nicht von entzündlicher oder regenerativer
Neubildung getrennt werden. Was nun noch weiter bei histogenetischen Sarkomstudien in Rücksicht gezogen werden muss—meist
aber leider ganz ausser acht gelassen wird — das sind *reaktive,
entzündlich-hyperplastische Prozesse*, welche die Sarkomentwick-
lung und das Sarkomwachstum *begleiten*. Man kann leicht in den
Randpartieen wuchernder Sarkome Vergrösserung und Vermehrung der Bindegewebszellen, der Endothelien, Adventitialzellen
nachweisen — aber wer mag mit Sicherheit behaupten, dass das
alles beginnende *sarkomatöse* Metamorphose des bis dahin gesunden Bindegewebes und nicht etwa *reaktive entzündliche,
hyperplastische* oder *regenerative* Neubildung des letzteren
ist? Wer kennt nicht die das Karzinomwachstum begleitenden
höchst mannigfaltigen reaktiven, nicht blastomatösen Prozesse an
Bindesubstanz und Epithel, und wer wollte ähnliche Vorkomm-
nisse für das Sarkom abstreiten? Um wie viel schwieriger liegen
aber die Verhältnisse für eine Unterscheidung dessen, was blastomatöse, was reaktive Neubildung ist, bei den Sarkomen, wo die
in diesem und jenem Sinne wuchernden Gewebe kongenial sind,
dem gleichen Mutterboden entwachsen und sich gerade in den
Zonen des jüngsten Wachstums innig mit einander mischen!

Worauf ich also einmal eindringlich hinweisen wollte, ist das,
dass wir bei den Sarkomen weniger, wie bei irgend einer anderen
Geschwulst, die Histogenese auf direktem Wege sicher ermitteln
können und dass wir auf das vorhin bezeichnete indirekte Verfahren bei der Einteilung angewiesen sind.

Aber dieses Verfahren führt auch nicht immer zum *Ziele*. Die
aus einer morphologischen und physiologischen Analyse der Geschwulstgewebe sich ergebende Aehnlichkeit derselben mit bestimmten Normalgeweben des fertig entwickelten Körpers kann
überraschend gross sein. Wir sprechen dann von homologen,
homoiotypischen Geschwülsten, von Blastomen mit *vorgeschrittener Gewebsreife*, als deren Repräsentanten bekanntlich die sog.
gutartigen Bindesubstanz- und Epithelgeschwülste gelten. Mit dem

len entsprechen. Wert; ferner auf die Vielgestaltigkeit der fibroblastischen Zellen des Granulationsgewebes und die vielen zwischen denselben bestehenden Uebergangsformen. Das Granulationsgewebe
zeigt auch eine mehr systematische Anordnung der Gefässterritorien. Dass unter Zuhilfenahme biologischer Kriterien die Unterscheidung wesentlich erleichtert wird, versteht sich von selbst; Wachs-
tum-verhältnisse, Differenzierung, Reaktionsfähigkeit (Mangel der Fähigkeit des Sarkomgewebes zu
organisatorischer Leistung, Fehlen statischer Strukturen, etc. Vgl. hierzu *Borst*).

wachsenden Grade der Reifefähigkeit — diese nicht nur morphologisch, sondern auch physiologisch genommen! — nimmt eben die Malignität, die *destruktive* Wachstumstendenz eines Blastoms ab und ein *erstruktives* Wachstum tritt hervor. Aber die Aehnlichkeit der Geschwulstparenchyme mit den *fertigen* Normalgeweben ist auch oft verschwindend gering, ja manchmal gar nicht mehr vorhanden, und wir müssen schon die *Entwicklungsstadien* der Normalgewebe in Betracht ziehen, um Analogieen zu finden. Das ist besonders bei den *malignen* Geschwülsten der Fall, bei welchen beträchtliche Abweichungen von den entsprechenden normalen Vorbildern *immer* vorhanden sind, und welche daher als heterologe, heterotypische Geschwülste, als Blastome mit *unvollkommener* Gewebsreife den gutartigen Geschwülsten gegenüber gestellt worden sind. Freilich gibt es hier die verschiedensten Grade von Unreife — und wir gelangen in der Verfolgung dieser graduellen Unterschiede auf eine Grenzlinie, auf der sich manche ganz indifferente Karzinome und gewisse ganz unreife Sarkome morphologisch und auch in biologischer Hinsicht kaum mehr von einander trennen lassen. Man hat dann eben ein destruierend wachsendes, völlig indifferentes «Keimgewebe» vor sich, und wenn man — was die Regel ist — in solchen Fällen die Histogenese nicht exakt ermitteln kann, dann ist es einfach unmöglich, eine solche Geschwulst richtig zu klassifizieren.

Immerhin ist — abgesehen von solchen Ausnahmefällen — das vorhin erörterte Verfahren für eine wissenschaftliche Einteilung der Geschwülste zureichend. Die morphologische und biologische Analyse (¹) einer Geschwulst muss in jedem Einzelfalle nur gründlich genug vorgenommen werden: ausser der bis in die feinsten Details gehenden Untersuchung der Geschwulstzellen (Protoplasma, Kern, Mitosen) sind die Beziehungen derselben zu den Gefässen und zum Stroma, dann der allgemeine Bau und die Anordnung der einzelnen Geschwulstkomponenten, ferner die speziellen Wachstumstendenzen (Deckzellen-, Drüsenzellenwachstumstypus, angioblastischer Wachstumscharakter etc.), weiterhin etwa vorhandene funktionelle Besonderheiten (Sekretbildung, Entwicklung von Zellorganellen (Haftfasern, Epithelfasern, Flimmerhaaren, etc.), von Kitt- und spezifischen Interzellularsubstanzen, etc.) in den Kreis der Betrachtung zu ziehen. Man wird aus einer solchen eingehenden Betrachtung in den meisten Fällen deutliche

---

¹) Letztere kann nur mit morphologischen und physiologischen Methoden durchgeführt werden.

Beziehungen der Blastomgewebe zu fertig differenzierten Normalgeweben oder zu deren normalen Entwicklungsstadien erkennen, und so rückschliessend die histogenetische Bedeutung einer Geschwulst ableiten können; zum mindesten wird man in schwierigen Fällen zu einer einigermassen sicheren Trennung von Bindesubstanz- und Epithelblastomen gelangen. Durch eine Bestimmung des *Grades* der Aehnlichkeit mit den Normalgeweben bezw. des *Grades* der Abweichung von denselben lässt sich dann die *speziellere* Stellung der betreffenden Geschwulst im System fixieren — diesen Grad wiederum nicht nur am morphologischen, sondern auch am biologischen Maasstabe (z. B. Wachstumstendenz, organotypes oder cytotypes Wachstum [*R. Hertwig*]) ablesend! Ein derartiges Vorgehen bei der Klassifikation der Geschwülste berücksichtigt das *eigentliche Wesen* der Geschwulstbildung. Echte Geschwülste, *Blastome* im Sinne *Beneke's*, sind *Wachstumsexzesse von degenerativem Typus (Rindfleisch)* — degenerativ im Sinne einer morphologischen und physiologischen *Minderwertigkeit* des Neubildungsproduktes bei Vergleichung mit den entsprechenden Muttergeweben. In irgend einer, oft in mehreren Richtungen bleiben die Geschwülste hinter ihren normalen Vorbildern zurück. Wir tun also gut daran, wenn wir den Grad dieser Wachstumsdegeneration mit zum Einteilungsprinzip machen.

Eine Einteilung der Sarkome wird sich nach dieser allgemeinen Besprechung der Einteilungsprinzipien in folgender Weise durchführen lassen.

Bei einer grossen Reihe von Sarkomen besteht in morphologischer und physiologischer Hinsicht keinerlei Aehnlichkeit mit einer der normalen, fertig differenzierten Bindesubstanzformen, aber es ist ein Vergleich mit *embryonaler* Bindesubstanz oder mit dem sogen. *Granulationsgewebe* möglich. Schon die Ausdrücke: «Fleischwärzchen» für die Wundgranulationen, «wildes Fleisch» für luxuriierend Granulationsgewebswucherungen, deuten die Beziehungen zu unseren «Fleischgeschwülsten», den Sarkomen an. Bei der embryonalen Entwicklung, wie bei der entzündlichen Neubildung von Bindesubstanzen, tritt eine Anhäufung indifferenter Keimzellen hervor, welch letztere die Fähigkeit in sich bergen, unter bestimmten Bedingungen auf typischer Entwicklungsbahn in die höheren und höchsten Stadien spezifischer Reife zu gelangen. So werden z. B. bei der entzündlichen Neubildung gewöhnlichen Bindegewebes aus grossen und kleineren rundlichen Elementen des jungen, gefässreichen Granulationsgewebes lang gestreckte,

sternförmige, verzweigte Zellformen, unter Umständen auch mehr-
kernige Zellgebilde (Riesenzellen), weiterhin entwickeln sich
grosse und kleine Spindeln, von denen schliesslich fibrilläre
Zwischensubstanz gebildet wird; der Zell- und Gefässreichtum
nimmt in der Folge immer mehr (relativ und absolut) ab, die Inter-
zellularmasse tritt immer reichlicher hervor — das Granulationsgewebe geht in faseriges Bindegewebe über (¹). Während nun bei
der typischen embryonalen und bei der entzündlichen Entwicklung
von Bindegewebe die eben genannten Stadien bis zur völligen Ausreifung des neugebildeten Gewebes durchlaufen werden, also
Durchgangsbildungen darstellen, sehen wir die ganz unreifen
Stadien in vielen Sarkomen *stationär* werden, sehen wir sie auf der
Akme der geschwulstmässigen Wucherung als das eigenartige Produkt eines verwilderten Wachstums auftreten. Es wird gewisser-
massen der *Anlauf* zu normaler Entwicklung gemacht, das *Ziel*
aber nicht erreicht. Zwar zeichnen sich, wie erwähnt, in diesem
Sinne *alle* Sarkome durch mangelhafte Gewebsreife aus. Der *Grad*
der Unreife ist aber verschieden, da das Zurückbleiben der Differenzierung hinter dem normalen Vorbild auf *allen* jenen Stufen erfolgen kann, die in der normalen Entwicklung durchlaufen werden.
Aber die Gruppe der Sarkome, die wir hier an erster Stelle auf-
führen wollen, zeigt ein auf den *tiefsten* Stufen der Entwicklung
stehen bleibendes Wachstum; wir bezeichnen sie als

SARKOME VON NIEDERSTER GEWEBSREIFE

und reihen hier die gemeinhin nach der *Zellform* als *klein-* und
grosszellige Rundzellensarkome, *gross-* und *kleinzellige Spindelzellensarkome*, *Netzzellen-*, *Sternzellen-*, *Plattenzellen-*, *Epitheloid-
zellen-*, *Riesenzellensarkome* oder als *gemischtzellige Sarkome* bezeichnete Geschwülste ein. In diesen Sarkomen wird *Interzellularsubstanz* in qualitativ und quantitativ völlig rudimentärer Weise,
manchmal gar nicht entwickelt, *Stützgerüst*, *Stroma* (²) — nota bene

---

(¹) Ganz ähnlich verläuft der Prozess bei der Neubildung anderer Bindesubstanzformen, wo
auch indifferentes Keimgewebe entstehen durch weitere Differenzierung bestimmte Zellformen, welche schliesslich spezifische Interzellularsubstanzen (Knorpel-, Knochengrundsubstanz, etc.) produzieren oder ihre spezifische Funktion in anderer Richtung (Bildung von Schleim, Fett, etc.) hervorgehen lassen.

(²) Vgl. hierzu *Borst*, *Hansemann*, *Lubarsch* u. A. Der früher für die Sarkome betonte *his-
tioide* Typus (im *Gegensatz* zu dem *organoiden* Typus z. B. der Karzinome) wird heute nicht mehr
anerkannt. Auch die Sarkome zeigen samt und sonders ein *Parenchym*, das *eigentliche Blastomsüge*

wohl von der Interzellularsubstanz zu unterscheiden) — ist ebenfalls meist nur verschwindend wenig vorhanden, eventuell fast ausschliesslich von Gefässen gebildet. Ist reichlicheres Stroma vorhanden, so nähern sich die Geschwülste dem Typus des sog. *Alveolärsarkoms* (früher auch *Sarcoma carcinomatodes* genannt) von welchem später noch die Rede sein wird.

Die Sarkome von niederster Gewebsreife können die verschiedensten Bindesubstanzgewebe als Mutterboden haben. Wir lassen hierbei ganz ausser Betracht, *in welcher Weise* sie sich aus ihren Muttergeweben entwickeln. Theoretisch betrachtet können wir annehmen, dass *jeder* normalen Bindesubstanzform eine solche ganz unreife Sarkomform zugehörte, dass sich z. B. derartige rein zellige Sarkome ebenso aus dem fibrillären Bindegewebe, wie aus der Neuroglia (faserlose Sarkome der Glia) entwickeln könnten.

Aber in Wirklichkeit neigen die einzelnen Formen der Bindesubstanz mehr, die anderen weniger zur Produktion ganz unreifer Sarkomformen; am meisten zeigt diese Neigung das fibrilläre Bindegewebe, von welchem sich die verschiedensten Spielarten der niedersten Sarkome entwickeln können. Spindelzellensarkome gehen auch aus dem **Muskelg**ewebe (myoblastische Spindelzellen!) wahrscheinlich auch aus peripherem Nervengewebe (indifferente spindlige Neuroblasten [?]), Epitheloidzellen und Alveolärsarkome gehen besonders häufig vom Endothelgewebe (s. sp.) aus. Netzzellensarkome u. a. auch von Knorpel- und Schleimgewebe, Sternzellensarkome von diesen letzteren Geweben und von der Neuroglia. Riesenzellensarkome nehmen mit Vorliebe vom Knochengewebe ihren Ausgang. Was die vorhin erwähnten »gemischtzelligen« Sarkome anlangt, so möchte ich hierzu noch bemerken, dass nach meinen Erfahrungen bei genauerem Zusehen in viel mehr Sarkomen *verschiedene* Zellformen gefunden werden, als man im allgemeinen annimmt. Man muss nur viele verschiedene Stellen einer und derselben Geschwulst untersuchen, und wird dann

---

Element, und ein *Stroma*, das von Bindegewebe und Gefässen gebildet wird. *Die Gefässe gehören zum Stroma* und zeigen keine blastomatöse Wucherung — mit Ausnahme der später unter der Bezeichnung «Angiosarkom» zu besprechenden Geschwülste. Stroma und Parenchym sind in Sarkomen nicht nur wegen der meist geringen quantitativen Entwicklung des Stützgewebes schwer auseinander zu halten, sondern auch wegen des wenig hervortretenden genetischen Gegensatzes. Das Stroma und die Gefässe in Sarkomen sind entweder *präexistierende Gebilde* (bei den vorzugsweise infiltrierend wachsenden Sarkomen) oder *neugebildet* (bei den vorzugsweise expansiv, zentral wachsenden Sarkomen).

(?) Man erinnere sich hierzu auch der neueren Untersuchungen über die autonome Entwicklung es Nervensystems (Dohrn, O. Schultze, Beine, K. Ziker).

z. B. in einem Spindelzellensarkom da und dort Rundzellen und Uebergangsformen zu Spindelzellen finden. Es spielen sich eben *auch in Sarkomen Differenzierungsprozesse* ab, wie in allen Geschwülsten; ich möchte auf diesen Punkt als auf einen noch zu wenig berücksichtigten und vielfach bestrittenen (*Ackermann, Hanau, Heukelom*) besonders hinweisen.

Den Sarkomen mit niederster Gewebsreife stellen wir die

HÖHER ENTWICKELTEN SARKOME

gegenüber.

In diesen machen die Differenzierungsvorgänge grössere Fortschritte: es kommt neben der Entwicklung reichlicher Zellen zur Bildung spezifischer, wenn auch immerhin unvollkommener Interzellularsubstanzen. Dadurch wird die Aehnlichkeit mit den normalen ausdifferenzierten Bindesubstanzformen bezw. mit den entsprechenden homöiotypischen, gutartigen Bindesubstanzgeschwülsten deutlicher. Es entspricht denn auch jeder normalen Bindesubstanzform (bezw. jeder Form von gutartigen Bindesubstanzgeschwülsten) eine höher gereifte Sarkomform: dem *fibrillären Bindegewebe* (bezw. *Fibrom*) das *Fibroma sarcomatosum* oder *fibroblastische Sarkom*, gewöhnlich *Fibrosarkom* genannt, dem *Schleimgewebe* (bezw. *Myxom*) das *Myxosarkom*, dem *Fettgewebe* (bezw. *Lipom*) das *Liposarkom*, dem *Knorpel- und Knochengewebe* (bezw. *Chondrom* und *Osteom*) das *Chondro-, Osteo-, Osteoid-Sarkom*, dem *lymphatischen Gewebe* (bezw. *Lymphom*) das *Lymphosarkom*, dem *myeloiden Gewebe* (bezw. *Myelom*) das *Myelosarkom*, dem *Endothel-, Perithel-, und Gefässgewebe* (bezw. *Angiom* [*Lymphangiom, Hämangiom*]) das *Endothelsarkom, Endotheliom, Peritheliom*, auch *Angiosarkom* genannt, mit den Unterarten des *Lymphangio-* und *Hämangiosarkoms*, dem *Pigmentgewebe* (bezw. *Melanom* [*Pigmentnaevus*]) das *Melanosarkom*, dem *Muskelgewebe* (bezw. *Myom* [*Leio-, Rhabdomyom*]) das *Myosarkom* mit den Unterarten des *Leio-* und *Rhabdomyosarkoms*, der *Neuroglia* (bezw. dem *Gliom*) das *Gliosarkom*. Ob es auch ein *echtes Neurosarkom* gibt, also eine *maligne neuroblastische Geschwulst*, welche neben Zellen auch unvollkommene nervöse Fasern (Neurofibrillen) bildet, ist nicht sicher erwiesen, jedoch nicht unwahrscheinlich; es wäre das eine Geschwulst, die als sarkomatöse Parallelbildung zu den sog. amyelinischen Neuromen anzusehen wäre. Es ist möglich, dass durch Anwendung der neueren Nervenfibrillen- bezw. Achsenzylinderfärbungen sich manche «Spindelzellen- und Fibrosarkome» der peripheren Nerven als echte Neurosarkome herausstellen würden. *Maligne wahre Ganglioneurome*, in welchen blastomatöse Ganglienzellen nach Art der Parenchymzellen bösartiger Geschwülste wucherten, sind nicht bekannt; nur *Beneke* hat in einem Fall diese Möglichkeit erwogen.

Zu diesen Ausführungen sei es mir gestattet, einige Bemerkungen zu machen. Was zunächst die *Namengebung* anbelangt, so wäre es wünschenswert, Ausdrücke wie Fibro-Sarkom, Lipo-Sarkom, Glio-Sarkom usw. auf echte *Mischgeschwülste* anzuwenden, also für die seltenen Fälle, in welchen sich in einem Fibrom oder Lipom ein Sarkom (Rundzellen-, Spindelzellensarkom z. B.) entwickelt, bezw. in welchen neben einer gliomatösen Wucherung auch das *mesenchymatöse* Gewebe der sarkomatösen Wachstumsdegeneration anheimfällt. Für die gewöhnlichen sarkomatösen Abarten der Bindesubstanzgeschwülste in dem eben entwickelten Sinne wäre es besser — statt z. B. Fibrosarkoma — zu sagen: *Fibroma sarcomatosum* oder, was ich für noch geeigneter halte: *fibroblastisches Sarkom, fibroblasto-sarkoma*. In ähnlicher Weise würden sich die anderen Namen bilden lassen.

Unter *Fibroblastosarcoma* ist eine zellreiche und faserarme, den Fibromen nahestehende Geschwulst zu verstehen. Von zellreichen Fibromen ist das »Fibrosarkoma« nicht leicht zu unterscheiden. Der *Mutterboden* ist hier in erster Linie zu berücksichtigen; ist das Bindegewebe des Mutterbodens schon normalerweise durch grossen Zellreichtum ausgezeichnet (wie z. B. Ovarium), so sind es auch die hier wachsende Fibrome, und eine Geschwulst, die trotz ihres Zellreichtums am Ovarium noch als Fibrom gilt, würde — in den Bauchdecken angetroffen — von vornherein mehr den Sarkomen nahegestellt werden. Im allgemeinen sind freilich die »Fibrosarkome« durch noch weit stärkeren Zellreichtum ausgezeichnet, als die zellreichsten Fibrome. Ich lege bei der Differentialdiagnose zwischen Fibrom und Fibrosarkom grossen Wert auf die *relativ ungleichmässige individualistische Ausbildung der einzelnen Zellelemente* im Fibrosarkom, sowohl was die Grösse und Gestalt der Zellen, als die besondere Ausbildung des Protoplasmas und vor allem des Kernes anlangt. *Ribbert* weist auch mit Recht darauf hin, dass die Zellen in den Fibrosarkomen gross, selbständig und gut abgrenzbar bleiben; mit Aufgabe des protoplasmatischen Charakters und unter Herstellung einer innigeren Verbindung der Zellen mit der Interzellularsubstanz gehe das Fibrosarkom in das Fibrom über.

Im *Myxoblastosarcoma* haben wir eine vom gewöhnlichen Myxom durch ihren Zellreichtum und durch eine gewisse Willkür in der Schleimbildung sich auszeichnende Geschwulst, bei welcher das Auftreten von Schleimgewebe nicht etwas accidentelles darstellt, sondern in der Entwicklungstendenz des Geschwulstgewebes begründet liegt. Von Sarkomen, welche (meist infolge von Ernährungsstörungen) partielle ödematöse Aufquellungen und eine Art von schleimiger Auflösung und Zerfall zeigen, sind also die Myxosarkome wohl zu unterscheiden.

Ein *Lipoblastosarcoma* darf man nicht jedes beliebige Sarkom nennen, welches seinen Gehalt an Fett dem Umstande verdankt, dass es in Fettgewebe oder in einem Lipom wächst. Noch weniger gehören Sarkome hierher, die infolge von Ernährungsstörung hier und dort ausgedehnte *Fettdegeneration* (*degenerative* Fettinfiltration) der Sarkomzellen zeigen. Ein lipoblastisches

Sarkom ist vielmehr eine maligne Geschwulst, deren Parenchymelemente die Neigung haben, sich — wenn auch in unvollkommener und in oft durchaus rudimentärer Weise — mit Fett zu infiltrieren, und zwar nicht auf dem Wege der Phagocytose (was viele, auch epitheliale Geschwulstzellen tun können — cfr. Fettinfiltration von Zellen eines im Fettgewebe wachsenden Mammakrebses!) sondern *epithetisch*, wie es die normalen Fettzellen (Lipoblasten) tun. Charakteristisch ist, dass sich die fettigen Sarkomzellen nicht — wie im Lipom — zu geschlossenen Verbänden, Fetttraubchen zusammenfügen. Im ganzen sind echte lipoblastische Sarkome selten; es sind in ihnen Entwicklungsstadien, wie man sie bei der *normalen Fettgewebsbildung* oder bei *Lipomen* in den Wachstumszonen sieht (vgl. meine Geschwulstlehre Bd. I.) stationär, d. h. die Entwicklung geht nicht ganz zu Ende. Von gewöhnlichen grosszelligen Sarkomen sind sie durch den typischen Vorgang der Fettbildung unterschieden. Es können zwar Fettgewebe wahrscheinlich auch *fettlose* Sarkome ausgehen; diese sind dann als Fettgewebssarkome nicht mehr zu erkennen und müssen bei den Sarkomen mit niederster Gewebsreife eingereiht werden. Die lipoblastischen Sarkome haben manche Beziehungen zu gewissen fetthaltigen Endotheliomen (der Niere und Knochen).

Ein *Chondro-* oder *Osteoblastosarcoma* darf man nicht jedes beliebige Sarkom, das von Knorpel oder Knochen ausgeht, nennen; von diesen Geweben können sich auch ganz unreife Sarkomformen entwickeln, z. B. Spindelzellen, Riesenzellensarkome. Das Wesentliche ist vielmehr, dass die echten sogen. Chondro- und Osteosarkome neben reichlichen, oft vielgestaltigen Zellen auf einer gewissen Höhe der Entwicklung eine qualitativ und quantitativ unvollkommene, spezifisch chondroide, osteoide Interzellularsubstanz bilden. Diese Substanz ist ein Produkt der Geschwulst *parenchymzellen*, und es wäre ganz falsch, dann von Chondro- oder Osteosarkom zu sprechen, wenn — wie das vorkommt — der Gehalt einer Geschwulst an Knorpel und Knochen auf das Konto des *Stroma's* zu setzen ist. Nicht nur Sarkome, die im oder am Knochen primär entstehen, sondern auch Sarkome und Karzinome, die per continuitatem von der Umgebung auf den Knochen übergreifen oder auf dem Wege der Metastase dahin gelangen, können durch *reaktive Neubildung* seitens des befallenen Knochens ein oft sehr üppig entwickeltes knöchernes *Stroma* erhalten (vgl. die sogen. osteoplastischen Krebse!).

Das *Melanoblastosarcoma* ist eine aus Melanoblasten hervorgegangene maligne Geschwulst, in welcher die Parenchymzellen die Fähigkeit haben und die Neigung zeigen, ein spezifisches Pigment (Melanin) zu bilden. Die Frage der Natur dieser Melanoblasten oder Chromatophoren, ihre Auffassung als besondere Zellart, die Frage der Herkunft und Bildung, sowie der chemischen Beschaffenheit des Pigments sei hier völlig ausser Betracht gelassen. Es gibt atypisch gebaute epitheloidzellige, ferner rund- und spindelzellige Melanosarkome, endlich solche mit verzweigten Zellen; letztere sind die am höchsten differenzierten Formen. Die Pigmentbildung schwankt nach Quantität und Qualität in weiten Grenzen; sie ist oft sehr unvollkommen. Meiner Erfahrung nach gibt es Sarkome, deren Muttergewebe höchstwahrscheinlich das Pigmentgewebe ist, und die trotzdem *kein* Pigment bilden (vgl. Entstehung völlig weisser, ungefärbter Sarkome auf dem Boden von Pigmentnaevis. Da die jungen Pigmentzellen immer zunächst ungefärbt sind und erst bei weiterer Differenzierung und Ausbildung Pigment bilden (vgl. *Ribbert, Schieck*), muss man das völlige

Ausbleiben der Pigmentierung in einer melanoblastischen Geschwulst als Stehenbleiben auf einer niederen Stufe der Entwicklung auffassen. Solche ungefärbte Sarkome des Pigmentgewebes, deren Parenchymzellen also die Fähigkeit der Pigmentbildung ganz und gar verloren gegangen ist, sind bei den Sarkomen von niederster Gewebsreife einzureihen. Ihre Herkunft von melanoblastischem Gewebe kann nur vermutet werden. Melanosarkom darf man nicht ein solches Sarkom nennen, in welchem die braune oder schwarze Pigmentierung durch gewisse accidentelle Ereignisse, z. B. durch Blutung und deren Metamorphose, bedingt ist (sog. Pseudomelanosarkom). Es können dabei auch die Geschwulstzellen selbst rote Blutkörperchen und deren Zerfallprodukte aufnehmen und Blutfarbstoffpigment (Hämosiderin) enthalten. *Schieck* zeigte, dass *degenerierende* pigmenthaltige Parenchymzellen der Melanosarkome Eisen binden können, so dass auch sie manchmal die Eisenreaktion geben.

Myoblastische Sarkome sind solche zellige Geschwülste, in welchen die Parenchymelemente zu Gebilden von der Beschaffenheit der glatten und quergestreiften Muskelfasern differenziert werden, wobei aber die Ausreifung der Elemente doch mangelhaft (abortiv) bleibt, vielfach an die embryonalen Vorstufen des Muskelgewebes erinnert oder ganz atypische Formen (z. B. radiär und konzentrisch gestreifte Rundzellen) zeigt. Die individualistische Ausbildung der einzelnen Zellen ist dabei oft recht willkürlich. Nicht selten sieht man indifferente Zellen, Spindelzellen, neben solchen, welche den Typus der glatten oder quergestreiften Muskelzelle schon deutlicher repräsentieren; die indifferenten Spindelzellen sind dann als junge, noch nicht weiter prosoplastisch entwickelte Sarkomelemente anzusehen — ein Beweis dafür, dass sich auch in den Sarkomen bis zu einem gewissen Grade Differenzierungsvorgänge abspielen (vgl. *Kaufmann*). Dass sich vom Muskelgewebe als Mutterboden auch ganz unreife Sarkomformen (Spindelzellen-, Epitheloidzellen-, gemischtzellige Sarkome) entwickeln, kann nicht in Abrede gestellt werden und ist sogar wahrscheinlich. Nur kann man solchen Sarkomen — wenn die Histogenese nicht zu erweisen ist — ihre Herkunft morphologisch nicht ansehen. Daher werden sie in die Kategorie der Sarkome mit niederster Gewebsreife eingereiht.

Wenn sich in einem Myom — von dessen *mesenchymalem* Einsatz ausgehend — ein gewöhnliches Rund- oder Spindelzellensarkom entwickelt — was vorkommt (vgl. den Fall *Mawas*), aber manchmal schwer zu diagnostizieren ist — dann darf man nicht von myoblastischem Sarkom oder sarkomatösem Myom im engeren Sinne sprechen. Es ist das vielmehr eine *Mischgeschwulst*, für die am besten die Bezeichnung Myo-Sarkoma passen würde (s. o. S. 192).

Neuroblastosarcome dürfen nicht die vom *Nervenbindegewebe* ausgehenden gewöhnlichen Sarkome der Nerven (Fibro-Myxo-Sarkome, Spindelzellen-Sarkome) genannt werden. Das Nervengewebe ist in solchen Fällen an der Geschwulstbildung völlig unbeteiligt; es verhält sich ganz passiv und wird von dem Nervenscheidensarkom sogar zerstört.

Für die Bezeichnung einer Geschwulst als Glioblastosarkom ist es in morphologischer Hinsicht wichtig, den Genius loci zu berücksichtigen. Die Glia ist an einzelnen Stellen des Zentralnervensystems (Retina, Kleinhirn) zellreicher als an anderen Orten (*v. Hansemann*). Es fallen daher die gutartigen, homoiotypischen, gliösen Blastome solcher zellreicher Gegenden durch die starke quantitative Entwickelung der zelligen Elemente auf. Aber die glioblastischen (spongioblastischen) Sarkome sind nicht nur durch ihren übermässigen Zellreichtum, sondern auch durch gröbere Abweichungen vom Typus der ausgereiften Gliazelle ausgezeichnet. Willkür in der Form und Grösse der Zellen, in der Ausbildung des Protoplasmas und der Kerne (auch riesige Riesenzellen!), vor allem aber ist wichtig die unvollkommene und oft ganz rudimentäre Entwicklung der gliösen Zellfortsätze bezw. der Gliafasern überhaupt. Vielfach sind, besonders auch in Netzhautgliomen, Zellformen gefunden worden, welche *embryonale Vorstufen* der Gliasubstanz repräsentierten (*Wetzmann* und *Sauerbeck, Bittorf, v. Greeff*). Es gibt wahrscheinlich auch Sarkome, die von der Neuroglia abstammen und *ganz faserlos* sind; es sind das kleinzellige Rundzellen, oder gemischtzellige Sarkome eventuell mit Riesenzellen; sie können rein morphologisch nicht als Sarkome der Glia erkannt werden (ganz ungreife Formen!). Die gliösen Sarkome zeigen ein infiltratives Wachstum und greifen manchmal über die Grenzen des Zentralnervengewebes hinaus auf die Häute desselben über.

Epitheliale Vorsätze sind in den sarkomatösen Gliomen des Zentralnervensystems und der Retina ebensowohl wie in den homoiotypischen Gliomen gefunden worden — Neuroepithelwucherungen! Auch sah man Differenzierungen im Sinne der Embryonalentwicklung des Neuralrohres (Neuroepitheliom gliomatosum).

Von vielen Autoren wurden *ganglienzellenartige* Gebilde in einfachen und sarkomatösen Gliomen gefunden und z. T. auch als wirkliche, nur unentwickelte an embryonale Vorstufen erinnernde Ganglienzellen angesprochen (Neurogliom ganglionare). Es ist nicht abzustreiten, dass das vorkommt, dass also in Geschwülsten des Zentralnervensystems neben Spongioblasten und Neuroepithelien auch neuroblastische Elemente auftreten, man muss aber berücksichtigen, dass auch *Gliazellen* häufig bei geschwulstmässiger Wucherung gross, protoplasmareich, verzweigt (Protoplasmafortsätze!) werden und auch sonst, z. B. in Bezug auf den Kern, ganglienzellenähnliches Aussehen gewinnen können; es ist daher die Ganglienzellennatur jener grossen, verzweigten Elemente in gewissen Gliomen schwer zu erweisen, um so schwerer, als es sich ja immer um nicht voll ausgebildete, sondern um mehr oder weniger unreife Elemente handelt.

Eine besondere Besprechung erfordern die vom *blutbildenden System*, dem *lymphatischen* und *myeloiden* Gewebe, ausgehenden Sarkome und jene vielgestaltige Gruppe atypischer Bindesubstanzgeschwülste, welche dem *Endothel* und *Perithelgewebe* bezw. dem *angioblastischen Gewebe* zugehören.

Was die Sarkome des *blutbildenden Systems*, die vom lymphatischen und myeloiden Gewebe ausgehenden Sarkome, die man auch *hämatoblastische Sarkome* nennen könnte, anlangt, so kommen hier überaus mannigfaltige Erkrankungen in Betracht, deren wissenschaftlicher Klassifikation grosse Schwierigkeiten im Wege stehen. Es ist in diesem Gebiete sehr schwer, teilweise fast unmöglich, bei dem derzeitigen Stande unserer Kenntnisse die entzündlichen, infektiösen Neubildungen von echt geschwulstmässigen zu trennen, ja es besteht zur Zeit die Neigung nicht wenige der hierher gehörigen anatomischen Krankheitsbilder, die bislang unbedenklich den echten blastomatösen Prozessen zugezählt wurden, aus gewissen Gründen den infektiösen Granulomen anzugliedern, obwohl der Nachweis eines belebten Erregers noch durchaus fehlt. Wenn man trotz der bestehenden Schwierigkeiten, trotz unserer gerade in diesem Gebiete noch mangelhaften Kenntnisse, trotz der herrschenden Unklarheiten und verschiedenartigen Meinungen, versucht, eine Einteilung zu geben, so muss man sich bewusst sein, dass diese nur einen provisorischen Charakter haben kann und jedenfalls früher oder später durch eine bessere ersetzt werden wird.

Zunächst müssen wir in der Reihe der hierher gehörigen Geschwülste *primär solitär* auftretende, lokal destruierende, und sich erst sekundär auf dem gewöhnlichen Wege der Sarkome generalisierende, also echte Metastasen erzeugende Geschwülste trennen von *primär multiplen, systematisierten* geschwulstartigen Neubildungen.

Es gibt in diesem Sinne ein primär solitäres, lokal destruierend wachsendes, echt malignes *Lymphoma sarcomatosum* (Sarcoma lymphaticum, lymphadenoides, lymphomatosum, sog. *Lymphosarkom*), welches den Typus des lymphatischen Gewebes in unvollkommener Weise kopiert (retikulumartiges Gerüst und lymphocytenartige Geschwulstzellen, die oft mehr den Keimzentrumszellen als den fertig ausgebildeten kleinen Lymphocyten gleichen, — sog. Lymphocytom *Ribberts*), und das sich sekundär durch echte Metastasenbildung auf dem Blutweg (u. U. — und dann in der Regel nur regionär — auch auf dem Lymphweg) weiterverbreitet. Solche Sarkome können von den verschiedensten Stellen und Organen ausgehen, vor allem von den Lymphdrüsen, der Milz, dem Knochenmark [1]. Eine Geschwulstform mit gleichem Verhalten lehnt sich in Bezug auf ihren Bau an das *myeloide* Gewebe an; es ist dies das vom Knochenmark (vielleicht auch vom Periost) ausgehende primär solitäre *Myeloma sarcomatosum*, auch *Myelosarkoma* genannt, welches markzellenähnliche Elemente produziert und in seltenen Fällen auch in funktioneller Beziehung Anklänge an sein Muttergewebe erkennen lässt, indem man manchmal *rudimentäre Blutbil-*

[1] Nicht jedes Sarkom einer Lymphdrüse ist ein sog. Lymphosarkom, also ein Sarkom mit lymphadenoidem Bau; es gehen vielmehr von Lymphdrüsen auch gewöhnliche Rundzellensarkome, Spindelzellensarkome, Alveolärsarkome aus, deren Muttergewebe das fibrilläre Bindegewebe, die Reticulumzellen und die Endothelien der Lymphdrüsen sein können. Ebenso wenig ist jedes Milz- oder Knochenmarksarkom ein »Lymphocytom«.

dungsinseln im Sarkomgewebe vorfindet (hämatoblastisches Sarkom im engeren Sinne) (1).

Diesen primär lokalen, solitären Sarkomen stehen die *primär systematisierten Sarkome und sarkomartigen Bildungen* gegenüber, denen kürzlich *Sternberg* eine zusammenfassende Besprechung gewidmet hat. In dieser grossen Gruppe ist die Geschwulsterkrankung auf einen Teil oder manchmal auf das ganze blutbildende System (das myeloide oder lymphatische oder beide) ausgedehnt, und die Erkrankung tritt gleichzeitig an vielen Stellen hervor oder sie beginnt an einer Stelle, und es erkranken nach und nach auch andere Stellen und Glieder des Systems.

Eine echte Metastasenbildung kann so vorgetäuscht werden. Ein Irrtum in dieser Beziehung ist aber auch dadurch möglich, dass sich die Systemerkrankung auch auf Anhäufungen blutbildenden Gewebes erstreckt, die nicht enger an die grossen Systeme angeschlossen sind; ich meine auf die lymphatischen Apparate der Schleimhäute und jene, oft mikroskopisch kleinen Herde lymphatischen Gewebes in inneren Organen (z. B. in Leber, Niere, Lunge), die nach neueren Untersuchungen so weit verbreitet sind. Nimmt man hinzu, dass gewisse Organe (bes. Leber, Milz, Niere) im Embryonalleben eine blutbildende Tätigkeit entfalten und berücksichtigt man, dass unter verschiedenen pathologischen Zuständen (bei Syphilis z. B.) diese Funktion auch in der extrauterinen Existenz hervortreten kann (*Askanazy, M. B. Schmidt, Borst*), so wird man sich nicht wundern, die genannten Organe bei Systemerkrankungen des blutbildenden Apparates miterkrankt zu sehen. Finden wir dann in ihnen geschwulstartige Wucherungen von Lymphocyten oder Myelocyten-artigen Zellen, so werden wir nicht ohne weiteres an metastatische Vorgänge denken, sondern die Wucherungen aus ortsangehörigem blutbildendem Gewebe ableiten können.

Nach diesen Vorbemerkungen auf die Einteilung dieser primären Systemerkrankungen zurückkommend, folge ich im wesentlichen den Ausführungen *Sternberg's*. Von den echten Sarkomen sind auch nach meiner Meinung zu trennen die *leukämischen* und *aleukämischen (pseudoleukämischen)*, sowie die unter dem Namen *multiples Myelom* bekannten Erkrankungen des lymphatischen und

---

(1) Nicht jedes vom Knochenmark ausgehende Sarkom darf Myelosarkom genannt werden, sondern nur ein solches, welches Bau und Zusammensetzung des normalen roten Knochenmarks, wenn auch nur unvollkommen, wiederspiegelt.

hämatopoëtischen Systems. Es sind das auf das System beschränkte, manchmal nur *Teile* des Systems befallende Wucherungen, deren mikroskopische Analyse im wesentlichen *Homoiotypie* des Wucherungsproduktes, weitgehende morphologische Uebereinstimmung mit dem Muttergewebe ergibt. Es fehlt also das vorhin als so wichtig für den Sarkombegriff hingestellte Abirren vom normalen Typus. Wir haben es mit systematisierten hyperplastischen Prozessen zu tun, denen dementsprechend auch echte Malignität, Destruktivität und Metastasenbildung nicht zukommt. Wie die bei diesen Erkrankungen auftretenden *heterotopen* Wucherungen (in Leber, Niere, Lunge, Schleimhäuten) aufzufassen sind, ist bereits erwähnt (S. 197). Die hierher gehörigen Systemhyperplasieen können sich sowohl vom myeloiden Gewebe (gemischtzellige, sog. myelogene Leukämieen), wie vom lymphatischen Gewebe (lymphatische Leukämie) entwickeln. Die enge Beziehung der Leukämie und Pseudoleukämie wird durch neuere Untersuchungen immer mehr anerkannt; es kann leiztere in erstere übergehen; auch handelt es sich oft mehr um *quantitative* Unterschiede in Bezug auf die Veränderung des Blutes bei den beiden Erkrankungen. Je nachdem ein Uebertritt der in den Wucherungen neu gebildeten weissen Blutkörperchen ins Blut nicht oder nur wenig, bezw. andererseits reichlich erfolgt, gehören die Fälle mehr der Pseudoleukämie bezw. der Leukämie an.

Ohne deutlich hervortretenden Uebertritt der neu gebildeten Elemente ins Blut verläuft ein anderer systematischer homoiotypischer Neubildungsprozess, der als *multiples Myelom* bekannt ist, und wahrscheinlich der pseudoleukämischen Erkrankung nahesteht. Jedenfalls ist in reinen Fällen auch hier die Neubildung lokal begrenzt, d. h. auf das System beschränkt. Man kann mit *Sternberg* eine *lymphatische* und eine *myeloide* Form des Myeloms unterscheiden, je nachdem das lymphatische oder myeloide Gewebe des Knochenmarks das Ausgangsgewebe darstellt und dessen Typus auch im Bau der Geschwülste hervortritt; *Ribbert* hat bei der myeloiden Form sogar Zellen gefunden vom Aussehen der kernhaltigen roten Blutkörperchen und zwar der Megaloblasten; auch darin zeigt sich die weitgehende Anlehnung an die Morphologie und Physiologie des Muttergewebes.

Die Stellung dieser bisher genannten Systemerkrankungen ist noch nicht genügend sicher zu präzisieren. Möglich ist, dass manche derselben einmal den infektiösen Granulomen zugezählt werden, wie wir denn auch z. B. schon jetzt eine falsche Pseudoleukämie kennen, eine diffuse Erkrankung des Lymphdrüsensystems auf *tuberkulöser* Basis (infektiöse Hyperplasie).

Für die dann bleibenden Formen dürfte es aber gerechtfertigt sein, die Stellung so zu präzisieren, dass wir sie als homöotyp sehe Blastome («Lymphome», «Myelome») den übrigen gutartigen Bindesubstanzgeschwülsten an die Seite stellen und ihr systematisiertes Auftreten in ähnlicher Weise auffassen, wie z. B. die multiple Fibromatosis der Nerven.

Diesen homöotypischen, auf das System beschränkten Geschwulstbildungen stehen nun als *heterotypische, die Grenzen des Systems überschreitende, echt maligne, infiltrierend und destruierend wachsende, echte Metastasen (auf dem Lymphweg) erzeugende* Blastome gegenüber, die sich von dem vorerwähnten solitären Lymphosarkom neben anderem vor allem durch das Befallenwerden eines mehr oder weniger grösseren Abschnittes des Systems auszeichnen. Man hat diese systematisierten *malignen*, besonders häufig auch von Schleimhäuten ausgehenden Geschwulstbildungen als diffuse *Sarkomatosen* bezeichnet und neuerdings — je nach dem Ausgangsgewebe — Myelo- und Lymphosarkomatosen unterschieden (*Sternberg*). Auch das sog. *Chlorom* gehört in diese Kategorie. Treten die neugebildeten atypischen Zellformen reichlich ins Blut über, so spricht man, falls es sich um *ungranulierte* pathologische Zellen handelt, von *Leuko-* oder *Chloroleukosarkomatose* — besser wäre Lymphosarkomatose mit leukämischem Blutbefund —, falls *granulierte* atypische Zellen im Blute sind, von *Chloromyelosarkomatose* — Myelosarkomatose mit leukämischem Blutbefund —; findet ein Uebertritt der neugebildeten Zellen nicht statt, dann spricht man von Lymphosarkomatose, falls das lymphatische Gewebe als Muttergewebe in Frage kommt; von Myelosarkomatose dann, wenn es sich bestätigen sollte, dass auch vom myeloiden Gewebe analoge Wucherungen (ohne charakteristischen Blutbefund, also ohne Uebertritt der Zellen ins Blut) ausgehen, was noch nicht ganz sichergestellt, aber wahrscheinlich ist [*Sternberg* (*)].

Die *Sarkome des angioblastischen Gewebes* von höherer Gewebsreife würde man als Gegenstücke zu den Angiomen *Angiosarkome* nennen und *Hämangio-* und *Lymphangiosarkome* unter-

---

(*) Ueber die Stellung der als *Leukanämie (Leube)*, Anaemia splenica (Griesinger), Anaemia pseudoleukämica infantum (v. *Jaksch*), symmetrische Erkrankung der Thränen- und Mundspeicheldrüsen (v. *Mikulicz*) zu den Systemerkrankungen des lymphatischen und hämatopoetischen Apparates müssen erst weitere Untersuchungen Aufschluss geben (s. hierzu *Sternberg* l. c.)

scheiden können. Aber die Bezeichnung Angiosarkom (¹) ist in überaus willkürlicher Weise angewendet worden. Gefässreich sind die meisten Sarkome; in manchen tritt eine besonders üppige Entwicklung (event. mit Erweiterung) der Gefässe hervor und solche Formen hat man dann ganz mit Unrecht kurzweg Angiosarkome genannt, statt nur von gefässreichen, telangiektatischen, cavernösen Sarkomen zu sprechen; man stellt hierbei, wie das in der Geschwulstnomenklatur so oft zu bemerken ist, untergeordnete Eigenschaften einer Geschwulst in den Vordergrund und richtet darnach die Bezeichnung ein. Andererseits hat man den Namen Angiosarkom benützt, um damit *beliebige engere Beziehungen der Geschwulstzellen zu den Gefässen* anzudeuten (sog. Sarcome perivasculaire) (²). Hierzu ist zu bemerken, dass sich fast in jedem Sarkom, auch in ganz ungereiften Formen, solche Beziehungen feststellen lassen, besonders wenn man die Wachstumszonen der Geschwulst untersucht. Es handelt sich dabei aber nicht etwa darum, dass neu gebildete Gefässe des Sarkoms durch Wucherung ihrer eigenen Wandelemente das Sarkomgewebe produzieren, wie man das früher vielfach annahm (vgl. *Ackermann*); die Gefässe gehören vielmehr in diesen Fällen zum *Stützgerüst* der Geschwulst, nicht zum eigentlichen Parenchym derselben, und es handelt sich einfach um eine Neigung des jungen Sarkomparenchyms, sich zunächst dicht um die Ernährungsbahnen zu gruppieren. Auch hierin zeigt sich die Verwandtschaft der Sarkome mit dem Granulationsgewebe, sind doch z. B. in den sogen. Fleischwärzchen bei der Wundheilung die Gefässe von einem Mantel junger Gewebszellen eingescheidet. Wenn also in vielen Sarkomen eine Anhäufung der Sarkomzellen um die Gefässe nachweisbar ist, so müssen doch trotzdem nicht *genetische* Beziehungen zwischen Geschwulstzellen und Gefässen bestehen. Und wenn das nicht der Fall ist, sollte man auch nicht von «Angiosarkom» im engeren Sinne sprechen, falls man damit eine sarkomatöse Angiomform meint, *eine Geschwulst, deren Parenchymelemente Angioblasten* sind. Demgemäss müssen in einer solchen Geschwulst morphologisch und

---

(¹) Ueber die Bezeichnung Angiosarkom vgl. Borst, Geschwulstlehre, I. S. 433 ff. und 456 ff.

(²) Manchmal wird eine besondere Beziehung der Sarkomzellen zu den Gefässen vorgetäuscht durch *Zerfallsprozesse*, die sich sekundär in der betr. Geschwulst entwickeln; es verfällt das Sarkomgewebe infolge von Ernährungsstörung der Verfettung und Nekrose, während sich nur in der nächsten Umgebung der Gefässe ein besser ernährter Rest von Sarkomzellen erhält. Auch hier hat man ganz mit Unrecht von Angiosarkom gesprochen. Ferner können in nekrotische Sarkommassen junge, von Sarkomzellen begleitete Gefässe einwachsen, was auch den Angiosarkomtypus vortäuscht (*Steinhaus*). Oder es kommt dieser Typus sekundär in einem Sarkom heraus, wenn in einem

biologisch die Charaktere des normalen Blut- und Lymphgefäss-
gewebes, bezw. den Typus der normalen *Gefäss*-ENTWICKLUNG mehr
oder weniger deutlich — wenn auch geschwulstmässig verzerrt —
hervortreten. Es handelt sich also bei den sogen. Angiosarkomen
im engeren Sinne um maligne Geschwülste *mit atypischem angio-
blastischem Wachstumstypus*, und die Geschwulstzellen sind Ab-
kömmlinge von Gefässwandzellen: Endothelien und Perithelien [1].
Solche Geschwülste nennen wir jetzt besser [2] *Endotheliome* und
Perithéliome, und unterscheiden hier *Lymphangioendotheliome* und
Hämangioendotheliome, und unter den letzteren wiederum Geschwülste, die von den *Endothelien* der Blutgefässe ausgehen als
Hämangioendotheliome im engeren Sinne (*intravaskuläre* Form)
und die von Perithelien oder gleichwertigen Elementen abstam-
menden *Perithéliome (perivaskuläre* Form [3].

Die mikroskopische Morphologie der hierher gehörigen Geschwülste ist sehr mannigfaltig, wie allgemein bekannt ist — wir
treffen hier sarkomartige, krebsähnliche, an Adenom erinnernde
Geschwülste, und weiterhin Abarten, welche ein Kontingent zu
den sog. Cholesteatomen, Cylindromen, Psammomen stellen —
lauter Geschwulstformen, die dem einseitigen Hervorkehren einer
untergeordneten Eigentümlichkeit des Geschwulstgewebes ihre

---

beliebigen zelligen Sarkom die Gefässe hyalin werden und die zwischen den aufgequollenen Gefässen
gelegenen Sarkomzellen in eine deutliche perivaskuläre (plexiforme) Anordnung gebracht werden
(Pseudoangiosarkome). *Ribbert* hat noch weitere hierher gehörige Möglichkeiten erwähnt. *Mamme*,
der die Angiosarkome einteilt in Blutgefässendotheliome (intra-vaskuläre Form), Lymphgefässendo-
theliome, und perivaskuläre Sarkome [d. s. unsere heutigen Perithéliome] unterscheidet noch ein
angiomatöses Sarkom, ein gewöhnliches Angiom mit sarkomatösem Zwischengewebe. Das ist
aber m. E. eine richtige *Mischgeschwulst* für die der Name Angio-Sarkoma am besten passen
würde (s. u. S. 191).

[1] Es steht nichts im Wege, hierzu auch die auskleidenden Zellen der Saftspalten und eventuell verzweigte saftleitende Zellen des Bindegewebes zu rechnen, die als die letzten Endigungen
des Lymphgefässsystems anzusehen wären (s. und S.). Ferner können die Endothelien (Deckzellen)
der serösen Höhlen als hierhergehörig betrachtet werden, sofern sie nicht regionär (wie z. B. am
Ovarium) eine spezifische funktionelle Differenzierung erlebt haben. Denn die serösen Höhlen sind
doch — ihrer Coelomtheorie — schliesslich im ferner entwickelten Organismus wesentlich nichts anderes
als grosse Lymphräume. Ueber Definition, Morphologie und Biologie der endothelialen Zellart s.
Borst, Geschwulstlehre, I. S. 233 ff.

[2] Der Name Endo- bezw. Perithelioma empfiehlt sich gegenüber dem Angiosarkom nicht
nur der korrekteren histogenetischen Bestimmung wegen, sondern auch deshalb, weil durchaus
nicht alle hierhergehörigen Geschwülste die Struktur von Sarkomen haben (s. o.).

[3] Ueber andere, m. E. weniger geeignete Einteilungsvorschläge von Lubarsch, Ziegler, v.
Hansemann, Borrmann, Ackermann, die «Angiosarkome» bezw. Peri- und Endotheliome betreffend s.
Borst Geschwulstlehre I. S. 246 ff. Neben Lymphangio- und Hämangioendotheliomen könnte man
als dritte Hauptgruppe die *Endotheliome der serösen Deckzellen* aufstellen; es ist aber bisher nicht
sicher erwiesen, dass die sog. Endothelkrebse der serösen Häute von den Deckzellen der Serosa
ausgehen (wie z. B. *Benda* meint). Diese Geschwülste werden vielmehr fast allgemein aus einer
Wucherung der Endothelien der Lymphgefässe der serösen Haute abgeleitet; es erübrigt verfanung
sich daher die Aufstellung einer besonderen Gruppe.

Entstehung verdanken und die bei einer wissenschaftlichen Einteilung der Geschwülste entbehrlich sind.

Die Erkennung einer Geschwulst als Endotheliom oder Peritheliom ist oft nicht leicht; es herrscht hier manche Unklarheit und Willkür, und vielfach besteht die Neigung, in dubio sich kurzweg für Endotheliom zu entscheiden. Das ist nicht statthaft. Aber ebensowenig ist es erlaubt, den Begriff Endotheliom überhaupt als überflüssig hinzustellen. Sollte das angioblastische Gewebe nicht auch, wie jedes andere Körpergewebe, atypische Blastome hervorbringen können? Sollte es keine atypische Parallelbildung zu den Häm- und Lymphangiomen geben? Es kann hier nicht meine Aufgabe sein, die Berechtigung der Aufstellung einer besonderen Geschwulstgattung unter dem Namen Endotheliom (oder angioblastisches Sarkom [Angioblastosarkom]) im einzelnen nachzuweisen und die Kriterien, die für die Diagnose einer solchen Geschwulst massgebend sind, aufzuzählen. Aber auf eines will ich kurz hinweisen. Da wir die *Histogenese* auch hier in den wenigsten Fällen exakt ermitteln können, sind wir auf eine genaue morphologische und biologische Analyse der betreffenden Geschwülste angewiesen. In dieser Beziehung gelingt es nun nicht selten, den *angioblastischen Wachstumstypus*, besonders im Bereich der Zonen der jüngsten Proliferation recht klar festzustellen: man sieht hier Bilder, die durchaus an die Sprossungsvorgänge bei der normalen Entwicklung der Blut- und Lymphgefässe erinnern: solide, mit einander netzartig in Verbindung tretende Zellsprossen. In manchen Fällen werden die ursprünglich soliden Sprossen späterhin hohl (Differenzierungsvorgänge!), und die neugebildeten — hier also zum Geschwulst*parenchym* zugehörigen — Blut- oder Lymphgefässe unterscheiden sich von normalen Gefässen im wesentlichen nur durch die besondere Ausbildung ihrer Wandelemente (Endo- oder Perithelien, Adventitialzellen), indem diese sowohl *quantitativ* übermässig angehäuft, als auch in *formaler* (Grösse und Gestalt, Beschaffenheit von Protoplasma und Kern), oft auch in *physiologischer* Beziehung (abnorme Sekretbildung [Hyalin, Colloid, Schleim]) atypisch erscheinen. Das sind also sarkomatöse Angioblastome von sehr vorgeschrittener Gewebsreife — reine Endotheliomformen —, die sich eng an die typischen Angiome anschliessen. Die hohlen Schläuche, welche diesen reinen Endotheliomen ein besonders charakteristisches Gepräge gegeben, erinnern in etwas an drüsenartige Bildungen, daher der ungeeignete Name: adenomähnliches Endotheliom,

Adenoma endotheliale v. *Hansemann*. In vielen anderen Fällen geht
freilich die Wucherung der Endo- oder Perithelien weiter und es
verwische sich der angioblastische Charakter mehr und mehr.
Hier kommt es teilweise oder ausschliesslich anstatt zur Bildung
offener, atypischer Gefässschläuche zur Entwicklung *solider* klein
und grosskalibriger Zellstränge (karzinomartiges Endotheliom,
Carcinoma endotheliale [*Hansemann*]; Sarcoma carcinomatodes
der älteren Autoren); die Anordnung und gegenseitige Verbindung
der soliden Stränge (plexiformer Typus, netzartige Struktur, baum-
förmige Verzweigung) erinnert aber doch vielfach noch an das
Verhalten von Blut- und Lymphgefässen. Das sind die Angio-
blastosarkome mit grösserer Atypie des Wachstums, von weniger
vorgeschrittener Gewebsreife, indem hier *eine Durchgangsbildung
der normalen Gefässentwicklung — die solide Gefässprosse!* —
als *Höhepunkt* der Geschwulstentwicklung erscheint. Manchmal
sind, wie gesagt, beide Typen, der hohle Zellschlauch und der
solide Zellstrang in einer und derselben Geschwulst vertreten.
Man kann das so auffassen, dass die ursprünglich hohlen Gebilde
durch fortgesetzte Wucherung der Endothelien *sekundär* solide
ausgefüllt werden. Aber es spricht manches dafür, gerade *umgekehrt* anzunehmen, dass ursprünglich solide Stränge unter gewissen besonderen Bedingungen, die da und dort im Laufe des
Geschwulstwachstums gegeben sind, sich zu hohlen gefässähn-
lichen Schläuchen weiterbilden, dass sich also analoge Differenzierungsvorgänge abspielen, wie bei der normalen Gefässentwicklung. Sehen wir doch ähnliches auch in Karzinomen — in einem
und demselben Krebs hier solide Epithelstränge und -nester, dort
Differenzierung zu drüsenähnlichen Gebilden!

Die *Peritheliome* (Perithelsarkom, peritheliales Angiosarkom,
perivaskuläres Endotheliom, Periendothelioma, Sarcoma perivas-
culare der Autoren im Gegensatz zu der *intra*vaskulären Form,
dem *Hämangioendothelioma* im engeren Sinne, das von den
Autoren als Endothelioma vasculare — *Ackermann*, Endothelioma
intravasculare — *Amann jun.*, *Maurer*, hyperplastisches Capillar-
angiom — *Nauwerck*, Capillarendotheliom — *Baumann* bezeichnet
wurde) erlauben eine ähnliche Betrachtung, wie sie soeben für
die Endotheliome durchgeführt wurde. Auch hier kann man interessante Beziehungen zwischen dem Entwicklungs- und Wachstumstypus einerseits der Geschwulst, andererseits des Muttergewebes derselben auffinden, wie beispielsweise ein Vergleich der
Carotisdrüsenperitheliome mit dem Bau und der Entwicklung

der normalen Carotisdrüse zeigt. Ich kann aber hierauf nicht näher eingehen.

«Angiosarkome» von *niederster Gewebsreife* zeigen keinerlei deutliche Anlehnung an das normale angioblastische Gewebe. Hier treten—ohne besondere Anordnung—solide Haufen und Stränge von grösseren, manchmal platten, aber auch beliebig gestalteten Zellen innerhalb von mehr oder weniger reichlichem bindegewebigem Stroma auf — sog. *Alveolärsarkome*[1] (Sarcoma endothelioides alveolare — *Bozzolo* und *Bizzozero*). Man könnte hierbei vergleichsweise an die Lage der Saftspaltenendothelien im Bindegewebe oder der Endothelien des Retikulums im lymphatischen Gewebe erinnern und die betreffenden Geschwülste aus einer atypischen Wucherung solcher Zellen ableiten. Jedoch ist das ein nicht genügend zu begründender Hinweis; die Histogenese der hier gemeinten Sarkome ist noch unerforscht, ihre Beziehung zu den Endotheliomen wird, wie die ganze Endotheliomfrage, solange umstritten sein, als wir über das Verhältnis der Saftspalten zu den Lymphgefässen, wie über die Anfänge der Lymphgefässe überhaupt, nichts genaueres wissen. Wir müssen daher die in Rede stehenden Alveolärsarkome in die Gruppe der Sarkome mit niederster Gewebsreife einreihen. Dies muss auch mit jenen anderen Geschwülsten geschehen, die ebenfalls mit grosser Wahrscheinlichkeit histogenetisch von Endo- oder Perithelien abzuleiten sind, bei welchen aber nicht der an die Morphologie der Karzinome erinnernde sogen. «alveoläres» Typus, sondern ein mehr *diffuses* Wachstum hervortritt. In diesen letzteren Geschwülsten wird also der zur Gefässbildung nötige, geschlossene, strangförmige Wachstumstypus ganz und gar verlassen[2], und es sind die betreffenden Blastome von gewöhnlichen Sarkomen rein morphologisch gar nicht zu unterscheiden: grosszellige, gemischtzellige Sarkome, Epitheloidzellen-, Plattenzellensarkome kommen hier in Betracht. Manchmal sind diffuse und alveoläre Strukturen neben einander vorhanden, was zu Bezeichnungen wie Carcinoma sarcomatodes endotheliale — *von Hansemann*, Sarcocarcinoma — *Böhme*, Carcinoma sarcomatosum — *Sattler* Veranlassung gegeben hat. Da die normalen Endothelien nach der Ansicht vieler Autoren auch die Fähigkeit haben, fibrilläre Zwischensubstanz zu bilden, ist es theoretisch denkbar, dass es auch

---

[1] Damit soll nicht behauptet werden, dass *alle* Alveolärsarkome (Sarcoma carcinomatodes der älteren Autoren) endothelialen Ursprungs wären.

[2] Vgl. hierzu *Hansemann*'s Studien über die Beziehung der Angiome zu den Sarkomen B. c.

fibroblastische Sarkome endo- oder perithelialen Ursprungs gibt:
fibroblastische Sarkome endo- oder perithelialen Ursprungs gibt
Endothelioma fibrosum, Fibroendothelioma, Fibroma endothelioides — *Bizzozero* und *Bozzolo*, zelligfibröse Form der Endotheliome — *Klebs*). Es werden hieher gerechnet einerseits deutlich
fasciculär gebaute Geschwülste (Sarcoma endothelioides fascicu-
latum — *Bizzozero* und *Bozzolo*, Endothelioma fasciculare —
Arnold, Eberth), die an den Hirnhäuten, aber auch an anderen
Körperstellen vorkommen, andererseits aber Endotheliomformen,
bei welchen — wie bei den krebsigen Scirrhen — eine starke
Bindegewebswucherung bei der Geschwulstbildung mitbeteiligt ist
(Endothelioma scirrhosum). In Fällen der letzteren Art ist aber die
vorhandene Bindegewebsmasse grösstenteils, wenn nicht überhaupt
völlig, dem *Stroma* zugehörig, wird nicht von Parenchym, also
nicht von den endo- oder perithelialen Geschwulstzellen gebildet.

Für die vielen Abarten der Endotheliomgruppe sollte man ein
bestimmtes Prinzip bei der Namengebung beobachten, und als Haupt-
zeichnung Lymphangio- oder Hämangioendotheliom bezw. Peritheliom beibehalten und die besonderen Strukturen oder sonstigen
Eigentümlichkeiten (hyaline, schleimige, kolloide Entartung, kon-
zentrische Zellschichtungen, Verkalkung, etc.) durch entsprechende Beiwörter angeben; also z. B. Endothelioma tubulare, cys-
ticum, plexiforme, alveolare, diffusum, fibrosum, scirrhosum, hya-
linum, mucinosum, colloides, psammosum. Bezeichnungen wie
Endothelioma sarcomatodes, carcinomatodes, adenomatosum oder
Sarcoma carcinomatodes, Carcinoma sarcomatodes etc., sind un-
geeignet, da sie zu Missverständnissen führen können. Der Name
Sarcocarcinoma oder Carcino-Sarcoma sollte für echte Mischgeschwülste reserviert bleiben (s. S. 208 ff. Ausdrücke, wie Choles-
teatom, Psammom, Cylindrom, sollten, wie schon gesagt, vermieden werden.

Neben den Sarkomen von niederster Gewebsreife und den
höher gereiften Sarkomformen, unter welch'letzteren die Endo- und
Peritheliome eine besondere Stellung einnehmen, wäre schliesslich
einer *dritten* Hauptgruppe der Sarkome zu gedenken, der

SARKOMATÖSEN MISCHGESCHWÜLSTE

Diese Gruppe teile ich ein: in *sarkomatöse, gemischte Bindesubstanzgeschwülste*, zu welchen auch die endothelialen Mischtumoren gehören, in *sarkomatöse Bindesubstanz- Epithel-Geschwülste*
und in *sarkomatöse Teratoide*.

Die gemischten sarkomatösen Bindesubstanzgeschwülste sind solche, in welchen *mehrere* unreife Bindesubstanzgewebe zusammen das *Parenchym* darstellen. Bei den hieher gehörigen Geschwülsten könnte man vom theoretischen Standpunkte aus trennen einerseits in Blastome, bei welchen die verschiedenen unreifen Bindesubstanzgewebe *selbständig* neben einander und unabhängig von einander wachsen, und andererseits solche, in welchen die verschiedenen Gewebsformen durch *divergente Differenzierung* aus einem *gemeinsamen* Keimgewebe hervorgehen, oder überhaupt genetisch von einander abhängen. Blastome der ersten Art wären also echte Misch- oder Kombinationsgeschwülste; als Beispiel diene der Fall von Entwicklung eines Rundzellensarkoms in einem myoblastischen Sarkom, wobei das Rundzellensarkom ein Abkömmling des *bindegewebigen, mesenchymalen* Beisatzes des myoblastischen Sarkoms sein müsste (¹). Solche echte Mischgeschwülste wären m. E. am besten mit den Namen Myo-Sarkom, bezw. Fibro-, Lipo-, Glio-Sarkom zu bezeichnen (s. a. S. 192). Die Blastome der zweiten Art, in welchen also die verschiedenen wuchernden Bindesubstanzformen in irgend einer Weise *genetische* Beziehungen zu einander haben, können durch folgende Beispiele illustriert werden: Aus einer gemeinsamen indifferenten zelligen (sarkomatösen) Grundform entwickeln sich in einer und derselben Geschwulst — je nach gegebenen besonderen, uns unbekannten Bedingungen — hier diese, dort jene Formen von Bindesubstanz; ein Teil des Geschwulstparenchyms bleibt auf niederster Entwicklungsstufe stehen, ein anderer Teil differenziert sich nach höheren Stufen weiter; so kann z. B. aus osteoblastischem Muttergewebe ein Sarkom hervorgehen, das hier als indifferentes Rundzellensarkom erscheint, dort als fibröses oder myxomatöses, Knorpel- und Knochengrundsubstanz produzierendes Sarkom sich präsentiert, ein sog. Fibromyxochondroosteosarkom, eine Geschwulst, die in der Calluswucherung nach Knochenfraktur ihr typisches Vorbild hat. Es handelt sich hier also um das Nebeneinander ganz unreifer und höher gereifter, aber auf *eine gemeinsame Stammform*

(¹) Etwas Ähnliches kann sich in einem homooplastischen, gutartigen Myom ereignen, indem aus dessen bindegewebigem Beisatz ein gewöhnliches Sarkom entsteht: sarkomatöse Entartung eines Myoms im weiteren Sinne. Auch hier kann man von sarkomatöser Bindesubstanz-Mischgeschwulst sprechen. Vgl. hierzu S. 194.

zurückzuführender Gewebe (1). Die hier empfohlenen Unterscheidungen im Gebiete der sarkomatösen Bindesubstanzmischgeschwülste haben aber fast nur theoretisches Interesse. Sie beruhen auf der Forderung einer exakten *histogenetischen* Analyse dieser Mischgeschwülste, einer Forderung, der nur in den wenigsten Fällen wirklich Genüge geleistet werden kann. Wie gross die Schwierigkeiten hier sind, mag ein kurzer Hinweis auf die *endotheliale* Mischgeschwülste kenntlich machen. Wir erwähnten, dass in Endotheliomen nicht selten morphologisch karzinomartige sog. alveoläre Strukturen neben Wucherungen vom Aussehen eines gewöhnlichen unreifen Sarkoms (Spindelzellen-, Plattenzellensarkoms) in einer und derselben Geschwulst vorkommen. Die Auffassung, dass hier eine Mischgeschwulst vorliege, drückt sich in Namen wie Carcinomsarcoma etc. aus. Diese Auffassung ist aber eine unrichtige; es handelt sich um ein und dasselbe Geschwulstparenchym, das hier mehr in geschlossenen Zellhaufen und -strängen, dort in diffuser Weise wächst. Ein Carcino-Sarkoma im Sinne einer echten Mischgeschwulst wäre aber ein Tumor, in welchem der *mesenchymale* Anteil sarkomatös, der *epitheliale* karzinomatös wucherte (Vgl. hiezu S. 208).

Bei den endothelialen Mischgeschwülsten kommt aber noch ein weiteres Moment in Betracht. Manche dieser Geschwülste zeigen in ben Endithel el em te kt r n Schleimgew. b , Fettgewebe, Knorpel usw. Es fragt sich nun: sind alle diese Gewebe *selbständige* Geschwulstparenchymteile oder entstehen sie durch Differenzierung in verschiedener Richtung aus einander oder aus einer gemeinsamen Grundform? Manches spricht für das letztere, wie denn auch z. B. *Benke* den wuchernden Endotheliomzellen die Fähigkeit zuerkennt, knorpelige Zwischensubstanz zu bilden. Wir wissen aber noch zu wenig über die Verwandlungsfähigkeit (Metaplasie) der Gewebe, gerade bei Geschwulstbildungen, und andererseits sind die «Uebergangsbilder», die wir in unseren histologischen Präparaten sehen, nicht eindeutig genug, um zu völliger Klarheit zu gelangen. Daher ist eine Betrachtung und Einteilung der sarkomatösen gemischten Bindesubstanzgeschwülste auf si-

(1) Analoges gilt bei der — im engeren Sinne — sarkomatösen Entartung einer homoitypischen Bindesubstanzgeschwulst usw. Es entsteht z. B. in einem Myom eine heterotypische sarkomatöse Wucherung, wobei aber das auftretende Sarkomgewebe ein Abkömmling des Myomparenchyms, also eigentlich homoiotopisch ist.

cherer *histogenetischer* Grundlage bis jetzt noch nicht bis ins Einzelne durchführbar.

Die *sarkomatösen Bindesubstanz-Epithelmischgeschwülste* sind Mischtumoren, in welchen das *Parenchym* von sarkomatöser, mehr oder weniger mangelhaft greifer Bindesubstanz einerseits, von (homoio- oder heterotypischen) Epithelbildungen andererseits gebildet wird. Dabei tritt die sarkomatöse Bindesubstanz manchmal in verschiedenartigen Variationen auf und ist in solcher Weise zu den epithelialen Komponenten angeordnet, dass sie deren Stützgerüst bildet; es sind das also typische oder atypische Epithelgeschwülste mit sarkomatösem, manchmal sehr kompliziertem Quasi-Stroma, Geschwülste von organähnlichem Aufbau (Organoide — *E. Albrecht*), in welchen sich auch unter Umständen Wachstums- und Differenzierungsvorgänge abspielen, die den Plan der normalen Organogenese, oder die embryonale Entwicklungsgeschichte einer ganzen Körperregion (*Wilms*), wenn auch in einem verzerrten Bilde wiederholen. Die sog. embryonalen Adenosarkome und das echte Carcino-Sarcoma (s. o.) gehören hieher. Wir finden bei den einzelnen Formen auch dieser Mischgeschwulstgruppe die verschiedensten Stufen der Gewebsreife; aber auch in *einer und derselben* Geschwulst sind oft einzelne Stellen von höherer, andere von geringerer Reife. Es spielen sich also, sowohl am bindesubstanzlichen, wie am epithelialen Anteil dieser Geschwülste prosoplastische Differenzierungsvorgänge ab; aber als sarkomatös oder sarko-karzinomatös bezeichnen wir diese Mischgeschwülste immer dann, wenn diese Differenzierungen hinter dem normalen Ziel mehr oder weniger zurückbleiben, wodurch der Charakter der morphologischen und physiologischen Unreife gegeben ist — ganz abgesehen von dem malignen, destruierenden Wachstum dieser Geschwülste und ihrer Fähigkeit, sarkomatöse oder krebsige oder gemischte Metastasen zu bilden.

In *histogenetischer* Hinsicht sind die hier in Rede stehenden Blastome besonders schwierig zu erforschen; es ist wahrscheinlich, dass sie gar nicht aus der Kontinuität der normalen, fertig differenzierten Organe, sondern aus besonderen, bei der Embryonalentwicklung aus dem normalen Verband ausgeschalteten Keimen hervorgehen. Wenn das richtig ist, dann dürfte es uns nicht wundern, wenn wir fänden, dass in solchen Geschwülsten die Bindesubstanz- und Epithelkomponenten genetisch nicht unabhängig von einander wären, sondern beide *aus einem gemeinsamen Muttergewebe* durch divergente Differenzierung hervorgingen, ähn-

lich wie in der normalen Entwicklung z. B. aus dem Mesoderm,
sich sowohl epitheliale, wie bindesubstanzliche Formen differenzieren. Diesen Gedankenzang verfolgen die ausgezeichneten
Untersuchungen von *Wilms* über die Mischgeschwülste. Es muss
aber betont werden, dass sicherlich nicht *alle* Mischgeschwülste
histogenetisch in dieser Weise aufzufassen sind. Die einzelnen
Komponenten können auch *unabhängig* von einander sein und es
kann jede selbständig für sich wachsen. Wenn wirklich embryonale
Entwicklungsstörungen die Ursache dieser Geschwülste sind —
und das ist sehr wahrscheinlich — dann wird es auf das *Stadium*
der Entwicklung ankommen, in welchem die Störung erfolgt. Um
bei dem eben angeführten Beispiel vom Mesoderm zu bleiben,
wird es einen Unterschied bedeuten, ob die Störung in einer
Region des Mesodermes die noch nicht diferenzierten Mesodermzellen mit ihren vielseitigen «prospektiven Potenzen» trifft,
oder ob sie in einem späteren Zeitpunkt einsetzt, wenn
die Mesodermzellen sich bereits nach verschiedener Richtung differenziert haben, wenn also die aus ihnen entstehenden
bindegewebigen und epithelialen Formen bereits gebildet und
selbstständig geworden sind. In dem ersten Falle wird die eventuell entstehende Bindesubstanz-Epithel-Mischgeschwulst histogenetisch auf ein einziges Muttergewebe zurückzuführen sein, in dem
zweiten Fall werden mehrere selbständige Muttergewebe vorhanden sein.

Diese Ueberlegungen gelten ganz ebenso für die letzte Gruppe
der sarkomatösen Mischgeschwülste: für die *sarkomatösen Teratoide*. Das sind Geschwülste, in welchen die verschiedensten, von
den drei Keimblättern gebildeten Bindesubstanz- und Epithel-
formen in mehr oder weniger mangelhafter Reife neben- und
durcheinander wachsen. Auch hier spielen sich Differenzierungsvorgänge ab, die es bedingen, dass ganz unreife und höher gereifte Gewebe an den verschiedenen Stellen einer und derselben
Geschwulst gefunden werden, ja, dass manchmal eine besondere
Zusammenordnung der bindesubstanzlichen und epithelialen Bestandteile erfolgt, welche an die Prinzipien der normalen Organo-
bezw. Embryogenese entfernt erinnert — ohne dass allerdings ir-
gendwo typische Organe gebildet worden. Es bleibt alles hinter
dem Ziel zurück — ein Anlauf wird gemacht, aber das Werk bleibt
unvollendet. Darin liegt das Charakteristische. Auch hier können
alle Gewebe auf ein *gemeinsames* Muttergewebe, etwa auf eine
entartete, selbständig gewordene Blastomere aus den ersten Tei-

lungsstadien des befruchteten Eies *(Bonnet, Marchand)* zurückgeführt werden (die früher sog. *bigerminalen* Teratoide), oder es sind *mehrere* Muttergewebe vorhanden, wenn die zur Geschwulstbildung führende Störung später einsetzt — und eine Region des Embryo trifft, an welcher Derivate der drei Keimblätter räumlich enge zusammenliegen, wie z. B. am frontalen oder kaudalen Pol der Embryonalanlage (die früher sog. *monogerminalen* Teratoide).

Als eine letzte Form von hochkomplizierten sarkomatösen Mischgeschwülster könnte man den Fall betrachten, der die *Entwicklung eines Sarkoms in einem Teratom* zeigt, wenn also in einem dreikeimblättrigen Gewächs von sehr vorgeschrittener Gewebsreife, in welchem die Differenzierung bis zur Bildung von foetalen Organen vorgeschritten ist, in einem, den einfachen Missbildungen nahestehenden Gewächs, sage ich, ein Sarkom dadurch entsteht, dass ein oder mehrere der bindesubstanzlichen Anteile in heterotypische und maligne Wucherung geraten. In solchen Fällen spricht man von »sarkomatöser Entartung« eines Teratoms. Es handelt sich im wesentlichen um dasselbe, wie wenn sich in einer einfachen gutartigen, homöotypischen Bindesubstanzgeschwulst ein gewöhnliches Sarkom entwickelt.

Wir sind am Schluss! Die hier gegebene Einteilung der Sarkome hat, so hoffe ich, gezeigt, dass eine genaue morphologische und physiologische Analyse der Sarkome, besonders wenn sie sich der vergleichenden Methode bedient, und die einzelnen Geschwulstparenchyme auf ihre Muttergewebe, vor allem auf deren embryonale Entwicklungsstufen bezieht, zu einer wissenschaftlichen Klassifikation der vielen hier in Betracht kommenden Formen führt. Die morphologisch-physiologische Betrachtung deckt zum Teil die Mängel, die infolge unserer mangelhaften Kenntnisse der *Genese* sich fühlbar machen. Daher wird die hier gegebene Einteilung der Sarkome auch dann noch nicht ganz unbrauchbar sein, wenn wir weiter vorgeschritten sein werden in unseren Kenntnissen von der ersten Entwicklung des blastomatösen Wachstums und von dessen rätselhaften Ursachen.

Die umstehende Tabelle stellt die vorgeschlagene Einteilung der Sarkome, bezw. der ganzen Klasse der Bindesubstanzgeschwülste übersichtlich dar.

Einteilung des Bindesubstanzgeschwülste

A. — Eigentliche Bindesubstanzgeschwülste

Muttergewebe	Reife Geschwulstformen (Homoeotyp. G.)	Unreife Geschwulstformen (Sarkome, Heterotyp G.)	
		a) ganz geformte Sarkome (nach der Zellform benannt)	b) besser geordnete Sarkome
1) Fibrilläres Bindegewebe	Fibroblastom	Rund-, Spindelzell bzw. S. etc.	Fibroblastosarkom
2) Schleimgewebe	Myxoblastom	Sternzellen - S.	Myxoblastosarkom
3) Fettgewebe	Lipoblastom	Fettlose Rundzellensarkome etc.	Lipoblastosarkom
4) Knorpelgewebe	Chondroblastom	Zellige Sarkome ohne knorpelige oder knöcherne Interzellularsubstanz	Chondroblastosarkom
5) Knochengewebe	Osteoblastom		Osteoblastosarkom
6) Gefässgewebe	Angioblastom		Angioblastosarkom (Endotheliom, Peritheliom)
a) Lymphgefässe	a) Lymphangioblastom	Plattenzellen-S.	a) Lymphangioendotheliom
b) Blutgefässe	b) Hämangioblastom	Alveolär-S. etc.	b) Hämangioendotheliom α) intravasculäre Form β) perivasculäre (Peritheliom)
7) Pigmentgewebe (Chromatophoren)	Melanoblastom, Pigmentnaevus (Chromatophoren)	Pigmentlose S. (Leukosarkome) als Rund-, Spindel-, Alveolärsark. etc.	Melanoblastosarkom
8) Lymphatisches Gewebe	Lymphocytoblastom solitäre oder systematische progressive homöotypische Geschwülste vom Bau des lymphadenoiden Gewebes a) lymphat. leukämische G. b) pseudoleukämische G. c) lymphatisches Myelom	Rundzellensarkome etc.	Lymphocytoblastosarkom (Lymphosarkom) solitäre und systematisirte Formen (sog. Lympho- und Leukosarkomatosen, lymphatische Form des sog. Chloroms)
9) Myeloides Gewebe	Myelocytoblastom; solitäre oder systematisirte progressive, homöotypische Geschwülste vom Charakter des myeloiden Gewebes a) myelon. leukäm. G. b) myeloides Myelom (ev. Erythrocytoblastom)	Grosszellige Rundzellen-S., Riesenzellen-S. etc	Myelocytoblastosarkom (Myelosarkom; solitäre und systematisirte Formen; sog. myelosarkomatosen; myeloide Form des sog. Chloroms); ev. Hämatoblastosarkom

B. — Geschwülste des Muskel- und Nervengewebes

Muttergewebe	Reife Geschwulstformen (homoiotyp. G.)	Unreife Geschwulstformen (Sarkome) (heterotyp. G.)	
		a) ganz unreife Sarkome	b) höher gereifte Sarkome
1) *Muskelgewebe*	*Myoblastom*		*Myoblastosarkom*
a) *glattes M. g.*	a) *Leiomyoblastom*	Indifferente *Spindelzellen*-Sarkome etc.	a) *Leiomyoblastosarkom*
b) *quergestreiftes M. g.*	b) *Rhabdomyoblastom*	a (Zellen und Fasern ohne Querstreifung)	b) *Rhabdomyoblastosarkom*
2) *Nervöses Gewebe*	*Neuroblastoma* (sog. Neuroma verum)	Spindelzellensarkome?	
a) Nervenfasern	a) *Neuroblastoma fibrillare* (Neuraxoblastom)	a) ?	a) (amyelinische fibrill.) Neuroblastosarkome?
b) Neuroglia	b) *Glioblastom* (Spongioblastom)	b Rundzellensarkome (ohne *Gliafasern*)	b) *Glioblastosarkom*
c) Ganglienzellen	c) *Neuroblastoma ganglionare* (Neurogliablastoma gangl.) oder Ganglioblastoma	c) ?	c) Malignes ganglionites. (Neuroblastosarkome?)

C. — Mischgeschwülste

Anhang	Reife Formen	Unreife Formen
1) *Gemischte Bindesubstanzgeschwülste*	z. B. Myo-Fibroblastom	z. B. Myo-Fibroblastosarkom
2) *Gemischte Bindesubstanzepithelgeschwülste*	z. B. Adeno-Fibroblastom	z. B. Adeno-Fibroblastosarkom, Carcinosarcoma, sarkomatöse Teratoide etc.

LITERATUR

(NB. Die Literatur bis 1902 findet sich in meiner Geschwulstlehre)

1 — *E. Albrecht*, Prolegomena zu einer physiol. Theorie der Geschwülste. Monatsschrift für Geburtshilfe und Gyn., B. XX, 1.

2 — *Derselb.*, Entwicklungsmechan. Fragen der Geschwulstlehre. Deutsche path. Gesellschaft, Breslau 1904.

3 — *Derselb.*, Ueber physiol. Funktionen von Tumoren. Sitzgsber. d. Ges. für Morphologie, München 1904, 2.

4 — *Bencke*, Bibliothek der ges. medizinischen Wissenschaften (Art. Sarkom).

5 — — Ueber physiol. und pathol. Wachstum. Berl. klin. Wochenschrift 1905, No. 36/37.

6 — *Borrmann*, Virch. A. 157, 1899.

7 — — Virch. A. 151, 1898. Suppl.

8 — — Deutsche Pathol. Gesellschaft. 1903, Cassel.

9 — — Lubarsch Ostertag Ergebnisse etc., 1900. (Sarkom und Endotheliom.)

10 — *Borst*. Die Lehre von den Geschwülsten. Wiesbaden, 1902.

11 — — Ueber Wesen und Ursachen der Geschwulstbildung. Würzburger Abhandlungen aus dem Gesamtgebiet der prakt. Medizin. 1906.

12 — *L. Borrkardt*. Habilitationsschrift. Würzburg, 1902. (Sarkom und Endotheliom.)

13 — *v. Hansemann*. Beziehungen gewisser Sarkome zu den Angiomen. Zeitschrift für Krebsforschung, 3. Bd., 2.

14 — *Lubarsch*, in Lubarsch-Ostertag Ergebnisse etc., 1894. (Sarkom und Endotheliom.)

15 — *Paltauf*, Lubarsch-Ostertag Ergebnisse etc., 1896. (Lymphosarcomatose, Myelom, Chlorom.)

16 — *Ribbert*, Geschwulstlehre. Bonn, 1904.

17 — — Cbl. für allg. Pathol. XV. 1904. (Myelom.)

18 — *Schück*, Ziegler's Beiträge, VI. Suppl. Festschrift f. Arnold.

19 — — Monographie über das Melanosarkom. Wiesbaden, b. Bergmann, 1906.

20 — —, Graefe's Archiv, 60. Bd., 1905. (Melanosarkom.)

21 — *Sternberg*, Lubarsch-Ostertag Ergebnisse etc., 1903. (Lymphosarkom etc.)

22 — — Ziegler's Beiträge, 37. Bd., 1904. (Chlorom).

THÈME 10 — FONCTION DES CELLULES CANCÉREUSES
(Ueber die Funktion der Geschwulstzellen)

Par M. le Prof. PAUL DAVID v. HANSEMANN (Berlin)

Es ist niemals ein Streit darüber gewesen, dass die Zellen gutartiger Geschwülste eine Funktion ausüben und dass dieselbe übereinstimmt mit der Funktion der Muttergewebe. Man kann sich in der Tat an jeder gutartigen Schleimhautgeschwulst, jedem Polypen, überzeugen, dass dieselben Schleim produzieren wie die Schleimhaut, von der aus der Polyp sich entwickelt. Die Polypen des Dickdarms enthalten daher in der Regel Becherzellen, diejenigen des Magens sezernieren je nach der Stelle, von der der Polyp ausgeht mehr schleimige Substanz oder mehr Verdauungssäfte, die sich nicht selten durch Verlötung der Ausführungsgänge in den cystisch erweiterten Drüsenräumen anhäufen. Bei den Polypen mit Schleimdrüsen der oberen Luftwege sieht man in gleicher Weise die mucinöse Flüssigkeit in Retentionscysten der Geschwulst. Die Aterome und sonstigen Geschwülste der Talgfollikel, wie z. B. das Rhinophym, produzieren Talg in grossen Mengen. Auch kann man sehen, dass Adenome der Mamma in

der Zeit der Lactation nach Geburten Milch produzieren wie die
normalen Milchdrüsen. Schwieriger ist natürlich die Funktion
bindesubstanzlicher Geschwülste nachzuweisen. Doch kann man
sich unschwer durch elektrische Reizung von Myomen z. B. überzeugen, dass dieselben imstand sind, sich zu kontrahieren.

Im Gegensatz dazu bestanden von jeher Zweifel, ob auch die
Zellen bösartiger Geschwülste eine Funktion ausüben, und es hat
sogar eine Zeit gegeben, wo von mancher Seite eine solche Funktion direkt geleugnet wurde und man den Unterschied zwischen
gutartigen und bösartigen Geschwülsten unter anderem darin
zu sehen glaubte, dass die Zellen der ersteren eine Funktion
haben, die Zellen der letzteren dagegen nicht. Ich habe mich
schon vor Jahren in meiner «Diagnose der bösartigen Geschwülste» ausführlich über diese Frage geäussert und nachzuweisen versucht, dass in der Tat eine solche Funktion vorhanden ist. Auch von anderer Seite sind zahlreiche Mitteilungen
darüber erfolgt. Man braucht sich nur an die schon vor längeren
Jahren erfolgte Beobachtung von Perls an einen primären Leberkrebs zu erinnern, der nicht nur in seinem Primärtumor, sondern
auch in seinen Metastasen, z. B. im Gehirn, Galle produzierte.
Ausführlich hat sich auch neuerdings wieder Benecke mit der
Frage beschäftigt.

Man wird sich zunächst darüber zu einigen haben, was man
zu der Funktion einer Zelle zu rechnen hat, und es kommen in
der Tat da sehr verschiedene Umstände in Betracht, die nach verschiedenen Richtung hin untersucht werden müssen und in verschiedener Weise erkennbar sind. An der Spitze dieser verschiedenen Funktionen steht natürlich die Sekretion. Es ist ja diejenige Funktion, die sich am deutlichsten morphologisch äussert,
und infolgedessen auch am leichtesten ohne weitere Umstände
unter dem Mikroskop erkannt werden kann, wo sie vorhanden
ist. Als weitere Funktion wäre der Geotropismus zu bezeichnen,
d. h. diejenige Fähigkeit, die manchen Zellarten zukommt und
die sie geradezu charakterisiert, sich an bestimmten Flächen,
Häute und Fasern, anzulehnen und ihnen entlang zu wachsen.
Als dritte Funktion wäre dann die Bewegung zu nennen, die
natürlich nur an überlebenden Geschwulstzellen studiert werden
kann. Endlich gehört hierher auch der Phagocytismus.

Ausser diesen Eigenschaften der Geschwulstzellen kämen
nun noch einige andere in Betracht, die allerdings nicht gerade
eine Funktion im strengen Sinne des Wortes bedeuten, aber

doch über die Physiologie der Zellen verschiedenes aussagen.
Ich meine nämlich Folgendes. Es ist eine Eigentümlichkeit aller
Epidermiszellen und ebenfalls der Zellen epidermoidaler Schleim-
häute z. B. des Mundes und des Oesophagus, zu verhornen. Die
Bildung von Hornschuppen gehört zum Lebenslauf dieser Zellen.
Sie werden in der Basalschicht neu gebildet, durchlaufen dann
bestimmte Formen, um schliesslich unter Auftreten ganz typischer Metamorphosen sich in die nekrotischen Hornschüppchen
umzuwandeln. Eben dahin würde auch die Eigentümlichkeit der
Zellen der Talgfollikel gehören, die mit gleicher Regelmässigkeit
in Fettmetamorphose übergehen und dadurch den Hauttalg bilden.
Während die Zellen der Talgfollikel nun unter bestimmten Bedingungen den Uebergang in Fettmetamorphose machen und ebenfalls in Verhornung übergehen, so ist den Epidermiszellen umgekehrt die Fähigkeit, in Fettmetamorphose überzugehen, fast
vollständig verloren gegangen und tritt nur unter seltenen Bedingungen in die Erscheinung. Schleimhäute, die mit Cylinder-
epithel und Flimmerepithel bedeckt sind, desquamieren in der
Regel in der Weise, dass die obersten besonders differenzierten
Zellen einfach als solche in noch gutem Zustande abgestossen
werden, und erst in der oberflächlichen Retentionsschicht zugrunde gehen. Aber bekanntlich besitzen auch viele dieser Zellen
unter bestimmten Bedingungen die Fähigkeit zu verhornen, wie
man an Nasenpolypen aus der Regel Olfactoria ersehen kann,
aus der Schleimhaut der hinteren Nase bei der Oeena und aus
der Umwandlung der Schleimhäute in bronchiektatischen Höhlen.
Aus allen diesen Gründen möchte ich glauben, dass man diese verschiedenen Eigentümlichkeiten der Oberflächenzellen wohl berechtigt ist, als einen Ausdruck der funktionellen Eigenschaften
derselben aufzufassen, obwohl dieselben nicht eine Funktion im
strengen Sinne des Wortes darstellen, aber sie sind für die Erkenntnis der Lebenswege der Zellen von grosser Bedeutung und
spielen gerade auf dem Gebiete eine grosse Rolle, wo es sich
darum handelt, die Abweichung der Zellen in den bösartigen
Geschwülsten von dem Muttergewebe zu studieren.

Nicht alle Funktionen finden einen morphologischen Ausdruck und es versteht sich von selber, dass man deswegen die
Funktionen der Geschwulstzellen nicht alle in gleicher Weise
untersuchen kann. Aber die Mehrzahl derselben lassen sich doch
auch an fixierten Präparaten deutlich erkennen, und das Verhältnis würde hier so liegen, dass wenn man einen morpholo-

gischen Ausdruck für die Funktion erkennt, dieselbe sicher gestellt ist, während, wenn ein solcher fehlt, man eine funktionelle Tätigkeit der Zellen deswegen noch nicht ausschliessen darf.

Nun war schon oben von der Sekretion der Zellen die Rede, und dass sich dieselben in den Geschwülsten, und speziell in den bösartigen Geschwülsten, auch erhalten kann. Das ist in der Tat ohne weiteres zu sehen, wenn man eine Geschwulst untersucht, die in ihrer Struktur von dem Muttergewebe nur wenig abweicht, die also in diejenige Kategorie gehört, die ich als gering anaplastisch bezeichnet habe. Meine Untersuchungen über die Anaplasie sind ja, soweit ich sehe, gerade in Bezug auf diesen Punkt ganz allgemein bestätigt worden, und man hat festgestellt, dass es Geschwulstarten gibt, die in ihrer Form mehr oder weniger von dem Muttergewebe abweichen. Im geringsten Grade der Anaplasie ist diese Abweichung so unwesentlich, dass man an den einzelnen Zellen einen Unterschied von den Mutterzellen histologisch nicht erkennen kann. Je stärker aber die Anaplasie auftritt, um so mehr differieren die Formen derselben von dem Muttergewebe. Ich habe das seinerzeit ausführlich auseinandergesetzt und an einer Reihe von Beispielen erläutert, die sich auf solche Carcinome bezogen, deren Muttergewebe eine morphologisch deutlich ausgesprochene Funktion besitzen. Das betrifft nur in erster Linie z. B. die Carcinome des Dickdarms, und, wenn wir in dem oben auseinandergesetzten Sinne auch die typische Metamorphose der Zellen mit in Betracht ziehen, auch die Carcinome der Epidermis und diejenigen epidermoidaler Schleimhäute. Es gibt Carcinome des Dickdarms, deren Zellen die Fähigkeit beibehalten haben, sich in Becherzellen umzuwandeln, die also die schleimige Substanz produzieren in der gleichen Weise wie die Muttergewebe. Diese nur gering anaplastischen Tumoren sind gerade deswegen so schwer histologisch zu diagnostizieren, weil das einzelne Bild einem Dickdarmpolypen vollkommen gleichen kann. Wir haben zunächst auch keine Veranlassung, anzunehmen, dass die produzierte Schleimmasse von der physiologischen des Dickdarmes in irgend einer Weise abweicht. Anders ist es bei stärker anaplastischen Tumoren. An diesen sieht man deutlich, dass auch noch eine Flüssigkeit produziert wird. Sie gelangt z. T. an die Oberfläche, z. T. ergiesst sie sich in innere Drüsenräume, die dadurch cystisch erweitert werden können. Aber diese Flüssigkeit wird nicht mehr von Becherzellen gebildet, sondern ist ein Sekretionsprodukt von Cylinderzellen, die zuweilen auch schon deutlich in kubische Zellen übergehen. Dieses Sekretionsprodukt ist weniger schleimhaltig. Es kann sogar das Mucin vollständig darin fehlen, und man findet dann lediglich eine seröse Flüssigkeit, die Eiweiss und Extraktstoffe enthält. Werden die Zellen noch stärker anaplastisch, so geht die Sekretion anscheinend gänzlich verloren. Es entstehen nun keine cystischen Erweiterungen und drüsenartigen Lumina, sondern die Zellen liegen dicht aneinander in scheinbar abgeschlossenen Alveolen. Nun besitzen die Zellen von Drüsen oder drüsenähnlichen Gebilden in ganz ausgezeichneter Weise die Eigenschaft des Geotropismus. Sie haben immer wieder die Neigung, sich neben einander zu lagern und Oberflächen zu bekleiden. Diese Eigenschaft behalten die Zellen in den Krebsen des Dickdarms länger bei als die sekretorische Funktion, denn auch an solchen Krebsen, die keine Spur von Sekretion mehr erkennen lassen, kann man immer noch verfolgen, wie die Zellen, wenn sie in den Lymphspalten weiter wachsen, die Neigung haben, sich palissadenförmig aneinander zu lagern und die Oberfläche der vergebildeten Lymphräume auszukleiden. Ganz besonders deutlich sieht man das auch, wenn ein solcher Tumor eine Metastase in die Lunge gemacht hat, und in die Alveolen durchgebrochen ist. Dann sieht man, wie die kubischen oder cylindrischen Zellen die Alveolenwandungen, deren Epithel abgestossen wird, überkleiden und so in dem von elastischen Fasern durchsetzten Stroma ausgezeichnete alveoläre Räume bilden. Dieses Stroma aber ist nicht neu gebildet, sondern stellt das alte Stroma der Lunge dar, in der sich die Metastase entwickelt hat.

Ganz analoge Fälle findet man bei den Krebsen der Drüsen. Ich erinnere noch einmal an die schöne Beobachtung von Perls, an seinen primären Leberkrebs. Die nahe Beziehung der Leberadenome zu den Krebsen ist seit lange bekannt. Wir wissen, dass die Leberadenome, die gewöhnlichen, die gutartigen, alle Veränderungen der übrigen Leber mitmachen. Ist die übrige Leber mit Fett infiltriert, so ist auch das Adenom fettig. Besteht in der übrigen Leber eine Cyanose, so ist auch das Adenom cyanotisch. In den gewöhnlichen Adenomen aber findet in der Regel wenigstens keine Gallenstauung statt, und das deutet darauf hin, dass die Ausführungsgänge des Adenoms mit den Gallengängen in Verbindung stehen müssen. Diese Verbindung geht offenbar verloren, wenn aus einem solchen Adenom sich ein Carcinom entwickelt, denn dann häuft sich die Galle in den Geschwülsten an und es entstehen die bekannten grasgrünen Tumoren, deren Farbe den gestauten Gallenfarbstoff zu verdanken ist. Ob diese Galle mit der Galle der übrigen Leber durchaus übereinstimmt, ist bisher meines Wissens niemals untersucht worden. Es ist jedoch nicht anzunehmen, dass dieselbe in wesentlichen Punkten von der normalen Galle abweicht. Nun finden wir aber hier wie auch im Dickdarm Carcinome, die sicher aus Adenomen hervorgegangen sind, oder malignen Adenomen wenigstens gleich stehen und die keine gallenartige Flüssigkeit sezernieren. Zuweilen kann man auch bei ihnen noch eine Sekretion feststellen, aber dieselbe enthält kein für die Galle charakteristisches Pigment. Endlich hört in wieder anderen Fällen die Sekretion auf, und so kann man geradezu wie bei dem Dickdarmkrebs feststellen, dass die Abnahme der spezifischen Sekretion parallel geht mit der zunehmenden Anaplasie der Geschwulstzellen. Man könnte nun dasselbe noch weiter ausführen an der Hand anderer Carcinome besonders z. B. der Mamma, der Niere, des Pankreas usw. Es würde aber dadurch nichts wesentlich neues in prinzipieller Bedeutung zu Tage kommen. Nur auf drei Organe sehe ich mich genötigt, noch näher einzugehen, nämlich auf das Pankreas, die Nebenniere und auf die Schilddrüsen. Hier liegen nämlich Beobachtungen vor, die aufs deutlichste darauf hinweisen, dass die Zellen in den malignen Geschwülsten nicht nur in der Lage sind, ihre äussere Sekretion beizubehalten, sondern auch noch ihre innere Sekretion. Bei den diffusen Carcinomen des Pankreas, bei denen das ganze Pankreas in Krebsmasse umgewandelt ist und nichts mehr von normalem Gewebe übrig bleibt, entsteht trotzdem in der Regel kein Diabetes, und ich habe das schon vor Jahren dahin gedeutet, dass auch die Geschwulstzellen noch eine innere Sekretion besitzen, die imstande ist, den Diabetes zu verhindern. Nicht alle Pankreascarcinome verhalten sich so. Ich habe vielmehr mehrere beobachtet, bei denen ein Diabetes aufgetreten war. Dabei zeigte die histologische Untersuchung jedes Mal, dass es sich entweder um ein stark anaplastisches Carcinom handelte, dessen Zellen also auch die innere Sekretion verloren hatten, wenigstens nicht mehr ausreichend besassen, oder es handelte sich um Carcinome des Pankreasausführungsganges, und die übrige Drüse war durch sekundäre Atrophie zugrunde gegangen.

Ganz analog liegen die Verhältnisse bei der Nebenniere. Auch hier ist es seit langem bekannt, dass doppelseitige primäre

Nebennierengeschwülste nicht einen Morbus Addisonii herbeiführen, und ich habe das in gleicher Weise gedeutet, wie das
Ausbleiben des Diabetes bei dem Pankreaskrebs. Seitdem wir
nun die ausserordentliche Wirksamkeit der Nebennierenextrakte
kennen, habe ich meine Aufmerksamkeit darauf gerichtet, ob
ausgedehnte Hypernephrome vielleicht irgend welche Erscheinungen beförderten, die den chronischen Vergiftungen mit Neben-
nierenextrakt gleichkämen. Es lag mir besonders daran, zu sehen,
ob bei solchen auch Gefässveränderungen auftreten, wie sie
durch Injektionen von Adrenalin bei Kaninchen in neuerer Zeit
wiederholt hergestellt worden sind. Ich muss aber sagen, dass
meine Beobachtungen bisher etwas dergleichen nicht gezeigt
haben, wobei ich allerdings bemerken will, dass dieselben noch
nicht sehr zahlreich sind. Dagegen ist mir zweimal ein anderer
Umstand aufgefallen. Bei zwei Individuen fand ich eine sehr
umfangreiche Struma suprarenalis und beide hatten ein ausge-
dehntes Amyloid der verschiedensten Organe, für das sich irgend
eine besondere Ursache nicht entdecken liess. Ich habe daraufhin
Versuche angestellt bei Kaninchen, durch chronische Adrenalin-
vergiftung Amyloid zu erzeugen, was indessen nicht gelungen
ist. Ich muss daher dahingestellt sein lassen, ob diese Produktion
der amyloiden Substanz auf die Existenz der Nebennierengeschwülste zu beziehen war, oder ob diese beiden Erscheinungen
unabhängig von einander verliefen.

Was endlich die Schilddrüse betrifft, so liegen hier die Verhältnisse ganz ähnlich, und wir haben hier eine Beobachtung von
v. Eiselsberg, die einem Experiment vollkommen gleichkommt.
Eine Struma maligna musste exstirpiert werden, und es entstand
darnach die ganze charakteristische Cachexia strumipriva. Als
sich später eine Metastase entwickelte und dieselbe eine gewisse Grösse erlangt hatte, verschwand die Cachexie wieder.
Weitere Metastasen, die dann den Tod des Individuums herbei-
führten, waren aber nicht mehr imstande, die spezifische Cachexie zum Schwinden zu bringen. Nun ist es bekannt, dass
die zunehmende Anaplasie der Geschwulstzellen nicht nur bei
Primärtumoren verschiedener Individuen zu beobachten ist, sondern dass sie auch im Verlaufe eines einzelnen Falles an den verschiedenen Metastasen und Recidiven auftritt und zwar in der
Weise, dass die späteren Metastasen und Recidive häufig eine stärkere Anaplasie aufweisen, als die früheren. Es ist also anzunehmen, dass diese späten Metastasen in dem Falle v. Eisels-

bergs soweit anaplastisch geworden waren, dass sie nicht mehr
imstande waren, die altruistische Funktion der Schilddrüse aus-
zuführen, sodass also die spezifische Cachexie bestehen blieb.

Ich möchte nun kurz auf den Geotropismus eingehen, den
ich vorher schon bei den Betrachtungen über den Dickdarmkrebs
erwähnte. Alle Epithelzellen haben ja die Eigentümlichkeit des
Geotropismus. Es ist das ja gerade derjenige Umstand, der allein
geeignet ist, die Epithelzellen als solche zu erkennen und zu
charakterisieren, denn wie ich schon oft hervorgehoben habe, ist
man nicht imstande, Epithelien zu definieren ausser durch die
Situation. Nun sind aber einige Epithelien ganz besonders be-
fähigt, solche Oberflächen zu bekleiden und diese Eigenschaft
auch bei der Bildung von Geschwülsten beizubehalten. Einen
besonders merkwürdigen Fall dieser Art habe ich beobachtet
bei einem primären Peritonealkrebs. Es handelte sich da um eine
von den Epithelien der Bauchhöhle ausgegangene Geschwulst,
die sich über die ganze Bauchhöhle erstreckte und auch Metastasen
gemacht hatte, z. B. in die Lunge. Nun war besonders im Netz
sehr schön zu sehen, wie die Geschwulstzellen die Fähigkeit
der Bauchepithelien beibehalten hatten, sich über Flächen ein-
schichtig auszudehnen. Ueberall da, wo sie eine Fläche fanden,
legten sie sich an dieselbe an, und das ergab besonders bei dem
Fettgewebe überaus zierliche Bilder, weil hier die Epithelien
um die Fettzellen herumwuchsen und so kugelige Cysten bildeten,
die aber nicht von innen, sondern von aussen mit Epithel bedeckt
waren und deren Innenräume die Fettzellen mit den Fetttropfen
bildeten. In der Lunge konnte man den Geotropismus dieser Zellen
besonders deutlich verfolgen, wo die Zellen an elastische Fasern
herankamen. Hier wuchsen sie oft in langen Reihen an diesen
Fasern entlang und bedeckten dieselben von allen Seiten. Der
Fall ist von mir in meiner Diagnostik der bösartigen Geschwülste
erwähnt und abgebildet und neuerdings von meinem Assistenten,
Dr. Napp in Verbindung mit anderen Fällen ausführlich in der
Zeitschrift für Krebsforschung veröffentlicht worden. Wenn bei
solchen seltenen Beobachtungen der Geotropismus besonders
deutlich hervortritt, so kann man ihn jedoch auch in zahlreichen
anderen Geschwülsten, wenn man einmal darauf aufmerksam
ist, beobachten, wenn auch nicht immer in so ausgezeichnet
charakteristischer Form.

Was die Bewegung anbelangt, so ist dieselbe ja eigentlich
selbstverständlich. Die Bewegung der Geschwulstzellen wurde

meines Wissens zuerst von Grawitz entdeckt, und sie ist nachher wiederholt konstatiert worden. Auch ich selbst konnte sie in geeigneten Fällen nachweisen. Aber man darf sich nicht vorstellen, dass jede Geschwulstzelle eine Bewegung habe, sondern es handelt sich hier nur um die jungen Geschwulstzellen, die eben erst aus der Mitose hervorgegangen sind und noch nicht sesshaft geworden sind. Sie teilen also diese Eigenschaft mit allen jungen Zellen der Gewebe und bilden nichts für die Geschwülste Charakteristisches. Es ist daher auch nicht überraschend, dass diese Funktion der Zellen mit zunehmender Anaplasie nicht abnimmt. Im Gegenteil, da die Zellen stark anaplastischer Geschwülste eine geringere Neigung zum Sesshaftwerden besitzen, als die gering anaplastischer, so wird man gerade in solchen stark anaplastischen Geschwülsten am ehesten Gelegenheit haben, solche beweglichen Zellen aufzufinden, besonders wenn mit der starken Anaplasie gleichzeitig eine lebhafte Wucherung einhergeht.

Die Eigentümlichkeit der Phagocytose besitzen fast alle Zellen maligner Geschwülste und zwar äussern sich diese in doppelter Weise. Sie sind zunächst imstande, andere Zellen in sich aufzunehmen. Meist handelt es sich dabei um Leukocyten, und dabei könnte man im Zweifel sein, ob die Leukocyten aktiv in die Geschwulstzellen eingewandert sind, oder ob die Geschwulstzellen die Leukocyten aufgefressen haben. Sicher ist, dass in manchen Fällen die Geschwulstzellen sich so mit Leukocyten überladen, dass sie sich in grosse Beutel verwandeln, die schliesslich platzen. In anderen Fällen aber zeigen die in den Geschwulstzellen befindlichen Leukocyten deutliche Degenerationserscheinungen, die darauf hindeuten, dass die Leukocyten im Plasma der Geschwulstzellen verdaut werden.

Schon Klebs hatte die Behauptung aufgestellt, dass die Leukocyten in Zellen eindringen können, dass sich ihre Kerne mit den Kernen der Zellen verbänden und dass so eine Art von Befruchtung einträte. Klebs stellte die Vermutung auf, dass dadurch die krebsige Wucherung angeregt würde. Aehnliche Beobachtungen wollen neuerdings Farmer, Moore und Walker gemacht haben. Ihre Beschreibungen und ihre Abbildungen zeigen zweierlei, erstens kleinere Zellen, die in Geschwulstzellen liegen. Dieselben sind offenbar nicht Leukocyten in gewöhnlichen Sinne, sondern Lymphocyten, wie aus der Kompaktheit ihres Kernes hervorgeht. Zweitens bilden diese Autoren eine solche Zelle ab,

die in einer Geschwulstzelle liegt, und die Kerne beider befinden
sich im Zustande der Mitose. Ob die kleinere Mitose wirklich
die Mitose eines Leukocyten ist, lässt sich aus der Abbildung nicht
ersehen. Ich möchte aber darauf hinweisen, dass Geschwulstzellen nicht nur Leukocyten auffressen, sondern auch kleinere
Geschwulstzellen, und dass bei einer solchen Form der Ein-
schachtelung, die früher als endogene Zellbildung beschrieben
war, die gefressene Zelle noch nicht ohne Weiteres die Fähigkeit
der Kernteilung verliert. Solche Vorgänge habe ich schon vor
längerer Zeit beschrieben, aber ich glaube, dass sie mit dem Vor-
gange einer Befruchtung nichts zu tun haben, sondern dass es sich
hier lediglich um das Erhaltenbleiben der Lebensfähigkeit der
eingeschachtelten Zellen handelt. Da die ausführliche Mittei-
lung von Farmer, Moore und Walker noch aussteht, so wird abzu-
warten sein, wie weit sie imstande sind, zu beweisen, dass eine
solche Befruchtung tatsächlich stattfindet.

Die Geschwulstzellen nehmen aber nicht nur lebende Zellen
in sich auf, sondern sie wirken auch tatsächlich auffressend
auf die Zellen ihrer Umgebung, nachdem dieselben vorher abgetötet worden sind. Ein Carcinom, das expansiv wächst, zerstört
die Umgebung nicht allein durch Verdrängung. Man kann besonders deutlich bei Lebermetastasen erkennen, dass überall da,
wo sich die Leberzellbalken der wachsenden Geschwulstober-
fläche parallel entgegenstellen, die Leberzellen verdrängt und
komprimiert werden, überall da aber, wo sie senkrecht auf die
wachsende Geschwulst stossen, sieht man diesen Zerstörungs-
prozess, und derselbe ist ganz zweifellos auf eine verdauende
Tätigkeit der Sekretionsprodukte der Geschwulstzellen zurückzuführen, in ähnlicher Weise wie Gewebe durch Eiterzellen aufgelöst werden. Man kann dann auch sehr häufig beobachten,
wie die Geschwulstzellen Zelltrümmer in sich aufnehmen, und
man findet gerade am Rande solcher wachsender Geschwulst-
in den Geschwulstzellen nicht selten Protoplasma und auch Kern-
trümmer, die vielfach zu Missdeutungen Veranlassung gegeben
haben. Da sie häufig sehr fantastische Formen annehmen, so
ist man mitunter fälschlich geneigt gewesen, sie als Zellpara-
siten zu deuten, und ein grosser Teil der als solche beschriebenen
Zelleinschlüsse sind nichts weiter, als degenerierte Trümmer pha-
gocytisch aufgenommener und vorher abgetöteter Gewebszellen.

Bei der Entwickelung des Menschen nehmen bekanntlich,
je weiter diese Entwickelung vom Ei aus fortgeschritten ist, die

Zellen immer höhere Differenzierungsgrade an, und die verschiedenen Zellarten verhalten sich in dieser Beziehung nicht ganz gleichartig. Aber wenn sie schliesslich ihre definitive Ausbildung erlangt haben, so sind sie so weit differenziert, dass sie nur an ganz bestimmten Stellen und in ganz bestimmter Beziehung zu den Nachbargeweben existieren können. Darauf beruht die Fähigkeit dieser Zellen, sich nur an denjenigen Stellen dauernd aufhalten zu können, wo sie unter physiologischen Bedingungen hingehören, und das ist der Grund, weswegen es bisher niemals gelungen ist, differenzierte Gewebe an irgend einer anderen Stelle des Körpers durch Transplantation dauernd anzusiedeln. Selbst wenn man mangelhaft differenzierte Zellen von Embryonen in die inneren Organe ausgewachsener Tiere bringt, so gewöhnen sich dieselben nicht mehr an diese veränderte Situation. Zwar können sie, wie ich schon vor langer Zeit nachgewiesen habe, und wie neuerdings wieder Willms gezeigt hat, eine Zeit lang weiter wachsen. Doch behalten sie dabei nicht etwa den embryonalen Charakter bei, sondern sie differenzieren sich in ganz ausgezeichneter Weise.

Das ging speziell aus den Versuchen hervor, die ich vor Jahren angestellt habe. Ich brachte Epidermisstücke junger Embryonen von Kaninchen in die vordere Augenkammer der Muttertiere, nachdem ich mich vorher überzeugt hatte, dass die Epidermis noch keine Spur von Haarentwickelung aufwies. Trotz dieser veränderten Situation differenzierte sich die Epidermis in normaler Weise weiter, und es wuchsen Haare aus den transplantierten Stücken hervor. Schliesslich aber gingen die transplantierten Stücke zugrunde und wurden resorbiert, wenn nicht schon vorher durch eine Perforation der Cornea eine hinzutretende Eiterung das Ganze zerstört hatte.

Bekanntlich verhalten sich nun die Zellen maligner Geschwülste in dieser Beziehung wesentlich anders. Denn darin besteht ja gerade ihre Malignität, dass sie imstande sind, sich von der Stelle ihrer Entstehung loszulösen und bei Verschleppung in andere Körperteile, gleichgiltig wohin, dort sich wieder anzusiedeln und zu neuer Geschwulstbildung Veranlassung zu geben. So kann man beobachten, dass, während normale Epidermis nur an der Oberfläche zu gedeihen vermag, die von der Epidermis ausgehenden Krebse im Innern von Lymphdrüsen, in der Leber, in der Lunge usw. gedeihen können. Zahlreiche Versuche von Schilddrüsentransplantationen sind mit wesentlich negativem Erfolg von Lubarsch und anderen ausgeführt worden. Aber die bösartigen Geschwülste der Schilddrüse können in den verschiedensten Organen und auch im Knochenmark aufs üppigste gedeihen. Auch Ribbert, Stilling und viele andere haben sich ausgiebig daran beteiligt, diese Verhältnisse der Gewebsplantation klarzustellen. Es besteht also ein durchgreifender Unterschied in dieser Beziehung zwischen den Zellen maligner Geschwülste und den physiologischen Zellen, und das war ja gerade die Veranlassung dafür, dass ich in den Begriff der Anaplasie der Geschwulstzellen auch die geringere Differenzierung aufnahm, d. h. die Eigentümlichkeit der Zellen, in eine geringere Abhängigkeit von ihrer Nachbarschaft zu treten und eine grössere selbständige Existenzfähigkeit zu bekommen. Es ist unzweifelhaft, dass auch diese Eigenschaft zu der Funktion der Zellen gehört, und wir lernen daraus, dass auch hier die spezifische Funktion der Zellen abnimmt und sich in eine andere, mehr allgemeiner Natur umwandelt, die ebenfalls mit zunehmender Anaplasie zunimmt.

Seit langer Zeit werden die bösartigen Geschwülste in spezifischen Zusammenhang gebracht mit der sogenannten Krebskachexie. Für die Anhänger der parasitären Theorie des Krebses ist es nicht schwierig, eine solche Kachexie durch Einwirkung der von etwaigen Parasiten erzeugten Toxine zurückzuführen. Aber schon in der Zeit, bevor man an eine solche parasitäre Ursache des Krebses dachte, hatte man die Vorstellung, dass von den bösartigen Geschwülsten giftige Substanzen produziert würden, die den Körper nach ganz bestimmter Richtung hin schädigten. Die alten Pathologen, die noch den Krebs selber als einen im menschlichen Körper lebenden Parasiten auffassten, glaubten, dass dieses Tier am Fleische des Menschen zehrte, und eine durch Jahrhunderte betriebene Therapie richtete sich daher darauf, dem Krebs anderweitige Nahrung zuzuführen durch Aufbinden von Fleisch, damit derselbe sich von diesem Fleisch ernähre und nicht von dem Fleisch des Menschen. Von der Zeit an, wo man sich überzeugte, dass die Krebszellen integrierende Bestandteile des menschlichen Körpers seien, hat man lange Jahre die Frage der Krebskachexie überhaupt nicht diskutiert, und erst als man über die Funktion der Krebszellen anfing nachzudenken, entwickelte sich die Anschauung, dass vielleicht die in ihrer Funktion gestörten oder physiologisch veränderten Zellen einen Giftstoff produzieren, der in schädlicher Weise auf den Körper einwirken könnte. Diese Anschauungsweise hat auch meinem Gedankengang,

als ich den Begriff der Anaplasie entwickelte, nicht ganz fern
gelegen, und ich habe ihn wenigstens andeutungsweise in meinen
»Zellstudien« erwähnt. Später bin ich aber doch in Bezug auf die
Krebskachexie ganz anderer Ansicht geworden. Es ist nämlich
schon lange bekannt, dass es zahlreiche Fälle von Krebs gibt,
bei denen durchaus nicht eine ausgebrochene Kachexie besteht,
oder bei denen die Kachexie wenigstens erst im letzten Stadium
kurz vor dem Tode des Patienten auftritt, nachdem vorher die
Geschwulst schon Jahre lang bestanden hat. Dahin gehören z. B.
die oft sich über Dezennien hinziehenden Krebse des Gesichtes,
ferner auch Mammacarcinome, Uteruscarcinome usw. Daraufhin
habe ich angefangen, die einzelnen Fälle in Bezug auf die vorhandene Kachexie genauer zu analysieren, und ich bin in der
Tat zu dem Schlusse gekommen, dass der Krebs als solcher überhaupt keine Kachexie erzeugt, sondern dass es nur die begleitenden Umstände sind, die bei der Mehrzahl der Fälle die Anaemie
und die Abmagerung hervorbringen. Alle Fälle nämlich, bei denen
eine ausgesprochene Kachexie vorhanden ist, betreffen Krebse
des Verdauungstraktus, wodurch entweder die Nahrungsaufnahme
mechanisch gehindert wird, oder der Chemismus der Verdauung
selbst gestört ist, zweitens solche Krebse, die ausgedehnt inzeriert
und verjaucht sind und dadurch mit Bakterieninfektion verknüpft
sind, und endlich drittens solche Carcinome, die durch zahlreiche
Metastasen die Funktion vieler Organe stören. Eine einzige Beobachtung scheint gegen diese Anschauung zu sprechen, nämlich
die, dass man zuweilen bei Fällen von klinisch perniciöser Anämie
ganz kleine, beginnende Magenkrebse findet, die sicherlich als
solche noch nicht imstande gewesen wären, die Verdauung so
weit zu stören, dass durch Vermittelung dieser Störung die Anämie
entstanden sei. Man glaubte vielmehr in diesen Fällen annehmen
zu müssen, dass die perniciöse Anämie eine Folge der Giftwirkung dieser kleinen Carcinome sei.

Eine solche Anschauung halte ich für unrichtig, und zwar
aus der Beobachtung heraus, dass neben diesen Carcinomen ganz
regelmässig bei der perniciösen Anämie eine Anademie des Magens
vorhanden ist. Seit vielen Jahren bin ich zu der Ueberzeugung
gelangt, dass die Anademie des Magens in der Tat das Primäre
der perniciösen Anämie ist. Nun findet man sehr häufig bei der
Anademie, ja, ich möchte sogar glauben, in der Mehrzahl der
Fälle, neben einer äussersten Atrophie der Schleimhaut im Fun-
dus, Wucherungen noch an anderen Stellen besonders häufig

nach dem Pylorus zu. Diese Wucherungen sind gewöhnlich kleine Polypen, und man kann unmittelbar diese hyperplastischen Zustände neben den atrophischen finden. Die nahe Beziehung der Magen- und Darmpolypen zu den Carcinomen, wie wir sie besonders seit den schönen Untersuchungen Hausers kennen, lassen es erklären, dass im Anschluss an eine solche Anademie des Magens ein Carcinom sich entwickeln kann. Ein solches würde dann niemals die Ursache der perniciösen Anämie sein, sondern eine Folge der Magenerkrankung, die einerseits zur Anademie und dadurch sekundär zur perniciösen Anämie führt, andererseits zur Wucherung, zur Polypenbildung und zum Carcinom.

Als ich vor ca. zwei Jahren zum ersten Male die Anschauung entwickelte, dass es eine spezifische Krebskachexie nicht gäbe, sondern dass die Kachexie die Folge von Begleitumständen sei, da stiess diese Anschauung auf vielfachen Widerspruch. Heutzutage haben eine ganze Reihe von chemischen und Stoffwechseluntersuchungen zweifellos dargetan, dass es eine spezifische Krebskachexie nicht gibt, und wir sind daher auch nicht mehr berechtigt, zu behaupten, dass von den anaplastisch veränderten Geschwulstzellen dem Körper irgend welche Stoffe zugeführt würden, die für denselben in bestimmter Richtung hin schädlich sind.

Wenn wir zum Schluss die Resultate dieser Betrachtungen zusammenfassen, so können wir kurz Folgendes sagen: Die Zellen der malignen Geschwülste besitzen eine Funktion und überhaupt eine physiologische Existenz, die sich derjenigen des normalen Gewebes, aus dem die Geschwülste hervorgehen, in jeder Weise anschliesst. Mit zunehmender Anaplasie der Zellen verändert sich die Funktion zunächst quantitativ, dann auch qualitativ. Ob die Funktion der Zellen jedesmal vollständig aufhört in dem Falle stärkster Anaplasie, ist aus dem Grunde bisher nicht möglich gewesen festzustellen, weil ihre morphologische Aeusserung soweit reduziert ist, dass sie auf gewöhnlichem Wege nicht mehr erkannt werden kann. Es ist aus der Form der Zellen und aus der Struktur solcher Geschwülste stärkster Anaplasie wohl der Schluss zulässig, dass die Zellen schliesslich keine andere Funktion mehr haben, als zu ihrer Erhaltung und zu ihrer Vermehrung absolut notwendig ist und dass sie dann jede altruistische Beziehung zum übrigen Körper aufgegeben haben.

Zum Schluss will ich nur noch ganz kurz auf die neuesten Untersuchungen von Ehrlich hinweisen, die vielleicht instande sind, auf den Stoffwechsel der Geschwülste und über ihre Einwirkung auf den übrigen Körper ein ganz neues Licht zu werfen. Jedoch möchte ich mich hier den vorsichtigen Aeusserungen Ehrlich's durchaus anschliessen, dass man noch nicht berechtigt ist, aus diesen hochinteressanten Tierversuchen, bei denen es sich ja wesentlich um Transplantationen handelt, auf das spontane Entstehen der Geschwülste beim Menschen einen Schluss zu ziehen. Da die Tumoren, mit denen Ehrlich und die meisten anderen Experimentatoren gearbeitet haben, doch in vieler Beziehung von den beim Menschen vorkommenden abweichen, so müsste die physiologische Wirkung der verschiedenen Geschwulstarten erst weiter untersucht werden, bevor sich darüber ein endgültiges Urteil abgeben lässt, und ich zweifle nicht, dass das, zunächst sicher in wissenschaftlicher Beziehung, die weiteste Perspektive eröffnet.

Comptes rendus des séances

Présidence: MM. Annibal Bettencourt et Laveran

On procède à l'élection du bureau définitif. Sur la proposition de M. Reynaldo dos Santos le bureau reste le même.

M. le Président prononce l'allocution suivante:

Messieurs,

Le XV Congrès International de Médecine inaugure aujourd'hui les séances de la IIIe section: Pathologie générale, Bactériologie et Anatomie pathologique.

C'est pour moi un grand honneur de venir souhaiter la bienvenue à tant de savants illustres et de travailleurs assidus, qui ont bien voulu accourir à notre appel.

Avant d'initier nos travaux, qu'il me soit permis d'évoquer les noms de ceux qui ont posé les fondements de ces sciences et grâce auxquels nous avons le plaisir de nous voir assemblés dans cette enceinte. J'ai nommé Pasteur, Virchow et cette pléiade de brillants continuateurs à qui nous tous rendons un chaleureux hommage. Dans cette évocation, je ne puis passer sous silence le nom d'un maître que nous, Portugais, vénérons tous. C'est le regretté Camara Pestana, enlevé si tôt à la science qu'il cultivait avec tant d'ardeur et à qui nous devons l'orientation expérimentale qu'a prise dans les dernières années la science portugaise. Je ne veux pas être plus long, car nous sommes pressés d'entendre la voix de ceux qui nous apportent les résultats, certainement remarquables, de leur activité. La séance est ouverte.

M. Bettencourt propose les noms suivants pour la présidence d'honneur: MM. Bashford (Londres), Boyce (Liverpool), Brandão (Porto), Chiari (Prague), Cornil (Paris), De Dominicis (Naples), Fajardo (Rio de Janeiro), von Hansemann (Berlin), Hlava (Prague), Laveran (Paris), Liebermann (Budapest), Madsen (Copenha-

gue), Maira (Chili), Martini (Wilhelmshaven), Moore (Liverpool),
Nakayama (Tokio).

Le pancréas et la nécrose du tissu adipeux

Par M. HANS CHIARI, Prague (v. page 1).

DISCUSSION

M. ALBRECHT: Partant de la découverte de l'influence activante de la bile sur
le ferment stéaptique du pancréas à laquelle fait allusion M. Chiari, Loewenfeld et moi,
nous avons commencé à faire des recherches sur l'influence de la régurgitation
et la rétention de la bile dans le ductus pancréatique sur l'auto-digestion et
l'apoplexie du pancréas, comme la suppose Opie. Ces recherches ne sont pas
encore achevées. La difficulté principale est celle d'expliquer la *première* lésion de
la paroi du ductus pancréatique; pour celle-ci il paraît probable qu'elle soit produite par une digestion exercée par le ferment peptique, ainsi que l'a exposé M.
Chiari.

M. DE DOMINICIS: J'affirme que beaucoup d'expériences faites par moi me
donnent le droit de confirmer les résultats de M. le professeur Chiari. J'ai vu bien
des fois que le suc pancréatique exerce une action destructive, nécrosante sur
les tissus qu'il touche.

Sur la nécrose du tissu adipeux

Par M. REYNALDO DOS SANTOS, Lisbonne

Le facteur étiologique de la *nécrose du tissu adipeux* est le
suc pancréatique par l'action de ses ferments, tryptique et lipolitique. Cette affirmation s'appuie sur les nombreux faits cliniques
et expérimentaux qui constituent la littérature de la question
qu'avec toute sa compétence et autorité éminente le prof. Chiari
vient de synthétiser. Tout ce qui détermine l'extravasion du suc
pancréatique actif dans le tissu adipeux peut occasionner la nécrose et le dédoublement de la graisse contenue dans ces cellules. De même, tout ce qui diminue la résistance vitale de ce tissu
ou active le pouvoir digestif du suc pancréatique, doit rendre cette
lésion plus disséminée et plus grave.

On comprend donc comment on ait observé des cas, où la
nécrose du tissu adipeux n'ait été reconnue que dans la graisse
du pancréas, et d'autres, où la dissémination était telle qu'elle
atteignait toute la cavité abdominale et encore la graisse sous-
péricardique, sous-pleurale, sous-cutanée, etc.

Entre ces deux extrêmes il y a tous les intermédiaires; toutefois l'importance clinique et même anatomo-pathologique est bien

différente, selon que nous considérons la nécrose localisée de la graisse du pancréas et péri-pancréatique (*necrosis minor* de *Williams*) ou la nécrose *multiple ou disséminée* du tissu adipeux abdominal.

On peut donc constituer deux groupes.

Je ne m'occuperai pas de l'étude du premier, dont la pathogénie a été bien établie par le prof. Chiari, l'attribuant à l'auto-digestion; je ne traiterai ici que de la nécrose disséminée de la graisse abdominale.

Ces nécroses si étendues font supposer un épanchement du suc pancréatique en telle quantité ou si actif qu'il n'est pas étonnant qu'elles se montrent presque exclusivement liées à des lésions graves et étendues du pancréas comme plaies, ruptures, pancréatites aiguës (hémorrhagiques ou gangréneuses), nécrose du pancréas, abcès, etc.

Il n'y a pas encore longtemps, j'ai eu l'occasion d'observer un cas de ce genre, suite d'une rupture du pancréas par contusion abdominale.

On a, cependant, publié quelques cas, où la dissémination de la nécrose du tissu adipeux semble être en disproportion avec les lésions du pancréas, lesquelles sont ou minimes ou nulles, que ce soit une pancréatite chronique ou seulement des signes d'auto-digestion.

C'est la communication d'un cas de ce genre que je vais présenter, et mon interprétation de quelques observations qui, dernièrement, ont servi à certains auteurs pour mettre en doute la constante relation entre la nécrose du tissu adipeux et les maladies du pancréas.

Observation. Homme, 30 ans (?), musicien, admis d'urgence le 4 avril 1915, à minuit. Il entré dans la salle S. Fernando, où on l'opère, le 6, pour des symptômes de péritonite. Laparotomie latérale à droite, suivie d'évacuation du liquide bilio-hématique et drainage. Mort le 7, à 5 heures du soir.

Autopsie, le 10 avril, par le dr. Pinto de Magalhães.

Cadavre d'individu du sexe masculin, jeune, en état de putréfaction avancée.

Incision opératoire dans la fosse iliaque droite suturée partiellement et donnant issue à un drain de gaze qui plonge dans la cavité abdominale. Poumons et cœur putréfiés

Incision mento-pubique. On remarque tout de suite quelques taches blanchâtres de la dimension d'un ou deux millimètres et semblables à des taches de bougie. La cavité abdominale contient six litres environ de liquide bilio-hématique.

Les anses intestinales sont agglutinées et distendues. La graisse de la paroi, de l'épiploon et du mésentère, dont une partie est de couleur jaune d'œuf, est très abondante. Le tissu adipeux est complètement semé de taches d'un jaune blanchâ tre, formées de bile au centre et entourées d'une auréole blanche et brillante, quelques-unes atteignant 6, 8 mm. et plus.

En d'autres endroits, les taches sont plus petites, sans bile dans le centre, et ayant le même aspect de taches de bougie déjà remarqué dans les foyers de la graisse de la paroi du ventre.

Ces taches correspondent à la description de la *nécrose du tissu adipeux* de Balser et existent aussi avec abondance dans la graisse para-rénale et sous-péritonéale.

Dans la région du hile du foie il y a une masse bosselée, molle, infiltrée de bile, adhérant à l'estomac, au foie et au pancréas, ulcérée, noire à l'extérieur et caséeuse en dedans.

La surface ulcérée se montre infiltrée de pigments biliaires jaune-verdâtres. La vésicule biliaire blanche, adhérente au côlon et à la paroi antérieure de l'abdomen, contient quelque bile. En pressant la vésicule, on voit sortir de la surface ulcérée de la masse néoplasique (adénites caséeux?) un liquide biliaire.

En séparant cette masse du foie, on remarque qu'elle est liée au cholédoque et aux vaisseaux hépatiques. En sectionnant la masse caséeuse on voit dedans le trajet du cholédoque infiltré de bile, qui sortait par l'ulcération vers la cavité péritonéale.

Le pancréas, en état de putréfaction, est aminci, et si dur qu'il est difficile à couper. On n'a pas exploré le canal de Wirsung ni l'ampoule de Vater.

Le foie, la rate et les reins très altérés. Aucune ulcération dans l'estomac.

À cause de son état avancé de putréfaction, on n'a pas fait l'analyse histologique du pancréas.

L'analyse histologique des foyers blanchâtres a montré les caractères typiques décrits par Langerhans, comme appartenant à la nécrose du tissu adipeux.

L'existence de foyers de nécrose du tissu adipeux, si abondants et disséminés, est rare dans la pancréatite chronique, dans laquelle ou cette nécrose n'existe pas, ou bien ne dépasse pas la graisse du pancréas. Dans le cas présent les lésions du pancréas étaient assez avancées, mais non pas de celles qui d'ordinaire s'accompagnent d'une grande extravasion du suc pancréatique comme dans la pancréatite hémorrhagique et la nécrose ou gangrène de la glande.

C'était la sclérose et peut-être l'auto-digestion, quoique un examen histologique n'ait pas été fait, pour les raisons déjà indiquées.

Ainsi, quelque chose d'autre a dû intervenir pour la production de lésions si étendues. On peut avancer deux suppositions pour interpréter l'apparition de cette nécrose si disséminée.

1.º Ou le suc pancréatique s'épanchait librement dans la cavité abdominale par la perforation du cholédoque, suivant un trajet récurrent, à travers ce dernier ductus.

2.º Ou la bile renforçant le pouvoir lipolitique du suc pancréatique a rendu disséminée une nécrose du tissu adipeux, localisée dans la région du pancréas, laquelle est facilement explicable par la pancréatite qu'on y trouvait.

Il nous manque des détails de l'autopsie pour admettre ou rejeter la première supposition. Spécialement la perméabilité de l'ampoule de Vater et des ductus pancréatiques était de grande importance à établir.

Quant à la seconde, elle a une base physiologique bien établie par les travaux de Pawlow, Bruno, Glässner, Hewlett et autres.

Dans le but d'éclaircir la question, j'ai entrepris une série d'expériences sur des chats, dont je vais dire le plan et les résultats obtenus. Par elles, j'ai voulu préciser:

1.º *Si la nécrose du tissu pouvait être produite rien que par l'épanchement de la bile.*

Voici comment ces expériences ont été faites:

a) Laparotomie de l'animal; incision de la vésicule biliaire, fermeture du ventre.

b) Laparotomie; ligature du cholédoque et incision de la vésicule.

Dans tous ces cas, l'ictère abdominale par imbibition, sans nécrose du tissu adipeux, en a été la suite.

Ces résultats s'accordent avec nos connaissances physiologiques.

2.º *Si la bile peut aider à la dissémination de la nécrose du tissu adipeux.*

J'ai fait deux séries d'expériences. Dans la première, j'ai provoqué la nécrose du tissu adipeux par ligature du ductus pancréatique et incisions du pancréas.

Dans la seconde j'ai répété les mêmes expériences, y associant tantôt la ligature du cholédoque (pour produire l'ictère), tantôt l'incision de la vésicule (pour causer un épanchement biliaire dans l'abdomen).

Les détails de ces expériences faites sur 23 chats, avec tous les soins d'asepsie et sous anesthésie par injection intra-veineuse de chloral, seront publiés sous peu; pour l'instant, je me borne à communiquer les premières conclusions, qui sont les suivantes:

1.º La bile par elle seule ne peut causer la nécrose du tissu adipeux.

2.º La bile peut, cependant, favoriser la dissémination de

foyers de nécrose de la graisse, causés par l'action du suc pancréatique.

3.º Le nombre d'expériences de la dernière série n'a pas été assez grand pour permettre d'établir le degré d'importance de l'action de la bile.

D'après ces expériences, et me souvenant d'autres cas déjà publiés, comme celui de Hawkins (1894), où l'existence de foyers multiples de la nécrose de Balser était associée à une rupture de la vésicule biliaire, sans lésion appréciable du pancréas, j'interprète mon cas comme une preuve clinique de l'action favorisante de la bile dans la dissémination de la nécrose du tissu adipeux causée par le suc pancréatique. L'existence de ces foyers autour des endroits, où existait de la bile, est une particularité très suggestive.

Comme le cas que je viens de communiquer, d'autres ont déjà été publiés, où, à côté de graves nécroses du tissu adipeux, on a constaté des lésions minimes ou nulles du pancréas.

Outre la mienne, j'ai recueilli 12 observations de ce genre: Fränkel (1887); Hawkins (1894); Oestreich (1894); Körte (1898); Williams (1900); Wolff (1902); Berka (1903); Haffner (1904); Sappington (1904); Umbehr (1905); Benno Müller (1905); Fränkel (1905).

Simmonds cite encore un cas, dont je ne connais pas les détails.

L'interprétation de tous ces cas ne me semble pas d'égale facilité, cependant il est frappant qu'en 10 de ces 13 observations il y avait concomitance de lésions des voies biliaires, soit cholélithiasis (Haffner, Umbehr, Sappington, Williams, Körte, Fränkel, Berka), soit carcinome de la vésicule (Oestreich), ou bien cholélithiasis et perforation de la vésicule (Hawkins), ou encore perforation du cholédoque (R. Santos). Et de ceux-là, encore un accompagné d'ictère (Oestreich), deux d'épanchement de bile (Hawkins et R. Santos).

Dans tous, excepté dans celui de Berka, les nécroses prédominaient dans les régions voisines du pancréas ou des voies biliaires (Körte, Hawkins, R. Santos). Mais le cas de Berka peut être discuté s'il doit ou non entrer dans la *Fettnekrose* de Balser. Des trois cas restants, où les nécroses se trouvaient loin du pancréas, sans connection avec lui, dans un (Fränkel) il n'y a pas d'indication sur l'état des voies biliaires, et dans les deux où on n'a pas vu des lésions de ces voies, ou, comme dans celui de

Benno Müller, les constatations n'ont été faites que pendant l'opération sans que l'on ait pu pratiquer l'autopsie, ou finalement, comme dans le cas de Wulff, si souvent cité, les lésions, à mon avis, diffèrent de la *Fettgewebsnekrose* typique de Balser, Chiari et Langerhans.

En effet, quoique la graisse fût nécrosée, les caractères de cette nécrose, avec liquéfaction étendue du tissu adipeux, l'absence de la réaction de Benda, la distribution des lésions autour du cœcum et côlon ascendant, me portent à croire qu'il s'agissait peut-être de lésions microbiennes, possiblement d'origine intestinale.

Récemment encore, Simmonds faisait remarquer que la graisse nécrosée et la lésion connue comme nécrose disséminée du tissu adipeux ne sont pas des choses identiques. Du reste, dans le cas de Wulff l'analyse bactériologique, faite immédiatement après l'opération, a montré l'existence du staphylococcus albus.

La concomitance de la nécrose disséminée du tissu adipeux avec les lésions des voies biliaires, même en absence de lésions du pancréas, ne me paraît pas une simple coïncidence et quand même elle ne permette de suite des conclusions sur les liens qui existent entre elles, ce fait m'a paru assez intéressant pour le signaler comme pouvant suggérer de nouvelles recherches qui éclairent cette intéressante question.

CONCLUSIONS

1. — La bile normale est par elle-même incapable d'occasionner la nécrose du tissu adipeux.

2. — Elle peut, cependant, favoriser la dissémination de foyers de nécrose, déterminés par l'action du suc pancréatique.

3. — Dans les cas publiés jusqu'ici, où la nécrose disséminée du tissu adipeux n'est pas associée à des lésions étendues du pancréas, on peut trouver une lésion concomitante des voies biliaires dans presque tous les cas (cholelithiasis, ictère, épanchement de bile dans la cavité abdominale).

4. — Les rapports entre ces lésions ne sont pas encore bien connus, mais, dans quelques cas, on peut croire à une action directe de la bile renforçant l'action lipolytique du suc pancréatique.

Effets de la destruction expérimentale du foie sur l'état général de l'organisme et sur les différents organes pendant la survie des animaux

Par M. Nicola De Dominicis, Naples

Le volume énorme du foie (1500 à 1700 grammes et davantage dans les adultes) fit penser aux anciens que cette glande, en proportion de son poids et de son volume, devait être destinée à de grandes fonctions, entre lesquelles la sécrétion de la bile fut premièrement connue. On alla ensuite acquérant la conviction que la sécrétion de la bile fût une fonction d'une importance bien inférieure à d'autres (qu'on entrevoyait, mais qu'on ne révélait encore), parce que la quantité de la bile sécrétée en 24 heures dans l'homme ne dépassait 800 grammes, tandis que la parotide, qui ne pèse que 20 à 30 grammes, sécrète jusqu'à 1000 grammes de salive.

Cela ne suffisait pas. Il y avait aussi le fait singulier d'une double circulation affluente au foie, dont la portale le met en rapports intimes avec l'intestin, d'où passent une quantité remarquable de matériaux alimentaires dans la glande susdite, en s'y distribuant, et subit des transformations avant d'arriver au cœur et à la circulation générale.

Vers la moitié du siècle passé, Bernard découvrit une autre fonction bien importante, la *glycogénie*, mais ce n'était pas encore tout.

On a eu, postérieurement, bien raison de croire que le foie détruisait des poisons lui provenant de l'intestin avec les aliments, fonction pas moins importante parmi les autres déjà rappelées, et que le foie et les reins concouraient pour la plupart à conserver au sang la composition normale.

Pour découvrir ce pouvoir antitoxique du foie, on a tenté la suppression et la déviation de la veine porte. La brusque ligature de cette veine causait en peu de temps à chaque tentative la mort; je l'ai essayée moi-même plusieurs fois.

L'oblitération graduelle permet aux animaux de survivre bien. Cette expérience tentée la première fois par Oré et ensuite par tant d'autres, et même par moi, n'interceptait pas absolument toute communication entre l'intestin et le foie, et par conséquent n'avait pas de valeur. Schiff attribuait ces graves phénomènes, conduisant à la mort, produits par la ligature de la veine porte, à une auto-intoxication aiguë, causée par la suppression de la fonction antitoxique du foie; Bernard, au contraire, non pas sans quelques doutes, à la brusque et intense ischémie des centres nerveux, par la stase dans les racines de la veine porte.

Slosse et Masini, et ensuite Yappelli, en liant les artères mesentériques, suspendant ainsi les sources de la porte, ont vu mourir les animaux en peu d'heures.

Eck dévia le courant portal dans la veine cave grâce à l'opération bien connue sous le nom de *fistule d'Eck*, en empêchant en même temps la pénétration du sang de la veine porte au foie et la stase de la même dans ses sources. Le résultat de l'expérience fut la mort des animaux, lesquels étaient soumis à un régime azoté.

Queirolo, en répétant l'expérience d'Eck, a vu survivre les animaux dans le meilleur état de santé, mais en vérité dans ces cas tout afflux de sang portal au foie n'était pas interrompu et la déviation faite de cette manière valait autant que l'oblitération graduelle pratiquée par plusieurs à la distance de deux centimètres de l'hile.

Masini, en supprimant une grande partie du foie dans les lapins et dans les cobayes, en un seul temps, ou en divers temps à quelque intervalle, prévenant l'hémorrhagie avec le galvano ou le thermocautère, a vu mourir les animaux en 8-14 heures, et a cru voir que leur sang, pendant la survie, acquérait du pouvoir globulicide, ce que Maragliano avait observé dans des cas de cirrhose hépatique. Il fut pour cela conduit à croire que la mort était causée par le manque d'une partie du sécret intérieur du foie dans le sang.

Toutes ces expériences, si elles montrent quelque chose, sont bien loin de révéler le rôle mystérieux que joue cette glande, grande, importante et encore si énigmatique.

Elle fut traitée trop brusquement et tumultuairement, avec participation de l'organisme entier, et pour cela on n'aurait pas le droit d'affirmer des conclusions sérieuses et sûres.

Il est bien entendu pourquoi (dès 1894) je me suis proposé d'obtenir une quelque survie des animaux à la suppression totale du foie; mais je n'y ai pas réussi, nonobstant les nombreuses et différentes méthodes tentées sur des chiens et des lapins, mais de préférence sur des chiens. Je fus obligé de me contenter des résections partielles répétées à différents intervalles de temps, afin de pouvoir supprimer la plus grande partie possible de la glande sans faire mourir les animaux. J'ai pu ainsi, en deux temps, à distance de 20 à 60 jours et davantage, priver le foie de deux tiers de la masse totale, et observer ce qui arrivait dans les conditions générales de l'organisme et de ses parties spéciales.

Les resections partielles ont été, comme on le sait, tentées et pratiquées par plusieurs, ayant pour but la chirurgie et la physiopathologie expérimentale, et non sans difficulté, parce qu'à propos de la grande vascularité de l'organe, elle expose à une hémorrhagie mortelle, difficile à prévenir. C'est pour cela que beaucoup de méthodes ont été mises en œuvre, aussi par moi, pour l'empêcher, thermocautère, galvanocautère, les vapeurs d'eau chaude, sutures, adrénaline, acide nitrique, etc., sans succès, ou avec peu de succès, insuffisant pour me conduire à mon but. Enfin, j'ai réussi à arriver facilement et parfaitement, en pédonculant le morceau de foie que je voulais emporter avec un nœud circulaire, assuré par un autre vertical croisé que l'assistant Di Marzo appelle *nœud de sécurité*.

Ainsi on ne perd pas une goutte de sang et ne sont pas altérées, par des traumatismes graves, les conditions du foie qui reste, sauf les troubles hydrauliques qui se compensent facilement, et on ne produit pas de lésions aux organes voisins.

Les expériences furent pratiquées sur des chiens et des lapins (10 chiens et 3 lapins); mais les lapins ne se prêtent pas aux observations ultérieures, parce qu'ils ne supportent pas le traumatisme.

Je décrirai donc la scène qui s'est développée dans les dix derniers chiens opérés de la manière indiquée, et dans quatre autres auxquels j'ai emporté, à la distance d'un mois, un morceau de foie, ou simultanément le pancréas.

Les phénomènes consécutifs à l'opération se ressemblant parfaitement, je les résumerai en un seul cadre comme s'ils appartenaient à un seul animal.

MÉTHODE D'OPÉRATION

L'animal reste à jeun pendant 24 heures avant d'être opéré et 48 heures après. Puis, on commence à lui donner un peu de lait, et peu à peu des soupes jusqu'à une alimentation ordinaire. L'animal, cependant, aussitôt opéré, soigne bien lui-même le régime diététique, parce qu'il ne mange pas avant que les conditions de son estomac ne soient capables pour la digestion. Vers la fin du second et du troisième jour il commence à manger, et bientôt revient l'appétit normal : il mange et digère bien. Les matières fécales sont toujours normalement constituées, à différence énorme de ce qui arrive après la dépancréatisation, où la digestion s'initie à peine, mais ne se complète jamais. En attendant, l'animal vit bien apparemment, il est gai, et je dis apparemment, parce qu'en réalité après une quinzaine de jours se sont déjà initiées plusieurs lésions dans le foie qui reste et dans d'autres organes, entre lesquels ont la plus grande importance ceux de la rate et des reins. Ces lésions deviennent bien significatives après l'enlèvement du second tiers de la glande, de manière que si l'animal survit encore dix, quinze, vingt jours, ou un peu plus, il vit mal et va mourir tranquillement comme après l'ablation des capsules surrénales.

Quinze jours à peine après la résection du premier morceau, malgré une alimentation suffisante, pour ne pas dire abondante et bien digérée, et malgré l'apparence d'un bien être parfait, le poids du corps commence à diminuer sensiblement, tant qu'au bout d'un mois l'animal perd environ 1/5 du poids total du corps.

Pas un phénomène morbide général se manifeste dans cette première période de l'expérience, excepté quelques modifications des urines, mais telles qu'elles ne laissent pas même soupçonner les lésions graves qui vont se produire dans les reins.

Urines. Les urines ont toujours un aspect normal à réaction acide bien faible, ou neutre, et quelquefois alcaline.

Densité. Remarquablement augmentée (1031 à 1045 et aussi davantage).

Azote total. Augmenté extraordinairement, dosé approximativement à 23 à 15 grammes ‰, de préférence dans sa combinaison uréique.

Carbonates terreux et alcalins. En plusieurs cas abondants, et les phosphates aussi, spécialement le phosphate de chaux.

Albumine. Ne se trouve jamais, excepté en trace inappréciable aux premiers jours qui suivent l'opération.

Sucre. Pas de sucre, quelle que soit son espèce.

Cylindres. Toujours absents.

Toxicité. Augmentée pendant les premiers jours; mais ensuite elle diminue; son *coefficient* comme son *équivalent* ne sont pas constants.

Matières biliaires. Absentes.

Cryoscopie des urines. Rien d'important.

Cryoscopie du sang. Le $\triangle$ du sérum à peine modifié : 0.572 à 0.682.

Sang. La valeur globulaire est un peu diminuée. Une légère leucocytose et rien autre d'important

Autopsie

Examen macroscopique. La portion qui reste du foie est rapetissée.

La *rate*, rapetissée et flasque. *Reins*, sensiblement plus petits, avec la capsule qui se détache facilement. Dans le *péritoine* et dans l'*intestin*, pas d'altérations appréciables visibles. *Cœur*, flasque avec ses cavités dilatées. *Thyroïde*, flétrie, molle et réduite à un très petit volume. *Pancréas*, sensiblement flasque.

Examen microscopique des organes suivants après la résection d'un seul tiers et de deux tiers de la glande : Foie, rate, reins, moelle épinière, thyroïdes, pancréas, capsules surrénales et cœur.

Les fixations ont été faites avec des solutions de bichromate de potassium (1 ‰), de bichlorure d'hydrargyre, d'acide osmique pur, avec le liquide de Flemming, avec de l'alcool, etc.

Le résultat de l'examen microscopique est le suivant. Le foie, les reins et la rate présentent des altérations des plus importantes; atrophie et dégénérescence étendue et profonde des éléments spécifiques, dilatations vascules, et aussi hyperplasie remarquable de la conjonctive interstitielle. Ces altérations ne tardent pas à se vérifier, se rencontrent initiées au foie, et déjà avancées aux reins 20 jours à peine après la résection de la troisième partie, sans exception.

Pas de signes de régénération ou d'hypertrophie.

Quant à la *régénération* et *hypertrophie* du foie, elles ont été relevées par divers observateurs, qui parlent de régénération des cellules hépatiques jusqu'à la reproduction totale de la moitié ou de deux tiers de la glande enlevée dans les animaux, et aussi dans des foies humains qui avaient, par maladie, subi des pertes de substance. Sont bien connues les observations de Frerichs [1], de A. Petrone, de V. Colucci [2], de Ponfick [3], et peut-être d'autres encore qui affirment tout cela.

A la suite des blessures du foie pratiquées expérimentalement, plusieurs observateurs ont trouvé une prolifération régénérative, pas limitée au voisinage immédiat de la lésion, mais bien à distance, à laquelle prennent part les cellules hépatiques et les épitheliums des conduits biliaires (Podwyssodzki).

V. Meister et Flöck ont vu se régénérer le foie en peu de temps jusqu'au volume primitif, après en avoir enlevé sept huitièmes (Kaufmann, *Anat. path.*).

Dans les chiens opérés par moi, pas de signe d'une caryocinèse ou d'une hypertrophie de cellules hépatiques. Chez les chiens qui ont survécu un, deux, cinq mois, j'ai trouvé, en chaque section du foie épargné, atrophie et dégénérescence d'autant plus prononcées et étendues que plus prolongée fut la survie. D'où et pourquoi cette contradiction criante vis-à-vis des observations susdites? Moi, je ne saurais pas l'interpréter. Peut-être cela dépendra-t-il des différences des espèces, ou de la différence de la méthode opératoire?

Les autres expérimentateurs n'en disent rien non plus, tant que je sache, de la manière dont l'organisme ressent les lésions du foie.

Je passe, sans m'arrêter sur ce point que j'abandonne à l'appréciation des collègues, à considérer la participation des reins. Mais je ne dois pas manquer de dire que l'on trouve tou-

---

(1) *Frerichs*. Traité pratique des maladies du foie. Paris, 1863.

(2) *V. Colucci*. Memorie dell'Accademia delle scienze dell'Istituto di Bologna. Serie IV, Tom. 3, 1881-1882.

(3) *Kretz*. Ueber Hypertrophie und Regeneration des Lebergewebes. Wiener med. Woch., 1894, p. 365.

jours du glycogène, quoique en proportions bien amoindries en comparaison du foie normal.

Les lésions rénales, assez précoces et très profondes, étendues et variées qu'elles sont, se déterminent dans tous les deux reins; elles présentent tout l'ensemble des formes décrites par Bright: Lésions des vaisseaux, des épithéliums, de la conjonctive, des glomérules, se trouvent réunies, tout à fait semblables et constantes en chaque cas. Il y a déjà longtemps qu'on était convaincu que la fonction des reins fût en rapport intime avec celle du foie, jusqu'au point qu'on subordonnait l'activité de l'un des deux organes à celle de l'autre; tout cela résultait des nombreuses observations cliniques, contrôlées par l'anatomie pathologique.

Bien connues sont les altérations rénales qui suivent celles de la peau, l'introduction expérimentale de poison dans le sang et la pénétration de poisons gastroentériques, et les maladies diverses du foie (atrophie jaune aiguë, angiocolite, abcès, cirrhose, etc.); les altérations rénales de la goutte, du diabète sucré, de plusieurs infections générales, etc.

Mais pour notre objet nous nous contenterons de considérer seulement les lésions rénales qui compliquent celles du foie, lesquelles peuvent être sans doute sous la dépendance de celles-ci, ou simplement congénères; ou réciproquement influentes les unes sur les autres.

On a dit beaucoup de l'influence du foie sur les reins, mais on connaît bien peu de celle des reins sur le foie. Les expérimentateurs de résections du foie sont muets à ce propos. Tous ceux qui ont observé des altérations rénales à la suite de ligatures du cholédoque et cholémie consécutive se sont demandés si pour la mort suffit la simple cholémie, ou si ne sont pas nécessaires aussi les altérations des reins provoquées par la même.

Tous ont aussi constaté une augmentation de la toxicité des urines dans plusieurs maladies du foie, sans en pouvoir déterminer un rapport constant et ressemblant entre le degré et la nature de la lésion hépatique avec le *coefficient* et l'*équivalent* urotoxique.

Naturellement, après cela s'imposait le problème conçu par Budd à propos des lésions rénales dans l'*ictère grave*: Si, à savoir, les altérations rénales dépendaient du passage à travers les reins des matériaux de destruction du foie, ou bien des matériaux qui, produits dans l'organisme et non neutralisés, ou transformés, ou détruits par le foie, sont obligés de sortir par les reins.

La plus grande partie des auteurs des temps passés avaient retenu que les lésions rénales et les lésions hépatiques coïncidentes fussent des effets congénères de la même cause. D'autres, au contraire, entre les plus modernes, prétendent que les lésions rénales, dans de pareils cas, dépendent des maladies du foie, à cause de poisons endogènes que le foie devrait et n'a pu arrêter ou détruire (Mollière, Gouget).

Les urines, en attendant, dérivant des reins altérés à haut degré, seront moins toxiques, probablement par l'action excrétive manquée des produits toxiques, parce que la fonction du rein est altérée.

On admet qu'entre les manifestations urologiques des maladies du foie soient fréquentes l'albuminurie, la peptonurie, et une diminution notable de l'*urée*, avec l'apparition à sa place d'acide lactique, leucine, thyrosine et éléments ammoniacaux bien plus toxiques que l'urée que le foie forme à leurs dépens quand il est normal.

Sur la dégénérescence hyaline des capillaires

Par M. Cornil, Paris

J'ai vu dans plusieurs cas de kystes une altération hyaline considérable des capillaires coïncidant avec l'infection et la suppuration.

Le premier cas que j'ai observé était un kyste volumineux du sein ulcéré au niveau de la peau, enlevé par M. Chaput. La surface interne du kyste présentait par place de la fibrine infiltrée de leucocytes polynucléaires et de microbes. En d'autres points, il y avait des bourgeons saillants. C'est dans ces derniers que nous avons vu des paquets de capillaires dont les parois étaient dégénérées. Là, en effet, à côté de vaisseaux capillaires dilatés et contenant des globules rouges, on en voit dont la paroi est très épaisse et d'autres dans lesquels la lumière est représentée par une fente à peine perceptible, contenant parfois des débris de cellules endothéliales. Enfin, la paroi est souvent assez épaissie pour qu'il n'y ait plus vestige de la lumière vasculaire.

Les parties hyalines se colorent fortement en rouge par le carmin, le van Gieson et surtout par le chlorhydrate de rosaniline. Bien entendu, nous avons cherché par les divers procédés de l'iode, du violet de Paris, etc., pour nous convaincre qu'il ne s'agissait pas de dégénérescence amyloïde et il s'agissait certainement de substance hyaline. Ces vaisseaux altérés étaient entourés de leucocytes et il y avait aussi beaucoup de microbes.

J'ai observé de pareilles lésions dans deux autres faits, en particulier dans un kyste volumineux du cou opéré par M. Reclus. Là encore, les bourgeons libres à la surface du kyste présentaient tous des capillaires hyalins. Sur les coupes de la paroi kystique on voyait aussi profondément des capillaires hyalins très épais et très dilatés. Ces lésions des capillaires sont dans ces cas causées par une mortification des cellules endothéliales et par une infiltration d'une substance colloïde. Dans les faits que j'ai observés, il y avait toujours une suppuration ou une infection bactérienne. La paroi des kystes était privée d'épithélium.

Sur le diagnostic histologique de la rage

Par M. Carlos França, Lisbonne

Le diagnostic histologique de la rage est de grande importance pour la prophylaxie sociale et individuelle de la maladie. Il n'est donc pas étonnant qu'un grand nombre d'observateurs aient cherché une lésion ou un groupe de lésions qui permettent d'établir le diagnostic de la rage et dont l'absence implique l'exclusion de cette zoonose.

Les lésions que Babes a décrites et auxquelles il a attribué une grande valeur, sont bien caractéristiques et, lorsqu'elles sont intenses, suffisent dans quelques cas à établir le diagnostic de la rage chez les animaux morts de l'évolution naturelle de la maladie. Les amas de leucocytes autour des cellules nerveuses (nodules de Babes), les infiltrations leucocytaires de l'adventice vasculaire sont des lésions qui ont indubitablement une certaine valeur et sont faciles à observer. Cependant, leur absence ne permet pas d'exclure l'existence de la rage, parce qu'il y a des animaux enragés chez lesquels on ne trouve que des lésions ganglionnaires.

Dans les ganglions, les nodules de Van Gehuchten, formés par des amas de cellules envahissantes à l'intérieur des capsules cellulaires, où parfois on ne trouve plus aucun reste de la cellule nerveuse, sont un signe d'une grande valeur et qui, lorsqu'ils sont très accentués, nous portent à un diagnostic positif. Mais, il n'est pas moins certain que dans quelques cas ces nodules peuvent exister, sans qu'il s'agisse de la rage. Les ganglions des vieux animaux, par exemple, présentent, non rarement, des nodules semblables;

ce que l'on comprend bien parce que le nodule de Van Gehuchten n'est que l'expression d'un phénomène de neuronophagisme.

Il faut donc toujours faire simultanément l'étude des ganglions et du bulbe pour arriver à établir le diagnostic. Quand on trouve dans le bulbe des nodules de Babes et d'intenses infiltrations périvasculaires et dans les ganglions les nodules de Van-Gehuchten typiques et complets, on peut toujours conclure qu'on a devant soi un cas de rage.

Mais est-il possible de nier d'après l'absence de ces lésions l'existence de la maladie? Non. Si chez les carnivores les lésions bulbo-ganglionnaires de Babes-Van Gehuchten sont constantes, il n'en est pas de même chez quelques rongeurs, quelques insectivores, etc., comme nos travaux sur la rage dans la série animale le démontrent.

Les lésions que nous avons décrites dans les mastzellen et l'augmentation de leur nombre dans le tissu conjonctif ganglionnaire, sont des phénomènes presque constants chez l'homme et chez les carnivores, cependant elles manquent chez les rongeurs.

Les corpuscules de Negri se trouvent sans doute avec une grande constance dans les cellules nerveuses des animaux rabiques, mais il y a aussi dans les cellules d'animaux sains ou morts d'autres maladies, des formations très semblables et qui prêtent à des confusions. En outre, leur recherche est parfois très laborieuse.

Finalement, les lésions décrites par Ramón y Cajal dans les centres nerveux d'animaux rabiques — perte de la disposition réticulée des neurofibrilles et leur grande hypertrophie — existent chez tous les animaux que nous avons étudiés jusqu'aujourd'hui, même chez ceux qui ne présentent pas les lésions de Babes-Van Gehuchten, et elles sont parfois très intenses.

Les cas, dans lesquels la méthode d'imprégnation qui les met en évidence ne réussit pas, ne sont cependant pas rares.

Pour établir d'une façon sûre le diagnostic histologique de la rage, on doit, à notre avis, agir comme il suit: Quand il s'agit d'un carnivore, il est avantageux de recourir à la méthode de Unna et à celle à l'argent réduit.

Dans le cas où l'on trouve simultanément des lésions bulbaires et ganglionnaires de Babes-Van Gehuchten, on peut se contenter des résultats fournis par la première de ces méthodes. Mais si ces lésions n'existent pas ou ne sont pas assez visibles, on doit

compléter l'examen par la méthode de Ramón y Cajal, et si les altérations décrites par ce savant se montrent, on peut affirmer qu'il
s'agit d'un cas de rage. Par contre, toutes les fois que les lésions
neurofibrillaires font défaut, on doit toujours exclure le diagnostic
de rage.

Pour les rongeurs et les insectivores, le diagnostic doit être
basé sur l'étude de lésions de Cajal et sur la recherche de corpuscules de Negri. Ce n'est qu'en procédant ainsi que nous pouvons nous prononcer d'une manière positive sur l'existence de la
maladie.

Quand l'animal a été sacrifié prématurément, il n'est pas licite
d'affirmer d'après le seul examen histologique qu'il n'était pas
atteint de rage. Dans ce cas, c'est seulement la méthode expérimentale qui permet de décider du diagnostic.

Quand le matériel est en bon état, les inoculations dans la
chambre antérieure de l'œil chez le lapin, et quand il n'est pas
frais, les inoculations intramusculaires d'après Marx (phénol) sont
les méthodes à préférer.

CONCLUSIONS

1. — Pour faire le diagnostic histologique de la rage on dis-
pose actuellement des éléments suivants:

a) Lésions bulbaires de Babes.

b) Lésions ganglionnaires de Van Gehuchten-Nellis, ayant
comme auxiliaires l'augmentation et les altérations des mastzellen
décrites par nous.

d) Corpuscules de Negri.

2. — Toutes ces lésions se trouvent en général plus nettes et
plus intenses chez les chiens et les chats morts de rage.

3. — Parmi les lésions signalées, quelques-unes (nodules de
Babes, nodules de Van Gehuchten, lésions et augmentation du
nombre des mastzellen) peuvent manquer chez certains animaux
rabiques (rongeurs et insectivores, par exemple).

4. — Les corpuscules de Negri sont dans certains cas peu nombreux et on peut trouver des formations analogues chez des
animaux non rabiques.

5. — Les lésions de Cajal ont sans doute, par leur constance
et leur netteté chez les différentes espèces d'animaux, une grande
importance. La méthode qui les met en évidence peut cependant
ne pas réussir dans tous les cas.

6. —Chez les carnivores morts de l'évolution complète de la rage, c'est sur les lésions de Babes et de Van Gehuchten qu'on peut le mieux établir le diagnostic histologique de la maladie.

7. —Dans d'autres classes d'animaux (rongeurs, insectivores) le diagnostic doit se baser sur l'étude des lésions de Cajal et sur la présence des corpuscules de Negri.

8. — Chez les animaux morts prématurément l'examen histologique ne permet pas d'exclure le diagnostic de rage.

Ueber Masernexanthem der Mundschleimhaut

(Koplick'sche Flecken)

Par M. Jaroslav Hlava, Prague.

Die anatomischen Veränderungen des Masernexanthem in der Haut (Neumann, Cornil, Unna, Simon) sind wenig charakteristisch. Zumeist handelt es sich um Oedem und Hyperaemie mit geringer Leukocytenauswanderung um die Gefässe der Interpapillärschichte und zwischen die Epithelien. Nur Catrin beschreibt einen Fall von knotigem Masernexanthem (rougeole boutonneuse) in welchem vesikuläre Veränderungen des Epithels aus einer eigenthümlichen «Kolloidbildung» in den perinuklearen Schichten herrührend die zu Nekrose und Fibrinbildung führt, vorkommen.

Beim Studium der Masernaetiologie befasste ich mich auch mit den bekannten Koplick-Filatov'schen Flecken, die angeblich bei einer grossen Anzahl (80-90 %) von Masern vor dem Ausbruch des Hautexanthems auf der Mundschleimhaut erscheinen als bläulich-weisse Efflorescenzen von Stecknadelkopfgrösse mit hyperaemischem Hof, die auf der buccalen Schleimhaut um den Ductus Stenonianus herum emporschiessen, bald aber verblassen. Nach unseren Erfahrungen sieht man Koplick'sche Flecken auch während des Hautexanthems.

Der Liebenswürdigkeit meiner Collegen Janovsky, Haasz, Drobny verdanke ich einiges Material (5 Fälle) von Lebenden, das ohne Stöhrung für den Betreffenden durch einen kurzen Scheerenschnitt gewonnen wurde.

Ich will hier nur über die anatomischen Veränderungen der Mundschleimhaut sprechen, muss aber im vorhinein bemerken, dass neben den Koplick'schen Flecken zumeist auch das fleckige Exanthem in der Mundschleimhaut war.

Die excidirten Stückchen der Schleimhaut wurden in Paraffin geschnitten und zumeist mit Giemsa gefärbt.

Es zeigen sich nun verschiedenartige Veränderungen des Epithels.

1) Vor allem fällt eine «Verhornungsanomalie» auf, die sich präsentirt als oberflächliche oder in die Tiefe des Epithellagers reichende Parakeratose des Epithels, das eine Lage von homogener Masse bildet, in welcher die Zellkerne mehr oder weniger abgeblasst sind, oder man findet besonders in den in die Tiefe gehenden Streifen, dass das Protoplasma der Epithelzellen eine stäbchenförmige Form hat, die neben den wenig sich färbenden Kernen in einer homogenen Masse liegen.

Neben diesen nicht über das Niveau der Hornschicht gehenden Keratinisationen (Parakeratose) finden wir an Stellen, welche den Koplick'schen Erhabenheiten entsprechen, mächtige homogene oder manhige oder unregelmässig zerklüftete Auflagerungen auf der Schleimhaut, die sich aus langen keratinisirten Epithelzellen mit oder ohne Kern zusammensetzen, die durchsetzt sind von einer Unzahl von verschiedenartigen Mikroben und von ovalen roten Blutkörperchen ähnlichen Gebilden, eventuell auch von Leukocyten.

2) Eine andere Veränderung betrifft das tiefe resp. subbasale Epithel. Wir finden nämlich, dass Gruppen von Epithelzellen nekrotisch geworden sind; sie stellen sich dar als ein rundlicher zelliger Herd, in dem die einzelnen Epithelzellen und Kerne noch zu unterscheiden sind, die aber sich nicht mehr färben. Zwischen den Epithelzellen sehen wir Lücken, die mit polymorphkernigen Leukocyten gefüllt sind. Eine Bildung von Colloidensubstanzen in den perinuklearen Zonen habe ich nicht gesehen. Verfolgt man diese nekrotischen Herde weiter, so finden wir, dass die Zellensubtanz verflüssigt unter Leukocyteninvasion bis nur ein Wabenwerk übrig bleibt mit Kerntrümmern. Es bildet sich also aus der Nekrose eine Pustel wie bei andern Exanthemen.

3) Eine dritte Veränderung der Schleimhaut präsentirt sich als Hyperaemie der Blutgefässe mit spärlicher Leukocytenauswanderung um die Gefässe und mit spärlicher Einwanderung derselben zwischen die geschwellten Epithelzellen, zwischen welchen ab und zu weitere Räume sichtbar werden, die neben weissen auch rote Blutkörperchen beherbergen; die Hornschichte zeigt keine wesentliche Veränderung.

Verfolgen wir die Umgebung der sub 1. und 2. angeführten Epithellaesionen, so sehen wir, dass graduelle Unterschiede bestehen. In den Fällen von oberflächlicher Parakeratose des Epithels sehen wir in den unterliegenden Epithelschichten eine ganz geringe Menge von Leukocyten, im Bindegewebe eine mässige kapilläre Hyperaemie. In den Fällen von mächtiger Parakeratinisation des Epithels sehen wir, dass diese entstand über den nekrotischen Epithelherdchen oder über den Bläschen, wobei die keratinisirten Epithelmassen reichlicher von Leukocyten durchsetzt sind; manchmal erheben sich über dem pustelförmigen Exanthem sehr mächtige Lager von keratinisirtem Epithel, das in der suprabasalen Zone stark von Leukocyten infiltrirt ist, das dadurch an manchen Stellen von der oberflächlichen Schicht abgehoben ist.

In anderen Fällen von Parakeratinisation, die in die Tiefe geht, begegnen wir einer Einschmelzung der Epithelzellen, die an die homogen oder stäbchenförmig keratinisirte Zone grenzen, und zwar sehen wir Nekrose des Epithels mit Bildung von homogener Schollen (Colloid? Cutrin) oder Verflüssigung unter Betheiligung von polymorphkernigen Leukocyten. — Es hat den Anschein als ob es sich um Ablösung der keratinisirten Schichten oder um eine unregelmässig sich erstreckende Nekrose des tieferen Epithels handeln würde.

Stellen wir uns die Frage nach der Genese der Verhornungsanomalien, so sehen wir, dass wohl die oberflächlichsten an Seite zu stellen sind den analogen Endprocessen des Masernhautexanthems, die als eine Folge des Oedems und der Hyperaemie zu betrachten sind (Unna). Die mächtige Keratinisation oberhalb der Pustelbildung wäre verständlich als höherer Grad der Infektion, die zur Epithelschädigung und zur nachfolgenden Abhebung der parakeratinisirten oder ganz keratinisirten Schichten führte.

Die mächtigen Keratinisationsstellen ohne Pustelbildung könnten auch gedeutet werden als primäre Schädigung des Epithels, da die Homogenität der Zone mit Erhalt der Kerne, oder stäbchenförmige Form des Protoplasma eher an einen raschen Gerinnungsprocess erinnert.

Aus dem vorangeführten ergiebt sich:

1) dass das Masernexanthem der Mundschleimhaut sich anatomisch in derselben Weise verhält wie das Hautexanthem (Oedem, Hyperaemie) oder dass ein pustulöses Exanthem mit Parakeratinisation der oberflächlichen Epithellagen vorkommt und schliesslich, dass auch tiefe Parakeratinisation des Epithellagers vielleicht als direkte Schädigung durch das Maserngift sich bilden kann;

2) dass die sogenannten «*Koplick'schen Flecken*» Verhornungs-anomalien über pustulösem Exanthem oder auf weitere Gebiete sich erstreckenden tiefe Epithelparakeratinisationen sind.

SÉANCE DU 21 AVRIL.

Présidence: M. Cornil

Quelles preuves scientifiques a-t-on aujourd'hui de la nature parasitaire des néoplasies, spécialement du cancer?

Par M. E. F. BASHFORD, Londres (v. page 51)

Fonction des cellules cancéreuses

Par M. PAUL DAVID VON HANSEMANN, Berlin (v. page 213).

Étiologie du cancer

Par M. DOYEN, Paris.

Le cancer, qu'il s'agisse de tumeurs épithéliales ou sarcomateuses et tous les néoplasmes, quelle que soit leur variété histologique, sont de nature parasitaire. L'agent pathogène est le micrococcus neoformans, que j'ai décrit en 1901. Le microbe du cancer peut être obtenu à l'état de pureté de toutes les tumeurs aseptiques à développement rapide et particulièrement des ganglions néoplasiques de formation récente. Je l'ai cultivé trois fois avec succès en ensemençant des tumeurs de la mamelle et un ganglion sarcomateux chez la chienne.

Les fragments de tumeurs et de ganglions, prélevés avec une asepsie rigoureuse, doivent être ensemencés dans des tubes contenant une très petite quantité de bouillon de mamelle de vache, additionné de 0,5 % de chlorure de sodium et de 1,2 % de peptone de Chapoteaut. Le développement du micrococcus neoformans se fait mieux lorsque le fragment néoplasique baigne dans le bouillon, sans être entièrement recouvert.

Le bouillon se trouble parfois en dix-huit ou vingt-quatre heures, parfois au bout de deux, trois, quatre ou cinq jours seulement. On observe surtout, au début de la culture, des microbes isolés, des diplocoques, des triades et des tétrades, plus tard de nombreuses chaînettes de 5 à 9 éléments et qui tendent à se bifurquer en Y. Les éléments du micrococcus neoformans sont de diamètre très irrégulier, leur diamètre moyen est de 0,5 μ; les plus petits ont 0,2 μ, les plus gros 2 μ.

Dans les tumeurs et le suc cancéreux frais il n'existe qu'un très petit nombre de microcoques se colorant par la méthode de Gram. On obtient de bonnes préparations avec l'Azur II Eosine et l'Azur II, dissous dans l'alcool méthylique et la glycérine suivant la formule de Giemsa. On colore les lamelles pendant vingt-quatre heures dans une solution de réactif de Giemsa (Grübler à 10 %) dans l'eau ordinaire stérilisée) et l'on décolore à l'eau pure ou additionnée de quelques gouttes d'alcool méthylique. Le fond de la préparation reste bleu et le micrococcus neoformans présente une teinte rouge violacée qui le met en évidence. Ces préparations sont assez difficiles à bien réussir.

Dès que le microbe se développe dans le bouillon, il devient colorable par la méthode de Gram, pour perdre bientôt, au moins partiellement, la faculté de rester coloré après l'action de l'iode.

En effet, dans les vieilles cultures, colorées par le violet phéniqué et la méthode de Gram avec double coloration par la fuschine faible, un petit nombre de cellules seulement, parfois des moitiés de microcoques, se montrent colorées en violet, et la teinte rose prédomine.

Le micrococcus neoformans se différencie de toutes les espèces antérieurement décrites par sa morphologie, par les caractères de ses cultures sur gélose et sur gélatine, par ses propriétés pathogènes.

1° *Morphologie* — Les jeunes cultures, qui ne contiennent guère que des diplocoques à grains inégaux, sont caractéristiques pour un œil exercé.

Au bout de deux à trois jours on oberve les formes en Y et des chaînettes de 5 à 9 éléments, rarement davantage. Le diamètre moyen des cellules est de 0,5 μ et peut varier de 0,2 μ à 2 μ et même davantage.

2° *Caractère des cultures sur gélose et sur la gélatine.* — La culture sur bouillon, transplantée sur gélose ordinaire, se développe sous l'aspect d'une couche d'un blanc grisâtre, luisante, très mince et fluorescente à la lumière, par transparence. Au bout de vingt-quatre à quarante-huit heures, on constate que la culture adhère à la gélose et s'attache à l'aiguille de platine

en filaments visqueux. La culture devient presque transparente
en vieillissant. Sur gélatine en piqûre, la liquéfaction commence
vers le quatrième jour et atteint rarement la totalité du milieu.

3° *Propriétés pathogènes.* — Le micrococcus neoformans présente cette particularité qu'il est un parasite intra-cellulaire. Injecté dans le testicule du cobaye, il pénètre dans le protoplasme
des épithéliums, qui jouent à son égard le rôle de phagocytes.

Les testicules en expérience doivent être enlevés le troisième, le quatrième et le cinquième jour et colorés par le carmin et la méthode de Gram, après fixation au sublimé acide.

Les lésions les plus caractéristiques s'obtiennent chez la
souris blanche et le rat blanc. Voici la technique des inoculations :

On devra cultiver une certaine quantité de fragments de
tumeurs et de ganglions, 15 ou 20. Au bout de vingt-quatre à
quarante-huit heures, toutes ces cultures sont transplantées sur
gélose inclinée pour voir s'il n'y a pas de contamination par le
staphylocoque doré et si elles sont filantes au contact de l'aiguille de platine. On peut ensemencer, au bout de vingt-quatre
heures, avec les cultures sur gélose, autant de tubes de gélatine.
Les tubes de bouillon demeurés stériles seront ensemencés de
nouveau, le lendemain et le surlendemain, sur gélose. Le cinquième ou le sixième jour, tous les tubes originaux correspondant aux numéros d'ordre des tubes de gélose *vérifiés purs* sont
vidés dans un verre stérilisé; les fragments de tissus, *dont les
cellules sont mortes*, sont coupés en petits morceaux et pilés dans
un mortier et le tout est passé dans un fin tamis métallique.
On y ajoute les cultures correspondantes sur gélose, délayées
dans des cultures de vingt-quatre heures sur bouillon de mamelle
de vache. On injectera de cette émulsion 1/4 de centimètre cube
dans le péritoine de la souris blanche, 3 cm. cubes environ dans
le péritoine du rat blanc. Il est facile de faire ces manipulations
en vases stérilisés avec une asepsie rigoureuse.

Il faut avoir pour chaque inoculation 25 à 30 souris et autant
de rats. On peut inoculer certaines séries avec des cultures de
cancer de l'ovaire, par exemple, d'autres séries avec des cultures
de sarcome ou d'ostéosarcome encéphaloïde. On peut aussi mé-
langer à l'émulsion de microbes très jeunes des cultures sur gélose de microbes recueillis plus anciennement et remontant à 15
ou 20 jours, par exemple.

Les cultures trop anciennes paraissent perdre une partie de leur virulence.

Les inoculations sous-cutanées sont moins actives et peuvent être faites notamment chez le chien, dans la mamelle. Il est facile d'inoculer simultanément des chiennes de moyenne taille dans le péritoine et dans les mamelles, en faisant précéder l'inoculation, chez quelques animaux, d'une injection d'un mélange stérilisé de vaseline et de paraffine fusible à 40°, comme agent irritant.

Je ne m'attarderai pas à la description de deux lipomes sous-cutanés développés en deux mois chez une chienne, de deux cas de lipome arborescent du péritoine avec lipomatose viscérale généralisée, survenus en un mois et en deux mois et demi chez deux souris femelles, ni de quelques autres résultats isolés.

Les lésions les plus démonstratives s'observent en série chez le rat blanc. Une des difficultés de ces expériences est d'éviter chez ces animaux, qui sont très malpropres, les infections secondaires et surtout celle par le staphylocoque doré, qui abonde chez eux à la surface de la peau et dans les follicules pilo-sébacés. Aussi ai-je fait un certain nombre d'inoculations directes dans le péritoine, par une petite ouverture de la ligne blanche, après incision de la peau.

Il est rare que des lésions intéressantes s'observent avant la fin du deuxième mois. J'ai cependant obtenu, chez des animaux qui ont succombé, le premier neuf jours, le deuxième et le troisième treize jours après l'inoculation, une lésion du foie caractérisée par une périhépatite intense, où les cellules conjonctives sont bourrées de micrococcus neoformans en voie de destruction phagocytaire, et par des foyers miliaires et nodulaires de cellules neoformées. Ces foyers miliaires détruisent le tissu hépatique et sont assez analogues à de petits nodules sarcomateux. Ces lésions hépatiques ont été observées également chez des rats morts au bout d'un temps plus long. Je n'insisterai cependant pas sur cette lésion miliaire du foie, parce qu'il est trop facile de la critiquer en la rejetant au rang des lésions purement inflammatoires.

Je laisserai de côté pour le même motif la formation, chez les mêmes animaux, de nodules analogues aux nodules hépatiques ci-dessus décrits, dans les poumons et dans les ganglions lymphatiques.

Ces lésions, en effet, ne sont pas assez caractéristiques pour permettre d'affirmer qu'il ne s'agit pas d'un processus inflammatoire.

Les lésions les plus intéressantes s'observent dans le poumon, de deux à quatre mois après l'inoculation. Les animaux en expérience doivent être surveillés plusieurs fois par jour, afin de les tuer au moment où ils sont près de mourir. En effet, les pièces recueillies plusieurs heures après la mort sont beaucoup moins démonstratives à l'examen microscopique.

Ces lésions présentent deux types bien distincts :

1° Une infiltration partielle du poumon par des noyaux qui présentent tous les caractères du cartilage hyalin ;

2° Une sorte d'hépatisation d'un gris rosé, et qui affecte le plus souvent les lobes inférieurs.

Nous laisserons de côté les cas où les poumons sont partiellement transformés en alvéoles caséeux, ces cas se rapportant à des infections secondaires accidentelles.

I° Enchondromes miliaires des poumons.

Cette lésion, dont j'ai conservé, par la méthode de Kaiserling, un des plus curieux spécimens, est parfois limitée à une petite portion du bord du lobe inférieur. Le plus souvent on observe à la fois une transformation cartilagineuse du bord d'un ou de plusieurs lobes et des noyaux cartilagineux miliaires, du volume d'un grain de millet, disséminés à la surface des poumons. Ces noyaux cartilagineux sont d'un blanc bleuâtre à la lumière réfléchie et d'une teinte opaline si on les examine par transparence.

Les coupes microscopiques montrent que ces transformations cartilagineuses sont précédées par une infiltration de cellules rondes dans les espaces conjonctifs du poumon : la substance hyaline se produit au niveau de ces foyers d'apparence inflammatoire, et remplit de proche en proche les alvéoles et les bronchioles voisins. Le tissu propre du poumon et le squelette des alvéoles disparaissent petit à petit et, dans les points où la transformation cartilagineuse est très avancée, on ne trouve plus aucune trace de fibres élastiques.

Ces lésions étant sans exception de formation toute récente, on n'y observe qu'un petit nombre de capsules cartilagineuses. On sait d'ailleurs que les capsules cartilagineuses n'existent pas dans le cartilage embryonnaire ou de nouvelle formation.

Au voisinage de ces noyaux cartilagineux s'observent des néoformations épithéliales qui paraissent provenir de bronchioles dilatées, bien qu'on les rencontre jusqu'au voisinage de la plèvre.

Ces néoformations épithéliales présentent la forme d'alvéoles irréguliers, tapissés de cellules cylindriques ou cubiques et dans le calibre desquelles pénètre en certains points la substance cartilagineuse, qui s'y infiltre à la manière d'un exsudat colloïde, susceptible de s'organiser et d'aboutir à la disparition des derniers vestiges de la structure du poumon. Ces lésions épithéliales sont tellement accentuées que certaines pièces peuvent être considérées comme des chondro-épithéliomes.

2° Néoformations épithéliales.

Les néoformations épithéliales, comme nous venons de le signaler, coexistent toujours avec les néoformations cartilagineuses, mais on les observe fréquemment seules. Certains lobes pulmonaires atteints de cette hépatisation gris-rosée que j'ai signalée plus haut, sont parsemés de grandes cavités irrégulières, tapissées d'une seule couche d'épithélium cylindrique et entre lesquelles les alvéoles pulmonaires sont affaissés et comprimés. Ces alvéoles épithéliaux néoformés à revêtement cylindrique sont identiques à ceux qu'on observe dans certains cancers cylindriques chez l'homme.

Certains lobes pulmonaires ainsi altérés sont envahis par les alvéoles épithéliaux néoformés jusqu'au voisinage de la plèvre. Ces néoformations épithéliales prennent naissance sans exception au centre de petits amas de cellules rondes, analogues à celles qui président, dans les cas d'enchondrome déjà inscrits, à la formation de la substance hyaline.

Sur d'autres pièces, le revêtement épithélial cubique s'est transformé en un épithélium pavimenteux stratifié, et les cellules épithéliales, en voie de prolifération active, se sont multipliées soit entre l'épithélium d'une bronche dilatée et le muscle de Reissessen, soit, après avoir perforé et détruit cette couche musculeuse, dans l'espace conjonctif péribronchique. Ces nodules péribronchiques infiltrés d'alvéoles épithéliaux néoformés peuvent acquérir un volume tel que les alvéoles pulmonaires, affaissés et comprimés, se trouvent rejetés à leur périphérie et ne présentent plus qu'une cavité virtuelle. Il est facile de suivre, sur les coupes microscopiques, le processus de ces lésions épithéliales et de constater qu'il s'agit bien de véritables néoformations épithéliales.

On observe donc deux types de lésions épithéliales, le plus souvent juxtaposés; de grands alvéoles à revêtement cylindrique, et de petits alvéoles bourrés d'épithéliums cubiques.

3° *Métastases ganglionnaires.*

Les ganglions lymphatiques du thorax sont généralement hypertrophiés. On y constate, dans un certain nombre de cas, la présence de petits foyers, parfois confluents, de cellules identiques aux cellules des néoformations épithéliales péribronchiques décrites ci-dessus, et qui paraissent être des métastases épithéliales, infiltrant et dissociant les follicules lymphatiques ou la substance médullaire.

PROPORTION DES INOCULATIONS POSITIVES

Des néoformations épithéliales ou cartilagineuses ont été observées, dans quatre séries d'inoculations, aux dates des 16 mars, 25 mai, 1er juillet et 25 octobre 1905, sur plus de 50 % des rats blancs ayant survécu plus de deux mois à l'inoculation.

Les néoformations cartilagineuses ont été observées à un degré plus ou moins accentué sur onze animaux, tandis que les néoformations épithéliales existaient dans tous les cas d'inoculation positive : les néoformations cartilagineuses se sont ainsi surajoutées dans onze cas aux néoformations épithéliales.

Le micrococcus neoformans n'est donc pas seulement une espèce microbienne nouvelle bien caractérisée :

1° par sa présence constante dans les tumeurs spontanées et à évolution rapide ;

2° par son mode de développement sur divers milieux de culture ;

3° par sa morphologie ;

4° par sa propriété d'être un parasite intra-cellulaire.

Son inoculation aux animaux, notamment à la souris blanche et au rat blanc, démontre :

5° que ce microbe est doué de propriétés pathogènes indiscutables et que son inoculation provoque chez un grand nombre des animaux en expérience des néoformations de type conjonctif (chondromes) ou de type épithélial, identiques à certaines lésions néoplasiques spontanées de l'homme et des animaux.

Ces expériences demandent une grande persévérance et exigent une technique très soignée. Les résultats que je viens de signaler sont le fruit de cinq années d'expériences ininterrompues. Les collègues qui voudront les répéter devront donc multiplier les cultures et les inoculations, afin d'avoir plus d'occasions de rencontrer des cultures très virulentes et douées de propriétés pathogènes accentuées.

Les organes des petits animaux doivent être recueillis aussitôt la mort et seront débités au microtome en coupes sériées et numérotées, de manière à ne laisser inaperçue aucune particularité digne d'intérêt.

ÉTIOLOGIE DES NÉOPLASMES

La constatation dans les néoplasmes les plus variés, du type conjonctif ou du type épithélial, d'un parasite constant, suffirait à elle seule pour établir entre les tumeurs et ce parasite une relation étiologique probable.

Nous venons de voir que les expériences sur les animaux, notamment sur le rat blanc, ont donné des résultats positifs et suffisants pour établir et pour caractériser le rôle pathogène du micrococcus néoformans, aussi bien pour les néoplasmes de type conjonctif (lipomes, enchondromes) que pour les néoplasmes épithéliaux (cancers alvéolaires et cylindriques).

Le processus qui préside au développement des tumeurs est très simple: le microbe pathogène est très répandu dans la nature; il peut se développer aussi bien à la surface de la peau et des muqueuses, dans la cavité buccale et dans le tube digestif.

La porte d'entrée est, le plus souvent, une fissure de la peau ou d'une muqueuse, une érosion provoquée par une dent cariée, un ancien ulcère de l'estomac, le trajet d'une fistule. Le micrococcus néoformans peut également pénétrer par le canal excréteur jusque dans les acini de la mamelle, du pancréas.

A côté de l'infection directe, qui est le plus souvent en cause pour les cancers épithéliaux, l'infection par la voie vasculaire ou embolique produit à son tour la presque totalité des tumeurs d'origine mésodermique et certains cancers épithéliaux, par exemple les cancers du corps thyroïde, du rein, de l'ovaire.

Le micrococcus néoformans, parasite intra-cellulaire, détermine la prolifération des cellules épithéliales ou mésodermiques dans le protoplasma desquelles il s'est introduit et où il subit partiellement la destruction phagocytaire. Les cellules irritées prolifèrent et se multiplient en s'écartant plus ou moins de leur type original. Ce sont des amas de cellules néoformées qui, par leur tendance à s'accroître et à envahir les tissus voisins, constituent, suivant leur évolution plus ou moins envahissante et destructive, les tumeurs bénignes et les tumeurs malignes.

Les tumeurs à marche lente et de caractère bénin demeurent le siège d'un microbisme latent et sont susceptibles de subir à la moindre occasion, notamment sous l'influence d'un traumatisme, la transformation maligne.

Un adénome du sein peut se développer, aussi bien qu'un ostéosarcome des membres, à la suite d'un choc violent, qui agit comme fixateur du processus pathologique, de la même manière que dans l'ostéomyélite des adolescents, par exemple. Dès que le processus néoplastique est installé, toutes les cellules parasitées sont susceptibles de concourir à la formation de la tumeur. C'est ainsi que dans la production des tumeurs épithéliales il y a toujours néoformation de tissu conjonctif, et que ce dernier peut même prédominer dans certaines métastases, où les épithéliums sont rares et comme étouffés par le tissu fibreux néoformé.

Les tumeurs mixtes et toutes les variétés d'infection à distance s'expliquent également par ce fait, que toute cellule parasitée est susceptible, en se déplaçant dans le torrent lymphatique ou sanguin, d'aller proliférer au loin et de former une tumeur secondaire, de même que le développement du parasite hors de ces cellules peut infecter les cellules voisines, qui deviennent à leur tour le point de départ de lésions surajoutées aux premières.

C'est ainsi que j'ai observé, dans une glande sous-maxillaire, des métastases d'épithéliome à globes épidermiques provenant de la langue, tandis qu'à leur contact immédiat les acini s'étaient transformés en cancer cylindrique.

Le processus néoplastique n'est autre chose qu'une inflammation spéciale, où les cellules parasitées présentent la propriété de se multiplier à l'infini et d'envahir nos organes, soit de proche à proche soit par des métastases, jusqu'à déterminer la mort.

DISCUSSION

M. LAVERAN : Je trouve que M. le dr. Doyen est trop affirmatif sur le rôle du *micrococcus neoformans*; je lui ferai deux objections.

1°. Le *micrococcus neoformans* ne se trouve pas dans toutes les tumeurs cancéreuses. J'étudie en ce moment, avec M. Borrel, à l'Institut Pasteur, un sarcome du rat; dans la tumeur primitive qui s'était développée dans la foie, il y avait beaucoup de microbes (plusieurs espèces), la tumeur était très nettement un sarcome. Des parcelles de la tumeur inoculées à des rats blancs sous la peau ont donné rapidement des tumeurs et, dans les néoplasmes de 1er ou de 2e passage, il n'a pas été possible de trouver des microbes, les ensemencements n'ont rien donné

Il paraît donc certain que la présence de microbes dans la tumeur primitive du rat était purement accidentelle et que ces microbes n'ont joué aucun rôle dans le développement des tumeurs de passage.

2° Les lésions que M. Doyen a obtenues chez les animaux en leur inoculant le *micrococcus neoformans* ne me paraissent pas avoir les caractères des tumeurs cancéreuses.

En somme, la question de l'étiologie du cancer ne me paraît pas résolue.

M. DOYEN. M. Laveran dit qu'on ne trouve pas le micrococcus neoformans dans toutes les tumeurs et qu'on ne l'a pas trouvé dans un sarcome de rat ayant envahi le foie et les ganglions mésentériques. Je répondrai qu'une expérience négative est sans valeur. La culture du micrococcus neoformans est parfois difficile à obtenir et il est possible qu'on n'ait pas fait les ensemencements dans les conditions nécessaires pour obtenir un résultat positif.

M. Laveran prétend également que les lésions que j'ai décrites ne paraissent pas avoir le caractère des tumeurs cancéreuses qui doivent être volumineuses, et qu'il paraît s'agir de lésions simplement inflammatoires; je répondrai que M. Laveran ne peut guère discuter des pièces et des préparations qu'il n'a pas examinées. Les noyaux d'enchondro-épithélium du poumon que j'ai présentés à la Société anatomique de Paris présentent le volume d'un grain de millet ou d'une lentille, volume considérable pour le poumon du rat. Quant aux lésions que M. Laveran dit être inflammatoires, je répondrai qu'il n'existe dans aucun laboratoire des préparations de lésions inflammatoires comparables aux lésions produites sur les animaux par le micrococcus neoformans. Si je n'ai pas cultivé la tumeur spontanée de la souris et du rat, c'est que je n'ai eu aucune occasion de le faire. Je compte entreprendre à ce sujet, dès mon retour à Paris, une nouvelle série d'expériences.

M. CORNIL. M. Doyen a montré à la Société anatomique les préparations résultant de ses expériences. On a pensé d'abord par l'examen des premiers résultats de M. Doyen qu'il s'agissait de lésions inflammatoires très curieuses d'ailleurs, mais assimilables à des altérations d'inflammation chronique. Dans les derniers résultats obtenus par M. Doyen, nous nous sommes assurés qu'il y avait bien réellement dans le poumon de rats et de souris de véritables épithéliums végétants papillaires à cellules cylindriques.

Notons cependant que pareilles lésions ne s'observent que chez la souris et le rat blanc; que l'on échoue avec les autres animaux, chez le chien qui est si souvent porteur de cancers.

M. Laveran faisait observer l'absence de microbes néoformants dans les passages. Il y a donc aussi là des points douteux à vérifier.

Les rats blancs sont très sensibles à l'inoculation des tumeurs qui viennent spontanément dans cette espèce animale. M. Ehrlich a, de son côté, obtenu de très curieux résultats et en particulier la transformation du cancer en sarcome.

Nous devons remercier M. Doyen d'avoir inauguré cette série de recherches fécondes qui sont du reste à continuer, car leurs résultats ne sont pas encore définitifs.

M. DOYEN. M. Cornil vient de nous signaler que des doutes avaient été émis à la Société anatomique de Paris sur le caractère néoplasique des lésions obtenues, notamment par MM. Letulle et Brault, au moment de mes premières présentations, mais que toute incertitude avait disparu lorsque j'avais présenté les pièces d'un chondrome et d'épithéliome cylindrique qui sont démonstratives. C'est là le point essentiel. M. Cornil considère aussi comme indiscutable que le micrococcus neo-

formans n'est pas un microbe indifférent et qu'il est doué de propriétés pathogènes spéciales. La juxtaposition habituelle des lésions inflammatoires aux lésions
sarcomateuses, cartilagineuses et épithéliales ne doit pas nous surprendre, et
s'observe également dans les tumeurs spontanées de l'homme et des animaux. Je
n'ai pas expérimenté seulement chez le rat blanc et chez la souris blanche; j'ai
décrit des lésions très intéressantes chez les chiennes et chez la guenon. D'autres
expériences sont en cours et viendront d'ici peu apporter à la question de l'étiologie des néoplasmes de nouveaux éclaircissements.

Classification des sarcomes

Par M. ERNEST FRANCIS BASHFORD, London (V. page 18).

Action thérapeutique des substances albuminoïdes extraites de certains ferments figurés

Par M. DOYEN, Paris.

Le pouvoir thérapeutique des levures de bière et de vin dans
un certain nombre d'affections microbiennes, notamment dans les
cas d'infection par le staphylocoque doré, m'a conduit à rechercher le mode d'action de ces ferments.

J'ai pu me convaincre après un certain nombre d'expériences
cliniques, que les levures n'agissaient aucunement à titre de ferment et que le produit actif était une substance albuminoïde
soluble, dénuée de toute action sur les solutions sucrées.

Cette substance albuminoïde, extraite des cellules de levure,
se présente à l'état sec, sous l'aspect de lamelles d'un jaune plus
ou moins foncé, très hygrométriques, et facilement altérables au-
dessus de la température de 45°.

L'inconstance des effets thérapeutiques de la levure de bière,
fraîche ou desséchée, tient à cette particularité que l'extraction
des substances actives contenues dans les cellules de levure doit
se faire dans l'estomac et dans l'intestin et n'est pas identique
d'un sujet à l'autre.

Il y avait donc un intérêt majeur à isoler la substance active,
de manière à l'administrer sous une forme rapidement assimilable.

Toutes les levures, d'autre part, sont loin d'être douées d'un
pouvoir thérapeutique égal, et il est nécessaire, pour obtenir des
produits toujours identiques et très actifs, de traiter exclusivement des races de levures sélectionnées.

Ce sont ces substances albuminoïdes qui sont l'élément actif
de la staphylase et du sérum végétal antistaphylococcique, dont
les indications se multiplient de jour en jour.

La découverte dans les cellules de levure d'une antitoxine de l'infection staphylococcique, injectable par la voie hypodermique et susceptible d'agir aussi efficacement contre cette infection que le sérum de Roux contre la diphthérie, a donc marqué dans la thérapeutique par les infiniments petits une étape dont l'importance a été méconnue jusqu'ici.

En effet, la découverte des sérums thérapeutiques provenant d'animaux vaccinés et immunisés soit contre un microbe, soit contre une toxine ou contre un poison comme le venin des serpents, a orienté dans cette voie la plupart des expérimentateurs.

Les résultats ont été loin de correspondre aux espérances de la première heure et il n'existe actuellement comme sérums antitoxiques de provenance animale que le sérum antidiphthérique, le sérum antitétanique et le sérum antivenimeux dont les effets soient indiscutables.

Il était donc du plus haut intérêt de démontrer qu'une *solution albuminoïde* extraite de certaines espèces de levures, administrée par la voie hypodermique, pouvait déterminer, dans les cas d'infection par le staphylocoque doré, des effets thérapeutiques absolument identiques à ceux que produit le sérum de Roux dans la diphthérie.

On a voulu critiquer le nom de «sérum antistaphylococcique».

Je répondrai que l'usage a consacré l'emploi du mot *sérum* pour des liquides injectables même exclusivement salins, et que le meilleur moyen d'éviter toute confusion est de faire suivre pour les *sérums animaux* d'origine équine ou autre le mot sérum du qualificatif «animal» — *sérum animal antidiphthérique*, pour les autres le qualificatif *végétal* ou *artificiel* : par exemple *sérum végétal antistaphylococcique*.

Le motif principal qui m'a fait donner à l'antitoxine staphylococcique le nom de *sérum antistaphylococcique* est que le mode d'action de cette antitoxine rentre dans la catégorie des effets dits *sérothérapiques*.

Les effets du sérum antistaphylococcique sont même plus intenses et plus rapides que les effets des sérums d'origine animale, car il suffit le plus souvent de 5 centimètres cubes pour obtenir en deux ou trois heures, dans l'infection staphylococcique, une sédation de la douleur et une résolution des phénomènes inflammatoires locaux et généraux.

L'injection sous-cutanée de ce sérum en petite quantité modifie donc presque immédiatement, comme on l'observe pour le sérum antidiphthérique, les propriétés du sérum sanguin, des leucocytes et peut-être même de toutes les cellules de l'organisme. Cette action est tellement précise qu'il suffit de la constater pour conclure que l'affection, impétigo, angine, bronchite, était une infection à prédominance staphylococcique.

Les résultats de l'usage interne de la staphylase ont démontré à leur tour cette nouvelle proposition: que *l'antitoxine de l'infection staphylococcique* peut agir par la *voie stomacale* et par conséquent qu'il est possible d'obtenir des effets de ssérothérapies sans recourir à la méthode hypodermique.

On jugera combien cette nouvelle voie peut être féconde pour la thérapeutique des infections microbiennes si nombreuses où les méthodes connues n'ont pas donné de résultats positifs.

En effet, la découverte de la staphylase et du sérum antistaphylococcique a eu un résultat immédiat: c'est d'étendre considérablement le champ thérapeutique, encore si restreint, des levures fraiches ou desséchées.

Le résultat le plus inattendu peut-être a été la guérison du coryza aigu: au début du coryza, au moment où les éternuements se multiplient, où la conjonctive est congestionnée et larmoyante, où la sécrétion nasale devient âcre et abondante et se complique de douleurs sourdes dans les sinus frontaux et maxillaires, il suffit d'absorber 4, 5 à 6 cuillerées de staphylase pour voir disparaître en 1 ou 2 heures tous les symptômes si pénibles de cette affection, jusqu'ici rebelle à toute thérapeutique.

L'action si rapide de la staphylase contre le coryza a également démontré que l'agent pathogène de cette affection désagréable est habituellement le staphylocoque doré. Cette démonstration indirecte est très importante et confirme mes recherches bactériologiques des années 1887 et 1888 où j'ai trouvé presque exclusivement, dans les cas de coryza aigu, le staphylocoque doré.

Parmi les affections auxquelles convient le traitement par la staphylase et le sérum antistaphylococcique, je citerai:

Le coryza aigu ou chronique, l'ozène, l'impétigo, l'acné, l'orgelet, le chalazion, la dacryocystite, la conjonctivite aiguë, la kératite phlycténulaire ou ulcéreuse, l'hypopyon, l'amygdalite simple et chronique, l'angine pultacée ou phlegmoneuse, la furonculose, l'anthrax et ses complications telles que la phlébite de la veine ophthalmique et du sinus caverneux, les bronchites et la bronchorrhée, la pneumonie franche ou grippale, l'ostéomyélite, l'appendicite, l'entérite, la salpingite, la leucorrhée, la blennorhagie chronique, et, en général, la plupart des cas de lymphangite, d'abcès chauds, de phlegmons et d'écoulements purulents, où le staphylocoque doré se trouve presque toujours, sinon comme agent pathogène unique, au moins comme association microbienne.

Le sérum antistaphylococcique a les mêmes indications que la staphylase, mais son action est plus énergique dans les cas très graves: j'ai vu trois fois céder en quelques heures, après une injection de sérum antistaphylococcique, une phlébite de la veine ophthalmique et du sinus caverneux consécutive à un anthrax de la face.

L'action du sérum antistaphylococcique, bien que ce soit un sérum végétal et sans la moindre analogie d'origine avec les sérums d'animaux immunisés contre un microbe déterminé, est identique à l'action de ces derniers.

Le sérum végétal antistaphylococcique agit contre les infections à staphylocoques de la même manière que le sérum antidiphthérique agit contre l'infection par le bacille de Loeffler: il neutralise les effets généraux de la toxine staphylococcique et immunise en même temps les cellules du foyer inflammatoire contre l'action directe du staphylocoque doré.

Les ganglions inflammés cessent d'être douloureux et diminuent de volume, les bourbillons se liquéfient et s'éliminent par une petite ouverture et la cicatrisation se fait en quelques jours. L'action thérapeutique du sérum antistaphylococcique est donc plus remarquable encore que l'action du sérum antidiphthérique, puisque les lésions matérielles, dans bien des cas d'infection par le staphylocoque doré, sont plus profondes que les lésions de la diphthérie.

Il y a donc là un fait original et nouveau en thérapeutique, qu'un *liquide albuminoïde*, extrait d'un *ferment végétal*, puisse agir sur diverses affections microbiennes n'ayant avec lui aucun rapport de parenté ni d'origine, d'une manière identique au mode d'action du sérum antidiphthérique dans la diphthérie.

J'insisterai donc sur cette particularité déjà signalée plus haut que ce *sérum végétal* peut avoir sur l'organisme, dans des cas bien déterminés, *une action thérapeutique plus rapide et plus constante* que les sérums d'origine animale les mieux connus et les plus actifs.

Le *sérum antistaphylococcique*, en effet, s'injecte à la dose de 1 à 2 centimètres cubes, chez l'enfant, de 4 à 5 centimètres cubes, chez l'adulte, tandis que les sérums d'origine animale doivent souvent être employés à des doses beaucoup plus considérables. Leur action est également moins sûre et moins constante.

Un dernier point mérite de nous arrêter: beaucoup de collègues sont frappés par la multiplicité des affections où la staphylase et le sérum antistaphylococcique exercent une action thérapeutique indéniable et nous font observer que beaucoup des affections citées dans ce mémoire ne sont pas sous la dépendance habituelle du staphylocoque doré.

Or, les observations les plus minutieuses, faites avec un contrôle bactériologique rigoureux, ont démontré que le *sérum antistaphylococcique* est doué d'une action presque identique dans les cas d'infection à *pneumocoques* et qu'il peut exercer une action favorable dans certains cas d'infection à streptocoques et même d'érysipèle franc.

Il n'y a là rien de contradictoire, le processus inflammatoire étant sensiblement identique dans ces différentes infections.

Les observations qui précèdent démontrent, dès aujourd'hui,

1.º—que la *staphylase* et le *sérum antistaphylococcique* sont au nombre des produits les plus utiles en thérapeutique.

2.º—qu'il est possible de découvrir, en dehors des méthodes de préparation des *sérums thérapeutiques d'origine animale*, des *sérums d'origine végétale* doués d'une valeur thérapeutique au moins égale, sinon supérieure à celle des premiers.

SÉANCE DU 23 AVRIL (matin)

(Sections de Pathologie générale et de Médecine coloniale et navale réunies)

Présidence: M. Hans Chiari.

Trypanoses

Par M. Erich Martini, Berlin (v. page 21).

Meine Herren: Seit Drucklegung der Congress-Referate sind einzelne wichtige neue Befunde hinsichtlich der menschlichen Trypanosomenkrankheiten erhoben worden; leider können sie bei der Knappheit der zu Gebote stehenden Zeit nur kurz skizzirt werden.

Es handelt sich dabei

1.º— um die Feststellung einer geschlechtlichen Entwicklung

der Trypanosomen in den Glossinen, den übertragenden Insecten, an der nach den Untersuchungen Prowazek's, Gray und Tulloch's, sowie vor allem nach denen Robert Koch's in Afrika wohl nicht mehr zu zweifeln ist;

2° — um die Entdeckung von sicheren Unterscheidungsmerkmalen zwischen Trypanosoma gambiense und Trypanosoma Brucei in den Glossinen, durch Robert Koch; er fand den weiblichen Typus der ersteren durch einen ovalen, zur Körperachse mit seinem grössten Durchmesser quer gestellten grossen Blepharoblasten ausgezeichnet, während der Blepharoblast des Trypanosoma Brucei, der Tsetseparasiten, nur ein kleines kreisrundes Pünktchen darstellt;

3° — sind histologisch-anatomisch Kala-azár und Tsetsekrankheit, Nagana, durch Marchand, Ledingham und Sauerbeck als ziemlich nahe bei einander stehend befunden worden, indem bei beiden eine ausgedehnte Phagocytose durch Riesenzellen, Macrophagen, in Milz, Leber, Knochenmark und Lymphdrüsen —hier den Nagana, dort den Kala-azárparasiten gegenüber stattfindet.

Meine Herren; hier möchte ich gleich mit Rücksicht auf diese nahen verwandtschaftlichen Beziehungen und im Rücksicht auf eine leichtere Verständlichkeit bei den möglicherweise folgenden Debatten vorschlagen, zuvor eine Einigung in der Nomenclatur der beiden menschlichen Trypanosomenkrankheiten zu erzielen.

In diesem Sinne empfiehlt es sich,

1°—Trypanosomafieber und Schlafkrankheit—angesichts der Einheit ihrer Parasiten—kurz als Trypanosomenkrankheit des Menschen (Trypanosomiase humaine) und zwar, da sie autochton nur in Africa, gebunden an die Anwesenheit von Glossinen, vorkommt, als reine afrikanische Trypanosomenkrankheit (Trypanosomiase africaine) zusammenzufassen;

2° — die zweite Trypanosomenkrankheit, die seither klinisch in 3 zersplittert erscheint, nämlich in "Kala-azár", "fieberhafte tropische Splenomegalie" und "fieberhafte Kachexie ohne Splenomegalie", —sobald Leishman-Donovan bodies nachgewiesen sind, stets als Kala-azár zu bezeichnen.

Diese beiden Krankheiten sind Seuchen, die einstweilen nur die in den Tropen und Subtropen lebenden Menschen befallen. Doch ist es bei dem an den Tsetseparasiten studierten "Anpassungsvermögen dieser verwandten Erreger an ungewohnte

Verhältnisse" nicht ausgeschlossen, dass sie auch auf die gemässigten Zonen, die eigentlichen Domänen der Weissen, übergreifen.

Andererseits sind die Krankheiten in erster Linie Geisseln von Bevölkerungen, die, in Not und Elend lebend, in ihrer Widerstandsfähigkeit gegen Infectionskrankheiten überhaupt herabgesetzt sind.

Sie dürften daher in Jahren von Kriegs- und Hungersnöten noch manchen Völkern, die in den Tropen und Subtropen zu leben, zu colonisieren, zu kämpfen haben, verhängnisvoll werden können.

Es sind deshalb nicht allein wissenschaftliche Interessen, die uns zwingen müssen, beide auf das allergenaueste zu erforschen, sondern auch vorwiegend praktische Gesichtspunkte, die in dem Suchen nach Schutz- und Heilmitteln gipfeln.

Danach sind in Bezug auf beide Krankheiten noch einige sehr wichtige Aufgaben zu leisten.

Diese würden hinsichtlich der afrikanischen Trypanosomenkrankheit etwa folgende sein:

1 — ihre Ausdehnung in den befallenen Gebieten festzustellen, indem

a) bei allen, die als Parasitenträger verdächtig sind, der Inhalt geschwollener Lymphdrüsen (und zwar in erster Linie der des Nackens) (Gray and Tulloch) bezw. das Blut einer Untersuchung auf Trypanosomen unterworfen wird,

b) die für die Uebertragung in Frage kommenden Insecten ebenfalls auf diese Parasiten hin untersucht werden;

2 — die geschlechtliche Entwicklung der Trypanosomen in den Insecten völlig zu erforschen, wofür durch die Untersuchungen von Schaudinn (Trypanosoma noctuæ), Prowazek (Tryp. Lewisi), Gray and Tulloch (Tryp. gambiense), sowie Robert Koch (Tryp. Brucei und -gambiense) bereits eine sichere Grundlage geschaffen ist;

3 — die Art und Weise aufzuklären, in der die Trypanosomen ihre Schädigungen auf den menschlichen Körper ausüben, ob durch mechanischen Insult, Nährstoffentziehung oder Toxine; denn es ist zur Zeit ein ungelöstes Problem, in welcher Weise die oft nur in verhältnismässig geringer Zahl nachgewiesenen Parasiten so deletäre Wirkungen entfalten können. Die Tatsachen häufiger Complicationen, z.B. der letalen Hypnococcen-infection, giebt hierfür noch keine in jedem Falle ausreichende Erklärung.

4 — Mittel zur Vernichtung bezw. Unschädlichmachung der übertragenden Insecten herauszufinden;

5 — vor allem ein sicheres Mittel gegen das seither als tötlich geltende Leiden zu entdecken.

Für Arbeiten nach dieser Richtung hin empfiehlt sich:

a) ein weiteres Durchprüfen von Medikamenten, wie es bereits von Laveran und Mesnil, Ehrlich und Shiga, Wendelstadt und Fellmer, Nicole und Thomas begonnen ist;

b) das Forschen nach einem specifischen Anti-Trypanosomenserum, wofür durch die Arbeiten von Rabinowitsch, Kempner, Laveran und Mesnil, Schilling, Robert Koch und Martin bereits der Grund gelegt ist.

Hinsichtlich des Kala-azárs, für das im Allgemeinen dieselben Fragen der Beantwortung harren, erheben sich noch mehrere dazu, z.B.:

1 — die Beziehungen zwischen ihm und Delhi sore klarzustellen;

2 — die Uebertragungsweise bezw. einen Ueberträger überhaupt erst einmal ausfindig zu machen.

Nun möchte ich Sie bitten, meine Herren, die Praeparate von Stechfliegen aus dem Nocht'schen Institut für Schiffs- und Tropenkrankheiten sich anzusehen, sowie an der Hand der durch Fülleborn und Neumann ebendaselbst hergestellten Wandbilder die mikroskopischen Praeparate, von denen ich einen Teil der Güte von Professor Marchand, Leipzig, einen anderen Dr. Nocht und Schaudinn vom Hamburger tropenhygienischen Institute und einen dritten Dr. Krüger (Togo) und Professor Dettnow vom Berliner Institut für Infectionskrankheiten verdanke, einer Durchsicht unterziehen zu wollen.

DISCUSSION

M. LAVERAN. Je suis d'accord avec M. le docteur Martini sur la plupart des points, je trouve seulement que M. Martini a assimilé trop complètement le Kala-azár aux trypanosomiases. Le parasite de Leishman-Donovan est un parasite endocellulaire qui à la vérité donne des formes flagellées dans les cellules, mais ces formes flagellées elles-mêmes n'ont pas tous les caractères des trypanosomes, elles se rapprochent davantage des herpétomonas.

Je ne crois pas qu'on soit autorisé à classer définitivement le parasite de Leishman-Donovan parmi les trypanosomes. Je serais disposé à croire, pour le moment, avec R. Ross, qu'il s'agit d'un parasite d'un nouveau genre.

M. ERICH MARTINI. Meine Herren! Lange Zeit bevor die Leishman-Donovan Bodies entdeckt wurden, äusserten Manson und Leishman den Verdacht, dass die Kala-azár-Krankheit eine Trypanosomenkrankheit des Menschen sei; sie schlossen dies aus Vergleichen mit der Nagana. Da bildete es denn nur einen alle befriedigenden Abschluss, als nach den schönen Entdeckungen von Leishman und Donovan die Züchtung der Kala-azâr-Parasiten *in vitro*, und zwar als trypanosomenartige Gebilde Rogers gelang.

Auf dieser Grundlage stehend, glaubte ich nicht das Recht zu haben, die Kala-azâr-Krankheit aus meinem Rapport fortzulassen; im Gegenteil, gleichgültig ob sie bereits unter diese Krankheiten fest eingereiht war oder nicht, es war einfach meine Pflicht, unter dem Titel "Trypanosomenkrankheiten" auch über Kala-azâr als ein dazu gehöriges Leiden zu berichten.

M. SCHAUDINN wendet gegen Herrn Professor Laveran ein, dass die *Cultur*-Formen der Trypanosomen und der Leishman'schen Parasiten sehr ähnlich, d. h. Herpetomonas-förmig sind und empfiehlt daher, solange man die weitere Entwicklungsgeschichte der Kala-azâr-Parasiten misskennt, diesen sicheren Beziehungen Rechnung zu tragen und die Kala-azâr-Parasiten in der Nähe der Trypanosomen zu lassen. Vielleicht weisen diese gemeinsamen Herpetomonas-Studien auf phylogenetische Beziehungen hin, die aufzuklären die Aufgabe der Entwicklungsgeschichte sein wird.

M. LAVERAN: Il est très vrai que les trypanosomes ont des formes *herpeto*-*monas* dans les cultures ou dans le tube digestif des parasites suceurs de sang qui propagent les trypanosomiases, mais pour le parasite de Leishman-Donovan on ne connaît pas la forme trypanosomienne *vraie*. Il faudra attendre que l'on connaisse l'évolution complète du parasite pour le classer d'une façon définitive.

Trypanosomiasis humaine

Par MM. DAVID BRUCE et E. D. W. GREIG, Londres (v. page 37 du volume
de la section de Médecine coloniale et navale).

Trypanosomiasis humaine

Par M. AYRES KOPKE, Lisbonne (v. page 233 du volume de la section
de Médecine coloniale et navale)

Histological observations in sleeping disease and other trypanosome infections

Par M. F. W. MOTT, Londres.

It is now generally accepted that Sleeping Sickness is a chronic disease caused by the Trypanosoma Gambiense, the usual mode of infection being by a biting fly, the Glossina Palpalis.

Material used

The material upon which the observations recorded in this communication are based has been forwarded to me from Uganda with the exception of material from four cases of sleeping sickness which have died in England, one being that of a European under the care of Sir Patrick Manson.

By the desire of the Committee on Tropical Diseases of the Royal Society, Col. Bruce has given instructions to his assistants and they have forwarded to me from Entebbe material from 24 cases of sleeping sickness in natives, also portions of the brains of eight monkeys experimentally inoculated with Tryp. Gambiense, two oxen infected with Jinga trypanosome (probably a species of Nagana) and one donkey.

I have also examined the tissues of a monkey that died two years after infection by Tryp. Gambiense which showed the typical lesions of sleeping sickness recorded by Capt. Harvey and Major Leishman; the brain of a rabbit that died three months after inoculation with Surra. Finally the central nervous system of a stallion that died of Dourine (Mal de Coït) 27 months after infective coitus (1).

The tissues have been preserved in Formol or Formol-Müller solution, or they have been sent already embedded in paraffin after having been hardened for a short time in 5% Formalin solution. Sections were cut of either 5 μ or 10 μ thickness.

Staining Methods

The following staining reagents were used for the sections cut in paraffin.

1. Romanowsky, Leishman, Polychrome blue and eosin.

These stains were relied on to show the existence of trypanosomes or their degenerated products, lymphocytes, plasma cells and other cells in the meningeal and perivascular infiltrations. It was found that the polychrome blue and eosin also revealed the glia cells by the fact that the body of the cell and processes stain pink, the nucleus blue. These stains served also in conjunction with the Gram method for the discovery of microorganisms.

2. Heidenhain haematoxylin, Van Giesen and modified Mallory and Weigert methods were used for differentiating the neuroglia cells and their processes.

3. The Marchi and new Weigert methods for showing the acute and chronic nerve fibre destruction. For this purpose the material was embedded in celloidin.

---

(1) The full Report of the examination of this material will be published shortly in the Proceedings of the Royal Society. It is now in the Press.

By one or several of these methods combined observations were made regarding the following points.

a) The existence of trypanosomes, degenerated products of trypanosomes or Leishman bodies.

b) Changes in the nerve cells of the brain, spinal cord and spinal ganglia.

c) Changes in the pia-arachnoid membranes, the blood vessels and lymphatic structures especially with reference to (1) the endothelial cells, (2) the neuroglia cells, the branches of which form supporting trabeculae of the perivascular lymph spaces, and (3) the lymphocyte and plasma cell infiltration characteristic of sleeping sickness.

d) The existence of micro-organisms.

e) The degeneration of nerve fibres and glia substitution

It may be mentioned that, in a number of instances, sections of the lymphatic glands, some of which were removed during life and others post-mortem, were examined by the same methods.

In some of the cases all the organs and tissues of the body were examined.

The principal pathological conditions observed were either drawn or photographed.

An epitome of most of the cases is given at the end of the communication together with reference to notes and observations made at Entebbe by the members of the Commission under whose care the cases were. Also observations and notes made by myself on the examination of the tissues.

*

In every case of sleeping sickness, in which symptoms of the disease had been observed during life, I have found the same chronic meningo-encephalitis which I first described in 1898 (1) and which has been since confirmed by the Portuguese Commission (7) and others. I did not in those two cases find evidence to support the view that this disease was caused by microbial infection, but in the material received from Uganda I was surprised at the large proportion of cases, nearly 80 %, which showed diplococcal or diplo-streptococcal infection. It is therefore not to be wondered at that the Portuguese authorities should at first have considered this organism the essential cause or

that Castellani (10) should, before he discovered the trypanosoma in
the cerebro-spinal fluid, have considered the diplo-streptococcus
a specific micro-organism for this disease, or that he should have
regarded it afterwards as playing an important part in producing
secondary or terminal infection and causing the death of the patient with which I was myself in agreement. But numbers of facts
have accumulated, notably the death of Europeans suffering
with Tryp. Gambiense infection long after they have left the
country where the disease is endemic; the production of the
characteristic lesions in monkeys by experimental inoculation;
the absence of the lesion in any other conditions of infection
than trypanosome infection; the chronicity of the disease as
shown by European cases; and the existence of cases only where
the Tryp. Gambiense and the Glossina Palpalis coexist as first
demonstrated by Col. Bruce (11), to remove all doubt that the
trypanosome infection is *alone* the cause of the disease, but how
the trypanosomes produces this characteristic, we might say specific morbid, change in the central nervous system we do not
know. Not so far has either histological examination or experiment solved the problem.

*There is a parallelism between the intensity of the lethargy,
the chronicity of the disease and the characteristic histological
changes in the central nervous system.*

Personal observations during life upon cases which died in
England and reference also to the symptoms and the duration
of the cases which were at Uganda convince me that the above
statement is true; for I have found by microscopic examination
of the tissues that those cases which showed the most pronounced cell infiltration of the membranes and perivascular spaces
were the most chronic and exhibited during life the most severe
lethargy, whereas one case, which had long suffered with Tryp.
Gambiense in the blood and enlarged glands but which manifested no signs of lethargy, died after a ten days illness from pneu-
monia and pneumococcic meningitis. The brain and cord however shewed no perivascular cell infiltration in those situations
where in sleeping sickness it is most abundant; viz., the sub-
cortical white matter and the internal capsule.

*The disease is characterised by a chronic polyadenitis (Greig
and Gray, Reports S. S., No VI, which is subsequently followed by a
chronic inflammatory change in the lymphatics of the brain and
spinal cord.*

All observers from the earliest time have noticed the enlargement of the lymphatic glands and Greig at my suggestion examined the fresh juice of the glands. He is of opinion from his observations that gland puncture is an easier and more reliable mode of determining the existence of Tryp. Gambiense than examination of the blood or cerebro-spinal fluid.

Dutton & Todd (19) came to the same conclusion working in the Congo. Many natives in Uganda and the Congo State have however enlarged glands and yet are not the subjects of sleeping sickness. They may be however, and probably in most cases are, candidates for the disease.

Do the trypanosomes therefore get into the glands and *multiply there* setting up a chronic inflammatory process which terminates in fibrosis? The glands may be inflamed and enlarged and yet be sterile as regards micro-organisms. It is probable that the trypanosomes infect the lymphatic glands by escaping from ruptured capillaries. Similarly the trypanosomes may infect the cerebro-spinal fluid and the lymphatic structures of the central nervous system. If the trypanosome can set up chronic inflammatory changes in the lymphatic glands as there can be no doubt that they do, and yet microscopic examination of sections reveals but occasional and scanty evidence of their presence, it is quite reasonable to suppose that they can similarly produce chronic inflammatory changes in the lymphatic structures of the central nervous system. We do not know whether the trypanosomes produce this chronic irritation by their mere mechanical presence which seem unlikely, seeing that the vessels may be crammed with trypanosomes in Nagana and Surra without causing lymphangitis. There is according to Plimmer (12), Thomas and Anton Breinl no reliable experimental evidence that they produce a chemical toxin, although that would seem the most probable mode of causing such chronic inflammatory change. The numbers of trypanosomes found in the cerebro-spinal fluid are in no way proportional to the changes found in the central nervous system. Yet there is considerable evidence (Vide Sleeping Sickness Reports Royal Society) to show that not until trypanosomes are found in the cerebro-spinal fluid does the chronic inflammatory change take place. If they existed in abundance we might consider that this fluid afforded a suitable medium for their propagation and the absence normally of leucocytes in this fluid might be accounted a cause. On the other hand the small quantity of proteid this fluid contains would not admit of suitable nutrition.

The fact that the posterior spinal ganglia always show some chronic changes, viz. proliferation of the endothelium, of the lymphatic capsules of the ganglion cells together with lymphocyte accumulation, may be due to the absorption of toxins from the neighbouring infected paravertebral glands.

The fact that in all cases of sleeping sickness the cervical glands are enlarged, taken in conjunction with the fact that the most marked change is found about the base of the brain, suggests the probability that the chronic inflammation of the lymphatics spreads along the nerves, spinal ganglia and roots to the central nervous system, and especially along the lymphatics of the nerves and vessels entering the base of the skull. But it must also be remembered that this is the situation where the largest quantity of cerebro-spinal fluid is found.

This chronic inflammatory change is manifested by a proliferation of the neuroglia cells especially of those which are related to the perivascular lymph spaces and accumulation of lymphocytes in the meshwork. In chronic cases, plasma cells of Marschalko similar to those in the lymphatic glands may be found. Various other cells are met with in less numbers, some being the result of degenerative changes, others of endothelial origin with phagocytic activity.

By one of the several differential staining methods employed, the cell proliferation in the perivascular lymphatics can be seen to consist of numerous branching glia cells with large and numerous processes which form a meshwork extending from the brain substance on to the vessel walls (Vide figs. Plate I & II). In the spinal cord and not necessarily corresponding to any system of atrophied nerve fibres there is a great increase of the sub-pial and septal glia tissue. Moreover the glia cells show active proliferation elsewhere. The central canal in chronic cases is usually completely filled up by proliferated glia cells and in the surrounding grey matter there is a great increase; even in very young subjects this marked proliferation was observed. A full account of this neuroglial change, which in my opinion precedes even the lymphocyte infiltration, will be published shortly in Vol. III Archives of Neurology by Dr. Elsuth who has been studying

material which I have placed at his disposal for this purpose.

The perivascular neuroglia proliferation was found in some
cases of experimental sleeping sickness when there was no
obvious lymphocyte infiltration around the vessels and I have
observed it in al cases of human sleeping sickness. The
more chronic the case the more marked is the neuroglia proliferation; moreover not only are the neuroglia cells more numerous but larger and with more branching processes resembling much the spider cells seen in General Paralysis. I have
seldom, however, found the capillary changes seen in this disease. Rod cells (Stäbchenzellen) and sprouting endothelial
capillary cells are rarely met with. It is probable that the
endothelial cells of the lymph spaces and vessels undergo
proliferation. This is well seen in the capsules of the ganglion
cells of the posterior spinal ganglia (Vide Plates I-IV), where
they may be seen three deep, also in the vessels and sinuses of
inflamed lymphatic glands. Around the vessels in the brain
are seen often large cells similar to the Körnchen-Zellen
of Alzheimer (Vide Plate I). Frequently they have a morular
appearance and I have termed them morular cells. Some
of these large cells are undoubtedly degenerated plasma cells,
for all stages can be seen in the lymphatic glands from
lymphocytes to large degenerated plasma cells (Vide Plate III).
Others from their staining reaction appear to be endothelial cells
filled with red corpuscles (Vide Plate IV), which have undergone change. They may be considered macrophages similar
to those which have been described in the cerebrospinal fluid
when hæmorrhage has occurred.

*Examination of slides of the fresh juice of the glands obtai-
ned during life by puncture and stained for trypanosomes proves
conclusively that the cause of the glandular enlargement and of
the chronic inflammatory changes met with, is the presence of trypanosomes. Yet the microscopic evidence of the existence of trypanosomes in the sections of the glands is not more satisfactory than
the evidence of their existence in the perivascular and meningeal
infiltration of the nervous tissue. Chromatin particles which may
be micro-nuclei and macronuclei can be seen as well in one as in
the other. Smears of fresh brain sometimes reveals trypanosomes
the same as smears of glands.*

Smears of glands removed during life from the necks of

natives suffering with Tryp. Gambiense, but not yet manifesting signs of sleeping sickness (although sterile as regards micro-organisms) showed trypanosomes and degenerated products of trypanosomes in the form of small and large chromatin rings (macro-nuclei and micro-nuclei). Sections of the same glands exhibited macro-nuclei and micro-nuclei and occasionally a trypanosome. As the glands were sterile it may be presumed that the trypanosomes were the cause of the swelling and chronic inflammatory changes. The sections showed increased vascularity, lymphocytes in all stages to the formation of plasma cells of Marschalko as shown in Plate III and large numbers of degenerated swollen plasma cells like those seen occasionally in the perivascular lymph spaces of the brain in sleeping sickness. Moreover some of the large cells appear to be endothelial cells which have taken on a phagocytic function and eaten up lymphocytes and chromatin particles. The endothelial cells have proliferated in these inflamed glands (Vide Plate) and subsequently there is a tendency to necrosis of the cell elements and fibrosis, by nuclear proliferation and thickening of the trabeculae and walls of the lymph sinuses and vessels. Later these glands, when the inflammation subsides, become dense fibrous, and less vascular. Quite similar appearances were observed in glands removed during life from the neck in cases of pronounced sleeping sickness. These glands were frequently sterile, but the majority which I received that were removed post mortem and a certain number even removed during life especially just before the fatal termination, showed points of suppuration in their interior and an infection with diplo-streptococci. I have however come to the conclusion that these organisms only play the part of a terminal or late secondary infection due to the breaking down of the defences of the organism. This streptococcal invasion must however play a part in hastening the fatal termination.

In marked chronic cases of sleeping sickness the appearances presented by the lymphatic glands resemble in many ways the infiltration of the perivascular lymphatics of the central nervous system. In the latter there are proliferated lymphocytes, granule cells, plasma cells, proliferating endothelial cells, occasional degenerated trypanosomes and numerous chromatin particles, many of which are probably micro-nuclei and macro-nuclei entangled in the markedly proliferated neuroglial sostentacular framework. Plate III shows this correspondence of the histological appearance in the lymph sinus of the gland and the perivascular lymphatics of the brain.

We may therefore conclude that the presence of the trypanosomes in these perivascular lymphatics and in the subarachnoid space (as evidenced by their constant existence in the cerebro-spinal fluid, sometimes in such numbers as to be found without centrifuging) might cause, as in the lymphatic glands, this chronic lymphatic inflammation of the central nervous structures. Infection of the cerebro-spinal fluid may be from the lymphatic glands or more probably from the blood by capillary hæmorrhages. The European cases and the few animals which have shown the characteristic lesions have all lived over two years after infection; it consequently takes time to effect the change.

All case of sleeping sickness have trypanosomes in the cerebro-spinal fluid at some time or other and it is probable that the entrance of the trypanosomes into this fluid marks the onset of, and slowly causes, the chronic inflammatory change in the lymphatic system of the central nervous system. The alternative hypothesis is that the trypanosomes by multiplying in the lymphatic glands produce a toxin which is absorbed by the lymphatics and this toxin proceeds along the vessels and nerves to the lymphatics of the cerebro-spinal axis. The route being especially from the cervical glands by the lymphatics of the large vessels and nerves entering the base of the skull.

This chronic inflammation of the lymphatics of the brain with perivascular glia cell proliferation, lymphocyte and plasma cell accumulation will gradually and progressively interfere with the flow of the lymph stream and the circulation of the cerebro-spinal fluid. It is not decided whether the cerebro-spinal fluid functions as the lymph of the brain or whether it simply forms a water jacket around the lymphatic sheath which is closely applied to the wall of the vessel. The lymphocytes and glia cells certainly fill up this space and interfere with the normal outflow of the fluid from the cerebro-spinal cavity; consequently when lumbar puncture is performed there is usually evidence of increased pressure; moreover the fluid contains abundance of lymphocytes. This increased intracranial pressure interferes also with the circulation of the blood in the small vessels and the characteristic symptoms of the disease viz. lethargy, tremors and muscular weakness, may be explained by the functional depression of the nerve cells from a deficient nutrition and interference with oxidation processes, brought about by mechanical and bio-chemical interferences with the activities of the nerve cells and not to actual neural destruction. This is shown by the patients retaining comprehension of their surroundings and by their intelligent response to questions when roused from their lethargy. A totally different picture to general paralysis (also a meningo-encephalitis), in which there is a profound parenchymatous change, whereas sleeping sickness appears *to be a primary interstitial process* although later on in the disease, especially when it is chronic and of long standing, marked chromolytic and a certain amount of destructive degeneration of the neurons occurs. Some of these changes are due to secondary and terminal microbial invasion.

In chronic cases marked chromolytic changes in the ganglion cells occur especially in those regions where the perivascular infiltration is most severe, e. g. the medulla oblongata, and probably this may be one of the causes of death. The nucleus becomes large and clear, sometimes eccentric; there is a perinuclear chromatolysis, only a little of the Nissl substance remaining at the circumference of the cell. The processes appear broken off and when dendrons are seen the Nissl substance on them is much diminished or absent. Sometimes a dead ganglion cell is seen being devoured by leucocytes (Vide Plate IV.). In other cases even where very chronic, it is astonishing how little change the ganglion cells show as compared with the intense interstitial change. Some of the changes observed in the ganglion cells in many of the cases are obviously due to high fever and terminal or secondary toxaemia from microbial invasion. By Weigert method there is considerable glia proliferation in the cord. Some of this may be due to degenerative atrophy, but its distribution would indicate that it is more the result of a primary proliferation. This glial proliferation is most marked where the cerebro-spinal fluid is most abundant; viz., about the base of the brain, along the perforating arteries which supply the basal ganglia and white matter, superficial surface of the convexity of the brain and the spinal cord. The glial proliferation in the spinal cord, especially that which fills up the central canal, does not accord with any neuronic systems, but is a subpial and septal proliferation.

The infrequency with which trypanosomes can be demonstrated in the blood and infiltrations of sleeping sickness can be accounted for as follows.

(a) The Tryp. Gambiense is not found without careful search in blood films even in severe cases.

(b) After death in 80% of the thirty cases which I have examined, secondary or terminal microbial infection (in the majority of cases diplo-streptococcal) was found and, as culture experiments of Novy & Mc Neal (13) show, micro-organismal infection of the culture media interferes with the growth of the trypanosomes. The cases in which I found most evidence of trypanosomes in the sections of the tissues were two chronic cases uncomplicated by microbial infection. In the European case, under the care of Sir Patrick Manson, which Low and I (4) examined, the trypanosomes disappeared from the blood a short time before death, the immediate cause of which was a generalised diplococcal invasion.

Experimental Evidence.—Animals inoculated with Tryp. Gambiense usually die before the characteristic lesions of the nervous system can occur. I have examined the tissues of 9 animals (Monkeys) which were inoculated at Entebbe in one way or another with Tryp. Gambiense. They were all said to have exhibited the characteristic lethargy, but it is very difficult to differentiate (according to my experience, which is a large one) between a monkey that sits moping when profoundly ill and an animal which exhibits a lethargy on account of the brain lesions.

The tissues of the brains of all the animals sent to me with the exception of one showed no characteristic change. The vessels of the brain were empty and there was no meningeal or perivascular infiltration. Several of these animals had survived the infection (as proved by the existence of trypanosomes in the blood) a year. One was subsequently infected with diplo-streptococcus from a sleeping sickness case; yet there was no sign of the meningo-encephalitis met with in every case of sleeping sickness. This was the experience apparently of Prof. Ayres Kopke (14).

(1) The tissues however of one monkey inoculated with Tryp. Gambiense showed the characteristic lesion. This case was reported by Major Leishman and Capt. Harvey (15). It survived the infection two years. I have examined portions of

the tissues kindly given to me by Major Leishman and find that
there is a very marked neuroglia proliferation of the perivascular lymphatics, endothelial cell proliferation and lymphocyte
accumulation and a few plasma cells around the vessels of the
brain in all the situations examined. In fact the lesion in no res-
pect differs from that of human sleeping sickness (Vide fig. 2
Plate II).

The cerebro spinal fluid and tissues in this case were, according to Leishman, sterile.

(2) A monkey, upon which large numbers of infected flies
were allowed to feed on several successive occasions, exhibited
trypanosomes in the blood and cerebro-spinal fluid and died
eight months after the first fly feeding, having presented symptoms
of lethargy. Reports of the Sleeping Sickness Commission of the
Royal Society, No VI, pp. 107 & 108.

The subcortical white matter of this animal showed a considerable glia cell proliferation in relation to the vessels, but there
was little or no evidence of lymphocyte accumulation (Vide fig. 1,
Plate II).

It is possible therefore that the glia cell proliferation precedes and in a measure causes the lymphocyte accumulation in the
perivascular space.

Examination of the nervous tissues of animals inoculated
with Nagana, Surra and Jinga trypanosomes and which died
within a few months of infection, the blood swarming with trypanosomes or modified or degenerated trypanosomes, showed no
perivascular or meningeal changes.

1. The brain of a rabbit hardened in formol, inoculated with
Surra, which died three months later, was kindly given me by Dr.
Plimmer, and showed the following appearances in sections.

By any of the staining methods employed, nearly all the
blood vessels showed masses of trypanosomes, as the figs. 5-6,
Plate V exhibit. Single trypanosomes could be seen in the capillaries; in the larger vessels solitary trypanosomes and whorls of
trypanosomes and plasmoidal masses, which may be either degenerated trypanosomes consisting of a zoogloeal mass in which
many more deeply stained macro-nuclei and micro-nuclei can be
seen, or, as (16) Plimmer and Bradford consider, of amoeboid
forms. But in spite of this extraordinary trypanosome infection the
blood vessels showed little or no inflammatory reaction.

The perivascular spaces showed no lymphocytes, the ganglion cells showed marked chromolytic changes, otherwise there was nothing noteworthy in the nervous system (Vide Plate V).

2. The brains of two oxen infected with Jinga trypanosomes were examined. The animals died within three months of infection; the results of the examinations were extremely interesting and will be given in some detail.

Experiment 162 (Reports of Sleeping Sickness Commission, Vol. VI, p. 171).

The cortex cerebri, the cerebellum, medulla and spinal cord were examined, and all yielded the same results. With a magnification of 1200 diameters, the capillaries and vessels were found to contain chromatin bodies, exactly resembling Leishman bodies except that they were smaller, measuring from 1 to 2 μ, much more frequently 1 μ, rarely as large as 2 μ. These were either circular or oval rings or had the appearance of the chromatin particles being situated at the two poles. Several drawings from microphotographs are given to illustrate their appearance and their numbers. Some of the capillaries show immense numbers, and in some transections of larger vessels, these bodies can be observed lying in a zoogloeal mass (Vide Plate V).

Individual bodies exhibit some diversity in their form, indicating division. A large number of stained particles (which may be micro-nuclei) can be seen.

The Jinga trypanosome, as the accompanying drawing shows (Vide Plate V), is comparatively a large organism, as seen in the blood of a monkey, which was inoculated with it. Its oval macro-nucleus is much larger than these chromatin bodies which are seen in the vessels. If these chromatin bodies, as Leishman would affirm, are the macro-nuclei of trypanosomes, then it is difficult to explain why a dozen or more of the chromatin bodies can sometimes be seen lying in a space which would be covered by one trypanosome. Still the trypanosomes may have degenerated elsewhere and the macro-nuclei be carried into the capillaries. In view, however, of the researches of Capt. Rogers (17) regarding Leishman bodies being altered phases of trypanosomes, and the contention of Plimmer and Bradford (16), the existence of amoeboid forms of trypanosomes, it is possible that these chromatin bodies may be some phases in the life of the trypanosome in the blood.

Experiment 202. OX (Loc. Cit. p. 174).

This animal died within three months of infection and the

same portions of the brain were examined. It was only after some careful searching that I could find a few vessels containing these chromatin bodies. A drawing is given to illustrate these vessels. It will be observed that there are a far larger number of minute, just visible, stained particles.

It may be mentioned that in these two cases there was no sign of meningo-encephalitis, and there was no diplo-streptococcal infection. The ganglion cells showed chromolytic changes, and there were *many minute capillary haemorrhages*, probably due to plugging of the capillaries by the organisms.

I have observed in the lymphatic glands, meninges and perivascular lymphatics of the brain of sleeping sickness cases chromatin rings only smaller, very similar to the chromatin rings seen in the vessels of Jinga and Surra infected animals, of the trypanosome origin of which there can be no shadow of doubt. It is therefore probable that a large number of the chromatin particles seen in sections of sleeping sickness tissues are not debris of degenerated cells but debris of degenerated trypanosomes or their modifications. Especially is this argument valid if the tissue, as in the case of the glands removed during life, had been shown to be sterile. Moreover I have seen appearances in sections of lymphatic glands removed during life, of thread-like attenuated form resulting from division, not unlike those figured by (11) Gray and Tulloch as multiplying by fission in the stomach of the Glossina Palpalis. Vide Plate 3.

BIBLIOGRAPHY

1. Mott. The changes in the central nervous system of two cases of Negro Lethargy, sequel to Dr. Manson's Clinical Report. Brit. Med. Journal. Vol. VI, p. 1666, 1899.
2. Mott. A Case of Negro Lethargy by Stephen Mackenzie with a note on the histological changes of the Nervous System by F. W. Mott. Trans. Path. Soc. Lond. Vol. 51, Part II, 1900.
3. Manson & Mott. African Lethargy, or the Sleeping Sickness. Trans. Path. Soc. Lond. Vol. 51, Part II, 1900.
4. Mott & Low. The examination of the tissues of a case of Sleeping Sickness in a European. Brit. Med. Journal. April, 1904.
5. Mott. Observations on the Brains of Men and Animals infected with various forms of Trypanosomes. Proceedings of the Royal Society. Vol. B 76, 1905.
6. Mott. The Cerebro-spinal Fluid in relation to Diseases of the Nervous System. Brit. Med. Journal, December, 1904.
7. Bettencourt, Kopke, Gomes de Rezende, Correa Mendes. La Maladie du Sommeil. Lisbon, 1903.

8. Warrington. A note on the condition of the Central Nervous System in a case
    of African Lethargy. Brit. Med. Journal, Vol. II, p. 929, 02.

9. Sicard et Montier. Recherche Bact. et Histol. dans un cas de Maladie du Som-
    meil chez un blanc. La Presse Méd. Dec., 05.

10. Castellani. Researches on the Etiology of Sleeping Sickness. Journal of Tropi-
    cal Medicine, June, 1903.

11. Bruce. Reports of the Sleeping Sickness Commission.

    Vol. I   (1) Castellani. Presence of Trypanosomes in Sleeping Sickness.
              (2) Bruce & Nabarro. Progress Report on Sleeping Sickness in Uganda.

    Vol. II   (3) Christy. The Distribution of Sleeping Sickness.
              (4) Castellani. Adult forms and developmental forms of the Trypano-
                  somes found in Sleeping Sickness.
              (5) Low & Castellani. Report on Sleeping Sickness from its Clinical
                  Aspects.

    Vol. III (6) Christy. The Epidemiology and Etiology of Sleeping Sickness in
                  Equatorial East Africa.
              (7) Theobald. Report on a Collection of Mosquitoes and other Flies
                  from Equatorial East Africa.

    Vol. IV   (8) Bruce, Nabarro and Greig. Further Report on Sleeping Sickness in
                  Uganda.

    Vol. V   (9) Austen. A Provisional List of Diptera.
              (10) Nabarro & Greig. Further observations on the Trypanosomiases
                  (Human and Animal) in Uganda.

    Vol. VI   (11) Greig & Gray. Continuation Report on Sleeping Sickness in Uganda.
              (12) Greig. Report on Sleeping Sickness in the Nile Valley.
              (13) Austen. The distribution of the Tsetse Flies.
              (14) Gray & Tulloch. The Multiplication of the Trypanosoma in the
                  Alimentary Canal of the Glossina Palpalis.

12. Thomas and Anton Breinl. Trypanosomes, Trypanosomiasis and Sleeping
    Sickness. Report. Vol. VI, Part II, 1905. Thompson Yates & Johnston Labo-
    ratics. University of Liverpool.

13. Novy. Journal of Infectious Diseases. Vol. II, No. 2, March, 05.

14. Kopke. Investigações sobre a doença do somno. Archivos de Hygiene e Patho-
    logia Exoticas. Vol. I, Fas. I.

15. Harvey. Report on a Case of Experimental Sleeping Sickness in a Monkey.
    Journal Royal Army Medical Corps, May, 1905.

16. Bradford & Plimmer. The Trypanosoma Brucei, the organism found in Nagana
    or Tsetse Fly Disease. Quart. Journal Micro. Science, Vol. 45, April 20th, 05.

17. Rogers. Preliminary Note on the development of Trypanosoma in cultures, of
    the Leishman Donovan Bodies of Cachexial Fever and Kala-azar. Lancet, July
    23rd, 1904.

18. Marshall. The present state of knowledge is well summed up by Marshall (F. W. M.)
    Trypanosomiasis or Sleeping Sickness. Review of Neurology and Psychiatry,
    Feb, 1905.

19. Dutton & Todd. Gland Puncture in Trypanosomiasis. Liverpool School of Tro-
    pical Medicine. Memoir XVI, 1906.

PLATES

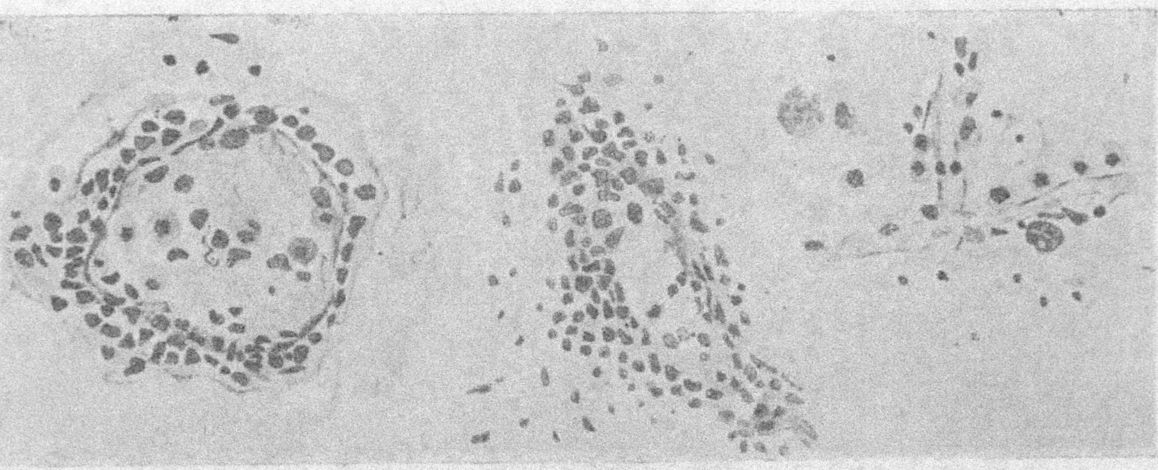

Plate I

Fig. 15. Appearances presented by the vessels of the brain in a very chronic case of Sleeping Sickness.

1. Transection of small vessel of medulla oblongata showing perivascular infiltration. In the centre of the blood vessel is a trypanosome. Amidst the blood corpuscles there are numerous small and large mononuclear leucocytes.

2. Small vessel with either plasma cells (p) or large mononuclear leucocytes on the outside and large granule cells which I have termed morular cells (m). They correspond to Körnchen-Zellen of Alzheimer.

3. Small vessel dividing into two capillaries showing nuclear proliferation in the neighbourhood, plasma cells (p), lymphocytes (l) and glia cells (g).

4. Three large glia cells (g) their branches ending in a network around and upon a small vessel, lymphocytes (l) and plasma cells (p) are seen scattered about.

5. Small vessel showing endothelial nuclei proliferated, and three plasma cells. Magnification 400.

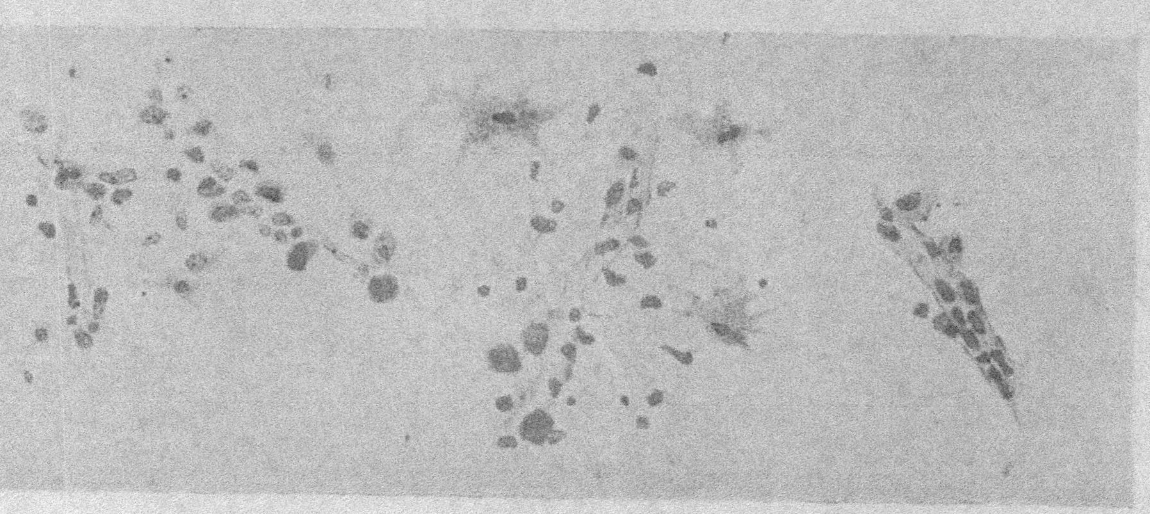

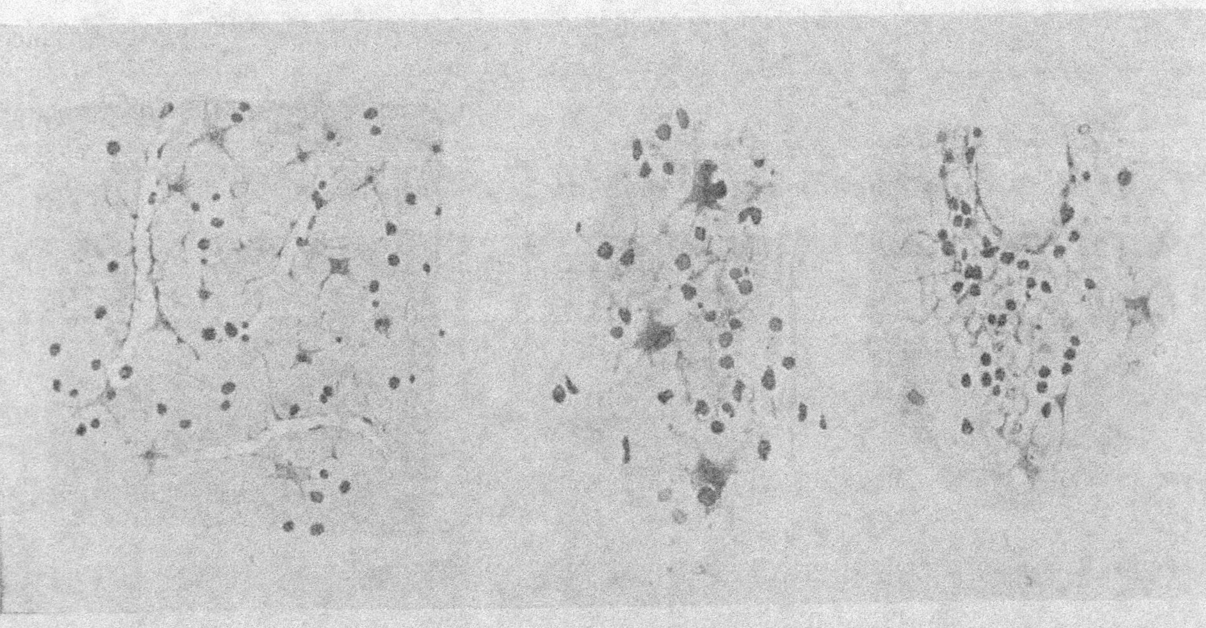

Plate 11

1. Section of sub-cortical matter of brain of monkey that died after infection by trypanosomes caused by infected flies being allowed

in considerable numbers to bite the animal. There is little or no perivascular lymphocyte infiltration but a considerable increase in size and number of the perivascular glia cells. Magnification 344.

2. Section of sub-cortical white matter of monkey that died two years after infection (and which showed the characteristic lesion of sleeping sickness, Harvey & Leishman). The glia proliferation is well seen and in the meshwork of the branching fibres which form the reticulum of the perivascular lymphatic space (which is seen in longitudinal section) are numerous lymphocytes. The body and reticulum of the glia cells was stained pink in the section; the lymphocytes and neuroglial nuclei were stained blue. Magnification 480.

3. Transection of a blood vessel in the sub-cortical white matter—sleeping sickness. Only the neuroglial nuclei are stained. The lymphocytes are pale and unstained and lie in the branching meshwork of the glia cells. Magnification 385.

4. Small vessel of brain of monkey in which the blood vessels of the brain had been rendered empty and collapsed by ligation of all four arteries. This is to show the perivascular space filled with cerebro-spinal fluid and the supporting neuroglial trabeculæ; such as are shown in the drawing are only seen at intervals. It can be understood that if these trabeculæ are greatly increased the lymphocytes will tend to be caught in the meshes. Magnification 800.

5. Appearance of active proliferating young glia cells found in great numbers in sleeping sickness tissues. Magnification 400.

6. Red cells (Stäbchen-Zellen) are rarely seen. Occasionally appearances like fig. 6 are seen. Magnification 400.

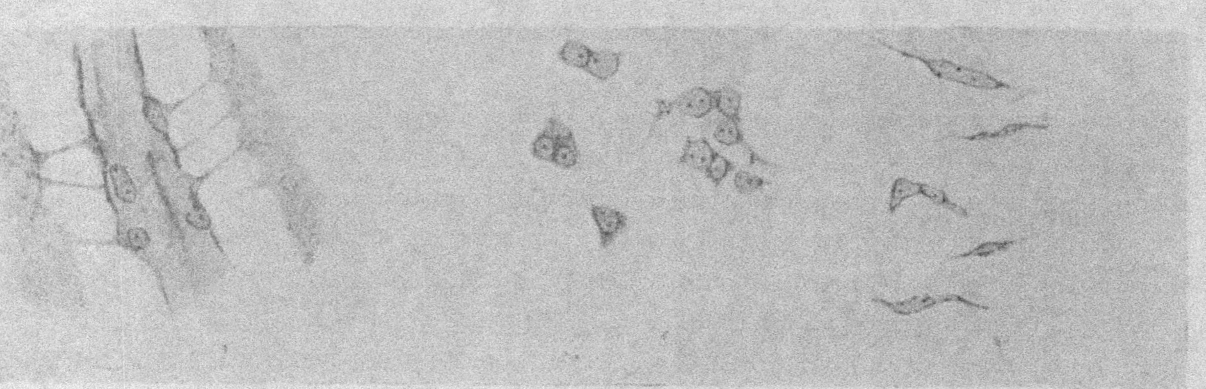

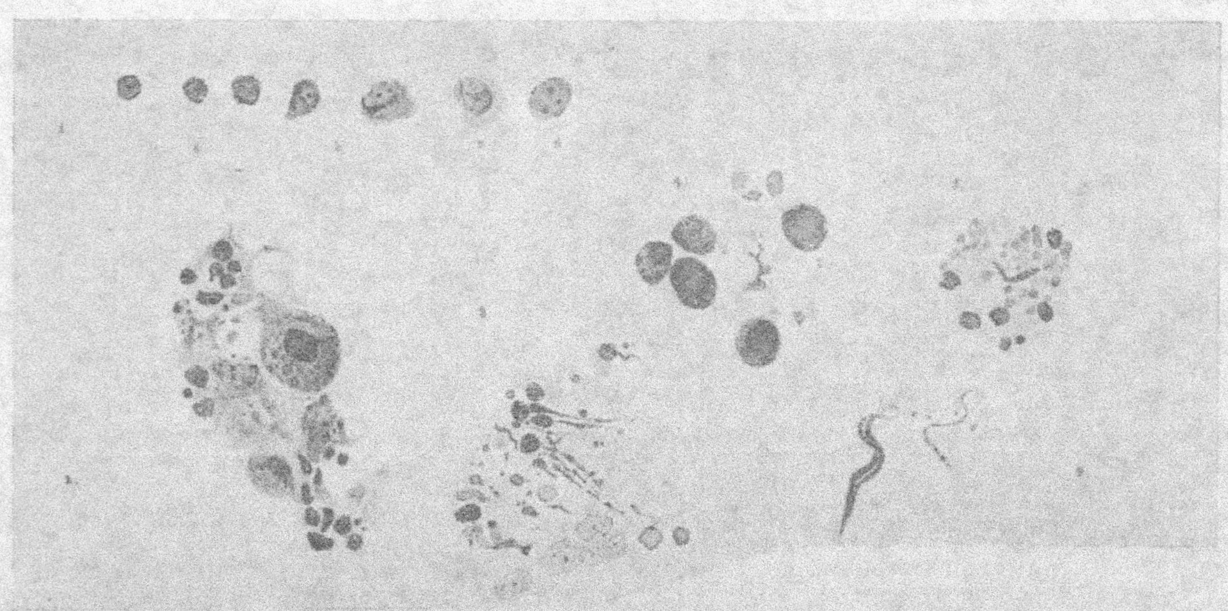

Plate III

1. Lymphocytes and their transition to plasma cells, a-c, d, degenerated plasma cell seen in section of lymphatic gland
2. Various degenerated cells seen in section of lymphatic gland
3. Thread like bodies and granules deeply stained seen in section of lymphatic gland, probably altered and degenerated trypanosomes

4. Trypanosoma Gambiense in smear of fresh gland juice, several lymphocytes, micro-nuclei.

5. Trypanosome in gland section amidst disintegrated cell products.

1-5. Sections cut in paraffin 5 u stained with Leishman fluid, from enlarged cervical gland removed during life from a case of trypanosome fever before symptoms of sleeping sickness had occurred. Magnification 800.

6. Section of lymphatic gland from a recent fatal case of sleeping sickness in a European. The glands in this case were not much enlarged. There is a very marked proliferation of the endothelial nuclei. Magnification 400.

7. Proliferation of the connective tissue cells of the reticulum of a lymph sinus, marked proliferation of the nuclei of the endothelial cells seen. This chronic change closely accords with the change observed in the perivascular lymph spaces of the central nervous system. Magnification 400.

8. Various granules and products of cell (and trypanosome?) degeneration seen in the perivascular infiltration of the central nervous system in sleeping sickness. Magnification 800.

9. Altered appearance of the trypanosomes when undergoing multiplication in the stomach of the fly Glossina palpalis after Greig & Tulloch.

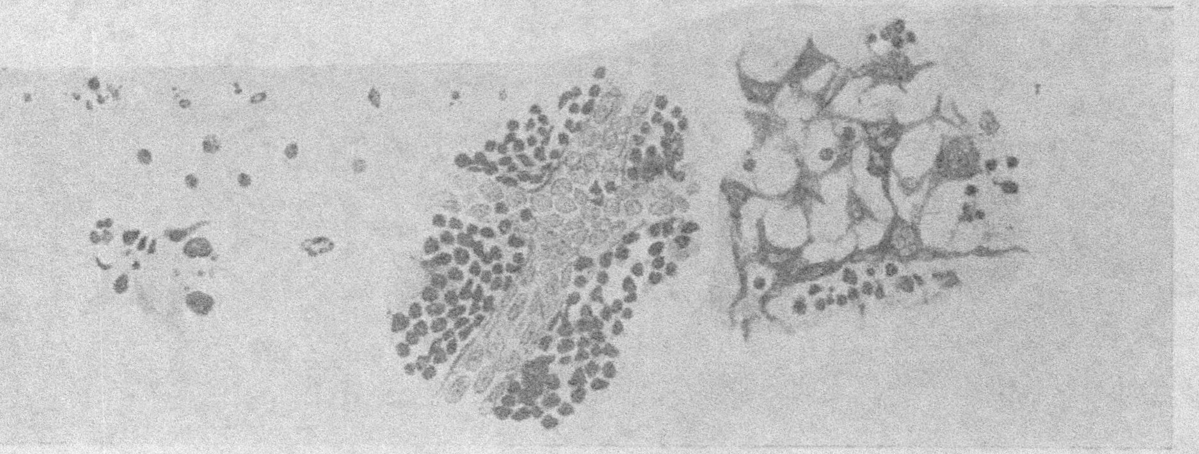

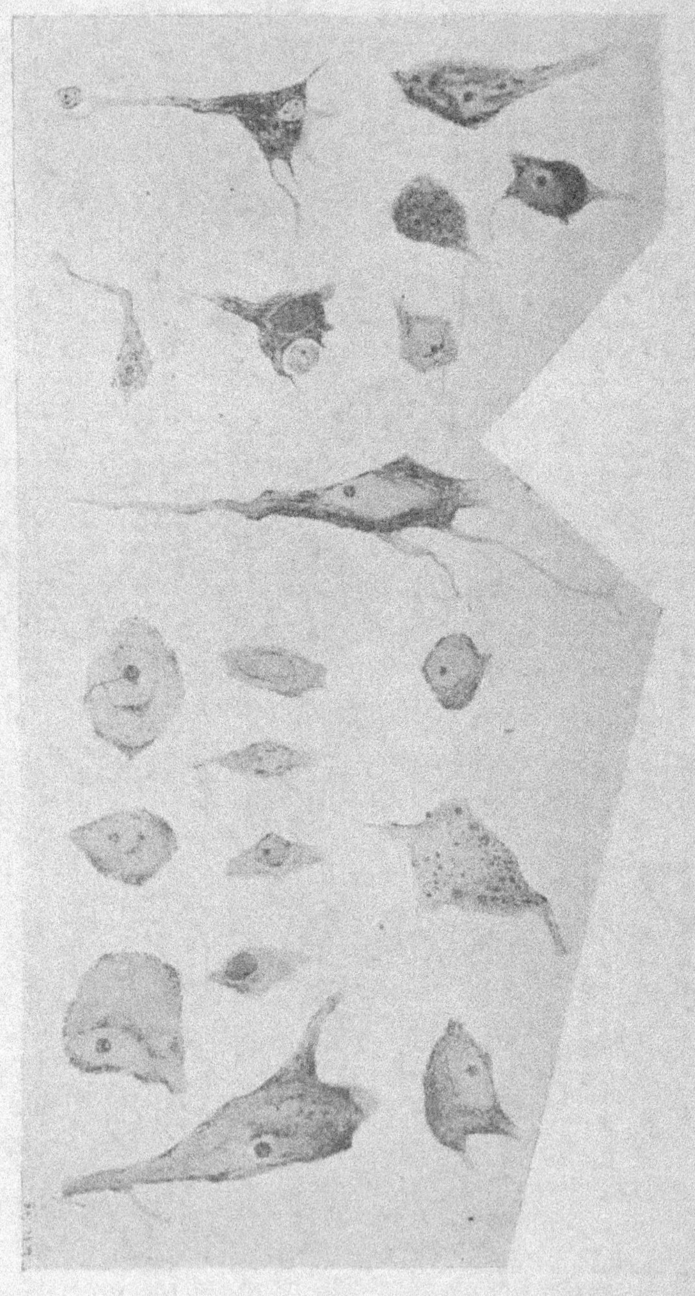

1. Appearance of various cells of cortex in cases of very chronic sleeping sickness showing various stages of chromatolysis and chronic degeneration. One cell is covered with phagocytes (h: two large irregular cells (m). Magnification 100.
2. Section of spinal ganglion showing lymphocyte interstitial infiltration. Magnification 95.
3. Section of same more highly magnified showing endothelial cell proliferation of the capsules of the ganglion cells and interstitial lymphocyte infiltration. Magnification 400.

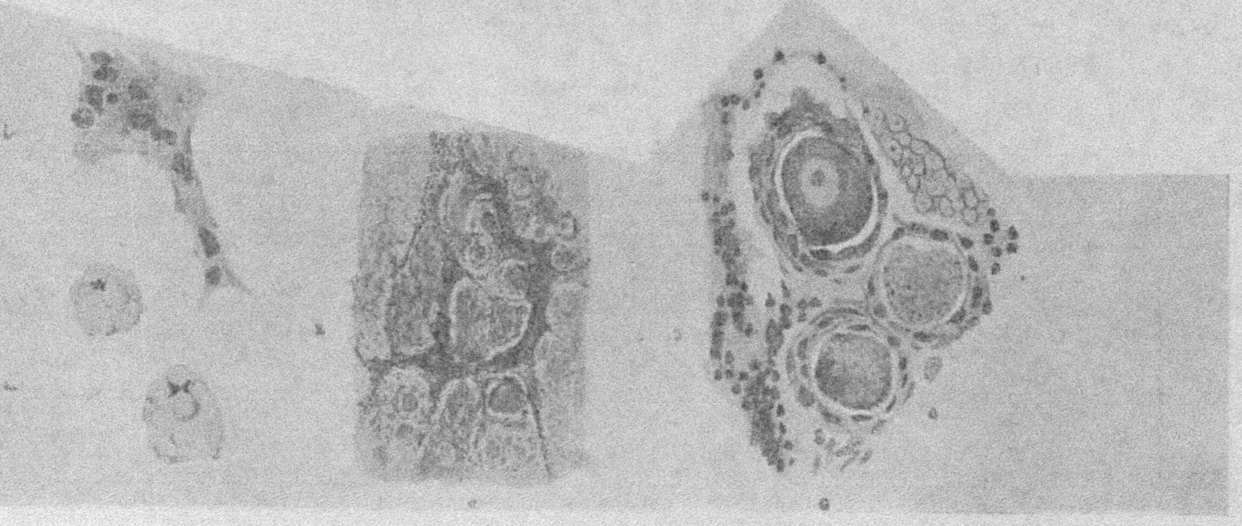

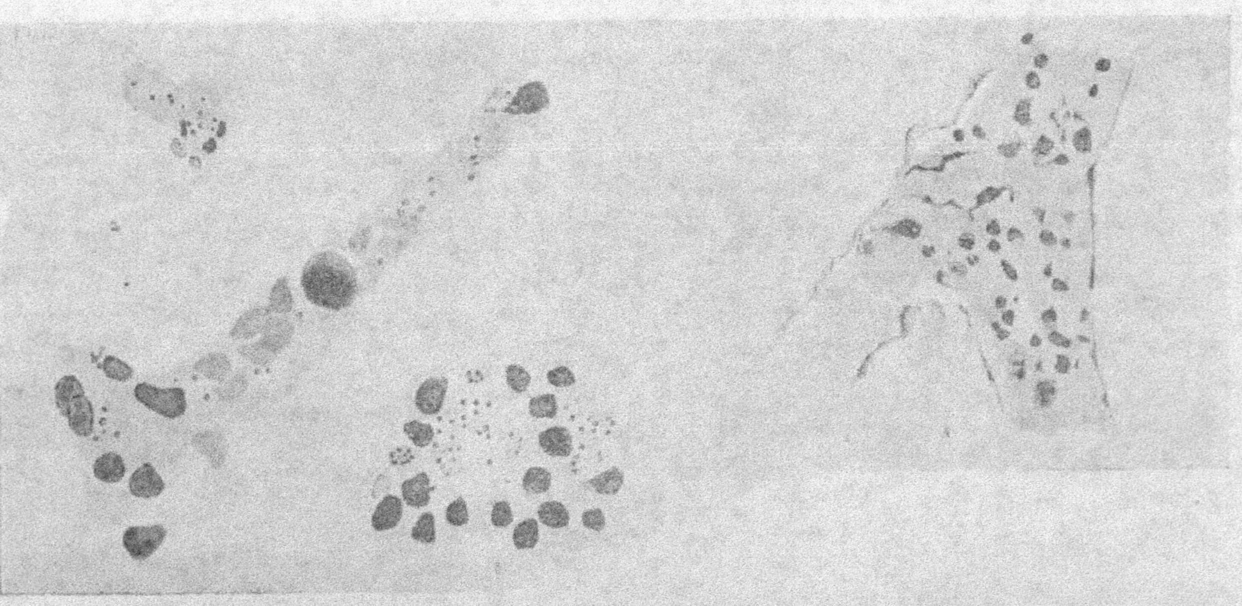

Plate V

1. Film preparation of *Jinga* trypanosoma in blood of infected monkey. Two trypanosomes are seen and three blood corpuscles. Besides there is a body which appears as if fusion and division were about to occur. Magnification, 1200.

2. Blood vessel of brain from Ox that died of Jinga a few months after inoculation. A large number of chromatin rings are seen. The same in transection of a vessel. Magnification 1200.

3. Spleen Kala-azar showing Leishman bodies in the form of definite chromatin rings. Note the similarity to the appearance presented by (2). Magnification 800.

4. Longitudinal section of vessel of brain of Ox that died of Jinga infection. Trypanosomes in various modified shapes are seen. Some of these may be amoeboidforms of trypanosomes, more probably they are trypanosomes which have been attacked by leucocytes. Magnification 400.

5. Small vessel medulla oblongata rabbit inoculated with Surra. Shows a plasmodial mass in the centre and trypanosomes in a whorl near by. Magnification 800.

6. Somewhat similar appearances seen in longitudinal section of vessel. Magnification 800.

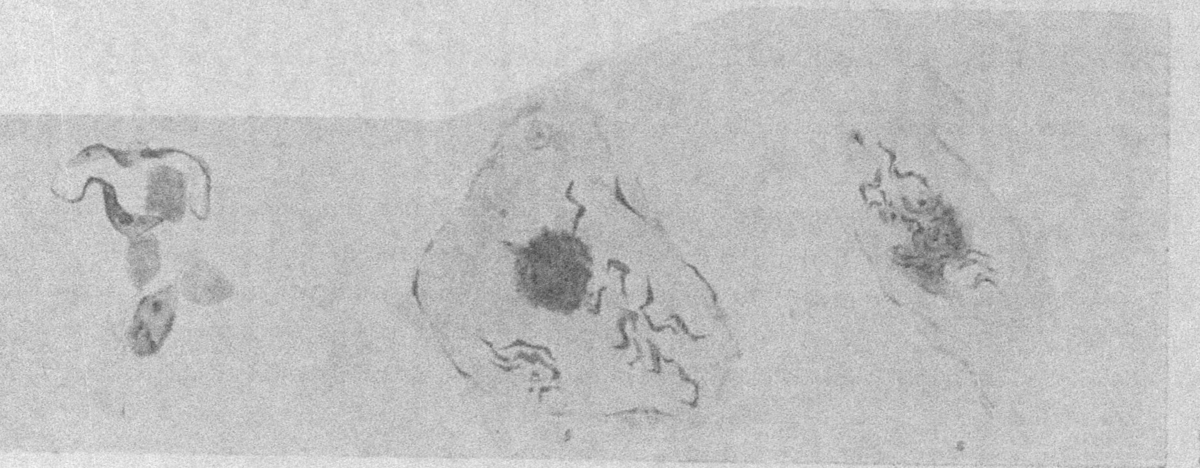

Histologie de la maladie du sommeil

Par MM. Carlos França et Marck Athias, Lisbonne

Parmi les lésions de la maladie du sommeil les plus caractéristiques sont les infiltrations intenses qui existent autour des vaisseaux, notamment de ceux du système nerveux. C'est M. F. Mott qui a, le premier, attiré l'attention sur ces lésions vasculaires du cerveau des individus morts de la maladie du sommeil. La nature des éléments qui forment ces infiltrations a été déterminée par l'un de nous, dans un travail publié en 1901 en collaboration avec un de nos collègues; on y établit que ces cellules qui infiltrent les parois vasculaires sont des *plasmazellen*, et l'on y trouve écrit: «Les altérations histo-pathologiques de la maladie du sommeil sont les méningo-encéphalites et en même temps il existe un grand nombre d'infiltrations vasculaires de "plasmazellen"»; en même temps nous avons insisté sur ce fait que ces lésions constituaient une des plus importantes caractéristiques de la maladie.

Dans une communication faite plus tard à la Société de Biologie, nous avons exposé les résultats de nos recherches et rapproché les infiltrations de la maladie du sommeil de celles de la paralysie générale, en ajoutant quelques détails sur les éléments qui les forment et leur distribution.

Les observations que nous avons faites ont été confirmées par les travaux de la mission portugaise qui a constaté la présence des infiltrations par des plasmazellen dans tous les malades dont le cerveau a été examiné histologiquement. Tous les auteurs qui se sont occupés de cette question sont arrivés à des résultats semblables, mais presque tous semblent ignorer que l'un de nous d'abord, tous les deux ensuite, nous avons été les premiers à reconnaître la véritable nature des cellules qui constituent les infiltrations des parois vasculaires qui dominent le tableau histologique de la maladie du sommeil.

Dans cette communication nous désirons encore une fois accentuer les affinités entre les lésions qu'offrent les vaisseaux corticaux dans la maladie du sommeil et dans la démence paralytique, ainsi que l'importance diagnostique de ces lésions.

Les plasmazellen qui infiltrent les parois vasculaires dans les deux affections offrent les mêmes caractères; mais, tandis que dans la paralysie générale on trouve les vaisseaux altérés dans toute l'épaisseur de l'écorce et des environs de la surface du cerveau, dans la maladie du sommeil ce sont les vaisseaux profonds, ceux de la substance blanche et des couches inférieures, qui sont les plus lésés. Dans les cas d'hypnose étudiés par nous, aucun vaisseau ne se montre altéré dans la couche moléculaire, et il n'y a aucune irrégularité de la surface du cerveau. Les cellules plasmatiques sont, dans cette maladie, *beaucoup plus nombreuses que dans la paralysie générale*. On en trouve trois variétés : grosses, moyennes et petites. Les premières sont de grands éléments, de forme arrondie, ayant dans leur cytoplasme une zone périphérique bien colorable par le bleu polychrome et une partie centrale, très pâle, à aspect réticulé à de forts grossissements; le noyau occupe la zone claire.

Les cellules moyennes, plus abondantes, sont rondes, ovoïdes, polyédriques, ou allongées; elles offrent également une portion centrale claire et une bordure fortement teinte en violet; le noyau est toujours excentrique.

Les infiltrations que nous venons de décrire sont généralement plus abondantes dans le bulbe que dans le cerveau; le canal épendymaire se présente d'ordinaire complètement oblitéré par des éléments qui s'étendent à une certaine distance, comme on le voit dans la démence paralytique. Dans la moelle, il y a également des infiltrations et des lésions épendymaires.

L'infiltration des parois vasculaires par des plasmazellen très nombreuses est l'une des lésions les plus caractéristiques des centres nerveux chez les individus morts de maladie du sommeil; elles peuvent par leur intensité permettre de faire le diagnostic histologique de la maladie.

Il y a aussi dans les ganglions lymphatiques, surtout les cervicaux, une grande infiltration du tissu par des lymphocytes et des plasmazellen; nous avons souvent vérifié ce fait.

Dans la méningite épidémique on ne trouve pas de vaisseaux infiltrés par des plasmazellen; ce n'est que dans les cas d'hydrocéphalie consécutive à la méningite, cas ayant une évolution lente, que l'on trouve assez souvent des vaisseaux dans le bulbe ayant dans leurs parois quelques plasmazellen, peu nombreuses. Ceci confirme l'opinion de Mott qui voit dans la présence des plasmazellen l'indication d'une "prolonged chronic irritation."

La maladie du sommeil et la tsé-tsé à Novo Redondo

Par M. José Maria d'Aguiar, Novo Redondo.

Le district de Novo Redondo occupe, dans la province d'Angola, une superficie supérieure à vingt mille kilomètres carrés. Il s'étend du fleuve Longa, au nord, jusqu'au fleuve Tapado, au sud, et depuis l'océan Atlantique, à l'ouest, jusqu'aux montagnes de Guiballa et Tuada, à l'est.

Sur cette vaste étendue de terrain, la maladie du sommeil se trouve disséminée d'une façon inégale mais toujours en raison de l'hydrographie et de l'orographie de cette région, et subordonnée à l'existence d'un autre facteur que je mentionnerai dès à présent, c'est la tsé-tsé de l'espèce «glossina palpalis».

Les principaux fleuves qui traversent le district coulent, dans un sens presque parallèle, du sud-est au nord-ouest et sont, par ordre d'importance et en allant du nord au sud, le «Cuvo» ou «Guève» qui reçoit de nombreux affluents à partir de sa source dans la montagne de Bailundo, et qui va se jeter un peu au sud de «Benguella Velha»; le «Gunza» ou «Camborque», qui prend naissance dans les montagnes d'Amboïor et finit à «Novo Redondo», siège du district; le «Cuvulé» qui a sa source à «Cassougue» et vient se jeter à Guicombo.

Le fleuve qui borne le district, au nord, a deux affluents — le «Mugigé» et le «Mina» — qui ont leur importance sous le point de vue qui nous occupe ici.

L'orographie de cette région est caractérisée de la façon suivante: il y a une zone de régions basses, avec de petits accidents de terrain, qui s'étend depuis le littoral jusqu'à une distance de quatre-vingt à cent kilomètres, dans l'intérieur. A partir de cet endroit commence à s'élever une chaîne de montagnes, en pentes plus ou moins douces, qui borne, du nord au sud, une zone de régions hautes où l'on rencontre des altitudes supérieures à mille mètres au-dessus du niveau de la mer.

Ayant parcouru presque toute cette région, du nord au sud, et depuis les régions basses jusqu'aux contrées montagneuses, je vais rapporter ce que j'ai pu observer et les renseignements dignes de foi que j'ai pu recueillir sur la maladie du sommeil et la «glossina palpalis».

Au nord du district, la première ville que l'on trouve sur le littoral, est «Benguella Velha». C'est une des premières que les Portugais ont fondées sur la côte d'Angola au XVIe siècle.

De mémoire d'homme, la maladie du sommeil ne s'y est jamais propagée sous forme d'épidémie. S'il y a eu quelques cas isolés, c'est qu'ils ont été importés d'autres villes.

Toute cette région est aride et complètement dépourvue d'arbres. Aucun cours d'eau ne l'arrose et les habitants se servent de l'eau de puits creusés à une petite distance de la plage.

Je n'ai point trouvé là la «glossina palpalis» ni aucune autre espèce de ce genre.

Au nord de «Benguella Velha», et près du fleuve «Longa» qui borne le district de ce côté, se trouve une jolie ville appelée «Capollo» où la maladie du sommeil a fait de grands ravages pendant ces dernières années.

Là, les Noirs vivent au milieu d'une vaste forêt de palmiers et autres arbres de moindre dimension qui servent d'*habitat* à la «glossina palpalis».

Vers le sud-est se trouvent les affluents du «Longa», dont les bords sont couverts d'une luxuriante végétation de palmiers et de plantes grimpantes, que les crues des fleuves aussi bien que les pluies torrentielles entretiennent dans une constante exubérance de sève.

Aussi, aucune autre région n'est plus riche que celle-ci en «glossina palpalis» et dans aucune autre, non plus, la maladie du sommeil n'a frappé les habitants avec plus d'intensité.

Deux faits m'ont impressionné quand j'ai visité cette région: la faible proportion de personnes atteintes à «Cagia», petite ville de la rive gauche du «Mugige», et la fréquence avec laquelle la maladie attaque les individus du sexe masculin, à Dundé, près du fleuve Nhia, épargnant presque tout à fait les individus du sexe féminin.

«Cagia» est située dans une plaine, où les arbres sont rares et les rives des fleuves qui lui sont proches n'ont pas l'intensité de végétation qu'on remarque dans toute cette région. Je n'ai trouvé là que de rares exemplaires de la «glossina palpalis».

À Dundé, sur la rive gauche du Nhia et pas très loin de sa jonction avec la «Longa», la maladie du sommeil sévit avec une intensité désolante.

Les habitations des noirs se dressent dans une plaine, élevée d'environ vingt mètres au-dessus du niveau du fleuve, et presque complètement privée d'arbres, mais à la distance de cinq cents

mètres coule le «Nhia» avec ses rives couvertes de bois de palmiers. De loin en loin, les habitants ont ouvert des clairières
pour leurs cultures habituelles de maïs, de manioc et de haricots.
C'est sous les bois de palmiers que les noirs passent une grande
partie du jour à boire du vin de palme pendant que les femmes
s'adonnent à l'agriculture dans les champs de labour ouverts au
milieu de la forêt.

AFRIQUE PORTUGAISE

PROVINCE D'ANGOLA — CONCELHO DE NOVO REDONDO

La maladie du sommeil et les «tsé-tsé» à Novo-Redondo

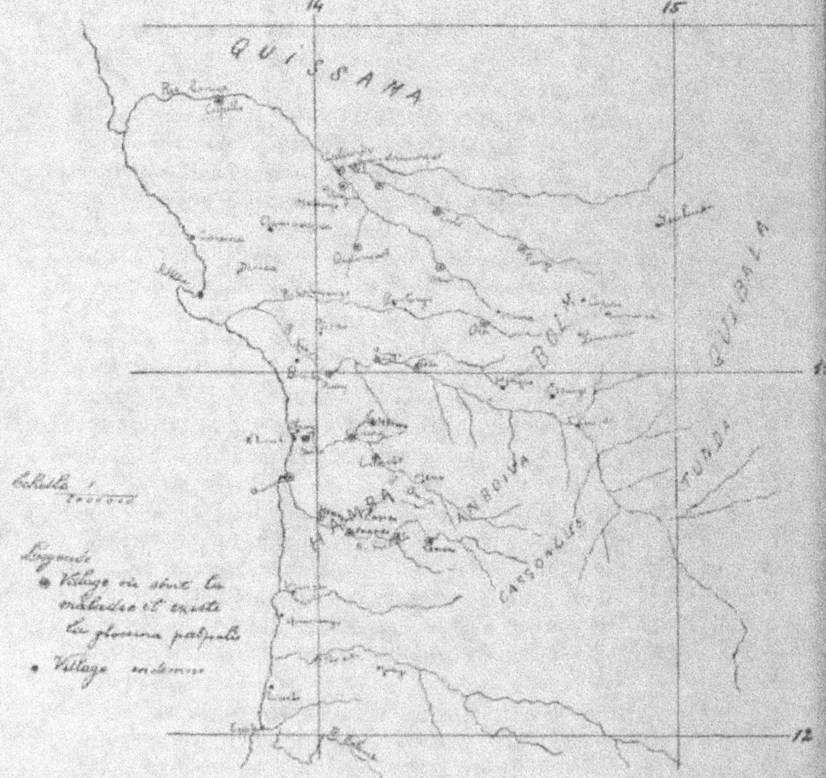

Dans les endroits où la végétation est la plus dense, on trouve la «glossina palpalis» en grande quantité; dans les villes et les clairières, on ne la trouve pas ou il n'y en a que de rares exemplaires.

À Cuio, sur la rive gauche du «Mugge», j'ai trouvé cette maladie frappant avec une égale intensité hommes, femmes et enfants. Là, les habitations des noirs sont construites sous les palmiers qui couvrent complètement les bords du fleuve et les terribles mouches s'y trouvent en telle abondance qu'un noir, en moins d'une heure, est arrivé à en attraper près de cent exemplaires.

En continuant vers l'est, à quelques heures de marche, seulement, commence à s'élever la chaîne d'Ambroior. La végétation, l'humidité et la chaleur ne varient pas sensiblement. Enfin, à partir de quatre cents mètres d'altitude, les «glossinas» disparaissent et dans aucune des villes de cette région élevée on ne trouve la maladie du sommeil.

En descendant le fleuve «Cuvo» nous la rencontrons de nouveau à «Sanga», ville située à 230 mètres au-dessus du niveau de la mer. La «glossina palpalis» y refait son apparation, et à Puay, à cinq heures de voyage, elle est en extrême abondance et répond bien à l'énorme mortalité que la maladie du sommeil a causée en cet endroit. En moins de deux ans, une population supérieure à mille habitants, que comptait cette ville importante, a été réduite au dixième de ce chiffre.

Sur la même rive de ce fleuve, et à la distance d'environ vingt kilomètres de Puay, du côté de l'embouchure, se trouve une autre jolie ville — Pumba — qui en raison probablement des conditions spéciales où elle est a été épargnée.

Bâtie sur un monticule aride qui se dresse à environ soixante mètres au-dessus du niveau du fleuve et complètement dépourvue d'arbres, aussi loin que la vue peut s'étendre, sans «glossinas» d'aucune espèce qui n'y trouvent pas les conditions de leur *habitat*, la ville de Pumba est arrivée à échapper au fléau, malgré son voisinage avec d'autres villes infestées.

Il en est de même pour «Novo Redondo», siège du district, qui, entouré de villes dévastées par la maladie, n'a enregistré, pendant ces dernières années, que quelques cas isolés dont il a été facile de trouver la cause.

La maladie du sommeil régnait ici à l'état d'épidémie, lorsqu'une vaste forêt de palmiers et de buissons couvrait les terrains contigus aux rives des fleuves. Mais, depuis que l'agriculture a transformé la forêt en plantations de canne à sucre et de coton, de maïs et de haricots, laissant encore de nombreux palmiers disséminés dans les champs et sur le bord des routes, cette épidémie n'a plus jamais fait de ravages en cet endroit.

Je sais qu'à cette époque il existait, dans le bois de palmiers, une mouche de l'espèce «glossina».

Il pourrait très bien se faire que ce fût la «palpalis» car on la rencontre aujourd'hui encore à la distance de deux kilomètres des terres cultivées, sur la rive du fleuve, où la terre est encore inculte mais très boisée, comme l'est, du reste, toute cette région. Elle réunit donc toutes les conditions du milieu propre au développement des «glossinas».

A partir de ce point et en remontant le cours du «Gunza» toutes les villes ou villages situés sur les rives du fleuve ont été rudement atteints ces dernières années par l'épidémie. Les unes disparurent complètement, les autres n'ont conservé que quelques habitants qui eux-mêmes sont déjà attaqués par la maladie. Le Nhime, vaste région, littéralement couverte de palmiers et arrosée par des affluents du Gunza, comptait, il y a dix ans, plus de cinq mille habitants; aujourd'hui, c'est à peine si l'on peut en compter cinquante.

Au sud de «Novo Redondo», la maladie du sommeil a dépeuplé, ces deux dernières années, une vaste région arrosée par le fleuve Corvalé et ses affluents. Depuis Guicombo, à l'embouchure du fleuve, jusqu'au bas des montagnes de Selles, toutes les villes du Hambá n'ont pas aujourd'hui la dixième partie de la population qu'elles possédaient avant le commencement de l'épidémie. La «glossina palpalis» qu'on rencontre en ces endroits en explique le dépeuplement.

Dans toutes les villes que j'ai visitées j'ai recueilli des exemplaires de «glossinas» et, pour d'autres parties du district que je n'ai pu parcourir, il m'a été facile de me procurer quelques exemplaires de ces mouches.

On reconnaît facilement les «glossinas» à la disposition de leurs ailes quand elles sont vivantes et posées quelque part. Les ailes se superposent comme les branches de ciseaux fermées, recouvrant complètement l'abdomen et donnant à l'insecte une forme allongée.

Une fois mortes, elles se présentent, généralement, les ailes ouvertes, mais il est facile de les reconnaître en observant la disposition des nervures et les cellules des ailes. La seconde cellule postérieure, comparée à celle des diptères de la même famille, a une surface double.

On les reconnaît encore par la dimension et la disposition du proboscide qui est plus grand que celui des autres mouches, émerge du haut de la tête et se prolonge d'après l'axe longitudinal du corps de l'insecte.

Les «glossinas» que j'ai trouvées avaient toutes les parties des tarses postérieurs noirs. On remarquait cependant que, dans les unes, cette couleur était plus accentuée que dans les autres dont la teinte générale était aussi un peu plus claire.

Les «glossinas» prises sur les rives du fleuve «Nhia» sont très foncées; celles du «Gunza» ont le dos grisâtre et la face abdominale d'un jaune d'ocre. Les tarses postérieurs ne sont pas d'un noir aussi accentué que chez les premières.

La piqûre de ces mouches produit, chez les européens, une enflure de quatre millimètres de diamètre, approximativement, de couleur rouge et accompagnée d'une grande démangeaison. Deux jours après, l'élévation du tégument disparaît, la couleur devient violacée et il se forme une ecchymose aux bords amincis et d'un diamètre double. Chez les noirs, il se produit aussi une enflure et presque toujours une petite hémorrhagie.

Les remarques que j'ai faites et les renseignements recueillis dans presque toute l'étendue du district peuvent se réunir de la façon suivante:

1.ª La maladie du sommeil existe dans les villes situées sur les rives des fleuves ou de leurs affluents où la végétation est très dense et où les bois de palmiers sont très épais.

Elle ne se trouve pas dans les villes situées sur les mêmes rives et où la végétation ne présente pas ces caractères, même à une petite distance d'autres endroits infestés par la maladie.

2.ª Dans toutes les villes ou villages ravagés par la maladie du sommeil existe la «glossina palpalis» et elle ne se trouve pas dans les villes non atteintes par le fléau.

3.ª La maladie du sommeil ne croît pas épidémiquement à des altitudes supérieures à quatre cents mètres.

4.ª A ces altitudes on ne rencontre pas la «glossina palpalis» ni d'autres spécimens de la même espèce, bien que toutes les conditions de son «habitat» s'y trouvent réunies.

5.ª La maladie du sommeil a disparu d'endroits qui étaient autrefois ravagés par elle, dès que les bois de palmiers ont été éclaircis et la brousse remplacée par la culture de la canne à sucre, du coton, du maïs, etc. En ces endroits il n'y a pas de «glossina palpalis»; mais, à la distance de deux kilomètres des champs cultivés, on trouve de nouveau la mouche et la maladie du sommeil continue à y faire ses ravages habituels.

6.ª Dans quelques villes, cette maladie attaque plutôt les individus du sexe masculin que ceux du sexe féminin. Mais il est à remarquer que, là, les hommes passent la plupart de leur temps dans les bois de palmiers et les femmes dans les champs de culture.

Conclusion:

La maladie du sommeil disparaîtra du district de «Novo Redondo» si les forêts de palmiers sont éclaircies et la brousse remplacée par la culture de plantes autres que des arbres.

Note sur les trypanosomes des oiseaux du Portugal

Par MM. Annibal Bettencourt et Carlos França, Lisbonne.

Les intéressants travaux de Danilewsky sur les trypanosomes des oiseaux ont été le point de départ d'une série de recherches entreprises par Grassi & Feletti, Sjöbring, Ziemann, Laveran & Mesnil, Dutton & Todd, Hanna, Les Sergent, Schaudinn, etc.

La découverte de Novy et Mac Neal, d'un milieu de culture pour ces protozoaires, représente un remarquable progrès dans l'étude des trypanosomes. Du travail de ces auteurs on déduit la grande importance de la méthode culturelle surtout pour la recherche de ces parasites, souvent très rares dans le sang.

Jusqu'à présent, nous avons examiné le sang de 551 oiseaux du Portugal et 153 fois nous avons fait des ensemencements du sang sur gélose au sang de Novy-Mac Neal. Le résultat de nos recherches fera l'objet d'un travail qui sera publié plus tard, dans cette note nous nous bornerons à indiquer très sommairement les résultats se rapportant aux trypanosomes, en mettant de côté les autres parasites du sang.

Dans le tableau suivant on trouve les noms des oiseaux ayant servi à ces expériences, faites au moyen de cultures et par l'examen du sang coloré (Giemsa) ou à l'état frais.

	Oiseaux examinés	Cultures		Examen direct	
		Positives	Négatives	Positif	Négatif
Buse — *Buteo vulgaris*, L.	4	0	4	0	4
Aigle royale — *Aquila chrysaetos*, L.	1	0	1	0	1
Faucon crécerelle — *Falco tinnunculus*, L.	4	0	4	0	4
Milan royal — *Milvus regalis*, Bris.	2	0	2	0	2
Faucon ? — *Elanus caeruleus*, L.	1	1	0	0	1
Effraie commune — *Strix flammea*, L.	4	1	3	0	4
Chouette — *Athene noctua*, Niss.	11	5	6	2	9
Corbeau geai — *Oxylophus glandarius*, L.	1	0	1	0	1
Corbeau freux — *Corvus frugilegus*, L.	1	0	1	0	1
Crave — *Pyrrhocorax graculus*, L.	1	0	1	0	1
Geai ordinaire — *Garrulus glandarius*, L.	1	1	0	0	1
Pie grièche — *Lanius meridionalis*, Tem.	1	0	1	—	—
Bruant zizi — *Emberiza cirlus*, L.	2	0	2	0	2
Pinson ordinaire — *Fringilla coelebs*, L.	1	1	0	0	1
Chardonneret — *Carduelis elegans*, Steph.	3	0	3	—	—
Moineau domestique — *Passer domesticus*, L.	14	1	13	0	13
Gros-bec — *Coccothraustes vulgaris*, Pall.	3	3	0	2	1
Calandre — *Alauda calandra*, L.	1	0	1	—	—
Alouette — *Alauda cristata*, L.	1	0	1	0	1
Gros-bec linotte — *Linota cannabina*, L.	4	1	3	0	4
Pipi des arbres — *Anthus trivialis*, L.	2	0	2	0	2
Serin Cini — *Serinus hortulanus*, Koch	3	0	3	0	3
Bergeronnette jaune — *Motacilla melanope*					
Hoche-queue gris — *Motacilla lugubris*	8	3	3	1	5
Hoche-queue — *Motacilla alba*					
Bruant proyer — *Emberiza miliaria*, L.	2	0	2	0	2
Gobe-mouche noir — *Muscicapa atricapilla*, L.	5	4	1	2	3
Rouge-queue — *Ruticilla tithys*, Scop.	8	2	6	0	8
Huppe vulgaire — *Upupa epops*, L.	5	1	4	0	5
Roitelet — *Troglodytes parvulus*, L.	1	1	0	0	1
Mésange bleue — *Parus coeruleus*, L.	3	2	1	1	2
Mésange charbonnière — *Parus major*, L.	1	0	1	0	1
Mésange noire — *Parus ater*, L.	1	1	0	0	1
Traquet pâtre — *Pratincola rubicola*, L.	3	0	3	0	3
Fauvette gorge-bleue — *Cyanecula Wolf*, Brehm	1	0	1	0	1
Rouge-gorge — *Erythacus rubecula*, L.	7	3	4	0	7
Rossignol ordinaire — *Philomela luscinia*, L.	2	0	2	0	2
Fauvette à tête noire — *Sylvia atricapilla*, L.	3	1	2	2	1
Roitelet à triple bandeaux — *Regulus ignicapillus*, Brehm	1	1	0	1	0
Roitelet ordinaire — *Regulus cristatus*, Koch	1	1	0	1	0

	Oiseaux examinés	Cultures		Examen direct	
		Positives	Négatives	Positif	Négatif
Bec-fin véloce — *Phylloscopus collybita*, Vieill.	8	3	5	1	4
Pigeon de roche — *Columba livia*, L.	3	0	3	0	3
Perdrix rouge — *Caccabis rufa*, L.	3	0	3	0	3
Caille — *Coturnix communis*, Bonn.	4	0	4	0	4
Vanneau huppé — *Vanellus cristatus*, Meyer	1	0	1	0	1
— — *Aegialitis hiaticula*	1	0	1	0	1
Bécasse ordinaire — *Scolopax rusticola*, L.	1	1	0	0	1
Râle d'eau — *Rallus aquaticus*, L.	1	0	1	0	1
Ibis falcinelle — *Ibis falcinellus*, L.	1	0	1	0	1
Héron cendré — *Ardea cinerea*, L.	1	—	1	0	1
Cigogne blanche — *Ciconia alba*, Will.	4	0	4	0	4
Foulque morelle — *Fulica atra*, L.	1	0	1	0	1
Canard sauvage — *Anas boscha*, L.	1	0	1	0	1
Oie sauvage — *Anser cinereus*, Meyer	1	0	1	0	1
Goéland à manteau — *Larus fuscus*, Brünn.	3	0	3	0	3
Mouette rieuse — *Larus ridibundus*, L.	3	0	3	0	3

Sur 158 oiseaux dont le sang a été ensemencé, 38 ont donné des résultats positifs, soit une proportion de 24 %.

Si nous cherchons à établir la relation qui peut exister entre le régime alimentaire, les habitudes de l'animal et la fréquence de l'infection trypanosomique, on remarque ce qui suit:

Chez les carnivores on doit distinguer les rapaces diurnes et nocturnes. Tandis que les premiers ont donné 1 oiseau infecté sur 12 (8⅓%), les derniers ont donné 6 résultats positifs sur 15 (40 %).

Les granivores sont moins infectés que les rapaces nocturnes. Sur 27 nous n'avons trouvé que 4 fois des trypanosomes (14 %).

Sur 39 omnivores observés, trois seuls ont donné des cultures de trypanosomes (7,6 %).

Enfin, sur 60 insectivores nous avons obtenu une proportion de 40 % (24 sur 60 examinés).

Au moins dans nos cas, on voit donc que ce sont les carnivores nocturnes et les insectivores qui sont le plus fréquemment infectés.

La proportion des résultats positifs fournie par les cultures contraste avec le petit nombre de cas, où il nous a été possible de déceler la présence de trypanosomes à l'examen microscopique du sang.

Cet examen n'a été positif que 13 fois, ce qui donne une proportion de 8 %. Les parasites étaient toujours rares. Nous devons dire que nous faisions l'examen du sang en goutte pendante et en préparations sur lames, colorées par la méthode de Giemsa, et examinées très soigneusement, en employant la platine mobile. Dans 2 cas à peine nous avons pu voir plus d'un trypanosome dans une même préparation.

Ces résultats démontrent bien l'importance de la méthode culturelle dans les recherches de ce genre. Cependant, il n'est pas moins certain, à notre avis, qu'il n'est pas facile d'établir, par les seuls caractères des formes développées dans les cultures, l'espèce de trypanosome qui existait dans le sang ensemencé. Il y a sans doute des trypanosomes qui donnent dans les cultures des formes qui par leurs dimensions et d'autres caractères semblent appartenir à une espèce déterminée. Mais dans la plupart des cas on trouve les formes les plus variées dans des cultures de la même provenance et, par contre, dans des cultures d'espèces morphologiquement distinctes, on rencontre des formes tout à fait identiques.

C'est l'inoculation des cultures à des oiseaux de la même espèce qui doit permettre d'établir le mieux la distinction des différents trypanosomes. C'est ce que nous avons fait chez une mésange bleue (Parus cœruleus) dont l'examen microscopique du sang et des cultures a été négatif. Nous avons injecté dans la plèvre de cet oiseau une culture âgée de 7 jours d'un trypanosome provenant d'une autre mésange bleue, 9 jours après l'inoculation, nous avons trouvé dans le sang examiné en goutte pendante et dans les préparations colorées par la méthode de Giemsa, des trypanosomes absolument identiques à ceux que nous avions vus dans le sang de la mésange qui a donné la culture inoculée.

Étude, au point de vue thérapeutique, de la perméabilité méningée dans la trypanosomiase humaine

Par M. José de Magalhães, Lisbonne

Ce sont les essais du prof. Ayres Kopke sur la thérapeutique de la trypanosomiase humaine qui m'ont conduit à faire l'étude de la perméabilité méningée dans cette maladie. Comme je suivais avec lui les malades qu'il soignait à l'hôpital colonial de Lisbonne, il m'a fait remarquer que l'atoxyl au 1/10 employé en injections sous-cutanées à la dose de 10 cc. à 15 cc. avait une action réelle sur certains symptômes de la maladie, notamment sur la fièvre; qu'il allait même jusqu'à faire disparaître les trypanosomes du sang et du suc ganglionnaire; et, cependant, ils persistaient toujours dans le liquide céphalo-rachidien. Certes, on pourrait penser que le médicament ainsi dilué dans toutes les humeurs de l'organisme n'arrivait au liquide sous-arachnoïdien qu'en quantité minime, tout à fait insuffisante pour détruire les trypanosomes y existant déjà; de là à avoir l'idée d'injecter le médicament directement dans l'espace sous-arachnoïdien il n'y avait qu'un pas. Le prof. Kopke l'avait déjà fait, en employant chez un de ses malades la solution d'atoxyl, mais le résultat n'ayant pas été encourageant, l'idée lui était venue d'essayer le lysol à 1 %, médicament déjà employé par d'autres auteurs dans la méningite cérébro-spinale; il hésitait, toutefois, des doutes lui étant restés de son premier essai sur l'innocuité absolue de ces injections. C'est alors que je lui ai suggéré l'idée de faire chez les malades de son service l'examen de la perméabilité méningée au moyen de l'iodure de potassium, l'iode étant très diffusible et très facile à rechercher simultanément dans les urines et dans le liquide céphalo-rachidien. J'ai pensé que peut-être la trypanosomiase humaine se comportait sous ce rapport comme la méningite à méningocoques plutôt qu'à la façon de la méningite tuberculeuse, c'est-à-dire que comme dans celle-là (tout au moins dans la grande majorité des cas) les méninges — ou plutôt les plexus choroïdes — restent tout à fait imperméables aux médicaments de dehors en dedans. Le prof. Ayres Kopke accepta du meilleur gré ma suggestion: il prescrivit à trois de ses malades, pendant quelques jours, une potion à l'iode et à l'iodure de potassium; des ponctions lombaires furent pratiquées, et l'iode recherché à la fois dans l'urine et dans le liquide céphalo-rachidien. Dans les trois cas, l'iode existait en quantité notable dans l'urine et manquait tout à fait dans le liquide sous-arachnoïdien. Ces expériences, faites au mois de décembre 1905, sont décrites *in extenso* dans le rapport du prof. Kopke au présent Congrès.

Pour vérifier si cette imperméabilité méningée était un fait persistant dans la trypanosomiase humaine, j'ai poursuivi ces mêmes expériences au mois de mars 1906 chez les quatre malades existant alors dans le service du prof. Kopke, en employant non seulement l'iodure de potassium, mais encore le bleu de méthylène, en injections soit intra-musculaires, soit sous-cutanées. Dans tous les quatre cas l'imperméabilité méningée s'est montrée absolue : pas la moindre trace soit d'iode soit de bleu de méthylène ou de son chromogène dans le liquide céphalo-rachidien.

L'iode a été recherché en faisant agir sur le liquide, après addition de quelques gouttes de perchlorure de fer, de l'acide chlorhydrique ou nitrique, et en agitant avec du chloroforme. Les traces de bleu ou de son chromogène ont été cherchées en ajoutant au liquide de l'acide acétique et en le faisant bouillir; après refroidissement on l'agitait avec du chloroforme.

Voici le détail des expériences avec le résumé des observations :

1er CAS. B. (cas XXXIX de la série du prof. Kopke), garçon né à Indundo (Benguella, province d'Angola) travaillant à l'île du Prince, entre à l'hôpital colonial de Luanda le 20 septembre 1905. A présenté de la somnolence et des accès de fièvre de temps à autre. Engorgement peu marqué des ganglions cervicaux postérieurs. Ponction lombaire le 21 septembre; dans le liquide centrifugé on trouve de rares trypanosomes. Examen du sang, négatif. Ponction lombaire le 12 décembre; rares trypanosomes. Examen du sang obtenu par ponction de la veine, négatif. A été soumis peu de temps après son entrée au traitement par les injections sous-cutanées d'atoxyl au 1/10.

Examen de la perméabilité méningée. Le 27 mars 1906 le malade a commencé à prendre de l'iodure de potassium à la dose de 5 grammes par jour. Chaque jour l'iode était recherché dans les urines et tous les jours il a été trouvé en proportion considérable. Le 30 mars, à 8 1/2 heures de l'après-midi, j'ai pratiqué la ponction lombaire, en retirant 26 cc. de liquide limpide peu albumineux (moins de 1/2 gr. à l'albuminimètre d'Esbach). Une partie du liquide a été inoculée sous la peau d'une souris, une autre a servi à faire des préparations pour la recherche des trypanosomes et le restant à la recherche de l'iode. Il n'y en avait pas la moindre trace, tandis qu'il était abondant dans les urines du même jour.

2e CAS. Augusto (cas XLI du prof. Kopke) homme né à l'île du Prince et y travaillant, admis à l'hôpital colonial le 4 octobre 1905. A présenté de la céphalalgie, de la somnolence, de la fièvre, quelques tremblements des membres et de la langue. Ganglions cervicaux postérieurs, axillaires et inguino-cruraux, un peu engorgés. Examen du sang le 5 octobre, négatif. Ponction lombaire le 10 octobre, a décelé des trypanosomes dans le liquide céphalo-rachidien. Traitement par les injections d'atoxyl depuis le 12 octobre. Le 22 décembre, nouvelle ponction lombaire, examen positif. Examen du sang obtenu par ponction de la veine, négatif.

Recherche de la perméabilité méningée. Le malade a commencé à prendre de l'iodure de potassium le 28 mars 1906 à la dose de 5 grammes. Chaque jour l'iode a été cherché et trouvé dans les urines. Le 1er avril à 9 heures du matin j'ai fait une injection intra-musculaire de 2 cc. d'une solution de bleu de méthylène au 1/20. Une heure après, le bleu existait déjà en quantité notable en nature et à l'état de chromogène; le maximum de l'élimination s'est trouvé 4 heures après l'injection. À 3 heures de l'après-midi j'ai pratiqué sur le malade la ponction lombaire en retirant 33 cc. de liquide clair, peu albumineux, qui a servi aux mêmes recherches que dans le premier cas. Je n'y ai pas trouvé la moindre trace d'iode, pas la moindre trace de bleu ou de son chromogène. L'un et l'autre se trouvaient, au contraire, en abondance dans les urines.

3e CAS. Maria Jorge (cas XL du prof. Kopke), jeune femme née à l'île de Saint Thomé, travaillant à l'île du Prince, admise à l'hôpital colonial le 23 septembre 1905. Avait eu de la fièvre, de l'obnubilation intellectuelle, de la somnolence; à présent encore elle a de temps à autre des accès fébriles. N'a jamais présenté de tremblements musculaires. Engorgement des ganglions sus-hyoïdiens médians et latéraux, cervicaux postérieurs, sus-claviculaires droits et axillaires. Examen du sang le 24 septembre, négatif. Ponction ganglionnaire le même jour, positive. A commencé le traitement par l'atoxyl le 25 septembre. Le 16 décembre, ponction lombaire positive, ponction de la veine, négative.

Recherche de la perméabilité méningée. La malade a commencé à prendre de l'iodure de potassium le 29 mars 1906 à la dose de 5 grammes. Le 1er avril, comme elle se plaignait d'un peu de mal à la gorge elle a pris seulement 3 grammes, mais les jours suivants la dose de 5 grammes a été reprise. Tous ces jours l'iode a été trouvé dans les urines. Le 3 avril, à 10 heures du matin, j'ai fait une injection sous-cutanée de 2 cc. de bleu de méthylène au 1/20. Une heure après il existait dans l'urine à l'état de chromogène; le maximum de l'élimination a eu lieu 6 heures après l'injection. Le même jour, à 4 heures de l'après-midi, j'ai pratiqué la ponction lombaire en retirant 24 cc. de liquide clair. Il ne s'y trouvait pas la moindre trace ni d'iode ni de bleu de méthylène. L'un et l'autre existaient dans les urines en proportion notable.

4e CAS. José (cas XLIII du prof. Kopke), jeune homme né dans la Guinée portugaise, travaillant à l'île du Prince, entré à l'hôpital colonial le 9 janvier 1906. A d'abord présenté de la fièvre tous les jours, de la somnolence, des tremblements des membres et de la langue. Engorgement des ganglions sus-hyoïdiens latéraux, cervicaux postérieurs, sus-claviculaires et inguinaux. Examen du sang à l'entrée, négatif. Ponction lombaire le 24 janvier: je trouve des trypanosomes en grande quantité. Ponction ganglionnaire le même jour, également positive. Traitement par les injections d'atoxyl. Le 12 février, nouvelle ponction lombaire suivie d'injection de 9 cc. de solution de lysol au 1‰ dans le liquide retiré on trouve de rares trypanosomes. Une autre ponction lombaire, faite le 13 mars, n'a pas décelé des trypanosomes dans le liquide céphalo-rachidien. Dans le suc ganglionnaire il ne s'est pas trouvé de trypanosomes non plus.

Examen de la perméabilité méningée. Le 2 avril, le malade a commencé à prendre de l'iodure de potassium à la dose de 5 grammes. Le 4, à 10 heures du matin, j'ai fait une injection intra-musculaire de 2 cc. de bleu de méthylène au 1/20.

Élimination franche, le maximum quatre heures après l'injection. À 4 ½ heures de l'après-midi j'ai retiré par ponction lombaire 20,5 cc. de liquide limpide, marquant ½ gramme à l'albuminimètre d'Esbach et ne contenant pas la moindre trace ni d'iode ni de bleu de méthylène. Tous les deux se trouvaient en proportion considérable dans les urines.

Sur les trois premières malades l'examen de la perméabilité méningée avait été déjà fait au mois de décembre 1905.

Tels sont les faits. Maintenant, voici mes conclusions:

1. En étudiant la perméabilité méningée dans 4 cas de trypanosomiase humaine par les procédés de l'iodure de potassium et du bleu de méthylène, j'ai trouvé une imperméabilité complète de dehors en dedans.

2. Si ces expériences sont confirmées dans d'autres cas et par d'autres observateurs, on pourra affirmer pour la très grande majorité des cas que, dans cette maladie, des médicaments introduits soit par voie gastrique, soit par voie sous-cutanée, ne passent pas dans le liquide céphalo-rachidien.

3. Donc, si on veut faire disparaître les trypanosomes du liquide céphalo-rachidien au moyen de substances parasiticides, il ne faudra pas se contenter de la voie sous-cutanée, mais employer en outre ces mêmes médicaments en injections sous-arachnoïdiennes.

DISCUSSION

M. Erich MARTINI: Meine Herren! Einige kurze Bemerkungen möchte ich über die Beurteilung etwaiger Heilerfolge bei der afrikanischen Trypanosomen-Krankheit machen. Wir müssen dabei stets im Auge behalten, dass die Krankheit bis zu 7 Jahren dauern kann.

Mir sind zwei Fälle bekannt von Kranken, die Trypanosomen im Blute führten und mit Drüsenschwellungen behaftet waren, bei denen nach einiger Zeit eine scheinbare Genesung eintrat. Beide haben sich bereits wieder in die Gegenden der afrikanischen Trypanosomenkrankheit begeben.

Ich bin der Meinung, dass solche Kranken erst dann in diese Gegenden zurückgehen dürfen, wenn ihr Blut—durch negativen Ausfall von Infectionsversuchen an empfänglichen Affen—Macacus rhesus—als frei von Trypanosomen sich erwiesen hat; einfache Blutuntersuchungen reichen für diese Feststellung nicht aus; denn sind diese Kranken noch Trypanosomenträger, so dürfen sie dort zu den gefährlichsten Infectionsherden für die Weissen werden.

M. AYRES KOPKE: Dans le rapport sur la maladie du sommeil de la mission portugaise, on décrit un cas qui a vécu à Lisbonne près de 5 ans et demi avant de présenter les premiers symptômes graves de la maladie, et est mort près de 7 ans après son arrivée à Lisbonne. Ce malade avait encore à la fin de sa maladie le trypanosome dans le sang. Il est venu de l'île du Prince, où il a été inoculé, et n'est depuis cette époque jamais sorti de Lisbonne, la maladie ayant eu évidemment une durée assez longue.

Inoculations préventives contre les maladies à protozoaires

Par M. A. LAVERAN, Paris (v. page 80).

M. LAVERAN communique un résumé de son rapport sur les inoculations préventives contre les maladies à protozoaires. Depuis l'impression de ce rapport les deux ânesses inoculées par Martini (p. 93 du rapport) avec un virus faible de Nagana et qui paraissaient immunisées, sont malheureusement mortes, et des inoculations faites à des chiens ont montré qu'elles étaient encore infectées. Malgré cette terminaison, les faits cités par Martini sont intéressants; il n'est pas douteux que la virulence d'un même trypanosome est variable, et l'on peut espérer qu'on réussira à immuniser au moins certaines espèces animales, les bovidés notamment, en leur inoculant des virus atténués. Il y a des virus qui s'atténuent naturellement, c'est ainsi que je crois avoir démontré que la Mbori était une forme du Surra moins virulente que le Surra de Maurice; le virus de la Mbori pourrait être employé pour immuniser les bovidés contre le Surra de Maurice.

DISCUSSION

M. ERICH MARTINI: Meine Herren! Herr Laveran hat gesagt dass er—im Gegensatz zu Robert Koch—annimmt, bei den Eingeborenen von Malariagegenden bestehe keine erworbene Immunität, sondern eine Resistenz. Darauf habe ich zu erwidern, dass nach Koch die Kinder der Eingeborenen, z. B. der Papuas auf Neu Guinea Malaria durchmachen können und dann eine Immunität besitzen; die von Herrn Laveran genannte Resistenz beruht danach auf einer in frühester Kindheit erworbenen Immunität.

Ueber die beiden von mir unter Robert Koch gegen Nagana immunisierten Eselinnen muss ich zu Herrn Laverans Aeusserungen hinzufügen, dass sie, nachdem sie bereits längere Zeit aus meiner Behandlung waren, beim Versuch, ihr Serum durch Injection steigender Trypanosomen-Dosen hochwertiger zu machen, getötet sind.

M. ROBERT BOYCE: In reference to the paper of Dr. Laveran emphasised the fact that malaria conferred no immunity and gave examples. From recent observations made by Dr. Bréinl & Ladd it appeared that greater immunity was conferred by the serum of animals than in case of trypanosomiasis.

Dans l'après-midi la section a visité l'Ecole de médecine vétérinaire, l'Hôpital vétérinaire, l'Ecole de médecine tropicale, l'Hôpital colonial et l'Institut Royal de bactériologie Camara Pestana.

SÉANCE DU 24 AVRIL

Présidence: M. DE DOMINICIS, Naples

Inoculations préventives contre les maladies bactériennes

Par M. A. DIEUDONNÉ, Munich (V. page 131)

Immunisation contre la rage par les mélanges virus-sérum

Par M. A. MARIE, Paris

Les premières recherches sur ce nouveau procédé d'immunisation antirabique remontent à 1902.

Dans une note à la *Société de Biologie*, nous montrions qu'il est possible, par une seule injection au lapin d'un mélange neutre virus-sérum, de préserver cet animal contre l'inoculation de la rage dans la chambre antérieure de l'œil.

On prépare une émulsion de 1 gr. de virus fixe dans 99 cc. d'eau physiologique; après l'avoir filtrée sur papier, on l'additionne d'une quantité de sérum antirabique suffisante pour neutraliser le virus; un tel mélange inoculé sous la peau du ventre d'un lapin, à la dose de 30-40 cc., le met sûrement à l'abri d'une infection pratiquée dans l'œil avec le virus fixe ou bien avec le virus des rues.

Le sérum est fourni par des moutons qui reçoivent sous la peau environ tous les dix jours l'encéphale d'un lapin mort de rage.

L'activité de ce sérum lui permet de neutraliser son volume d'une émulsion centésimale de virus fixe. Mais, si les animaux peuvent recevoir sans danger dans le cerveau une émulsion ainsi neutralisée, ils ne sont pas immunisés par cette injection intracérébrale; pour l'être, ils doivent avoir été inoculés sous la peau ou dans le péritoine, avec des quantités relativement élevées du mélange neutre.

Or, il peut arriver que cette neutralisation du virus rabique s'accomplisse dans des limites assez étroites: le cas est rare et nous avons eu seulement quelques échantillons de sérum tel qu'un excès empêchait la neutralisation de se faire, comme si la fixation de la sensibilisatrice sur le microbe de la rage était soumise à une loi de proportions déterminées. Ce fait, déjà observé par MM. Loeffler et Abel avec *bacillus coli* et le sérum correspondant,

R. Pfeiffer avec le sérum anticholérique, Leclainche et Morel dans leurs recherches sur le bacille de l'œdème malin, nous avait engagé à utiliser pour les injections immunisantes seulement le virus rabique *sensibilisé*. Pour cela, après centrifugation du mélange virus-sérum, nous lavions le dépôt afin d'en séparer l'excès de sérum. Mais l'expérience nous ayant appris que les principes actifs de ce liquide sont fixés d'une façon assez instable sur le virus, nous avons abandonné cette manière d'opérer.

D'ailleurs, il faut bien savoir qu'un excès de sérum, parfois nuisible en injection cérébrale, n'expose à aucun danger en inoculation sous-cutanée; c'est là du moins ce qui ressort de nos très nombreuses expériences.

L'immunisation paraît s'établir assez rapidement: dès le jour même de l'injection du mélange, l'épreuve virulente oculaire trouve les animaux résistants. Bien plus, M. Remlinger a montré qu'une dose de 60 cc. de l'émulsion virus-sérum peut encore préserver le mouton de la rage 3 jours après l'infection oculaire.

Quelle est la durée de l'immunité? Dans le but de résoudre cette question, nous avons soumis à nos expériences plusieurs séries de chiens.

On sait que cet animal passe pour être assez résistant au virus rabique introduit dans le tissu cellulaire. Déjà, Pasteur avait reconnu que l'inoculation sous-cutanée donne la rage au chien seulement dans 60 % des cas environ.

Plus tard, M. Helman constatait qu'à la condition de ne pas léser des fibres musculaires, on ne pouvait sans danger injecter de grandes quantités de virus fixe au chien qui se trouvait même, de ce fait, immunisé.

En réalité, les choses ne sont pas aussi simples: en prenant soin de n'opérer que sur des chiens dont on connaît le passé, on peut dire que l'inoculation du *virus fixe* sous la peau donne la rage au chien dans un assez grand nombre de cas. Ainsi, dans nos expériences, nous relevons un lot de 6 chiens âgés de 3 mois, et qui reçoivent des doses différentes d'une émulsion décimale de virus fixe. Parmi eux, 4 prennent la rage paralytique après une incubation de 15-20 jours.

Les deux survivants sont éprouvés dans l'œil avec le *virus des rues*, l'un résiste, l'autre succombe après 25 jours.

Or, un premier fait ressort des nombreuses inoculations de virus-sérum que nous avons faites au chien, c'est que pas une seule fois la rage ne s'est déclarée à la suite de ce traitement. Sur

un total de 32 animaux, nous en trouvons deux qui meurent peu
de semaines après l'inoculation *sans que leur cerveau se soit
montré virulent*. Cependant, tous avaient reçu, non plus un mélange neutre pour le cerveau, mais des émulsions virus-sérum
avec excès de virus fixe.

Une première série comprend trois chiens qui, après l'injection sous-cutanée d'un mélange de 3,5 cc. de sérum antirabique et de 2,5 gr. de virus fixe, sont éprouvés par l'inoculation
de ce virus, dans la chambre antérieure. Ils résistent tous à ce
mode d'infection qui donne la rage paralytique à un premier
témoin en 21 jours, à deux autres chiens préalablement inoculés, l'un avec du sérum anti-rabique seul, l'autre avec un mélange de ce liquide et de cerveau neuf de lapin.

Enfin, un dernier chien succombe à la rage en 17 jours,
après avoir reçu une émulsion de virus fixe dans du sérum de
mouton normal.

Pour les animaux destinés à être éprouvés longtemps après
l'injection immunisante, la quantité de la préparation variait de
20 à 60 cc.; elle a toujours suffi pour conférer au chien une
immunité de plusieurs mois contre un virus des rues mortel
pour des chiens témoins éprouvés aussi dans l'œil.

Ainsi, deux chiens, inoculés en février 1904, résistent encore
un an plus tard à l'infection oculaire pratiquée en février 1905.

Sur un autre lot de 6 chiens immunisés en avril 1904, 2
meurent accidentellement, sans que leur cerveau se soit montré
virulent, les 4 autres résistent à l'épreuve oculaire 10 mois plus
tard.

Dans une autre série de 13 chiens, nous en relevons 5 qui
prennent la rage à la suite de l'infection oculaire pratiquée au
bout de 12 mois. Ils avaient reçu comparativement, par rapport
à leur poids, moins de virus que les autres chiens.

Ainsi la conclusion suivante se dégage de ces expériences:
pour donner au chien une longue immunité, le mélange de sérum
et de virus doit contenir un excès de celui-ci, insuffisant toutefois pour créer un danger d'infection rabique. Les proportions
qui nous ont paru le mieux réaliser ce but sont $\frac{1}{4}$ de l'émulsion
virulente au dixième pour $\frac{3}{4}$ du sérum.

Comment expliquer l'innocuité de l'injection sous-cutanée
d'un tel mélange, à coup sûr virulent, en inoculation intra-cé-
rébrale? C'est qu'on ne saurait comparer ce qui se passe dans
le cerveau, où la phagocytose est sans doute réduite au mini-

mum, avec les réactions du tissu conjonctif où les phénomènes d'englobement cellulaire sont des plus variés et des plus intenses.

Il est probable que sous l'influence du sérum spécifique rapidement les processus phagocytaires entrent en jeu, mettant ainsi l'organisme à l'abri du danger créé par l'excès de virus fixe.

Mais peut-être aussi que l'injection de substance nerveuse a pour effet de répandre dans l'organisme un principe vaccinal, conformément aux hypothèses de Pasteur, aux expériences inédites de M. Roux sur les extraits éthérés de cerveau et aux nôtres sur les filtrats de substance cérébrale. Ces extraits, ces filtrats sont de plus très toxiques et il est supposable que c'est à l'accumulation des principes toxiques entrant dans la constitution de la matière nerveuse que sont dues la cachexie et la mort des moutons traités depuis longtemps par des injections fréquentes de virus fixe.

Il était indiqué d'essayer l'emploi du mélange de virus-sérum chez les individus mordus par des chiens enragés. Depuis quelques années, à l'Institut Pasteur de Paris et à l'Institut antirabique de Constantinople, on fait subir aux malades des injections de virus-sérum. Elles sont faites pendant les 3 premiers jours du traitement que l'on poursuit alors suivant la méthode ordinaire. Un grand nombre d'observations seront nécessaires pour juger de la valeur de cette thérapeutique chez l'homme et savoir si elle peut mener à une simplification de la méthode pastorienne; ce que nous pouvons dire c'est qu'elle a donné jusqu'à présent les meilleurs résultats.

Le diagnostic et le traitement de la tuberculose dans la clinique du dr. Carl Spengler à Davos

Par M. ARMANDO GIÃO, Évora

Le diagnostic de la tuberculose par le dr. Carl Spengler est fait en grande partie au laboratoire.

Dans la consultation, on examine le malade, on note rigoureusement l'anamnèse, l'état général, l'état des poumons, du larynx, le poids, l'appétit, etc.; dans le laboratoire on mesure les crachats des 24 heures et après homogéinisation et quelquefois après digestion à la pancréatine, on fait de nombreuses préparations, qu'on colore par différents procédés dont je parlerai tout à l'heure.

Ces examens méthodiques donnent une image de l'infection fondamentale, de ses complications et du milieu où elle s'est développée.

On fait encore systématiquement par les mêmes méthodes l'examen bactériologique de sédiment urinaire et des matières fécales.

Le volume des crachats de 24 heures donne, pour la plupart des malades, une idée assez exacte de l'étendue des surfaces suppurantes et permet souvent de faire à distance le diagnostic des cavernes pulmonaires.

Dans l'examen des crachats on note:

1) le nombre et la forme des bacilles tuberculeux;

2) le nombre des bacilles bovins que dans la plupart des cas on trouve en symbiose avec les bacilles tuberculeux;

3) la grandeur et le nombre des *splitter*, petites graines mises en liberté par la dissolution de la gaine cireuse des bacilles dégénérés; ces splitter donnent souvent dans les cultures des bacilles de morphologie normale, tuberculeux ou bovins selon leur origine.

4) L'aspect des cellules, les granulations tuberculeuses, les leucocytes mous et polynucléaires, la proportion dans laquelle ils se présentent, et les leucocytes à bords crénelés et à noyaux superposés des syphilitiques.

5) La vitalité (pouvoir de croissance et de multiplication) des bacilles acido-résistants qu'on a trouvés et le pouvoir bactéricide du crachat ou du pus examiné, ce qu'on obtient par les cultures au flambage et à la formaline.

6) Dans les cas où la fièvre n'est pas en rapport avec l'état des poumons, on fait des cultures avec les crachats lavés, pour diagnostiquer les infections mixtes et les infections surajoutées. Dans des cas spéciaux on fait aussi, avec les mêmes méthodes, des cultures avec le sédiment urinaire et avec les matières fécales.

Pour tous ces examens le dr. Carl Spengler emploie des méthodes pour la plupart originales et en partie inédites, qui permettent le diagnostic différentiel du bacille tuberculeux, du bacille bovin ainsi que du bacille du smegma et qui permettent en même temps la coloration des bacilles non acido-résistants et des éléments cellulaires et cela d'une façon tellement nette qu'on peut quelquefois avec une seule préparation se rendre compte de tous ces éléments du diagnostic.

Ces méthodes de coloration élective se perfectionnent de plus en plus et seront publiées prochainement.

Des nouvelles méthodes employées, coloration à l'acide picrique, colorations à chaud et à froid pour les bacilles bovins, coloration préalable au bleu de méthylène, etc., je citerai en particulier la méthode à l'acide picrique, qui permet de colorer les bacilles tuberculeux et les bacilles bovins et qui, pour la sûreté du diagnostic et la netteté d'images qu'elle donne, me semble supérieure aux méthodes classiques.

L'esquisse que je vous ai présentée du travail du laboratoire du dr. Carl Spengler suffit pour vous montrer que le diagnostic étiologique prend ici une valeur bien plus grande que celle qu'on lui donne habituellement.

Les résultats obtenus par le dr. Carl Spengler avec son traitement spécifique sont très beaux.

Partisan décidé de la double étiologie de la tuberculose, qu'il a fait connaître le premier, il cherche pour chaque malade le bacille cause de la maladie, et pour les cas de double infection (par le b. tuberculeux et le b. bovin) qui forment la grande majorité, il cherche le bacille plus virulent, celui dont la toxine est dominante.

Facile le plus souvent par l'examen bactériologique, cette recherche n'aboutit quelquefois que par la réaction toxicologique qu'on obtient en injectant à petite dose au malade l'un ou l'autre produit.

Les deux produits qu'il emploie aujourd'hui sont obtenus par des moyens mécaniques et chimiques des corps de bacilles tuberculeux et de bacilles bovins et ne ressemblent pas aux produits employés jusqu'ici.

Dans les cultures de bacilles bovins il obtient une pellicule complète en 10-15 jours, résultat qui demande quelques mois dans les milieux courants.

Dans les cultures de bacilles tuberculeux les résultats sont les mêmes, mais demandent un nombre double ou triple de journées.

On peut obtenir dans ces cultures la modification de la forme des deux bacilles, de façon à ne pas pouvoir les distinguer au microscope, mais les deux toxines conservent toujours leurs caractères particuliers.

Le produit obtenu des bacilles tuberculeux est employé depuis 10 ans par le dr. Carl Spengler dans sa clinique privée et il l'a successivement perfectionné.

Les plus hautes doses thérapeutiques des produits actuels, tout en étant de mille à dix mille fois plus petites, donnent cependant des résultats plus rapides et plus complets.

Les réactions locales se produisent déjà avec un dix millième de milligramme de la substance active.

Plusieurs malades réagissent déjà avec un centième de milligramme, quelques-uns avec un cinquantième de milligramme par un petit abcès stérile à la place de l'injection.

Aussitôt qu'on voit la tendance à la formation d'un abcès, on doit changer le produit injecté, parce que l'organisme en est saturé et l'immunisation qu'il peut produire est déjà acquise.

J'ai vu quelques cas où une demi-douzaine d'injections de chacun des deux produits suffisait pour obtenir cette saturation et en même temps une amélioration très accentuée de l'état pulmonaire, accompagnée très souvent d'une augmentation de poids qui allait quelquefois de cinq à dix kilos en deux ou trois mois; dans ces cas, on voit successivement la diminution du nombre des bacilles, les formes dégénérées et les «splitter» qui sont les derniers à disparaître.

Le traitement, quand il est bien dirigé, est sans danger et donne d'excellents résultats quand on sait choisir le vaccin pour chaque cas; c'est seulement après que le vaccin approprié a donné à l'organisme une haute immunisation en le saturant, qu'on emploie le deuxième produit pour augmenter et compléter l'immunisation déjà acquise.

Avec le dr. Carl Spengler on peut apprendre les grands traits de sa méthode en trois à quatre semaines; par les livres, la chose est plus difficile quand on n'a pas une préparation antérieure.

Pour finir et comme faisant partie intégrante et, dans plusieurs cas, absolument indispensable du traitement spécifique, je dois encore parler des frictions de Iothion à 60 °/₀, surtout dans les cas où l'anamnèse ou l'examen du malade font supposer la syphilis ou l'hérédo-syphilis.

Dans ces conditions, le traitement des deux maladies doit se faire en même temps, faute de quoi on n'obtient pas de beaux résultats.

Le traitement spécifique de la tuberculose par la méthode du dr. Carl Spengler est employé aujourd'hui par plusieurs médecins dans des conditions climatiques très différentes.

Cette méthode permet de lutter partout contre la tuberculose surtout parmi les classes pauvres qui ne peuvent jouir des avantages du traitement climatique.

DISCUSSION

M. HANS CHIARI: Demande à M. Gião s'il est possible de distinguer les bacilles d'origine humaine et ceux d'origine bovine par le seul examen microscopique des préparations colorées.

M. ARMANDO GIÃO: Le bacille bovin qu'on trouve dans la tuberculose humaine a une forme et des réactions colorantes qui permettent d'en faire le diagnostic. Par la fuchsine à froid, lavage à l'alcool et coloration du fond au bleu de méthylène, le dr. Carl Spengler colore les b. bovins sans colorer les bacilles tuberculeux.

M. FORTINEAU: Il est intéressant de noter la présence des bacilles bovins dans les crachats examinés; ce fait est en rapport avec la fréquence de plus en plus établie de l'infection tuberculeuse par le tube digestif. Cette infection doit mettre en garde contre les produits tuberculeux d'origine bovine (lait, muscle, etc.). Bien que l'inspection sanitaire des villes soit redoutée et que la plupart des animaux malades soient consommés à la campagne, il nous a été donné dans ces derniers temps, avec notre maître M. Rappin, de constater la virulence du muscle de bœuf; dans le même ordre d'idées, nous avons transmis personnellement la maladie d'un poulet à un autre par inoculation sous-cutanée de muscle de la cuisse prélevé aseptiquement.

M. ARMANDO GIÃO: Quand il parle de bacilles bovins, le dr. Carl Spengler ne veut pas dire qu'ils proviennent toujours directement du bœuf; dans la plupart des cas, il doit s'agir d'infection d'homme à homme; mais il est probable que l'infection se fasse quelquefois du bœuf à l'homme, et l'expérience positive de M. Fortineau est sous ce rapport bien intéressante.

M. MARTINS PEREIRA: En ce qui concerne la partie thérapeutique du rapport de mon confrère dr. Gião, je tiens à signaler les effets par moi obtenus avec l'emploi de la tuberculine du dr. Denis, de Louvain. Il faut avouer qu'il ne s'agit pas encore d'un remède spécifique d'effets sûrs dans tous les cas; cependant, dans les cas afébriles, ou à peu près, il est susceptible de produire des améliorations notables, voire même des guérisons. Je citerai un cas de tuberculose avérée, où, après quatre mois d'injections, j'ai constaté la disparition de tous les symptômes les plus gênants, et même des bacilles dans les crachats des malades.

M. ARMANDO GIÃO: Le bouillon filtré de bacilles tuberculeux préconisé depuis trois ou quatre ans par le prof. Denis, de Louvain, a été employé par le dr. Carl Spengler dans sa clinique depuis 1896 et il a fait connaître ses expériences dans les journaux de médecine de cette époque (1897). Quelques malades en obtiennent de bons résultats et guérissent, ce sont surtout les cas où l'infection par le bacille bovin est la dominante; malheureusement un très grand nombre de malades ne supportent pas le traitement ou n'en obtiennent pas d'amélioration sérieuse. C'est par l'observation de ces inconvénients que Carl Spengler a été conduit à changer sa technique d'alors et à prendre peu à peu celle qu'il conseille maintenant.

Sur le sérum anti-dysentérique

Par M. VAILLARD, Lyon, en collaboration avec M. CH. DOPTER, Paris

Au nom de M. Dopter, professeur agrégé du Val de Grâce, et au mien, j'ai l'honneur de communiquer les résultats que nous a donnés la sérothérapie dans le traitement de la dysenterie aiguë.

Une courte digression est nécessaire pour situer la question.

I

La dysenterie n'est point une maladie de nature univoque. Il existe, en effet, non pas *une* dysenterie, mais *des dysenteries* nettement individualisées par la cause pathogène qui leur est propre. On en connaît aujourd'hui deux formes principales.

L'une, presque spéciale aux pays chauds, est provoquée par un protozoaire pathogène, l'*Amœba dysenteriæ* ou *Entamœba histolytica* de Schaudinn; elle donne souvent lieu à l'abcès du foie. Cette dysenterie amibienne ne sera point visée.

L'autre, due à l'action d'un *bacille* spécial, très contagieuse, ne s'accompagne jamais d'abcès du foie. Elle appartient, mais non en propre, à toutes les régions tempérées où elle règne épidémiquement pendant la saison estivale. Sa fréquence est grande aussi dans les contrées chaudes ou tropicales, dépassant même celle de la dysenterie amibienne. Son domaine est donc presque universel. C'est la dysenterie dite *bacillaire* ou *épidémique*, la seule qui se développe en France et dont il sera ici question.

Nous lui avons consacré des travaux expérimentaux (1) qui, après ceux de Chantemesse et Widal, Shiga, Kruse, Flexner, ont achevé de démontrer la spécificité du bacille dysentérique; ils établissent les faits suivants.

L'inoculation sous-cutanée de ce bacille au lapin, au chien, au porcelet, détermine une dysenterie typique et mortelle. Chez ces animaux, comme chez l'homme, l'infection se localise dans la muqueuse intestinale et les ganglions correspondants.

La toxine élaborée par ce microbe produit les mêmes effets locaux et généraux que le bacille lui-même. Injectée sous la peau,

---

(1) Vaillard et Dopter. Contribution à l'étiologie de la dysenterie. La dysenterie épidémique, *Annales de l'Institut Pasteur*, juillet 1903.

elle manifeste une affinité élective pour la muqueuse intestinale, surtout celle du gros intestin, et provoque dans ce tissu les lésions caractéristiques de la dysenterie épidémique. Le poison exerce en outre sur le système nerveux une action constante qui se traduit par des paralysies et l'hypothermie terminales.

La dysenterie de nos pays est donc, à la fois, une infection et une intoxication à siège intestinal.

II

L'expérience acquise sur le traitement de certaines maladies microbiennes devait naturellement conduire à la recherche d'un sérum spécifique contre la dysenterie bacillaire.

Shiga le premier est entré dans cette voie. Il immunise de grands animaux contre le bacille de la dysenterie du Japon et reconnaît que leur sérum peut prévenir et guérir l'infection expérimentale chez la souris et le cobaye. Appliqué à la dysenterie de l'homme, ce sérum réduit de plus des deux tiers la léthalité de la maladie. Le travail de Shiga, publié en 1901 [1], résume à peu près ainsi les effets du traitement: diminution presque immédiate du nombre des selles et du sang qu'elles contiennent, apaisement de tous les symptômes douloureux (coliques, épreintes), cessation de la fièvre, rapidité de la guérison.

Kruse [2], en Allemagne, prépare et utilise ensuite un sérum semblable. Ses résultats sont moins décisifs: la mortalité est abaissée de 10 ou 11 p. 100 à 8 p. 100. Mais l'auteur fait ressortir l'action bienfaisante de ce mode de traitement sur les symptômes et l'évolution de la maladie.

Shiga et Kruse n'avaient employé que des cultures mortes ou vivantes pour immuniser leurs animaux; ils ignoraient l'existence d'une toxine dysentérique soluble. Le sérum ainsi préparé possédait sans doute des propriétés *anti-microbiennes*, mais non un pouvoir *anti-toxique* sensible.

Todd [3] établit que le bacille dysentérique secrète une toxine soluble dont l'injection répétée communique au sérum du cheval des propriétés *anti-toxiques*.

Rosenthal [4] immunise alors des chevaux au moyen de cul-

(1) Shiga. *Deutsch. med. Woch.*, 1901. Étude sur la dysenterie épidémique au Japon.
(2) Kruse. Die Blutserumtherapie bei der Dys. *Deutsch. med. Woch.*, 1903.
(3) Todd. Sur une antitoxine dysentérique, *British Med. Journal*, 1903.
(4) Rosenthal. Sur un nouveau sérum anti-dysentérique, *Deutsch. med. Woch.*, 1904.

tures vivantes et de toxine soluble, obtenant ainsi un sérum *anti-microbien* et *anti-toxique*. 157 cas de dysenterie traités par ce sérum donnent 7 décès, soit 4,5 p. 100. Or, à Moscou, où opérait Rosenthal, la mortalité de cette maladie chez l'adulte oscille entre 12 et 17,5 p. 100. Le bénéfice est donc grand. Employé dans les premiers jours de l'affection, le sérum produit des effets remarquables: le sang et le mucus disparaissent des selles, les douleurs et le ténesme se calment rapidement, la maladie est jugulée en vingt-quatre ou quarante-huit heures.

Dès l'année 1903 nous poursuivions à l'Institut Pasteur l'immunisation de plusieurs chevaux. Notre mémoire sur la dysenterie épidémique mentionne déjà l'efficacité de leur sérum pour la prévention et le traitement de la dysenterie expérimentale; son application à l'homme nous a fourni des résultats suffisamment marqués pour mériter considération.

III

PRÉPARATION ET PROPRIÉTÉS DU SÉRUM ANTI-DYSENTÉRIQUE

Les chevaux sont immunisés par l'inoculation hebdomadaire de doses alternées et progressivement croissantes de bacilles vivants et de toxine soluble; celle-ci est obtenue par filtration sur porcelaine d'une culture en bouillon Martin maintenue pendant vingt jours à la température de 37 degrés. Les injections sont faites d'abord sous la peau, puis dans les veines.

Le sérum sanguin de ces chevaux possède des propriétés immunisantes qui se manifestent également bien contre le bacille dysentérique et sa toxine. Le lapin, en raison de sa grande sensibilité à ces deux modes d'infection, est l'animal de choix pour vérifier ces propriétés.

Le sérum avant l'infection; effets préventifs. — Injecté à la dose de 0,05 cc. ou 0,25 cc. sous la peau de lapins adultes, soit au moment même de l'infection expérimentale, soit plusieurs jours avant, le sérum préserve tous ces animaux contre une dose de culture sûrement mortelle (4 centimètres cubes); les témoins succombent au 4e jour, quelquefois plus tôt, avec les symptômes et les lésions de la dysenterie.

Les résultats sont *identiques* avec la toxine soluble, mais alors la dose de sérum doit être augmentée (1 centimètre cube). Un mélange en parties égales de sérum et de toxine est inoffensif.

Les lapins qui reçoivent d'abord du sérum, puis de la toxine, se montrent ultérieurement insensibles à ce poison, alors que les témoins meurent du 3e au 4e jour.

L'immunisation conférée dans l'un et l'autre cas persiste 8 à 10 jours; passé ce délai, elle s'efface rapidement.

Le sérum après l'infection; effets curatifs. — Intervenant 24 heures après l'infection par le virus vivant, le sérum assure la guérison à la dose de 1 à 2 centimètres cubes; tous les témoins meurent du 3e au 4e jour; tous les lapins traités résistent après après avoir présenté un léger état morbide.

Lorsque l'application du sérum est retardée jusqu'à la 48e heure, la survie des animaux devient aléatoire; mais on augmente le nombre des guérisons en l'injectant dans les veines.

Si on opère avec la toxine soluble, la marge laissée à l'action curatrice du sérum devient moindre. La survie n'est pas certaine lorsque le sérum est injecté après 24 heures: sur 10 animaux traités, 5 résistent, 5 succombent. Après 48 heures, tous meurent.

En raison de sa rapide évolution, la dysenterie expérimentale du lapin ne laisse au pouvoir curatif du sérum que des délais assez restreints; cependant, pour une maladie qui tue en 3 ou 4 jours, ce délai est encore de 24 heures après l'infection bacillaire et peut aller, mais non toujours, jusqu'à 48 heures. La dysenterie de l'homme n'offre heureusement pas une allure aussi précipitée, et la marge laissée à l'action du sérum s'en trouve bien élargie, comme l'expérience le démontre.

IV

ACTION DU SÉRUM SUR LA DYSENTERIE DE L'HOMME

Quatre-vingt-seize dysentériques ont été exclusivement traités par les injections sous-cutanées de sérum; un seul a succombé.

Il n'y a rien à déduire de cet unique décès, car ce n'est pas avec un si petit nombre de cas que l'on peut établir l'influence de la sérothérapie sur la mortalité de la dysenterie. Mais la valeur thérapeutique du sérum ressort avec une entière évidence lorsque l'on considère ses effets sur l'évolution de la maladie et les symptômes qui la caractérisent.

Les cas traités étaient de gravité différente. La mesure en a été fournie, non par l'élévation thermique, car la dysenterie est de son essence peu ou point fébrile, mais par le nombre et le

caractère des selles quotidiennes, l'intensité des symptômes douloureux (coliques, épreintes, ténesme), et les signes d'intoxication
(hoquet, vomissement, hypothermie, état grippé et teint plombé
de la face, crampes, anéantissement des forces, amaigrissement
rapide, etc.). Tous ces troubles réunis concourent à faire de la
dysenterie une affection particulièrement impressionnante dans sa
période aiguë, et celle-ci, pour les cas traités par les moyens usuels,
peut durer de 6 à 20 jours, parfois plus encore, aboutir aussi à
une phase chronique.

À ce point de vue, les 96 malades traités se répartissent ainsi :

	Nombre.	Décès
Cas moyens, présentant :		
De 15 à 30 selles par 24 heures	50	0
Cas sévères, présentant :		
De 30 à 80 selles par 24 heures	18	0
Cas graves, présentant :		
De 80 à 150 selles par 24 heures	24	0
Cas extrêmement graves, présentant :		
De 150 à 288 selles par 24 heures	4	1

Les cas soumis du sérum représentent donc des dysenteries
très accusées, sévères ou graves dans la moitié des faits, parfois
même d'une telle gravité qu'un pronostic fatal devait être porté.

Le récit détaillé des observations cliniques serait superflu.
Les graphiques ci-joints (1) représentant la courbe des selles quotidiennes parlent suffisamment et dispensent de longs commentaires;
les multiplier serait même inutile, car tous se ressemblent et par
quelques-uns on peut juger des autres.

Envisageons d'abord les *cas moyens*, les plus communs. Le
nombre des évacuations quotidiennes varie de 15 à 30. Si le sérum est injecté dans les 5 premiers jours, une dose de 20 centimètres cubes suffit pour déterminer la sédation immédiate de *tous*
les symptômes, et la guérison définitive en 2 ou 3 jours.

La détente consécutive à l'injection de sérum n'est pas toujours aussi brusque ni aussi profonde lorsque la dysenterie re-
monte à une date plus ancienne, 8 à 15 jours: l'amendement est
sans doute immédiat et très sensible, le sang n'est plus exsudé à
la surface de l'intestin; mais des coliques persistent, et les selles,
si diminué qu'en soit le nombre, gardent encore quelque fréquen-

---

(1) Les clichés de ces graphiques n'ont pas été remis par l'auteur.

ce (de 8 à 15 dans les 24 heures qui suivent). Il est alors utile de recourir à une nouvelle injection de sérum le lendemain, parfois aussi le surlendemain. Dans ces conditions, tous les troubles intestinaux s'effacent rapidement et la guérison s'établit en 3, 4, 5 jours au plus.

L'action du sérum apparaît plus saisissante encore dans les dysenteries *sévères* ou *graves*. Le nombre des selles quotidiennes s'élève de 30 à 80 (cas sévères), de 80 à 150 (cas graves); et aux troubles intestinaux s'ajoutent souvent les symptômes d'intoxication (hypothermie, faiblesse du pouls, hoquet, vomissements, anéantissement des forces). Dans les cas traités de bonne heure, il a suffi parfois de 20, ou mieux de 30 centimètres cubes de sérum pour enrayer aussitôt l'évolution de l'affection et conduire à la guérison en trois ou quatre jours.

Le plus souvent cependant une seule injection ne coupe pas court à la maladie et il est nécessaire ou prudent de la réitérer le lendemain.

Quelquefois, en raison de la gravité initiale des cas et de l'accentuation des symptômes toxiques, il est expédient de recourir à une troisième et même à une quatrième injection de sérum, jusqu'à ce que le nombre des selles se réduise presque à la normale; cette pratique nous a toujours servi et la guérison a pu être rapidement obtenue.

Ces faits, où l'on voit des dysenteries graves s'achever ainsi en quatre ou cinq jours par une défervescence *réellement critique*, ne sont-ils pas une claire démonstration de l'efficacité du sérum ?

Cas extrêmement graves. — Les faits qui suivent montreront de quelle ressource peut être le sérum dans les circonstances les plus périlleuses pour le malade.

Chez les quatre sujets de ce groupe, le nombre des selles muco-sanglantes variait de 205 à 288 par vingt-quatre heures. Les coliques, quasi continues, traduisaient par leur violence l'intensité des lésions intestinales. L'état général et l'anéantissement des forces se présentaient avec un tel caractère de gravité qu'un pronostic fatal à bref délai s'imposait. Pour parer à l'imminence du danger, le sérum a été administré à doses massives et copieusement renouvelées. De ces quatre malades, trois ont guéri rapidement au prix de nombreuses injections de sérum; un seul a succombé.

L'efficacité du sérum se traduit donc par les faits suivants faciles à constater:

1° *Action presque immédiate sur tous les symptômes locaux et généraux de la dysenterie.* — D'une manière générale, peu d'heures après l'injection du sérum, les malades éprouvent un réel sentiment d'*euphorie*. Les douleurs abdominales, le ténesme et les épreintes s'apaisent déjà, puis, sauf pour les cas les plus graves, disparaissent dans les vingt-quatre heures qui suivent. Parallèlement les troubles intestinaux subissent une remarquable modification : les selles cessent d'être sanglantes et leur nombre s'abaisse, par une brusque diminution, à quelques unités ; après quarante-huit heures, elles perdent l'état glaireux, deviennent fécaloïdes et ne tardent pas à se réduire à une selle quotidienne.

L'état général et les symptômes d'intoxication ne sont pas moins vite influencés. Les vomissements, le hoquet, s'ils existent, s'arrêtent rapidement ; l'aigidité centrale ou le refroidissement des extrémités, très communs dans les dysenteries sévères et graves, font place à une température normale en même temps que le pouls se relève ; la face perd son teint plombé et son aspect grippé ; à la faiblesse générale et à l'anéantissement des forces succède une sensation de bien-être que les malades opposent en termes saisissants à l'état antérieur ; l'appétit renaît et réclame aussitôt de la nourriture.

La détente est plus lente à se produire dans les cas graves ; elle ne se manifeste guère qu'après quarante-huit heures, mais une fois commencée, s'achève en quelques jours.

2° *Rapidité de la guérison.* — La guérison de la dysenterie traitée par les méthodes usuelles nécessite de dix à quinze jours pour les cas moyens, de vingt à trente jours ou plus encore pour les formes graves ; la convalescence est, en outre, souvent longue et difficile. Or, chez tous les sujets soumis au sérum, la guérison est survenue dans un laps de temps qui n'excède guère deux à trois jours pour les cas moyens, trois à quatre jours pour les cas sévères, et quatre à six jours dans les cas graves. Sur quatre malades considérés comme voués à une mort prochaine, trois ont guéri après huit, onze et vingt jours ; le quatrième a succombé au treizième jour.

La durée de l'affection se trouve donc très réduite. Dans maints cas pris au début, la dysenterie est réellement jugulée. D'autre part, la convalescence est rendue plus courte et plus facile. Dès que les troubles intestinaux ont pris fin, beaucoup de malades rentrent, pour ainsi dire, de plein pied dans l'état normal et supportent impatiemment le régime prudent qu'on leur impose; chez la plupart des autres, le rétablissement définitif est complet en huit ou dix jours. Dans les formes les plus graves, la convalescence peut se prolonger pendant plus d'un mois.

Les rechutes sont rares. Nous en avons observé deux exemples, l'un à la troisième semaine, l'autre au dixième jour après la dernière injection de sérum, c'est-à-dire au moment où l'action de celui-ci est épuisé. L'expérimentation montre en effet que chez les animaux (lapins) la propriété préservatrice du sérum ne persiste guère au delà de huit à dix jours. Mais ces rechutes sont immédiatement enrayées par une seule dose de sérum.

Plusieurs circonstances ont permis de comparer sur le même sujet la valeur des médications traditionnelles et celle du sérum spécifique.

Il s'agissait de dysentériques soumis depuis 6, 8 et 10 jours déjà au traitement par les purgatifs (calomel ou sulfate de soude), par les lavages intestinaux au permanganate de potasse ou à l'eau chaude. La maladie n'était pas amendée; les coliques, le ténesme et les épreintes avaient persisté au même degré, les selles conservaient leur fréquence et leur caractère muco-sanglant. Le sérum est injecté et aussitôt le tableau change: détente brusque et guérison en 2 ou 3 jours. Le contraste a été frappant.

On conçoit sans peine que le sérum spécifique agisse mieux et plus vite que tous les moyens médicamenteux. Ceux-ci ne peuvent atteindre le bacille dans l'épaisseur des tissus et n'exercent aucun effet sur ses sécrétions. Le sérum, au contraire, immunise l'organisme contre l'agent pathogène et ses produits toxiques; par son action phagocytaire il arrête la pullulation du bacille dans l'intestin et son antitoxine annihile le poison circulant.

Les effets du sérum se manifesteront d'autant plus rapides et décisifs que l'administration en sera plus rapprochée du début de la maladie; l'infection peut être alors immédiatement enrayée. Les faits établissent cependant que son efficacité n'est guère moindre aux périodes plus avancées de la maladie. C'est qu'il n'en est pas de la dysenterie comme des infections essentiellement toxiques (diphthérie, tétanos) ou rapidement septicémiques (peste), dans lesquelles d'étroites limites sont imposées à la sérothérapie. En matière de dysenterie, le champ laissé libre à l'action utile du sérum se montre assez large parce que l'infection demeure toujours localisée au gros intestin ou à l'un de ses segments et que, d'autre part, l'intoxication ne crée pas souvent des dangers immédiats. Nous avons vu les sujets traités au 8e, 10e, 15e jour de leur affection éprouver le soulagement habituel de tous les symptômes et guérir encore très rapidement.

Les formes prolongées ou chroniques ne bénéficient pas moins de la sérothérapie, si nous en jugeons par le fait d'une dysenterie qui, après avoir résisté pendant 5 mois aux moyens médicamenteux, a été radicalement guérie par trois injections de sérum.

Mode d'emploi du sérum. — Le sérum se donne en injections sous-cutanées et les doses doivent varier avec la gravité des cas.

20 centimètres cubes dans les formes moyennes, 30 centimètres cubes dans les formes sévères suffiront souvent, au début de maladie, pour assurer la détente immédiate et une guérison rapide. Si après vingt-quatre heures écoulées les coliques persistent et si les selles, bien que très diminuées, restent encore fréquentes, la nécessité s'impose de renouveler l'injection. Quelquefois même une troisième injection en moindre quantité deviendra utile pour précipiter la guérison.

Dans les dysenteries graves il faut injecter d'emblée 40 à 60 centimètres cubes et réitérer cette dose le lendemain; si les troubles intestinaux ne sont pas alors suffisamment apaisés, l'emploi du sérum doit être continué à doses décroissantes jusqu'à ce que le nombre des selles s'abaisse à quelques unités.

Dans les formes les plus graves, le traitement a débuté par des doses massives, 80, 90 et 100 centimètres cubes répartis en deux injections au cours de la journée; des succès particulièrement heureux justifient cette pratique. En raison de la violence des accidents, les injections ont dû être répétées à doses progressivement décroissantes pendant 6, 8 et même 17 jours consécutifs, nécessitant ainsi 240, 380 et même 1080 centimètres cubes de sérum. La guérison a pu être obtenue à ce prix dans un temps relativement court. Il est toujours prudent de ne point réduire trop brusquement la dose du sérum, tant que le nombre des selles se maintient au-dessus de 20 ou 30 par 24 heures.

Avec des sérums plus actifs on pourra sans doute diminuer notablement les doses indiquées.

Des faits qui précèdent nous croyons pouvoir déduire les conclusions suivantes:

1º Le sérum des chevaux immunisés contre le bacille dysentérique et sa toxine possède des propriétés antimicrobiennes et anti-toxiques qui trouvent une application rationnelle en médecine humaine.

2° Ce sérum, inoffensif pour l'homme, même à doses massives et répétées, constitue l'agent spécifique du traitement de la dysenterie bacillaire.

3° Injecté à doses qui doivent varier avec la gravité des cas, il enraye à la fois l'infection intestinale et l'intoxication, produit la sédation presque immédiate de tous les symptômes et permet une guérison rapide.

4° Les effets de ce sérum se montrent d'autant plus prompts et décisifs qu'il intervient plus près du début de la dysenterie; celle-ci peut être alors radicalement arrêtée dans son évolution.

5° Le sérum reste très efficace dans les dysenteries traitées tardivement; il soulage toujours les malades, met fin au progrès de l'infection, et, s'il en est temps encore, assure la guérison.

Sans doute, comme tous les autres sérums thérapeutiques, le sérum anti-dysentérique connaîtra les insuccès; il ne guérit pas toujours. Mais son emploi épargnera bien des souffrances aux malades que la dysenterie torture et permettra l'économie de quelques vies humaines.

Étude comparative des anticorps chez les convalescents et chez les vaccinés contre le choléra asiatique

Par M. Léon Karwacki, Varsovie.

La méthode de l'immunisation active contre le choléra asiatique n'a pas eu jusqu'ici de vérification expérimentale. Les expériences de M. Metchnikoff sur les jeunes lapins montrent que le pourcentage des entérites cholériques expérimentales est à peu près le même chez les lapins vaccinés et chez ceux qui ne le sont pas.

D'autre part, la statistique des vaccinations préventives à Formose, faites par M. Murata, ainsi que les statistiques des médecins russes Zlatogoroff et Tarantchin, ont démontré la haute valeur prophylactique de cette intervention chez l'homme.

Comme le choléra était l'année passée et même cette année une question d'actualité dans le royaume de Pologne, je me suis occupé de l'étude des propriétés spécifiques du sérum en les comparant chez les convalescents et chez les vaccinés.

L'automne passé il y a eu à Varsovie 8 cas de choléra asiatique, dont je n'ai pu expérimenter le sang que chez 4 sujets. Dans 3 cas le sang était prélevé au moyen d'une ventouse scarifiée, dans le quatrième cas à l'aide d'une pipette directement dans le cœur au cours de l'autopsie.

C'est un fait connu que le sérum au cours du choléra acquiert des propriétés agglutinatives et bactériolytiques. Je ne voulais pas, dans mes expériences, contrôler simplement ces faits, mais je désirais déterminer le taux de ces réactions en le comparant à celui que possède le sérum des vaccinés.

L'agglutination était étudiée de la façon suivante: à toute une série de tubes à essai, contenant 1 cc. de sérum de plus en plus étendu, j'ajoutais une dose d'une culture de vibrions cholériques, ensemencés depuis 20 heures sur gélose, et je les laissais à la température du laboratoire.

Le taux de la dilution de sérum la plus étendue, qui donnait après 24 heures l'agglutination complète, exprimait le nombre d'unités agglutinatives.

J'ai préparé de la même façon une émulsion pour le titrage de la valeur bactériolytique du sérum. J'injectais 1 cc. d'émulsion dans le péritoine d'un cobaye; après 30 minutes je le sacrifiais par inhalation de chloroforme et recueillais l'exsudat péritonéal. Le taux de la dilution de sérum la plus étendue, qui donnait la transformation granuleuse de 9/10 des vibrions cholériques, exprimait le nombre d'unités bactériolytiques.

Dans toutes mes expériences je me servais d'un échantillon de vibrion cholérique, isolé pendant l'épidémie de Tiflis.

La valeur agglutinative de sérum d'un sujet mort du choléra était nulle. Chez le malade Q., au cinquième jour de la convalescence, l'agglutination répondait à 200 unités; chez la malade S., au septième jour, également à 200 unités; chez le malade K., au 11e jour de la convalescence, à 500 unités. Chez le malade mort de choléra, même le sang total ne donnait pas le phénomène de Pfeiffer. Chez le malade Q. la valeur bactériolytique était de 1000 unités, chez S. de 5000 unités et chez K. également de 5000 unités.

Je crois donc que la posologie dans la vaccination anticholérique devrait se baser sur des données semblables à celles que je viens d'indiquer; on devrait régler la quantité et la fréquence des injections de façon à ce que le bilan du sang chez les vaccinés se rapproche le plus possible des conditions que l'on rencontre chez les convalescents.

L'année passée j'ai immunisé plus de 100 personnes. J'employais pour la première injection 1 cc. d'émulsion préparée selon la méthode de M. Kolle; pour la seconde, à un intervalle de 5 jours, 2 cc.

Dans 11 cas j'ai eu l'occasion d'étudier le sang avant les injections, cinq jours après la première vaccination et 10 jours après la seconde.

Les deux tableaux suivants illustrent mes résultats:

TABLEAU I

Nom	Valeur en agglutinines avant la vaccination	Valeur agglutinative 5 jours après la 1re vacc.	Valeur agglutinative 10 jours après la 2e vacc.
Was.	0	2 ±	20
S.	0	2 ±	50
Mikl.	0	5 ±	120
Mor.	2	?	20 (après 5 jours)
Kow.	0	20	150
Kar.	2	5	400
B.	2 ±	10 ±	350
Sijan.	0	5 ±	300
Puch.	10 ±	50	100
Bor.	0	20	400
Remb.	?	?	100
Brzez.	5 ±	20 ±	?
Halk.	0	20	?

TABLEAU II

Nom	Valeur bactériologique avant la vaccin.	Valeur bactériologique 5 jours après la 1re vacc.	Valeur bactériologique 10 jours après la 2e vacc.
Was.	1 ou 1/2	50	10000
S.		50	5000
Mikl.		50	5000
Mor.		50	2000
Kow.		50	2500
Kar.		25	5000
B.		> 50	5000
Sijan.		50	5000
Puch.		?	> 10000
Bor.		?	> 10000
Remb.		?	10000

La quantité moyenne d'agglutinines est environ de 200 unités 50 au minimum, 400 au maximum), la quantité moyenne de bactériolysines est à peu près de 5000 unités (au minimum 2000, au maximum 10000).

De ces données on peut conclure: 1) que les expériences de laboratoire sont tout à fait concordantes avec les données de la statistique; 2) que la vaccination double à la dose de 1 et 2 cc. donne aux humeurs des vaccinés des propriétés analogues à celles des convalescents.

Contribution à l'étude des agressines

Par M. Nicolau Bettencourt, Lisbonne.

Bail, étudiant l'année dernière ce qu'on appelle le «phénomène de Koch», a inoculé à des cobayes normaux un mélange de bacilles de Koch et d'exsudat péritonéal d'animaux tuberculeux venant de succomber brusquement à la suite d'une deuxième inoculation, et a vérifié que la maladie, ordinairement sous-aiguë, se terminait en 18 ou 20 heures par la mort de l'animal.

Comme il est impossible d'obtenir un résultat analogue par l'inoculation intra-péritonéale des plus grandes doses de tuberculine ou de bacilles, Bail attribue cette mort rapide à la présence dans l'exsudat de substances formées dans l'organisme pendant la lutte entre les microbes et les éléments de défense et capables de paralyser les phagocytes.

Ces substances, qu'il a nommées *agressines*, introduites dans l'organisme du cobaye normal en même temps que les bacilles, empêcheraient l'action phagocytaire et permettraient ainsi la bactériolyse en vertu de laquelle des endotoxines provoquant la mort de l'animal sont mises en liberté.

Bientôt après, les études de Bail ont été appliquées à un grand nombre d'espèces microbiennes. Weil, avec le choléra des poules, vérifie les propriétés agressives des exsudats respectifs et démontre en outre la possibilité d'immuniser, activement ou passivement, des animaux par des injections répétées d'exsudat agressinique. Bail lui-même, fait des constatations analogues pour le bacille typhique et le vibrion cholérique, en obtenant des sérums anti-agressiniques possédant un pouvoir immunisant remarquable. Kikuchi arrive à des résultats identiques pour le bacille de la dysenterie et ses expériences sont postérieurement confirmées par Dörr.

Hoke, en employant une race de pneumocoques exaltés par des passages successifs et ayant ainsi acquis les caractères d'un parasite obligatoire, obtient des exsudats doués d'un pouvoir agressinique intense et capables de conférer par des inoculations intraveineuses, après longtemps, une certaine immunité anti-agressinique. Le même expérimentateur démontre plus tard l'existence d'agressines dans les exsudats staphylococciques et la possibilité d'immuniser des lapins contre ces agressines.

Enfin Salus vérifie que le colibacille produit aussi des agressines capables de rendre mortelle une dose de culture qui à elle seule serait inoffensive. Ces agressines n'ont pas toutefois une spécificité aussi nette que les autres et ressemblent tellement aux agressines typhiques qu'on peut les remplacer l'une par l'autre sans que les résultats varient d'une façon appréciable.

En quelques mois les résultats obtenus par Bail ont donc été absolument confirmés pour un grand nombre de microorganismes pathogènes, mais on ne peut pas en dire autant pour ce qui concerne l'interprétation de ces résultats. Comme on le sait, Bail a soutenu, depuis sa première communication, que les agressines se forment seulement dans l'organisme pendant l'infection et qu'elles sont distinctes de toutes les substances anti-immunisantes et de tous les produits bactériens connus jusqu'à présent.

Wassermann et Citron, confirmant les résultats de Bail, prétendent que l'intervention de l'organisme vivant n'est pas indispensable pour obtenir l'effet agressinique. En substituant l'exsudat naturel de Bail par des exsudats d'aleuronate, sérum ou même par de l'eau contenant des produits solubles des bactéries, on parvient également à abréger la vie des animaux.

Dans nos expériences, nous avons employé les bactéries du choléra des poules et de la pneumonie contagieuse du porc (Schweineseuche), deux microorganismes doués d'un grand pouvoir pathogène pour les petits animaux de laboratoire et en conséquence très favorables à des études de cette nature.

Nous avons commencé par répéter les expériences de Bail, suivant rigoureusement sa technique et en ayant obtenu des résultats qui les confirment entièrement.

Une quantité minime d'une culture sur gélose de choléra des poules, âgée de 24 heures, est injectée dans la cavité pleurale droite d'un lapin. L'animal succombe par septicémie dans un espace de temps variant entre 8 et 20 heures. Immédiatement après la mort nous puisons dans les deux cavités pleurales, au moyen de pipettes stérilisées, 10 à 15 cc. d'un exsudat plus ou moin trouble, dans lequel l'examen microscopique décèle la présence de nombreux bacilles et de rares globules blancs. Cet exsudat est débarrassé des microorganismes par centrifugation pendant 20 minutes dans un appareil centrifugeur (2.000 tours par minute) et agité fortement ensuite avec une petite portion de toluol pour détruire les bactéries qui par hasard seraient restées dans le liquide. La stérilisation est vérifiée en ensemençant quelques gouttes de l'exsudat dans le bouillon et en le plaçant à l'étuve de 37° de 24 à 36 heures.

Pour nos expériences nous avons choisi le cobaye jeune, le lapin étant trop sensible au choléra des poules. On prend un groupe de 3 animaux, ayant à peu près le même poids, et on les inocule par voie sous-cutanée, le 1er et le 3e avec 2 cc. d'exsudat agressinique entièrement privé de toluol (par une nouvelle centrifugation si c'est nécessaire) et le 2e avec 2 cc. de solution physiologique de chlorure de sodium. Après une demi-heure on injecte au flanc opposé des 1er et 2e cobayes une certaine dose de culture sur gélose, âgée de 24 heures et émulsionnée en 1 cc. de solution physiologique; quant au 3e on l'injecte avec une égale quantité de solution physiologique.

TABLEAU I

Exsudat agressinique (Ball)

CHOLÉRA DES POULES

Cobaye I	460 gr.	2 cc. exsudat agressinique au flanc droit, le 3-VIII-05 à 6 heures P. M.	1 pleine anse de culture, dans 1 cc. eau physiologique, au flanc g., le 3-VIII-05 à 6½ heures P. M.	† le 5-VIII-05 à 9 heures A. M.
Cobaye II	460 gr	2 cc. eau physiologique au flanc droit, le 3-VIII-05 à 6 heures P. M.	Idem	† le 8-VIII-05 à 9 heures A. M.
Cobaye III	450 gr	3 cc. exsudat agressinique au flanc droit, le 3-VIII-05 à 6 heures P. M.	1 cc. eau physiologique au flanc g., le 3-VIII-05 à 6½ heures P. M.	Vivant

Comme on le voit dans le tableau, le cobaye I, qui a reçu l'exsudat agressinique avant le matériel infectant, meurt en 39 heures, tandis que le cobaye II, qui a reçu seulement la même dose de matériel virulent, ne succombe qu'après 5 jours. La survivance du cobaye III montre que l'exsudat agressinique ne possède pas, à lui seul, des effets léthifères.

Avec le bacille de la pneumonie contagieuse du porc, les résultats sont aussi équivalents, comme le montre le tableau II.

TABLEAU II

Exsudat agressinique (Bail)

PNEUMONIE CONTAGIEUSE DU PORC

Cobaye I	370 gr.	2 cc. exsudat agressinique au flanc droit, le 18-VIII-05 à 7 heures P. M.	1/25 anse de culture, dans 1 cc. eau physiologique, au flanc g., le 19-VIII-05 à 7 1/2 heures P. M.	† le 22-VIII-05 à 9 heures A. M.
Cobaye II	360 gr.	2 cc. eau physiologique au flanc droit, le 19-VIII-05 à 7 heures P. M.	Idem	Vivant
Cobaye III	350 gr.	3 cc. exsudat agressinique au flanc droit, le 19-VIII-05 à 7 heures P. M.	1 cc. eau physiologique au flanc g., le 19-VIII-05 à 7 1/2 heures P. M.	Vivant

L'animal qui a reçu les agressines avant l'inoculation des bactéries meurt en 86 heures, les deux autres survivent, bien que le cobaye II ait manifesté quelques symptômes morbides (prostration, perte de poids, etc.).

Après avoir ainsi confirmé les résultats de Bail et de ses collaborateurs, nous avons repris les expériences déjà citées de Wassermann et Citron, ayant toujours eu le soin de mettre en parallèle les résultats obtenus dans ces expériences avec ceux qu'on obtient en employant les exsudats agressiniques naturels.

Dans la première série nous avons recours à l'exsudat obtenu par l'injection dans la plèvre du lapin de 7 cc. d'une émulsion d'aleuronate à 10 % dans le sérum physiologique. L'animal est sacrifié (saigné dans les carotides) 10 heures après, l'exsudat extrait et centrifugé pour séparer les éléments anatomiques. À 10 cc. de cet exsudat on ajoute une anse de culture de choléra des poules, âgé de 24 heures, on le laisse alors jusqu'au lendemain dans l'étuve à 37°. On centrifuge encore une fois pour précipiter les microorganismes et on ajoute du toluol exactement comme dans les premières expériences.

Le tableau III montre que les résultats obtenus en adoptant

cette pratique sont sensiblement analogues à ceux qu'on obtient avec les exsudats microbiens.

TABLEAU III

Exsudat d'aleuronate (Wassermann & Citron) et exsudat agressinique (Bail)

CHOLÉRA DES POULES

Cobaye I	340 gr.	2 cc. exsudat d'aleuronate au flanc droit, le 19-VIII-05 à 7 heures P. M.	1/2 une anse de culture, dans 1 cc. eau physiologique au flanc g., le 19-VIII-05 à 7 1/2 heures P. M.	† le 22-VIII-05 à 5 heures P. M.
Cobaye II	350 gr.	2 cc. exsudat agressinique au flanc droit, le 19-VIII-05 à 7 heures P. M.	Idem	† le 21-VIII-05 à 9 heures P. M.
Cobaye III	340 gr.	2 cc. eau physiologique au flanc droit, le 19-VIII-05 à 7 heures P. M.	Idem	† le 23-VIII-05 à 9 heures P. M.
Cobaye IV	320 gr.	3 cc. exsudat d'aleuronate au flanc droit, le 19-VIII-05 à 7 heures P. M.	1 cc. eau physiologique au flanc g., le 19-VIII-05 à 7 1/2 heures P. M.	Vivant
Cobaye V	310 gr.	3 cc. exsudat agressinique au flanc droit, le 19-VIII-05 à 7 heures P. M.	Idem	Vivant

Les animaux injectés avec de l'exsudat d'aleuronate et de l'exsudat agressinique naturel sont morts 28 et 48 heures respectivement avant le cobaye III, qui n'a été inoculé qu'avec le matériel infectant.

Dans l'expérience suivante le liquide employé a été le sérum de lapin normal. Une culture abondante de 24 heures sur gélose est diluée dans 20 cc. de sérum et agitée dans un appareil approprié, pendant 48 heures, à l'abri de la lumière et à la température de la chambre. Elle est ensuite centrifugée et stérilisée suivant la méthode décrite. Les résultats sont résumés dans le tableau IV.

TABLEAU IV

Eau agressinique (Wassermann et Citron) et exsudat agressinique (Bail)

CHOLÉRA DES POULES

Cobaye I	400 gr.	2 cc. eau agressinique au flanc droit, le 25-VIII-05 à 6 heures P. M.	$\frac{1}{100}$ anse de culture, dans 1 cc. eau phys., au flanc g. à 6 $\frac{1}{2}$ heures P. M.	† le 27-VIII-05 à 6 heures P. M.
Cobaye II	410 gr.	2 cc. exsudat agressinique au flanc dr.	Idem	† le 28-VIII-05 à 9 heures A. M.
Cobaye III	380 gr.	2 cc. eau phys. au flanc dr.	Idem	† le 31-VIII-05 à 6 heures A. M.
Cobaye IV	350 gr.	3 cc. eau agressinique au flanc dr.	1 cc. eau physiologique au flanc g.	Vivant
Cobaye V	330 gr.	3 cc. exsudat agressinique au flanc dr.	Idem	Vivant

TABLEAU V

Sérum agressinique (Wassermann & Citron) et exsudat agressinique (Bail)

PNEUMONIE CONTAGIEUSE DU PORC

Cobaye I	380 gr.	2 cc. sérum agressinique au flanc droit, le 21-VIII-05 à 6 heures P. M.	$\frac{1}{20}$ anse de culture, dans 1 cc. eau physiologique, au flanc g., le 25-VIII-05 à 4 $\frac{1}{2}$ heures P. M.	† le 25-VIII-05 à 11 heures A. M.
Cobaye II	370 gr.	2 cc. exsudat agressinique au flanc droit, le 21-VIII-05 à 6 heures P. M.	Idem	† le 25-VIII-05 à 9 heures A. M.
Cobaye III	370 gr.	2 cc. eau physiologique au flanc droit, le 21-VIII-05 à 6 heures P. M.	Idem	† le 29-VIII-05 à 6 heures P. M.
Cobaye IV	330 gr.	3 cc. sérum agressinique au flanc droit, le 21-VIII-05 à 6 heures P. M.	1 cc. eau physiologique au flanc g., le 21-VIII-05 à 6 $\frac{1}{2}$ heures P. M.	Vivant
Cobaye V	350 gr.	3 cc. exsudat agressinique au flanc droit, le 21-VIII-05 à 6 heures P. M.	Idem	Vivant

Dans une dernière expérience les liquides organiques sont entièrement éliminés. En procédant ainsi on met totalement de côté l'hypothèse que les bactéries puissent trouver dans les liquides organiques des conditions sensiblement analogues à celles qu'elles rencontrent dans l'organisme vivant pour la formation des agressines. En suivant toujours la marche tracée par Wassermann et Citron dans leurs expériences, nous avons donc employé d'eau distillée. La technique adoptée a été celle que Wassermann indique pour la préparation des substances immunisantes du bacille typhique. Une culture de 24 heures, sur agar, est diluée dans 30 cc. d'eau distillée et maintenue d'abord pendant 24 heures à 60° et ensuite pendant 5 jours à 37°; on filtre alors à travers de la porcelaine.

Inoculée à la manière des exsudats agressiniques de Ball, cette eau, contenant les produits d'autolyse des bactéries, agit en abrégeant l'infection, comme on le voit sur les tableaux V et VI.

TABLEAU VI

(Eau agressinique (Wassermann & Citron) et exsudat agressinique (Ball)

PNEUMONIE CONTAGIEUSE DU PORC

Cobaye I	430 gr.	2 cc. eau agressinique au flanc gauche, le 25-VIII-05 à 6 heures P. M.	1/20 anse de culture, dans 1 cc. eau physiologique au flanc g., le 25-VIII-05 à 6 1/2 heures P. M.	† le 31-VIII-05 à 9 heures A. M.
Cobaye II	420 gr.	2 cc. exsudat agressinique au flanc droit, le 25-VIII-05 à 6 heures P. M.	Idem	† le 26-VIII-05 à 3 heures P. M.
Cobaye III	430 gr.	2 cc. eau physiologique au flanc droit, le 25-VIII-05 à 6 heures P. M.	Idem	Vivant
Cobaye IV	370 gr.	3 cc. eau agressinique au flanc droit, le 25-VIII-05 à 6 heures P. M.	1 cc. eau physiologique au flanc g., le 25-VIII-05 à 6 1/2 heures P. M.	Vivant
Cobaye V	290 gr.	3 cc. exsudat agressinique au flanc droit, le 25-VIII-05 à 6 heures P. M.	Idem	Vivant

Malgré le résultat obtenu dans cette première partie de notre travail, il nous a semblé indispensable de vérifier comment se comportent les animaux traités respectivement avec les exsudats agressiniques de Bail et les produits d'autolyse, c'est-à-dire chercher si ces deux principes immunisants se valent aussi relativement à l'immunisation anti-bactérienne.

Malheureusement cette seconde partie de notre travail, d'un grand intérêt pratique, est encore incomplète; c'est à peine si nous pouvons donner quelques notes qui se rapportent au choléra des poules.

Deux séries de lapins, d'un poids variant de 1000 à 1500 gr., ont été inoculés respectivement, la première avec des exsudats agressiniques naturels obtenus d'après la technique de Bail et la seconde avec des produits d'autolyse d'après le procédé de Wassermann. Tous les animaux ont été injectés une première fois avec 2 cc. et dix jours après une seconde fois avec 3 cc. par voie sous-cutanée. 14 jours après la seconde injection les animaux ont été inoculés dans le péritoine avec des doses variables de matière virulente représentant un multiple de la dose minime tuant les animaux témoins en 48-72 heures.

Les résultats obtenus jusqu'à présent montrent que les lapins traités avec les exsudats agressiniques naturels supportent impunément des doses 50, 100 et 200 fois supérieures à la dose mortelle minime; tandis que, parmi les animaux traités avec les produits d'autolyse, deux à peine ont résisté à l'inoculation de dix fois la dose minime mortelle et tous les autres sont morts en un laps de temps variant entre 3 et 7 jours.

Quoique nos expériences soient encore peu nombreuses, elles semblent cependant indiquer une différence notable entre les propriétés immunisantes des exsudats agressiniques et celles des produits d'autolyse; elle nous autorise, jusqu'à un certain point, à conclure qu'il faut ajouter aux quatre procédés d'immunisation active antibactérienne connus jusqu'à présent une nouvelle méthode basée sur l'emploi des exsudats agressiniques.

Si des recherches ultérieures relatives à l'immunisation passive parviennent à démontrer l'effet curatif des sérums anti-agressiniques, on pourra dire alors que la découverte de Bail a ouvert un brillant avenir à la sérothérapie. Sous ce point de vue et ayant présentes les récentes études de Neufeld sur les substances bactériotropes de quelques sérums immunisants, il

est naturel d'attirer l'attention des bactériologistes, entre autres,
sur le problème de la sérothérapie anti-streptococcique pas encore
résolue d'une façon satisfaisante.

Sur l'homogénéisation des cultures de bacilles tuberculeux

Par M. Léon de Karwacki, Varsovie.

L'homogénéisation des cultures de diverses races de bacilles
tuberculeux, ainsi que de saprophytes acido-résistants, présente
une condition sine qua non pour éclaircir plusieurs points intéressants de la biologie des bacilles tuberculeux, et en particulier on pourrait ainsi démontrer la parenté qui existe entre les
différentes races grâce à la réaction agglutinante spécifique.

Le premier pas fait dans ce but par MM. Arloing et Courmont a donné, sous beaucoup de rapports, des résultats très
féconds. Pourtant en employant leur méthode il faut attendre
toujours le résultat pendant un temps très long et même quelque fois l'attendre en vain. Quant à moi je n'ai jamais pu obtenir
une culture homogène en suivant leurs indications, malgré plusieurs tentatives. Il me semble que les autres expérimentateurs
n'étaient pas plus heureux que moi sous ce rapport. Pendant 7
ans leur culture était envoyée de laboratoire en laboratoire
comme spécimen unique en son espèce. Si je ne me trompe,
ce n'est qu'au dernier Congrès de la tuberculose que MM. Arloing et Courmont ont montré encore quelques variétés de bacilles tuberculeux homogènes.

On obtient des résultats beaucoup plus favorables, si au lieu
de bouillon glycériné on emploie de l'eau de pommes de terre ou
du sérum dilué. J'ai trouvé une indication vague au sujet de l'eau
de pommes de terre dans le résumé du travail de M. Casa-
grandi de 1901.

Quant à l'emploi du sérum dilué, j'y ai été conduit d'une
façon tout à fait accidentelle. Pour d'autres motifs je cherchais
un moyen de chauffer le sérum au-dessus de 100° sans avoir de
précipitation. Or, essayant de diverses dilutions du sérum de
cheval et de lapin, j'ai trouvé que si l'on diluait le sérum avec
de l'eau distillée dans la proportion de 1 : 4 et si on ajoutait une
petite quantité de glycérine, on pouvait chauffer le mélange jusqu'à 115° sans le précipiter. Dans le cours de mes recherches
j'ai trouvé dans le *Centralblatt für Bakt.* un résumé du travail de M.
Petrescu, qui obtenait un milieu stérilisable pour cultiver les ba-

cilles tuberculeux, composé de 3 parties d'eau et d'une partie de sérum de veau avec 3 °/o de glycérine. Je préparais l'eau de pommes de terre de cette façon. Sur 100 gr. de pommes de terre pulpées, je versais un litre d'eau et 30 gr. de glycérine. Après 24 heures je décantais le liquide et le stérilisais à 115°, ensuite je le répartissais dans des tubes à essai et stérilisais de nouveau. Quant au sérum dilué dans les proportions ci-dessus indiquées, je le chauffais doucement au bain-marie jusqu'à ébullition. Après la filtration, quelquefois nécessaire, je le répartissais dans des tubes à essai et stérilisais à 115°. On obtient un liquide limpide légèrement opalescent. Ensuite j'employais, au lieu de sérum, du liquide d'ascite dilué et glycériné de la même façon.

Dans l'espace de quelques mois j'ai pu homogénéiser sur ce milieu 19 espèces acido-résistantes sur 33 employées. Parmi ces espèces il y avait 8 échantillons de tuberculose humaine, 1 de tuberculose bovine, 2 de tuberculose aviaire, 2 de tuberculose pisciaire et 6 saprophytes. Une anse recueillie sur une culture de pommes de terre était ensemencée sur mes milieux liquides. Chaque tube était agité tous les jours pendant 1-2 minutes. Le trouble général apparaissait au bout de 2 à 20 jours. Les saprophytes donnaient des cultures homogènes dans 2 ou 3 jours, les espèces pathogènes beaucoup plus tard.

Une culture pathogène homogénéisée et réensemencée sur le même milieu poussait dans 3 à 10 jours.

Dans les cas où je n'ai pas réussi à obtenir la culture homogène d'emblée, le développement des bacilles se faisait sous forme de dépôt granuleux, légèrement floconneux, au fond du tube. 3 fois le nouveau repiquage d'une telle culture sur le milieu liquide a donné une homogénéisation en seconde génération.

10 espèces ont été ensemencées d'une culture sur pomme de terre, d'autres directement étaient prises des cultures sur gélose, qui m'étaient envoyées de divers laboratoires. Or, pour les premières 10 espèces, 8 fois j'ai eu le résultat positif en première génération, une fois en seconde. Pour 23 cultures sur gélose les résultats positifs en première génération ont été obtenus 9 fois, dont 6 concernant les saprophytes, une fois en seconde génération. On peut dire comparativement que le sérum dilué donne de meilleurs résultats dans les espèces saprophytiques, l'eau de pomme de terre dans les espèces pathogènes.

Les cultures homogènes de tuberculose ensemencées de sérum sur sérum tendent, au bout d'un certain temps, à donner un dépôt floconneux au fond du tube; ensemencées sur eau de pommes de terre elles restent uniformément troubles.

De toutes les espèces mises en expérience, celles qui ont le moins de tendance à l'homogénéisation sont les cultures de tuberculose bovine. De 7 espèces que je possède, j'ai réussi à homogénéiser une seule, prise sur pomme de terre; toutes les autres prises sur gélose poussent sous forme d'un dépôt granuleux au fond du tube.

A cause de la courte durée de mes recherches je ne peux pas affirmer si l'homogénéisation difficile est un caractère constant des bacilles de la tuberculose bovine, ou si elle est due à des détails expérimentaux, notamment à la prise directe sur gélose.

Les cultures que je vous présente sont de 3 semaines, y compris les 11 jours de voyage. Or ce transport a eu une influence défavorable sur l'aspect de quelques-unes, surtout de celles des saprophytes qui poussent à la température ordinaire.

A cause de cela il se forme dans quelques tubes, en plus du trouble, un dépôt floconneux ou granuleux. Les bacilles de smegma et ceux de Binot cultivés sur eau de pommes de terre ont le plus souffert de ce transport et ont perdu complètement leur aspect primitif.

Recherche de la tuberculine dans l'urine des tuberculeux

Par MM. RAPPIN et FORTINEAU, Nantes.

Nous avions montré dans une publication antérieure, en 1899 [1], que l'urine des tuberculeux injectée dans de certaines proportions à des cobayes tuberculeux était capable de déterminer chez eux une hyperthermie passagère; les résultats obtenus étaient malheureusement inconstants, et ne pouvaient permettre de recourir à ce procédé, comme nous en avions l'idée pour confirmer un diagnostic de tuberculose.

Depuis, M. Mérieux a étudié les effets produits par des liquides d'origine tuberculeuse sur des cobayes intentionnellement tuberculisés [2]; il a constaté presque constamment une réaction

[1] *Rappin et Fortineau.* — Recherche de la réaction de la tuberculine dans l'urine des tuberculeux. Association fr. pour l'avanc. des sciences — Boulogne 1899.

Semaine médicale, 1899 p. 257.

[2] *Mérieux* — Diagnostic de la tuberculose; nouvelle méthode basée sur la réaction obtenue en injectant à des cobayes tuberculeux certains liquides de l'organisme. *Rev. de méd.,* fév. 1906.

positive chez les animaux inoculés avec le sérum sanguin ou la
sérosité de vésicatoire; quant à l'urine et aux produits purulents, il les rejette, la première en raison de sa teneur en
sels minéraux, les autres à cause de la présence de leucocytes
riches en nucléine.

La réaction a présenté dans ses recherches deux poussées
successives, la première, brusque, de la deuxième à la sixième
heure après l'inoculation; la seconde de la 24e à la 30e heure.

Dans notre premier travail, nous avions recherché la réaction
quelques heures après l'inoculation; avant de reprendre nos expériences, nous avons inoculé des doses variables de tuberculine
à des cobayes tuberculeux, afin d'avoir un terme de comparaison.

Les animaux que nous avons employés, tant pour la tuberculine que pour les urines, étaient des cobayes inoculés depuis un
mois avec 2 gouttes d'émulsion de culture tuberculeuse jeune
pour 100 gr. d'animal.

$^1/_{15}$ de centimètre cube de tuberculine humaine diluée en
injection sous-cutanée détermine, au bout de deux heures environ,
chez le cobaye tuberculeux, une hyperthermie qui atteint son maximum (1 à 2°) en 3 h. et redescend progressivement à la normale
en 6 heures environ.

1/20 de centimètre cube produit les mêmes effets, mais l'élévation de température semble plus accusée (2° environ).

1/4 de centimètre cube peut donner un résultat analogue,
mais il arrive également de voir l'animal mourir en hypothermie
au bout de quelques heures sans avoir réagi.

Enfin, lorsque la réaction se produit à la suite d'une injection
de 2 cc. de tuberculine, elle est très rapide et très courte et le
cobaye ne tarde pas à succomber en hypothermie.

Les cobayes témoins n'ont accusé aucune réaction, excepté
dans le dernier cas, où nous avons noté une élévation de 8/10 de
degré au bout de 4 heures.

En recherchant de la même façon la réaction dans les urines, nous l'avons constatée 9 fois sur 12 cas examinés; deux
des cas négatifs portaient sur des tuberculeux au 3e degré,
dont l'un avait évolué rapidement; le troisième, qui n'a donné
qu'une élévation de 5/10 de degré, concernait un malade présentant des lésions de ramollissement.

La plupart des témoins n'ont accusé aucune réaction, nous
avons noté chez quelques-uns une hyperthermie de 5 à 6 dixièmes
de degré.

Nous n'avons rien remarqué de net au point de vue de l'influence de l'injection sur la résistance de l'animal; certains cobayes ont succombé, il est vrai, quelques jours après l'épreuve, mais la plupart ont évolué normalement, et nous avons vu un certain nombre de témoins mourir en même temps que les animaux tuberculeux.

La réaction s'est manifestée à la suite d'injections de 2 cc. d'urine, mais d'une façon très inconstante; nous l'avons obtenue également dans un cas avec 10 cc.

Deux inoculations de 5 cc. d'urine de tuberculeux réduite au 1/10, faites dans les mêmes conditions, ne nous ont donné aucun résultat immédiat, mais les animaux tuberculeux ont succombé en 8 jours environ.

Toutes ces expériences ont été faites avec de l'urine recueillie dans des flacons stériles, bouillie pendant 10 minutes aussitôt après l'émission et injectée le plus tôt possible.

La présence de la tuberculine dans l'urine des tuberculeux nous paraît non douteuse, en raison du parallélisme des courbes des animaux inoculés avec la tuberculine et les urines; nous croyons qu'il serait difficile d'en faire un élément de diagnostic, certaines urines non tuberculeuses recueillies avec le même soin ayant déterminé de l'hyperthermie chez nos cobayes; il faut remarquer cependant que dans ces cas la courbe n'a plus la régularité dont nous avons parlé, ce qui pourrait peut-être permettre de retrouver la réaction.

SÉANCE DU 25 AVRIL

Présidence: M. Octavio Maira

Sérothérapie de la peste

Par M. Dujardin-Beaumetz fils, Paris (v. page 172)

Insuffisance hépatique et arthritisme

Par M. Augusto de Miranda, Lisbonne

L'Arthritisme, cette entité pathologique, tempérament morbide pour quelques-uns, maladie pour d'autres, ce chapitre de la pathologie aussi important que discuté, est toujours à l'ordre du jour.

Je viens donc contribuer, moi aussi, à son étude, selon mes forces, du reste bien modestes.

L'arthritisme est-il le ralentissement de la nutrition comme le veut M. le prof. Bouchard ; malformation ou prédisposition congénitale du tissu conjonctif suivant l'opinion de MM. Hanot et Cazalis ; une prédisposition héréditaire déterminée par des influences nerveuses affectant les grands centres moteurs (Dyce Duckworth) ; une maladie chronique du foie comme l'affirme M. Frantz Glénard ?

Sans avoir la prétention de vouloir résoudre une question si importante et si complexe, je dirai cependant qu'il me semble y avoir dans l'arthritisme un peu de tout cela.

L'impression que m'a laissée mon observation clinique a été que l'arthritisme n'est que l'auto-intoxication elle-même. J'admets que celle-ci soit la cause fondamentale des diverses manifestations cliniques et altérations histologiques attribuées à l'arthritisme, et que celles-ci, les unes ainsi que les autres, doivent dépendre encore de l'intensité et fréquence des poussées de celle-là, de même que de l'existence de causes spéciales, et du lieu de moindre résistance de l'individu.

Pourquoi ne pas considérer plutôt le ralentissement de la nutrition, la dyscrasie acide, comme dûs à un procès auto-toxique ? N'est-ce pas que dans celui-ci le foie, ce grand centre de laboration nutritive, dont l'importance a été bien mise en jour par Voit [1] ainsi que par les tout récents travaux de Dominicis [2], est compromis dans son fonctionnement, et que les éléments cellulaires de l'organisme doivent, d'un côté, être moins bien nourris, et de l'autre, viciés dans leur physiologie par l'intoxication elle-même ?

Attribuer l'arthritisme aux influences nerveuses, c'est la même chose qu'attribuer à celle-ci toutes les maladies.

Attribuer l'arthritisme à une maladie chronique du foie me semble aussi trop exclusif, de même que de vouloir nier aux autres organes qui constituent avec lui l'appareil anti-toxique le rôle chaque fois plus connu dans la défense naturelle de l'organisme contre les causes d'intoxication.

Je suis convaincu que dans l'arthritisme le foie joue un rôle très important, le plus important même dans la lutte contre un

---

[1] *Gilbert et Carnot.* Les fonctions hépatiques, 1902.
[2] *Semaine médicale*, 16 mai 1906, page 229.

tel état morbide. Mais, c'est parce qu'il est le principal organe de l'appareil anti-toxique, d'ailleurs son rôle dans la nutrition; et s'il apparaît si maltraité dans l'arthritique, cela est dû à ce que c'est lui qui est le plus exposé aux intoxications venues de l'intestin, cette source la plus active et la plus importante de l'auto-intoxication, sans compter avec cette cause aussi fréquente que dangereuse qui est l'alcool: fréquente, puisque l'arthritique, d'appétit autant de fois compromis, recourt ordinairement à l'alcool pour le stimuler, dangereuse par l'action élective et destructive de celui-ci pour la cellule hépatique.

L'intestin est la porte la plus largement ouverte pour les poisons d'intoxication; le foie, lui, protège l'organisme en arrêtant au passage les poisons pour les neutraliser ou les rejeter dans l'intestin (Bouchard, *Auto-intoxication*, page 309).

Ainsi donc le foie n'est pas seulement le grenier d'abondance de l'organisme, il est aussi la place forte avancée contre l'intoxication. La connaissance du pouvoir anti-toxique du foie et de l'auto-intoxication d'origine intestinale trace le cadre des relations pathologiques du foie et de l'intestin (Hanot).

Dans l'intestin, l'infection est constante; chez tout homme et à toute heure, les agents de la putréfaction intestinale se trouvent dans la cavité intestinale, donnant naissance à des produits toxiques que l'intestin absorbe, et l'intoxication à des degrés divers est extrêmement fréquente. Si cette intoxication n'est pas plus fréquente encore, si elle n'est pas quotidienne, c'est que l'organisme est outillé pour s'en préserver (Bouchard, *Thérapeutique des maladies infectieuses*, page 47).

Je trouve pourtant plus logique, plus rationnel et plus en harmonie avec les résultats de mon observation, d'admettre que l'arthritisme soit dû à une insuffisance de l'appareil anti-toxique, insuffisance qui doit, sans doute, se faire remarquer principalement du côté du foie, en vue de son importance physiologique et situation anatomique spéciale dans cet appareil.

Et effectivement, dans les cas de mon observation, c'est sur lui que j'ai toujours actué, après l'avoir débarrassé des causes d'intoxication et d'entraves de localisation intestinale. Et toujours, ainsi stimulé et aidé aussi par les émonctoires naturels, ainsi que par un régime alimentaire peu toxique, il a démontré ce qu'il vaut comme organe à recourir dans le traitement de l'arthritisme.

C'est le traitement de l'auto-intoxication que j'ai fait, et avec cela j'ai réussi toujours à faire disparaître des névralgies appelées habituellement rhumatiques, plusieurs manifestations de la goutte, des angines appelées herpétiques et phlegmoneuses, des laryngites et des bronchites de nature arthritique, certaines éruptions cutanées attribuées à l'arthritisme, certains états nerveux appelés névro-arthritiques, ainsi que d'autres peut-être dignes d'y être compris.

La biligénie est une des fonctions les plus importantes de la cellule hépatique, qui, imprégnée du sang de la veine porte, extrait et élabore les matières premières des excréments biliaires (Dieulafoy).

Le foie influence le milieu intestinal par l'entremise surtout de la sécrétion biliaire, dont l'intégrité, aussi bien quantitative que qualitative, est indispensable pour assurer l'équilibre fonctionnel de l'appareil entéro-hépatique. Car, si la bile normalement *aseptique* n'est que *très faiblement* antiseptique, elle a, au contraire, une action *anti-toxique puissante*.

Conséquemment, *l'absence de bile* dans l'intestin ou la présence d'une bile modifiée dans ses réactions chimiques ou biologiques transformera l'intestin en un *foyer actif d'élaboration de substances toxiques ou de germes infectieux*.

L'importance de l'intégrité de la sécrétion biliaire implique la nécessité de la maintenir aseptique dans la mesure du possible et de régulariser cette sécrétion. Les antiseptiques biliaires et les cholagogues remplissent en double but. En thèse, les *meilleurs antiseptiques biliaires* sont les *meilleurs cholagogues*, et inversement (J. Teissier, Rapport au Congrès de Médecine de Bordeaux, 1895, 1er fascicule, pages 265 et 266).

Dans son trajet intestinal, la bile a été considérée comme jouant un rôle antiseptique (Charrin et Roger, Société de biologie, 18 juin 1887).

Finalement, la fonction biliaire est, pour ainsi dire, une fonction prophylactique de l'auto-intoxication. La bile est le désinfectant naturel de l'intestin, son désinfectant par excellence.

Il est très fréquent d'observer chez nous, dans les passages de saison, principalement de l'hiver au printemps et de l'été à l'automne, de *certaines fièvres*, qui apparaissent ordinairement au moment des repas, du dîner surtout, accompagnées de malaise, de sensibilité anormale pour le froid, et de céphalalgie.

Ces fièvres commencent, quelquefois, par un ou plusieurs frissons, plus ou moins accentués, et terminent par une transpiration plus ou moins abondante.

Ce syndrome les fait d'habitude confondre avec les *fièvres palustres*, raison pour laquelle on essaye de les couper par la quinine. Ce médicament, cependant, ne les guérit pas et elles causent ainsi l'impatience de la famille et du médecin, qui termine par conseiller l'air de la campagne qui les chasse, parfois, après avoir provoqué des accès plus forts.

De telles fièvres, cependant, disparaissent complètement au moyen des *cholagogues*, surtout du calomel, accompagné toujours d'une alimentation la moins toxique possible, et au gré du malade.

Quelle est la cause de ces fièvres? Le fait que ce sont justement des personnes constipées celles chez lesquelles elles apparaissent habituellement, les moments où cette apparition a lieu, l'efficacité des cholagogues, spécialement du calomel, tout fait penser que c'est la cellule hépatique qui, après avoir lutté contre les causes d'intoxication d'origine intestinale, finit par se laisser intoxiquer aussi.

La cellule hépatique compromise dans sa fonction ne peut plus réagir normalement. De cela résulte une espèce de stagnation de bile dans le foie, la formation comme d'un petit marais dans l'appareil biliaire, cause encore par le défaut qui vient d'un cholédoque infecté, et, pourtant, d'un calibre insuffisant pour le passage facile de la bile dans l'intestin; un petit marais en miniature, mais si malsain, qu'il épuise quelquefois les forces du malade, quand il ne va pas plus loin encore, et concourt à la production de la fièvre typhoïde.

Comment donc le déplacement pour une atmosphère plus pure, pour un milieu plus ensoleillé agit-il dans ces fièvres-ci? D'abord, le plus grand pourcentage d'oxygène fait diminuer l'intoxication du sang. L'action des rayons solaires fait le reste: soit en stimulant la circulation périphérique et en mettant ainsi le foie plus à son aise, soit en stimulant le système nerveux, en donnant à l'organisme un vrai coup de fouet, qui lui permet de réagir ainsi plus facilement contre l'auto-intoxication.

J'ai remarqué que ce sont généralement des personnes asthéniques celles chez lesquelles de telles souffrances se produisent plus facilement. Dans leur atonie digestive le foie joue un rôle si important que, malgré l'insuffisance fonctionnelle des autres organes qui collaborent avec lui dans les multiples et complexes fonctions de la digestion, j'ai observé qu'il suffit de stimuler son action pour voir disparaître les conséquences dues à une telle maladie.

La physiologie, fondée sur des expériences, explique ce fait quand elle dit que "les fonctions intestinales et pancréatiques ne se font bien que lorsque les fonctions hépatiques sont régulières" (Gilbert et Carnot, *Les fonctions hépatiques*, 1902).

J'ai observé que le *classique embarras gastrique fébrile* ne cède généralement qu'à l'application de moyens destinés à stimuler la cellule hépatique.

Si je donne au malade un purgatif salin, il va sans doute

améliorer son état. Cependant, celui-ci s'aggrave presque toujours ensuite, si nous n'avons pas la précaution d'appliquer des *cholagogues*, ainsi qu'une *diète* la moins toxique possible, et au gré du malade.

Il y a des malades qui ne tolèrent pas le lait plus d'une journée. On est donc obligé de leur permettre une diète lactée mitigée, sous peine de voir s'aggraver leur maladie.

Puisque les faits se passent comme je viens de l'exposer; puisque ce n'est qu'après avoir stimulé la cellule hépatique qu'on obtient la disparition de ce qu'on appelle embarras gastrique fébrile, il est tout naturel de se demander si l'on ne devrait pas plutôt l'appeler un *embarras hépatique* fébrile, ou encore une *insuffisance hépatique* fébrile?

Je vais vous faire part d'un cas très curieux que j'ai observé:

J'ai été consulté l'année dernière par un malade âgé de 38 ans, commerçant à Benguella (Afrique occidentale portugaise), qui me pria de lui indiquer le moyen destiné à combattre une *névralgie* qui le tourmentait beaucoup, ainsi qu'une *sécrétion* uréthrale très gênante qui l'obligeait à porter toujours du coton appliqué sur le méat urinaire pour éviter de tacher constamment son linge. Il accusait aussi de l'ardeur à la miction.

De l'examen que je lui fis je vis qu'il s'agissait d'une névralgie sciatique droite et d'une uréthrite sans inflammation des tissus extérieurs à l'uréthre. La sécrétion était assez abondante, jaune, et elle laissait sur le linge des taches très épaisses. Ce malade était un asthénique; il accusait aussi des perturbations de l'appareil digestif imputables à cette maladie-là.

Il n'avait *jamais* souffert de blennorrhagie.

Supposant qu'il s'agissait de manifestations d'une auto-intoxication je lui demandai s'il avait remarqué quelque rapport entre la névralgie et la sécrétion uréthrale.

Il me raconta qu'effectivement il avait remarqué que, lorsque la névralgie *augmentait*, la sécrétion devenait plus *abondante*, et vice-versa. L'une et l'autre augmentaient lorsque le temps devenait plus humide. Suivant cette orientation, j'ai voulu commencer par lui appliquer un purgatif salin, parce que sa langue était un peu sale, mais il me déclara de l'avoir pris quelques jours auparavant. Je lui ordonnai donc de prendre du salicylate de soude, accompagné d'eau alcaline, et de garder une diète lactée; de surveiller la régularité de ses selles, de les provoquer, s'il en faudrait, tous les jours, après son petit déjeuner; de prendre ensuite un bain chaud avec 100 gr. de carbonate de soude. Je lui conseillai aussi des injections uréthrales avec une solution de borate de soude (5:100) et de faire analyser ses urines, ainsi que sa sécrétion uréthrale.

Quelques jours plus tard, mon malade apparut pour me dire que son traitement était parvenu à faire disparaître presque entièrement ses souffrances; mais que celles-ci s'étaient de nouveau aggravées, qu'il n'avait pris le salicylate que pendant une journée à cause des signes de saturation provoqués par ce médicament, qu'il ne pouvait plus tolérer l'alimentation par le lait. Il m'apportait aussi le résultat de l'analyse de ses urines et du pus. Les voici:

URINE: *Aspect* trouble; *couleur* jaune rouge N°4; *réaction* acide; *densité* 1025; *urée*, 21 gr. pour litre; *phosphates*, 1,33; *sucre*, néant; *albumine*, 0 gr. 72; *urobiline* et *indican*, présence. *Examen microscopique*: quelques cristaux d'oxalate de chaux; leucocytes; quelques cellules pavimenteuses.

SÉCRÉTION URÉTHRALE: *Absence* de gonocoques de Neisser.

Je lui permis de manger, excepté de la viande, de remplacer le vin par des citronnades, de prendre la cascarine au coucher; les bains comme antérieurement. J'ai ordonné du ferment de raisin — une cuillère à soupe — une heure avant ses repas.

Avec ce traitement, le malade s'est complètement *guéri*, non sans se ressentir d'abord de la plus grande humidité de l'atmosphère. C'est la névralgie qui est disparue d'abord, et huit jours après, la sécrétion uréthrale.

Une telle uréthrite n'était donc pas gonococcique; elle était plutôt due à un *état général*, le même que celui de la névralgie sciatique, puisque toutes les deux ont obéi aux moyens employés pour les combattre. Uréthrite goutteuse, ainsi qu'elle est appelée par les classiques, névralgie sciatique goutteuse ou rheumatique, si vous voulez, puisque leur distinction n'est pas toujours facile, peut-être goutteuse dans ce cas-ci; finalement c'étaient là *deux manifestations morbides* dues à l'auto-intoxication.

J'ai fréquemment observé une telle sécrétion uréthrale chez des malades qui souffrent de constipation habituelle, principalement au commencement du printemps et de l'automne.

Ces malades, en supposant ordinairement souffrir d'une blennorrhagie, s'injectent ou se font injecter des solutions plus ou moins irritantes, le permanganate de soude habituellement, qui ne font qu'augmenter leur urétrite, quand celle-ci ne se complique encore d'autres inflammations: de cystites, d'orchites ou d'épididymites.

J'ai soigné, l'automne dernier, un malade dans ces circonstances. On lui avait conseillé de faire des injections avec du permanganate de soude, conduites jusqu'à sa vessie, parce que comme cela son uréthrite devrait se guérir plus facilement. Bientôt, il fut obligé de s'en abstenir, à cause d'une cystite très intense qui lui apparut.

Un autre malade, âgé de 59 ans, goutteux, et qui avait eu, celui-ci, une blennorrhagie 20 ans auparavant, en se croyant souffrir d'une recrudescence de son affection antérieure, se traita pendant quelques jours par les instillations de nitrate d'argent, sans résultat, et finit par se guérir en trois ou quatre jours avec des citronnades et un régime alimentaire peu toxique.

Ces sécrétions uréthrales sont analogues à certains écoulements utérins très fréquents chez les femmes qui ont le même défaut — la constipation habituelle — et dûs à celle-ci.

Ce sujet a été déjà très intelligemment traité par M. le prof. Sabino Coelho, ce très distingué gynécologiste portugais, dans notre Société des sciences médicales, ce qui n'empêche pas que je m'y réfère ici, puisque j'ai observé aussi ces écoulements, et puisqu'ils sont encore une manifestation d'auto-intoxication, généralement considérée de nature arthritique.

*

Ce sont ces malades, les victimes habituelles de l'*entérite muco-membraneuse*, avec des alternatives de constipation et de diarrhée, celle-ci *due* à l'irritation produite par des scybales dans l'intestin. C'est la vraie diarrhée paradoxale. J'ai observé que, si ces malades-là parviennent à bien nettoyer leur intestin, tous les jours, soigneusement, avec les *cholagogues* d'un côté, les lavements de l'autre, lorsqu'il en faut, et en se servant d'un régime alimentaire spécial, elles réussissent à guérir complètement leur entérite et même à la prévenir.

C'est-à-dire que c'est l'*insuffisance* d'afflux de bilis dans l'intestin la cause directe de l'entérite muco-membraneuse. C'est sur les fonctions de la cellule hépatique donc que l'*influence nerveuse*, à laquelle quelques médecins recourent pour expliquer cette affection, exerce principalment son action inhibitoire, expliquons-nous ainsi. Et, en vérité, ces malades sont généralement des névropathes.

Elles ne tolèrent généralement pas les purgatifs salins qui leur font habituellement peu d'effet, parfois même aucun effet, en leur aggravant toujours leur atonie digestive. Je recours pour cela d'habitude à l'huile de ricin, surtout quand la constipation est ancienne (j'ai vu un cas de constipation absolue existant depuis quinze jours); ou alors, quand le malade ne peut pas prendre l'huile de ricin ou se plaint qu'il lui irrite l'intestin, je lui fais prendre, la veille au coucher, un lavement à garder, de trois ou quatre décilitres d'huile tiède, lorsque je crains l'existence de scybales dures, qui puissent faire le bouchon, et pendant la journée, toutes les deux heures, une cuillère à thé de *levure de bière*, sèche, dans un décilitre d'eau alcaline de Vidago (Sabroso). Dans les intervalles, rien que du bouillon et des citronnades. J'emploie dans le même but le *ferment* de raisin, à la dose de trois cuillerées à soupe, ou davantage, pendant la journée.

Avec celui-ci je suis forcé parfois de recourir en même temps à un autre cholagogue pour aider son effet. Le lendemain, quelquefois pendant la nuit même, *l'effet se produit*, très doucement, sans de grandes secousses dans l'organisme de ces malades, ainsi qu'il leur arrive habituellement avec les purgatifs.

Il se produit de vraies *débâcles de bile*.

Cette circonstance m'a donné la conviction que les *levures de bière* et de *raisin* ont la propriété de *stimuler* la cellule hépatique; ceci ne m'étonne pas, puisqu'il est empirique que la bière et les raisins ont de telles propriétés.

N'est-il pas vulgaire d'entendre dire aux personnes de tempérament bilieux qu'elles ne peuvent pas prendre de la bière, parce que celle-ci leur augmente la bile? La *cure* de raisin n'a pas aussi un autre but.

Voici une observation curieuse, envisagée soit à ce point de vue, soit à celui d'une manifestation d'arthritisme, d'auto-intoxication.

J'ai été appelé à prêter mes soins à une dame souffrante d'une *angine herpétique phlegmoneuse* qu'elle a essayé de combattre avec des gargarismes de guimauve, sans résultat. La tumeur constituée par l'amygdale gauche, très augmentée de volume, occupait presque toute la cavité pharyngée. La malade présentait le syndrome qui accompagne habituellement cette affection : difficulté dans la déglutition, mal à la gorge, et des symptômes du classique embarras gastrique.

Elle était une *constipée* habituelle. Je lui ai ordonné de prendre la limonade de citrate de magnésie, et de faire des gargarismes avec une solution d'acide salicylique (0,5 : 1000).

Le lendemain elle allait mieux, moins de fièvre, moins de courbature, moins de céphalalgie, la langue moins sale, moins de gêne dans la gorge. La limonade lui avait produit trois selles, *très peu abondantes* et presque totalement aqueuses. Le même gargarisme; diète : du lait, du bouillon, des citronnades, des légumes.

L'autre jour, son état s'était *aggravé*; tout était revenu à la situation primitive. Elle a pourtant suivi rigoureusement le *régime* que je lui ai prescrit. Je lui ai fait prendre alors la *levure* de bière, ainsi que je l'ai préconisé plus haut, à propos de son emploi dans la constipation.

Le lendemain, son état général était *déjà bon*. La *tumeur* était presque tout à fait *disparue*. Il ne restait qu'une toute petite tuméfaction de l'amygdale gauche.

Voici ce qui s'était passé.

Pendant la nuit, la malade avait eu *4 ou 5 selles très abondantes, d'abord noires*, ensuite jaunes et vertes après. Et, de grand matin, pendant qu'elle était encore couchée, et sans aucune *raison traumatique*, elle a senti sa tumeur se défaire.

Voilà une observation qui nous indique donc très clairement, d'un côté, la *filiation* de l'angine phlegmoneuse dans l'arthritisme, dans l'auto-intoxication ; d'autre côté, *l'action* vraiment stimulante du ferment de la bière sur la cellule hépatique.

Et pourquoi ne pas admettre que ce soit justement cette propriété spéciale du ferment, son effet cholagogue, qui produit de tels résultats dans ces angines, ainsi que dans d'autres manifestations dues à l'auto-intoxication, à l'arthritisme ?

N'est-il pas vrai que le traitement adopté avant la connaissance de ces ferments pour la furonculose (et qu'est-ce que l'angine phlegmoneuse sinon l'équivalent du furoncle de la peau ?) était justement celui destiné à combattre l'*auto-intoxication* (ailleurs le pansement local), où le rôle des ferments était remplacé par les désinfectants chimiques de l'appareil digestif : le calomel, le benzonaphtol, les naphtols z et 5, etc. ?

Les résultats produits par les ferments sont-ils plus rapides ?

Mais c'est justement parce qu'ils ont une action stimulante sur la cellule hépatique. Essayez le calomel et n'importe quel cholagogue et vous obtiendrez un résultat pareil. Et pourtant je ne sais pas que ces cholagogues chimiques aient des oxydases et des diastases dans leur composition.

Moi, je suis convaincu que le *vrai rôle* des ferments de la bière et du raisin dans la thérapeutique est de *stimuler la cellule hépatique.*

Une manifestation encore d'arthritisme, et que mon observation m'a montrée toujours accompagnée du classique embarras gastrique, c'est le *rhumatisme.*

Toujours j'ai réussi à faire disparaître celui-ci avec les moyens que j'adopte pour combattre les manifestations de l'*auto-intoxication.* Comme cholagogue j'emploie de préférence le salicylate de soude, ce médicament classique du rhumatisme, considéré comme son spécifique.

Et puisqu'il est un bon *cholagogue*, le meilleur après la bile, je me suis demandé si ce n'était justement parce qu'il possède cette qualité-là qu'il opère si bien dans le rhumatisme ?

J'ai essayé d'autres cholagogues : la cascarine, le rhubarbe, l'évonymine, la podophylline, le calomel, les ferments de la bière et du raisin, et leurs *résultats* ont été tout à fait *concluants.* Il m'est arrivé même de commencer par donner à un malade du salicylate qui lui améliora d'abord son état. Celui-ci, cependant, s'aggrava ensuite, et ce ne fut qu'après avoir pris la rhubarbe qu'il s'est complètement guéri de son rhumatisme.

D'où ma conviction que le rhumatisme est aussi une *manifestation* d'auto-intoxication, et que le salicylate y opère par son action *cholagogue*, par son action stimulante sur la cellule hépatique.

J'ai tout récemment lu que M. le prof. Péniéres, de la Faculté de médecine de Toulouse, a fait présenter en novembre dernier à l'Académie de médecine de Paris, par M. le prof. Albert Robin, un travail personnel, où il manifesta une *impression égale*, et où il attribue le rhumatisme, en particulier, à un *ferment* découvert par M. Schmidt, et que celui-ci dit être *analogue* au ferment de coagulation du sang.

Je me demande si un tel ferment n'est pas le ferment *même* de la coagulation du sang que l'*insuffisance hépatique* a permis de se former, en ne produisant pas la *substance* spéciale admise par MM. Gilbert et Carnot [1] et destinée à *contrarier* la formation de ce ferment là ?

J'ai réussi à faire disparaître plusieurs éruptions *cutanées* de morphologie variée et attribuées à l'arthritisme par les moyens que j'ai indiqués ci-dessus et qui sont destinés à combattre les manifestations d'auto-intoxication.

Je n'ai pas d'observations personnelles relativement à la *glycosurie* et au *diabète arthritique*. J'en connais, cependant, quelques-unes de mes confrères portugais, où le *ferment* de raisin a produit des résultats très encourageants [2]. J'ai déjà dit quelle était mon interprétation relativement à un tel ferment.

Quant à l'*obésité*, j'ai toujours observé que, avec le *traitement* que je suis pour l'auto-intoxication, les personnes qui en souffrent voient leur maladie *s'améliorer* sensiblement. Elles remarquent que leur ventre diminue, qu'elles ressentent un bien-être dont elles ne jouissaient pas auparavant.

J'ai observé des cas de *perturbations mentales*, de *délire*, des

---

[1] Les fonctions hépatiques, 1907.
[2] Observations de : Capeirão Ribeiro, Martins Lavado, Marques de Lezía, Nicolau Canudice (Lisbonne); de Francisco Nascerado (Extremoz).

manies, *des phobies*, etc., que j'ai réussi à vaincre par *les mêmes moyens*.

En voici un cas très curieux:

Il y a deux mois j'ai été appelé à soigner une dame âgée de 36 ans qui, au moment du dîner de la veille, après avoir mangé la soupe, a commencé à avoir des hallucinations de la vue et à présenter de l'incohérence dans les idées; elle voyait des voleurs qui voulaient lui faire du mal.

Elle avait de vraies crises de fureur, essayant de casser tous les objets qui lui tombaient sous les mains.

Quand je l'ai vue, elle était assise dans son lit, le regard errant, l'air hébété. Elle ne connaissait personne, pas même son mari. Elle refusait n'importe quel aliment.

J'ai su par son entourage qu'elle était une *constipée* habituelle, et que l'année dernière elle avait eu une *atteinte* pareille, et aussi dans le passage de l'hiver au printemps.

La maladie avait alors *duré 15 jours*.

Il me sembla qu'il s'agissait d'un *syndrome* d'auto-intoxication et je lui prescrivis un purgatif d'huile de ricin qu'on parvint à lui faire prendre dans du café, non sans grande difficulté.

Le purgatif lui provoqua *10 ou 12 selles très abondantes*, d'abord noires, ensuite jaunes et vertes, après une vraie *débâcle de bile*.

Au fur et à mesure que l'effet du purgatif se produisait, son état devenait chaque fois meilleur, et le *lendemain* je l'ai trouvée tout à fait *bien*.

Elle avait perdu l'air hébété, ainsi que le regard errant qu'elle possédait la veille; elle causait, elle prenait des aliments, enfin, sa maladie avait disparu.

L'observation de plusieurs cas de *neurasthénie*, très vulgaires chez des personnes jeunes, arthritiques, m'a fait voir qu'ils ne sont, dans leur majorité, que des *manifestations* d'auto-intoxication.

Chez les personnes âgées même, les états névrosthéniques dûs à l'artériosclérose cérébrale, c'est encore l'auto-intoxication, leur arthritisme qui, après leur avoir produit un tel état morbide des artères, va encore une fois ou autre aggraver leur névrosthénie.

Relativement à l'*hystérie* et l'*épilepsie* j'ai fréquemment observé que leurs attaques sont aussi le produit d'une *auto-intoxication*, puisque, une fois apparue la cause occasionnelle, une impression morale par exemple, ce n'est que le *traitement anti-toxique* qui les fait disparaître *complètement*.

Et si j'ajoute que j'observe chez de telles personnes, *fréquemment et en même temps*, d'autres *manifestations arthritiques* encore, je me demande si on ne devrait pas classer ces syndromes morbides dans l'arthritisme?

Une telle interprétation ne doit étonner personne, si l'on considère que le *traitement* préventif de l'épilepsie, *conseillé* par les maîtres, c'est justement de maintenir la régularité des selles, d'éviter les viandes, de ne point prendre de vin, de manger beaucoup de végétaux; c'est-à-dire de *suivre* le régime préventif de l'auto-intoxication; ailleurs l'usage des bromures à hautes doses pour diminuer l'excitabilité morbide des centres nerveux de ces malades, leur lieu de moindre résistance.

De mes observations je tire donc les conclusions qui suivent:

1.º L'arthritisme est l'*auto-intoxication*.

2.º L'arthritique doit être un *auto-intoxiqué chronique*; un individu qui a hérité de ses parents un *appareil anti-toxique insuffisant*.

3.º Les manifestations arthritiques ne sont que de vraies *poussées d'auto-intoxication*, de vraies auto-intoxications aiguës.

4.º L'*insuffisance du foie* est le principal responsable de l'arthritisme.

5.º Il y a une classe de fièvres, faussement considérées de nature *palustre*, et qui ne sont que de vraies *fièvres hépatiques*.

6.º L'*entérite muco-membraneuse* est due à la *constipation habituelle*, et celle-ci, en particulier, à l'*insuffisance d'afflux de bile* dans l'intestin.

7.º Le *classique embarras gastrique* fébrile devrait plutôt s'appeler *embarras hépatique fébrile*.

8.º L'*angine phlegmoneuse* est, pour ainsi dire, un *épicalent*, dans le tégument interne, du *furoncle* de la peau; une manifestation d'arthritisme aussi, d'auto-intoxication.

9.º Les *ferments* du raisin et de la bière ont la propriété de *stimuler* la cellule hépatique.

10.º La *neurasthénie*, n'étant dans la plupart des cas qu'un *syndrome* d'arthritisme, il y a des raisons pour considérer *l'hystérie et l'épilepsie* comme des *syndromes* aussi, à classer dans cet état morbide-là.

Les glandes à sécrétion interne et les infections

Par M. SWALE VINCENT, Winnipeg (v. page 94)

Quels sont les progrès venus, pour la connaissance des substances colloïdes des humeurs, de l'étude des ultramicroscopiques?

Par M. ED. RAEHLMANN, Weimar (v. page 145)

Ueber ein multipl auftretendes Roentgen-Carcinom

Par M. JAROSLAV HLAVA, Prague.

Mit Erlaubnis des Kollegen, der bei seiner intensiven Beschäftigung mit den X-Strahen am linken kleinen Finger und später am linken Mittelfinger ein Carcinom acquirierte, erlaube ich mir Ihnen, meine Herren, die bezüglichen histologischen Praeparate vorzuführen.

Es sei mir aber gestattet einige Bemerkungen zu diesem Gegenstand vorzubringen.

Ueber Roentgencarcinom berichtet Una in den *Fortschritten auf dem Gebiete der Roentgenstrahlen*, VIII, 2) und Foulerton (*Transact. of the path. Society*, Vol. 56, 3).

Was zunächst die Anamnese anbetrifft, will ich hervorheben, dass Kollege Dr. J. sich seit 1897 mit Skiagraphie beschäftigte; 1900 bekam er eine akute Dermatitis mit haemorrhagischen Blasen, worauf sich Sklerodermie mit Rhagaden einstellte; 1901 stellte sich auf der ulnaren Seite der 2. Phalanx des kleinen Fingers links ein Ulcus mit hyperkeratosischer Umgebung, das zweimal exstirpirt wurde, ein; es heilte zu, aber unerträgliche Schmerzen veranlassten Kollegen J. sich den kleinen Finger amputiren zu lassen (Jänner 1904). Schon 1902 bildete sich auf der ulnaren Seite des linken Mittelfingers ebenfalls in der 2. Phalaux etwa 8 mm vom Gelenke der 1. Phalanx ein Geschwür aus, das aber nach Paquelinisation heilte, 1903 wieder aufbrach, dann zuheilte, als der Betreffende das Operiren liess; aber im Jänner 1904 bildete sich an dieser Stelle wieder ein Ulcus, das erst Jänner 1905 nach einer Exstirpation heilte, wieder ein aber im Juni 1905 aufbrach; J. entschloss sich das Ulcus abermals exstirpiren zu lassen, aber es heilte nicht mehr zu, mächtige Granulationen sprossen aus der Basis der Wunde, die zwar nach Paquelinisation sich mit Epithel rasch bedeckten, aber die mächtige Epitheldecke zerfiel rasch wieder. Klinisch zeigte sich dies Ulcus als Carcinom verdächtig einei histologische Untersuchung ergab atypische Epithelialwucherung und darum entschloss sich J. zur Exstirpation des Mittelfingers, die im September 1905 ausgeführt wurde. Beide Finger, in Alkohol gehärtet, hatte ich zur Untersuchung übernommen.

Kleiner Finger. Die Schnitte aus diesem Finger ergeben nachfolgendes Bild. Zunächst ist eine enorme Hyperkeratose zu konstatiren. Das Bindegewebe unter der epithelialen Schichte zeigt ab und zu rundzellige Infiltrate, die besonders gegen das Ulcus hin, welches in einem Durchmesser von ½ cm an der ulnaren Seite der 2. Phalanx etwa 1 cm vom 1. Fingergelenk sitzt, an Mächtigkeit zunehmen; es sind dies mononukleare Zellen, am Ulcusrande aber auch viele polymorphkernige Leukocyten. Gegen den Ulcusrand nehmen die Epithelzapfen an Mächtigkeit zu, ziehen dichotomisch geteilt oder abzweigend im rechten Winkel in die Cutis, bleiben aber in Verbindung mit der Oberfläche. Das Ulcus selbst besteht aus rundzellig infiltrirtem Gewebe, in welches Nester von Pflasterepithelzellen eingebettet sind, die zumeist schöne Perlen im Centrum bilden und grosse Zellen darstellen, während andere spindelförmige zugespitzte Nester aus langgestreckten Epithelzellen bestehen, die eher an grosszellige Spindeln erinnern (styloides Carcinom möchte Unna sagen), die aber besonders an den Grenzen des Ulcus deutlich von dem Papillenepithel abzweigen. Die Epithelwucherung reicht an diesem Finger fast bis zum Knochen, tangirt aber nicht das Periost; die anderen Gebilde der Cutis (Drüsenknäuel) sind atrophisch; die Nerven von einer mächtigen Scheide umgeben, aber scheinen nicht, insoweit man das an Alkoholpraeparaten unterscheiden kann, verändert. Im Centrum des Ulcus ist eine mächtige Rundzellen- und polymorphnuklearzellige Infiltration, in welcher an der Oberfläche einige Epithelinseln lagern, die ganz aus dem Zusammenhange ausgeschlossen sind.

Der Charakter dieses Carcinoms ist der eines Cancroid mit grossen Pflasterzellen und Perlenbildung, das nur an einigen Stellen atypische Wucherung der Basalzellen zeigt.

Der Mittelfinger. Uebersichtsschnitte durch den exstirpirten Finger zeigen ein Ulcus mit erhabenen Rändern von etwa 1 cm Durchmesser, das etwa 1 cm von der Gelenkfläche an der ulnaren Seite der Basis der II. Phalanx sitzt. Die Haut der Umgebung des Geschwüres ist sehr mächtig; wir finden eine ausgedehnte Hyperkeratose des Epithels nebst disseminirten rundzelligen Herden in der Cutis; gegen den Rand des Ulcus finden wir eine mächtige Verlängerung der Papillen, unter welchen an manchen Stellen

eine sehr intensive Rundzellinfiltration sich findet; in dieser finden
sich schön Nester von intensiv sich färbenden Epithelzellen; bemer-
kenswert ist, dass die Randzone des Geschwüres eigentlich aus
zwei atypischen Epithellagern besteht, die durch eine ungemein
mächtige, in die Tiefe weit vorspringende Epithelleiste des Ober-
flächenepithels getrennt wird. Der innere Herd bildet den epithelialen Bestandteil des Geschwürgrundes und besteht aus Epithel-
nestern verschiedener Gestalt und Ausdehnung, die fast zum Periost hinabreichen und die aus schönen kubischen oder abgeplatte-
ten Basalzellen bestehen, an manchen Stellen direkt aus der Ba-
salzellenzone des Deckepithels hervorgehen und die nirgends Perlen bilden. Auch in den Lymphräumen um die Drüsenknäule und
an einer Stelle im Perineurium eines cutanen Nerven finden wir
praegnante Epithelzellen. Das Bindegewebe, in welchem diese
Epithelzellennester liegen, ist ein sklerotisches Narbengewebe mit
dilatirten Blutgefässen, das eine reichliche Leukocyteninfiltration
an der Oberfläche, die selbstverständlich ohne Epithel ist und nur
körnigen Detritus enthält. Die Bindegewebsverdichtung zieht
sich herab bis zum Periost, an dessen Cambiumseite eine Zellpro-
liferation mit Howshipschen Lakunen zu konstatiren ist oder das
ab und zu kleine mononukleare Zellherde enthält. Die Gefässwan-
dungen sind stark verdickt, ebenso das Perineurium an Nerven-
durchschnitten sehr breit.

Soweit ich Schnitte untersuchen konnte, sieht man, dass der
eigentliche Carcinomstock mit dem im Rande des Geschwüres
sich befindlichen nicht communicirt, dass also ein zweiherdiges
Carcinom vorliegt, wovon das randständige das jüngere ist und
gewiss mit der Zeit mit dem inneren sich vereinigt hätte.

Nirgends finden wir in den Carcinomzellen Bilder, die an
Einschlüsse erinnern würden.

Betrachten wir nun den Charakter der Carcinome, so finden
wir, dass das Carcinom des kleinen Fingers ein Cancroid ist,
während das des Mittelfingers vorwiegend den Krompscherschen
Basalzellencarcinomen zuzurechnen ist. Hervorzuheben ist bei
dem Mittelfingercarcinom die Entstehung an zwei Orten, ein Vor-
kommnis, für das auch Moulagen, nach Bornscher Methode hergestellt, sprechen sollen.

Was nun die Aetiologie dieser beiden Carcinome belangt, so
lässt sich ihr Zusammenhang mit der skiagraphischen Beschäftigung klinisch nachweisen. In wieweit dieser Zusammenhang besteht, darüber können wir uns nur dahin aussprechen, dass die

X-Strahlen nicht proliferirend auf das Epithel einwirken, sondern,
wie die Experimente ergeben haben, eher zu Grunde gehen; die
Einwirkung der X-Strahlen bezieht sich auf die Gefässe und die
Cutis, in welcher atrophische Veränderungen sich einstellen nebst
reactiver Hyperkeratose (Unna). Es wäre dann ein Carcinom in
einer solchen Haut entstehend gleichzusetzen dem Carcinom im
hohen Alter und fände allenfalls seine Erklärung in dem Verschie-
ben der Druckverhältnisse (Thiersch-Ribbert). Die Veränderungen
in unserem Falle, die im Bindegewebe sich vorfinden, sind einerseits entzündlicher Natur, anderseits finden wir im Mittelfingercarcinom geradezu Narbengewebe, was ja begreiflich ist aus der
Schilderung der verschiedenartigen therapeutischen Proceduren,
die angewendet wurden. Unser Carcinom ist also auf entzündlicher Basis entstanden, und wäre gleichzusetzen den Carcinomen
aus Magengeschwür, Ulcus cruris, Cavernen, Eczem, etc.

Ich schliesse mich also der Meinung an, welche die Roentgencarcinome nur in sekundärer Beziehung zu den X-Strahlen
bringt. Wie das Carcinoma ex ulcere, so wären auch die Roentgencarcinome geeignet die Ribbertsche Theorie von der Entstehung des Carcinoms zu stützen, da ja die vorausgehende Entzündung wohl die Abtrennung der Epithelzüge hervorbringen kann
und die stete entzündliche Wirkung eine Proliferation der abge-
sprengten Epithelzellen im Sinne einer Grefte verursachen kann,
umsomehr, wenn die einzelnen Epithelverbände in die Lymphräume gelangen. Die weitere Dislokation ist Effekt der Wi-
derstände des Gewebes. In unserem Falle verursachte das Narbengewebe ein äusserst geringes Vordringen des sonst recht
bösartigen Basalcarcinom — so wie auch der Phagocytose oder
Autolyse.

Ich glaube, wir müssen für eine Anzahl von Carcinomfällen, wie
dies die klinischen Angaben schon lange annehmen, die trauma-
tische Entstehungsursache auch von anatomischer Seite zugeben,
wie dies die Carcinome auf Geschwüren (Paget, etc.) und die
Roentgencarcinome darthun, wenn auch der experimentelle Beweis
für diese Behauptung trotz der Arbeiten Ribberts und seiner
Schüler, P. Brosch und anderer, noch nicht geliefert ist.

In dieser Richtung muss ich mein Credo über Carcinoment-
stehung, wie ich es in dem Rapport des XIII. int. Congresses in
Paris entwickelte, modifiziren, da die Hypothese einer eheren Infektion eines Geschwürgrundes durch Krebsparasiten nicht bewie-
sen ist, ja, was mir in meinem Falle auffiel und was ich schon

erwähnt habe, nicht einmal histologisch durch "Vogelaugenbilder" begründet ist.

Die Prognose beider Carcinome, die nur auf kleine Gebiete beschränkt waren und die früh exstirpirt wurden, glaube ich als eine günstige ansehen zu müssen.

M. HLAVA présente une préparation histologique de son cas.

Recherche de la tuberculine dans le lait des femmes tuberculeuses

Par MM. GUILLEMET, RAPPIN, FORTINEAU et PATRON. Nantes.

Partant des expériences entreprises antérieurement par deux d'entre nous [1] et d'un travail publié dans le *Bulletin de l'Institut Pasteur de la Loire-Inférieure*, nous avons recherché la présence de la tuberculine dans le lait des femmes tuberculeuses.

Dans le premier travail cité, les résultats étaient inconstants; dans le second, la température, prise 4 heures après l'injection de lait filtré ou bouilli, présentait chez les cobayes tuberculeux une élévation de 1 ½ et 2 degrés, alors que celle des animaux sains ne s'élevait que de quelques dixièmes de degré.

Avant de commencer de nouvelles expériences, nous avons étudié les effets produits chez les cobayes tuberculeux par les injections de tuberculine, les renseignements que nous avions recueillis sur cette question ne nous ayant pas suffisamment renseignés. Ces recherches nous ont été facilitées par l'aide éclairée de M. Chevalier, interne à la Maternité, et de M. Soubrane, aide à l'Institut Pasteur, auxquels nous adressons nos remerciements.

Nous avons pu constater que la réaction de la tuberculine doit être recherchée avec les doses faibles; on peut l'observer, à vrai dire, après une injection massive de 1/4, 1 ou 2 centimètres cubes, mais elle est inconstante, et l'animal tuberculeux meurt souvent en hypothermie au bout de quelques heures sans avoir réagi.

Avec des doses de 1/10e et 1/20e de centimètre cube, au contraire, l'expérience est très concluante; la température commence à s'élever deux heures après l'injection pour atteindre son maximum au bout de trois heures; l'hyperthermie est de 1° environ,

[1] RAPPIN et FORTINEAU. Recherche de la réaction de la tuberculine dans l'urine des tuberculeux. Congrès de l'Ass. française pour l'avancement des sc. 1899

RAPPIN. Pouvoir toxique du lait de vaches tuberculeuses. *Bulletin de l'Institut Pasteur de la Loire-Inférieure*, 1902-03.

les cobayes sains injectés comparativement se maintenant toujours à leur température normale.

Le lait sur lequel nous avons opéré nous a donné des résultats analogues à ceux fournis par la tuberculine.

Une heure après l'injection sous-cutanée de 5 centimètres cubes de ce lait à un cobaye tuberculeux, la température de l'animal dépasse déjà la moyenne de plus de 1° : elle atteint 1 degré ½, parfois 2 degrés au bout de deux heures, puis elle baisse progressivement, de quelques dixièmes de degré par heure, pour revenir rapidement à la normale. Le cobaye sain inoculé dans les mêmes conditions accuse parfois une hyperthermie de 3 ou 4 dixièmes de degré après 3 heures.

Nous avons expérimenté avec le lait de femmes nettement tuberculeuses, en prenant les plus grandes précautions lors du prélèvement, et en ayant soin de faire bouillir le lait au bain-marie pendant 10 minutes aussitôt après et de le conserver dans des flacons stériles jusqu'au moment de l'expérience.

Il est en effet indispensable d'éviter toute cause d'erreur, notamment celle qui consisterait à n'expérimenter que 24 heures après le prélèvement. Dans ce cas, les cobayes sains accusent eux aussi une hyperthermie attribuable à l'introduction dans leur organisme de toxines sécrétées par les ferments figurés développés dans le milieu favorable où ils sont plongés.

Nos recherches ont porté sur le lait de quatre femmes tuberculeuses à la seconde et à la 3e période; une cinquième femme tuberculeuse au second degré a fourni un résultat négatif. Cette étude demande à être répétée un grand nombre de fois, mais nous avons cru devoir publier nos premiers résultats en raison de leur importance. Le cobaye tuberculeux réagit en effet au seul lait tuberculeux; le lait de femme saine injecté aux mêmes doses et recueilli avec les mêmes précautions ne détermine chez cet animal pas plus que chez le cobaye sain aucune élévation de température.

Le lait d'une femme présentant une tumeur blanche du genou a donné un résultat négatif.

Quelles conclusions pratiques pouvons-nous tirer de ces faits?

M. Rappin, dans des expériences faites en 1902 avec M. Bertin fils (¹), avait montré que l'ingestion de lait de vache tubercu-

---

(¹) *Bulletin de l'Institut Pasteur de la Tuberculose*, 1902-1903.

leuse non bouilli hâtait la mort des cobayes tuberculeux, et en concluait que la consommation de ce lait pouvait être dangereuse pour le tuberculeux.

Dans le même ordre d'idées, MM. Calmette et Breton [1] ont vu l'ingestion des bacilles de Koch tués par la chaleur précipiter l'évolution de la tuberculose expérimentale du cobaye; pour eux, l'ébullition, suffisante pour tuer les bacilles, n'empêche pas le lait qui en contient d'être nuisible pour l'alimentation du tuberculeux.

Nous avons observé nous-mêmes que l'injection sous-cutanée de lait de femme tuberculeuse hâtait parfois la mort de nos cobayes tuberculeux.

Est-il permis d'appliquer ces données fournies par le laboratoire à l'alimentation de l'enfant par le lait de sa mère tuberculeuse? L'influence de ce lait sur l'enfant tuberculisable est-elle fâcheuse, simplement indifférente, ou au contraire susceptible de produire chez lui une certaine résistance à la maladie, analogue à celle qui pourrait être conférée par l'injection répétée de doses faibles de tuberculine? Nos expériences sont en faveur de la première hypothèse, mais les observations cliniques seules pourront nous éclairer sur ce point.

Effets produits par des injections de bacilles de Koch modifiés sur la marche de la tuberculose expérimentale du cobaye

Par MM. LOUIS et CHARLES FORTINEAU, Nantes,

Au cours d'études sur la tuberculose, il y a quelques mois, nous fûmes frappés de l'action produite sur les animaux par les vieilles cultures tuberculeuses.

Les cobayes résistaient à ces inoculations sans présenter aucune réaction; nous avons essayé alors d'immuniser préventivement des sujets contre les inoculations virulentes, et nous avons obtenu les résultats suivants:

Les inoculations de cultures de deux ans et demi sur gélose glycérinée, à dose convenable, ne déterminent aucune lésion si elles sont faites dans le tissu cellulaire sous-cutané; le cobaye inoculé dans ces conditions supporte cinq jours après une inoculation de culture jeune capable de tuer les témoins en 2 à 3 mois; ces témoins présentent le chancre classique 8 jours après

---

[1] A. Calmette et M. Breton. Hygiène sociale. Danger de l'ingestion de bacilles tuberculeux tués par la chaleur. *Presse médicale*, n° 15, 21 février 1906.

l'inoculation, des ganglions au bout de 10 jours environ. Si on les tue au bout de 3 semaines, on trouve la rate grosse, friable, farcie de tubercules; le foie et, dans certains cas, le péritoine sont couverts de granulations. En 2 ou 3 mois, on observe les mêmes lésions que chez les cobayes succombant à une inoculation de crachats.

L'expérience a été répétée 5 fois; trois des cobayes ont parfaitement résisté; l'un d'eux, tué deux mois et demi après la seconde inoculation, ne présentait aucune lésion et n'était nullement amaigri; le 4ᵉ est mort en deux mois, peut-être sous l'influence du froid assez vif à ce moment, car nous n'avons trouvé chez lui que de la congestion pulmonaire. Nous avons pu insérer un fragment de la rate de cet animal sous la peau d'un cobaye sans déterminer aucune lésion chez ce dernier.

Le 5ᵉ, qui ne pesait que 310 gr., a présenté 2 mois environ après l'inoculation virulente quelques ganglions du côté inoculé; ces ganglions tendent peu à peu à augmenter de volume.

Les vieilles cultures dont nous nous sommes servis paraissent dénuées de virulence, elles ne se reproduisent que dans les milieux artificiels, mais elles n'ont pas perdu tout pouvoir toxique; leurs émulsions inoculées dans le péritoine des jeunes cobayes à la dose de 1/2 et 1 cc. les tuent entre 8 et 20 jours, sans lésions appréciables.

Deux autres cobayes ont été vaccinés deux fois à 7 mois d'intervalle. L'inoculation virulente pratiquée 1 mois après la seconde inoculation a donné lieu, au bout d'un mois et 1/2 seulement, à la formation d'un petit abcès et de ganglions. Encouragés par ces résultats, nous avons repris ces expériences en suivant la même méthode, mais nos dernières observations sont de date trop récente pour pouvoir être présentées.

Cysticercose généralisée

Par M. PINTO DE MAGALHÃES, Lisbonne.

J'ai l'honneur de présenter à la 3ᵉ section du Congrès les préparations d'un cœur et d'un muscle (biceps droit), recueillis à l'autopsie faite par moi dans un cas de cysticercose généralisée (ladrerie), que j'ai eu l'occasion d'observer.

On sait que les œufs des cestodes parasites contiennent tous un embryon hexacanthe, encore appelé oncosphère; avalés par un animal, leur écorce est dissoute par les liquides digestifs, et l'embryon, une fois mis en liberté, se fixe dans les interstices connectifs des organes, où il se transforme en larve qu'on appelle, selon l'espèce, *cysticerque* (tænia solium ou saginata), *hydatide* (t. ecchinococcus), *cysticercoïde*, etc.

Lorsque la viande crue ou mal rôtie a été mangée par l'homme, les larves, répandues dans l'intestin, se transforment en vers adultes.

Dans sa qualité d'omnivore, l'homme peut héberger le ténia dans ses deux états, larvaire ou adulte; le syndrome morbide qui se rattache au premier état est denommé *cysticercose* ou *ladrerie*; pour le second on dit *helminthiase*.

Le cas que je vous présente se rapporte à un sujet âgé de 22 ans, mort à l'hôpital de S. José, deux jours après son admission, n'ayant présenté, en fait de symptômes, qu'une profonde torpeur lui ôtant tout mouvement; on a cru d'abord à une paralysie. Comme renseignement, on savait seulement qu'il avait eu un malaise huit jours avant et des douleurs aux membres, qui l'impossibilitaient de marcher. Il est mort avant qu'on eût pu faire le diagnostic, le 29 septembre 1904, et l'autopsie a été faite par moi le 1er octobre au laboratoire d'analyse clinique. En voici le rapport resumé:

Autopsie 365, Homme, 22 ans, célibataire, né à Arouca, journalier, mort à 8 heures du matin le 29 septembre 1904.

Diagnostic clinique provisoire: Paralysie des membres supérieurs et inférieurs. Myélite?

Diagnostic, anatomo pathologique: Cysticercose généralisée a presque tous les muscles striés, y compris le myocarde, au cerveau et à la moelle épinière.

Dans tous les muscles du squelette, on voyait de longues traînées de cysticerques, et l'examen microscopique a montré qu'ils appartenaient au *tenia solium;* dans les muscles de la face ils se trouvaient profondément placés et on n'en a pu déceler la présence dans les muscles de la langue.

—M. BETTENCOURT, Lisbonne. Présente aussi une pièce d'un cas de cysticercose, chez une négresse âgée de 6 à 7 ans, morte de la maladie du sommeil. Cas signalé dans le rapport de la Mission portugaise. On a trouvé des cystes dans le cerveau, dans le cœur, et dans l'intestin grêle un ténia au début de son développement, mesurant 7,5 cm.

**Sur un cas de leucémie myélogène. — Présence du tetragène doré
dans le sang du malade. — Traitement par les rayons X**

Par MM. ALLAIRE, L. et CH. FORTINEAU, Nantes

Parmi les nombreuses affections qui ont tiré profit de la découverte des rayons X il faut placer au premier rang les leucé-

mies. C'est Pusey (¹) qui a orienté les recherches dans cette direction en publiant deux cas de pseudo-leucémies guéries par la
radiothérapie.

Un an après, Senn (²) publiait une première observation de
leucémie lymphatique avec examen hématologique; il montrait
que l'amélioration de l'état général et la disparition des tumeurs
coïncidaient avec une diminution considérable des globules blancs
dans le sang.

Bientôt après, dans une seconde observation (³) de leucémie
splénique myélogène, il signalait la disparition des myélocytes
en même temps que le relèvement des forces du malade.

Depuis ces communications de nombreux et remarquables
travaux ont été publiés sur la question. Le premier, Heincke (⁴)
a montré à quel point les organes hématopoïétiques des animaux
étaient sensibles à l'action des rayons X. Une petite dose de ces
rayons sans action sur l'épiderme suffit à provoquer la fragmen-
tation des noyaux des leucocytes.

Toutes les expériences faites sur les animaux et sur l'homme
sont concordantes (⁵).

Une faible dose de rayons X provoque une décharge de polynucléaires dans le sang; ces leucocytes sont fragiles et pour les
compter il faut employer une solution rigoureusement isotonique.
Par la suite les polynucléaires diminuent et leur nombre devient
inférieur à ce qu'il était au début. La destruction des mononucléaires est surtout rapide. L'action sur les hématies est tardive;
par la répétition des séances on arrive à provoquer non seulement l'abaissement permanent du nombre des leucocytes, mais encore celui des hématies. Les tissus lymphoïde et médullaire sont
détruits, la moelle osseuse subit la transformation graisseuse.

L'action des rayons X est comparable dans la leucémie lymphatique et dans la leucémie myélogène; dans les deux cas son
action tend à ramener la formule leucocytaire à la normale.

Les différentes formes de leucémie: leucémie aiguë, leucémie
lymphatique, leucémie myélogène sont probablement des formes
différentes d'une même maladie.

<hr>

(¹) Pusey. Journal of Am. med. assoc. 13 avril 1903.
(²) Senn. New York med. Journal, 18 avril 1903.
(³) Senn, Med. Record, 22 août 1903.
(⁴) Heincke. Münch. med. Woch. 1904, No. 34.
 Mittel. aus Grenzgeb. der Med. u. Ch. 1905 XIV.
(⁵) Aubertin et Beaujard. Soc. de biologie 4 fév. 1905.
 E. Beaujard. Thèse Paris, 1905.

M. Aubertin [1], dans un travail important et par une argumentation serrée, tend à démontrer que la leucémie aiguë doit être considérée comme d'origine médullaire.

La leucémie aiguë par son évolution clinique ressemble beaucoup à une maladie infectieuse. De nombreux médecins ont entrepris des recherches bactériologiques et tenté des inoculations sur les animaux, sans résultats positifs [2].

L'étude de la leucémie chez les animaux [3] n'a pas donné la solution du problème et les inoculations d'un animal leucémique à un animal sain de même espèce n'ont encore jamais réussi. Il n'en est pas moins vrai que chez quelques leucémiques on a trouvé des germes dans le sang, tantôt le streptocoque (M. Holst l'a retrouvé dans le sang et la moelle sternale), tantôt le staphylocoque, tantôt le colibacille. D'autre part Jousset [4] a retrouvé dans le sang de quatre de ses malades une pasteurella.

Le sang de notre malade, examiné trois fois au point de vue bactériologique, contenait d'une façon constante un tétragène doré virulent possédant tous les caractères de ce groupe de bactéries: on voit se former au fond des tubes de bouillon un dépôt filant et jaunâtre; les cultures sur gélose, gélatine et pomme de terre présentent cette même consistance filante et une coloration jaune orangé; la gélatine n'est pas liquéfiée, le lait ne se coagule pas.

Dans le premier examen, fait le 18 novembre 1905, le sang avait été prélevé par piqûre du doigt après les précautions d'antisepsie habituelles; les milieux ensemencés avec une petite quantité de sang demeuraient stériles, les autres nous donnaient le tétragène doré à l'état de pureté.

Deux cobayes, inoculés dans le péritoine avec un cc. de bouillon de culture de ce microbe, succombèrent l'un en 11, l'autre en 15 jours; tous deux présentaient de la congestion pulmonaire; on notait en outre chez le second un épanchement péritonéal peu abondant. Les milieux ensemencés avec le sang et l'exsudat péritonéal sont démeurés stériles.

Une souris inoculée sous la peau avec 1/2 cc. de culture résiste; une autre succombe en 36 heures à une inoculation de la

---

[1] Ch. Aubertin. Origine myélogène de la leucémie aiguë. Sem. Méd. No. 24, 14 juin 1905.
[2] E. Rist. L. Rivarreau Dumas. La leucémie aiguë. Presse Méd. No. 27, 2 avril 1904.
[3] La leucémie chez les animaux. E. Weil et A. Clerc. Presse Méd. 1905, p. 571. Leucémie myéloïde du chien. Weil et Clerc. Soc. biologie, 1 juin 1905.
[4] André Jousset. Recherches cliniques, anatomiques et expérimentales portant sur 7 cas de leuc. myélogène. Soc. méd. Hôp. 9 juin 1905.

même dose dans le péritoine; dans ce second cas, le tétragène se retrouvait dans le péritoine, le sang était stérile.

Ce premier examen, malgré son intérêt, laissait subsister quelques doutes sur l'origine du tétragène, qui pouvait être un microbe banal de la peau, malgré les précautions prises lors du prélèvement.

Il était indispensable de pratiquer une ponction veineuse, après pointe de feu superficielle, ce que nous avons fait le 12 décembre 1905.

2e recherche. — Deux cobayes sont inoculés avec 1/2 cc. de sang, l'un sous la peau, l'autre dans le péritoine. Le premier meurt en un mois; à l'autopsie on note de la congestion pulmonaire, de la pleurésie et un épanchement hémorrhagique dans le péritoine; le tétragène déjà décrit se retrouve dans le poumon, les autres organes sont stériles.

Un cobaye inoculé sous la peau avec 1 cc. de bouillon de culture de ce tétragène succombe en 1 mois avec de la congestion pulmonaire et des ganglions inguinaux légèrement hypertrophiés.

Le second cobaye succombe en 3 semaines; le sang et les organes de cet animal sont stériles, sauf le poumon, qui donne dans les cultures le même tétragène.

Nous avions déjà remarqué cette localisation pulmonaire en expérimentant avec un tétragène isolé d'une laryngite.

En examinant systématiquement le poumon de tous les animaux inoculés, nous le retrouverons dorénavant d'une façon à peu près constante.

Les milieux ensemencés avec le sang du malade (bouillon, gélose, sérum) n'ont donné lieu, dans cette seconde recherche, à aucun développement.

3e recherche. — Le 20 janvier 1906, nous répétons l'expérience précédente. Les milieux de culture ensemencés avec quelques gouttes de sang demeurent également stériles; 5 animaux sont inoculés directement avec le sang.

1° — une souris reçoit 3 gouttes de sang sous la peau et succombe en trois jours; on note à l'autopsie deux ganglions inguinaux assez volumineux, un peu de pleurésie et de la congestion pulmonaire. Le poumon ensemencé donne des colonies du même tétragène, les autres organes sont stériles.

2° — Une souris inoculée dans le péritoine avec la même dose de sang meurt aussi rapidement; l'ensemencement de ses organes ne donne aucun résultat.

3° — Un cobaye inoculé dans le péritoine avec V gouttes de sang succombe en 9 jours, après avoir maigri quelque peu. A l'autopsie, les ganglions inguinaux sont légèrement hypertrophiés; on note une pleurésie hémorrhagique, un épanchement péritonéal renfermant des leucocytes mononucléaires grands et petits; les cultures pratiquées avec les organes ne fournissent aucun résultat.

Enfin, un cobaye inoculé dans le tissu cellulaire sous-cutané et trois lapins inoculés l'un sous la peau, le second dans le péritoine et le troisième dans les veines avec V gouttes de sang ont résisté.

En résumé, nous avons retrouvé le même tétragène dans le sang de notre malade dans trois examens pratiqués à 1 mois d'intervalle environ; dans les deux derniers cas, le sang a été prélevé par ponction veineuse. La plupart des milieux ensemencés demeurent stériles, en raison peut-être de la petite quantité de microbes contenus dans le sang. Les souris inoculées dans le péritoine succombent en 2 ou 3 jours; les cobayes inoculés de la même façon meurent entre 10 jours et un mois. A l'autopsie, les poumons sont congestionnés, on note fréquemment de la pleurésie et un épanchement péritonéal; le tétragène doré se retrouve uniquement dans le poumon, les autres organes et les exsudats sont presque toujours stériles. La composition du sang des animaux est demeurée normale trois semaines et 1 mois après l'inoculation.

Le sang du malade agglutine les cultures au 1/150.

L'action des rayons X, si favorable au malade, s'est montrée sans effet sur les cobayes inoculés.

Dans une première expérience, 4 cobayes ont reçu chacun dans le péritoine 1 cc. de bouillon de culture du tétragène; deux d'entre eux ont été soumis par deux fois à la radiothérapie et à chaque séance ont absorbé 3 H n° 5 à 6 du radiochromomètre de Benoit.

Trois de ces animaux, dont les deux traités, ont succombé en 15 jours; le 4ᵉ est mort en un mois; tous ces cobayes présentaient de la congestion pulmonaire et des ganglions inguinaux légèrement hypertrophiés.

Dans une seconde épreuve, deux cobayes ont été inoculés de la même façon; le premier, soumis une seule fois à la radiothérapie, ayant absorbé 6 H dans les mêmes conditions, meurt en 3 semaines; ses ganglions sont de la grosseur d'un grain de chènevis et ses poumons congestionnés. Le second meurt au bout d'un mois, avec les mêmes symptômes. Dans les 4 jours qui ont précédé sa mort, cet animal a présenté de l'asthénie; ses pattes fléchissaient sous lui et il était dans l'impossibilité de se tenir debout, bien qu'il ne présentât aucun phénomène de paralysie.

Les cultures du tétragène exposées aux rayons X n'ont pas été influencées au point de vue de leur développement ultérieur.

La présence du tétragène dans le sang de notre malade est intéressante à plusieurs titres:

1° Tous les auteurs s'accordent à reconnaître l'allure infectieuse des leucémies.

2° La plupart des localisations du tétragène (angines, abcès, arthrites, pleurésies, etc.) affectent fréquemment une marche torpide: on sait d'autre part que ce microbe est susceptible de déterminer des septicémies (¹).

3° La maladie actuelle a été précédée d'un écoulement nasal muco-purulent; or, la présence du tétragène est habituelle dans la salive et les sécrétions nasales de l'homme.

4° Les animaux succombent à une infection lente, au cours de laquelle on note fréquemment de l'asthénie; à l'autopsie, ils présentent toujours de la congestion pulmonaire, et fréquemment de la pleurésie, de l'ascite et de l'hypertrophie ganglionnaire.

Nous avons soumis le malade à la radiothérapie, qui est actuellement le traitement de choix de toute leucémie (²), et nous avons observé une amélioration considérable. Nous publions l'observation dans l'espoir qu'elle pourra susciter d'autres recherches et contribuer à l'étude encore si obscure des leucémies.

E. charcutier, âgé de 55 ans, n'a jamais été d'un tempérament robuste; il ne se rappelle cependant avoir eu aucune maladie sérieuse pendant son enfance. Ses parents sont encore bien portants, son père est âgé de 68 ans, sa mère de 65. Il a 3 frères et une sœur en bonne santé. Rien à noter dans ses antécédents héréditaires.

Il a été réformé au conseil de révision pour une maladie de peau généralisée. Elle consistait, d'après lui, en pellicules disséminées sur tout le corps et qui auraient disparu au début de sa maladie actuelle. Il avait également de l'hyperidrose plantaire. En l'examinant avec soin on trouve sur le haut des cuisses des squames qui nous font penser à l'ichthyose. Il n'a jamais eu aucune maladie vénérienne et ne présente aucun symptôme susceptible de faire penser à la syphilis. Depuis 10 ans, il présente des varices à la jambe gauche.

(¹) Le tétragène en pathologie. MM. Rocaz et F. Tixier. Soc. méd. des Hôp. 26 janv. 1906.
(²) Brocq. La radiothérapie, médication spécifique des lymphadénies et des leucémies. Arch. d'élec. méd. n° 169, 10 juillet 1905.

Marié à l'âge de 23 ans, il n'a pas eu d'enfant, mais sa femme a fait une fausse couche 6 ans après son mariage.

Vers l'âge de 30 ans il a abandonné sa profession pour travailler dans des chantiers de constructions navales et, à partir de ce moment, il a fait des excès d'alcool; il buvait 7 à 8 litres de vin par jour et chaque matin un petit verre d'eau de vie.

Il y a 4 ans, il fut sujet pendant 11 mois environ à un écoulement nasal muco-purulent, d'odeur fétide, qui d'après ses dires fait penser à une sinusite. Un an après il ressentit des douleurs intestinales avec nausées et irritation dans l'urèthre sans écoulement. Un médecin consulté fit le diagnostic de dyspepsie. Au mois d'août 1902 il fut pris subitement de défaillance, il éprouva de la suffocation et des bourdonnements d'oreilles.

Depuis cette époque, il ressent de temps en temps la nuit des frissons accompagnés de palpitations de cœur et suivis de sueurs abondantes qui l'obligent à changer de linge. Ces malaises, revenant de temps en temps, il sentit ses forces s'en aller peu à peu et remarqua que son travail lui devenait de jour en jour plus pénible; s'il portait un fardeau, il éprouvait une telle lassitude qu'il était obligé de s'asseoir; s'il montait un escalier, il était essoufflé et obligé de s'arrêter. De temps à autre, tous les 15 jours environ, à la suite d'un coryza qui durait deux jours, la faiblesse était encore plus grande.

Au milieu de tous ces désordres, son appétit restait excellent, plutôt même augmenté; toutefois les digestions étaient lentes et après les repas il était obligé de s'étendre et de sommeiller quelque temps.

Il consulta un autre médecin qui fit le diagnostic de cirrhose alcoolique et conseilla le régime lacté avec purgations tous les deux jours. Il suivit le régime pendant 3 mois et devint extrêmement faible.

Au mois de février 1904, étant à travailler sur un navire, il tomba à l'eau; son ventre augmenta les jours suivants et devint très dur; il fut obligé de suspendre tout travail. Il consulta, au mois de mai, le dr. Heurtaux qui fit le diagnostic de leucémie et conseilla les injections de cacodylate de soude. On lui fit 105 injections de cacodylate sans obtenir le moindre effet favorable.

Depuis cette époque les membres inférieurs sont œdématiés, surtout le soir, on trouve un léger degré d'ascite. L'analyse des urines n'aurait rien décelé d'anormal.

Le 2 septembre, dans la nuit, il fut repris de palpitations avec étouffements pendant environ 20 minutes; ces malaises se renouvelèrent le lendemain au moment du déjeuner et il eut des vomissements. Il cessa de manger pendant 48 heures et ces phénomènes disparurent.

Nous l'avons examiné pour la première fois le 2 septembre 1905. Le malade est d'une taille élevée, il est pâle, amaigri et se plaint d'essoufflement au moindre effort; il est obligé de s'arrêter pendant la marche et il a éprouvé de grandes difficultés pour venir à la consultation.

Il tousse chaque matin et expectore des crachats souvent fétides; l'examen du thorax ne décèle aucune lésion pulmonaire. Les côtes se dessinent fortement sous la peau, ce qui fait un contraste frappant avec le volume de l'abdomen. A la palpation de l'abdomen, on trouve immédiatement un corps dur, volumineux, dont on suit facilement les contours et qui présente une encoche au-dessus de l'ombilic. Il est facile de reconnaître dans cette tumeur la rate considérablement hypertrophiée. Elle mesure environ 30 cm. de haut en bas selon sa plus grande dimension et 20 cm. sur une ligne horizontale passant au niveau de l'ombilic.

Le foie est hypertrophié et la matité hépatique se confond à gauche avec la matité splénique; on trouve 23 cm. sur une ligne horizontale et 14 cm. suivant le bord axillaire.

Il y a un peu d'ascite et de l'œdème des membres inférieurs.

L'examen des urines, pratiqué par M. Andouard, a donné les résultats suivants :

Urine trouble, jaune, odeur normale, consistance fluide, réaction acide.

Densité à + 15°   1,015
Résidu total à 100° par litre............   34,85
    —   minéral   12,05
Urée..................................   11,65
Glucose...............................   néant
Sérine ....   traces
Mucine ....   traces notables
Scatol ....   notable
Rapport azoturique   0,82

Sédiments:

Acide urique libre..................   abondant
Leucocytes..........................   peu nombreux
Épithélium vésical ....   peu
Cellules du bassinet................   peu nombreuses

Nous avons fait fréquemment l'examen du sang. Voici le résultat du premier examen (2 octobre 1905) :

Globules rouges 2.000.000
Globules blancs 300.000

Il y a environ un globule blanc pour 7 globules rouges.
Richesse en oxyhémoglobine avec l'hématoscope de Hénocque, environ 10°₀
Valeur globulaire, 1,7.

Les globules blancs se répartissent ainsi :

Polynucléaires   63,0
Myélocytes..........................   19,1
Grands mononucléaires   4,3
Mononucléaires moyens   0
Lymphocytes   1,6
Mastzellen   4

On trouve en outre : globules rouges nuclées 1,5.

Le traitement avait déjà été commencé et le malade avait subi 3 séances de 2 H 5 et absorbé par conséquent 7 H 5 au moment de l'examen du sang.

A partir du 27 septembre, le traitement a été suivi régulièrement à raison de deux séances par semaine. A chaque séance on fait absorber seulement 2 H 5, les radiations employées répondent au n° 5 du radiochromomètre de Benoît.

A la suite de la 5.e séance le malade a éprouvé une douleur dans le flanc gauche et il a eu du melæna pendant 3 jours.

25 octobre. Le malade a éprouvé quelques palpitations pendant la nuit, mais il n'est presque plus essoufflé; les digestions sont faciles, l'œdème des membres inférieurs a diminué.

8 novembre. Amélioration très notable. Le malade peut marcher rapidement, il travaille un peu. Radiodermite au premier degré; la rougeur est surtout marquée au niveau de l'ombilic. On fait pénétrer les radiations en arrière sur la rate, par le côté sur le foie.

15 janvier 1906. L'amélioration continue, il n'y a plus d'ascite, plus d'œdème des membres inférieurs. Le malade a encore eu du melæna et un peu de radiodermite sur le ventre.

4 février. Radiodermite en avant et sur les côtés de l'abdomen; on est obligé de suspendre les séances.

12 février. Radiodermite, un peu diminuée, on reprend le traitement.

Actuellement le malade a éprouvé une amélioration considérable, il n'a plus ni fièvre ni essoufflement, l'œdème des membres inférieurs et l'ascite ont disparu. La rate a commencé par devenir plus molle, puis elle a diminué d'environ 6 cm. sur la longueur.

L'examen du sang, pratiqué le 23 décembre 1905, a donné:

Globules rouges	3.200.000
Globules blancs	200.000

Il y avait un globule blanc pour 8 globules rouges; la proportion leucocytaire était à peu près la même que celle déjà donnée; à la fin de mars, l'examen était aussi sensiblement le même.

La richesse en oxyhémoglobine à l'hématoscope de Hénocque était environ de 12 %, la valeur globulaire 1,3.

Le malade a donc été amélioré d'une façon très nette par les rayons X; cette amélioration se maintiendra-t-elle, et ne verrons-nous pas après un moment d'accalmie la maladie reprendre le dessus, comme on l'a déjà vu plusieurs fois? Voilà ce que nous ne pouvons dire jusqu'à présent. Quant à l'étiologie des leucémies, nous ne prétendons pas l'établir dans ce travail; nous constatons la présence du tétragène dans le sang du malade et nous émettons l'hypothèse vraisemblable que les leucémies peuvent relever d'un ou de plusieurs microbes voisins de celui que nous décrivons.

Sur la fréquence à Lisbonne des trypanosomes de Lewis chez les rats

Par M. DIONYSIO ALVARES, Lisbonne.

En recherchant pendant l'été de 1905 des parasites dans le sang des rats des égoûts de Lisbonne (Mus decumanus) et spécialement des trypanosomes dont la fréquence a été plus d'une fois signalée chez ces mammifères, j'ai réussi, au bout de 40 recherches infructueuses, à trouver un rat infecté de trypanosomes et successivement encore 4, parmi les 105 capturés dans les égoûts des différentes zones de la ville, soit 4,7 %.

Les trypanosomes que j'ai observés chez les rats infectés étaient nombreux; de ces cinq animaux, quatre possédaient des formes parasitaires adultes; et j'ai constaté chez le 5° rat la présence de nombreuses formes de multiplication, ce qui est rare chez de tels exemplaires quand ils s'infectent naturellement.

Les recherches que j'ai entreprises ont été faites, comme je l'ai déjà dit, durant les mois de chaleur et par conséquent pendant une époque propice à la propagation de ces infections.

L'épidémie sévit avec plus d'intensité chez les rats pendant cette saison, étant donné que la transmission se fait principalement par les poux et les puces qui abondent chez les rats d'égoûts et ces dernières, en particulier, augmentent en nombre pendant l'été. Les puces attrapées sur des rats infectés et écrasées entre deux lames de verre ont laissé voir des trypanosomes dans le sang contenu dans l'estomac.

Le rôle des puces dans la transmission du trysanosome de Lewis a été bien déterminé par les expériences de Rabinowitch et Kempner et confirmé, entre autres, par Lignières. Ces expérimentateurs sont arrivés à infecter des rats sains en les faisant mordre par des puces infectées. Je citerai aussi un fait tiré d'une observation personnelle qui plaide en faveur de ce mécanisme de transmission. Parmi 9 rats gris qui par hasard se trouvaient enfermés dans la même cage, 7 étaient infectés et 2 étaient sains. Au bout de 3 semaines à peu près, ces derniers contenaient des trypanosomes dans le sang. Malgré cela, je n'insisterai pas sur la valeur de cet exemple, car on sait que l'infection peut se transmettre, quoiqu'en faible proportion, d'un animal à l'autre par leurs morsures.

*

* *

Le sang des animaux infectés a servi pour inoculer le reste des rats gris au nombre d'à peu près 80. La méthode d'inoculation généralement employée a été la méthode intrapéritonéale, la dose injectée variant entre 1 cc. et 0,1 cc. de sang sans qu'elle ait sensiblement influencé la rapidité de l'infection. L'infection apparut seulement au 3ᵉ jour, où l'on voyait des trypanosomes adultes (ceux transportés par le liquide d'inoculation) dans le sang et le 4ᵉ jour des formes de multiplication. Chez 3 rats infectés par voie sous-arachnoïdée, l'apparition des parasites dans le sang a été plus précoce, car elle s'est faite au bout de 24 heures.

L'injection par voie sous-cutanée a été aussi efficace, mais cependant plus lente dans ses résultats. Si la période d'incubation a été plus grande, les trypanosomes n'en ont pas été moins nombreux que dans les cas observés par l'inoculation intrapéritonéale. Parmi les rats, celui qui présentait le plus grand nombre de parasites était inoculé par voie sous-cutanée avec un demi cc. de sang.

La tentative de transmission par voie digestive n'a pas réussi.

Les animaux infectés n'ont présenté de symptômes morbides que dans les 24 heures pendant lesquelles une légère prostration se manifestait, qui était attribuable à l'injection intrapéritonéale.

Pendant le période d'infection je n'ai pas non plus remarqué de diminution de poids. Quelques-uns étant morts pendant le cours de l'infection (à peu près 15 entre jeunes et adultes), rats plus ou moins blessés au moment de leur capture; je n'ai observé chez eux ni une infection plus intense que chez les vivants, ni une hypertrophie ganglionnaire et splénique et non plus une tuméfaction des orteils, ni la gangrène du nez et des pattes, observés par certains expérimentateurs.

La plupart des animaux que j'ai inoculés ne décelaient plus de trypanosomes au bout de deux mois, à l'exception d'un qui même au bout de 3 mois contenait de rares parasites observés dans les préparations du sang.

Le sérum du sang de ces rats, une fois guéris de l'infection, avait un titre agglutinant très faible, inférieur à 1:5, mais qui augmentait à mesure que l'on continuait les injections péritonéales espacées.

J'ai eu l'occasion d'observer chez un des ces animaux le phénomène de l'auto-agglutination dans le sang, trois jours avant la guérison définitive. La plupart des rosaces se composaient de 3 à 6 éléments et étaient persistantes.

Sur la formule hémoleucocytaire des individus soumis au traitement antirabique

Par M. CARLOS FRANÇA, Lisbonne

L'abondance des mastzellen qu'on trouve éparses dans le tissu conjonctif des ganglions d'animaux morts nous a frappé depuis longtemps. Dans quelques cas, elles sont si nombreuses et si denses qu'on aperçoit, quand on observe la préparation à un petit grossissement, la capsule ganglionnaire teinte en rose dans les préparations colorées par la méthode de Unna, qui par métochromasie colore les granulations des mastzellen en rouge.

Cette abondance de mastzellen et certaines altérations qu'elles présentent dans la rage nous ont porté à les considérer comme pouvant être un élément adjuvant du diagnostic dans des cas douteux. Dans le but de vérifier si le nombre de ces cellules augmenterait sous l'influence du virus fixe, nous avons procédé à la détermination de la formule hémoleucocytaire chez les individus soumis au traitement antirabique.

Nous avons choisi pour nos examens des individus adultes et en bonne santé. Dans chaque cas, nous avons fait 2 ou 3 analyses en différentes périodes du traitement et nous avons employé le Leishman comme méthode de coloration du sang.

Voici le résultat de nos recherches:

Chez les individus qui ont reçu des moelles de 5, 4 et 3 jours, la formule hémoleucocytaire est la suivante:

Lymphocytes + mononucléaires	augmentés
Polynucléaires	diminués
Eosinophiles	en quantité normale ou augmentés
Mastzellen	en quantité normale

Immédiatement après l'emploi de la moelle de 2 jours, la formule est d'ordinaire la suivante:

Lymphocytes + mononucléaires	augmentés
Polynucléaires	diminués
Eosinophiles	en quantité normale ou légèrement augmentés
Mastzellen	augmentés

Après la seconde série de moelles de 2 jours (18e jour du traitement employé à l'Institut), la formule devient:

Lymphocytes + mononucléaires   augmentés
Polynucléaires ....   diminués
Eosinophiles....................   augmentés ou en quantité normale
Mastzellen....................   fortement augmentées.

C'est cette formule qu'on rencontre d'ordinaire peu après la fin du traitement.

On voit que les individus soumis au traitement antirabique ont ordinairement une mastzellose nette (2,4 % dans quelques cas), qui s'établit et s'accentue après qu'ils ont reçu les moelles les plus virulentes.

Dans l'impossibilité de déterminer la signification de ce phénomène nous croyons cependant pouvoir le considérer comme étant peut-être en rapport avec les progrès de l'immunisation. Nous n'avons pas encore eu l'occasion de déterminer la formule hémoleucocytaire d'individus soumis au traitement et qui soient plus tard morts de rage; mais dans 2 cas de rage humaine dont nous avons étudié le sang pendant la maladie, nous avons constaté ce qui suit:

Lymphocytes + mononucléaires   diminués
Polynucléaires................   augmentés
Eosinophiles ....   diminués ou en quantité normale
Mastzellen ....   diminuées

Il nous semble qu'il y a une parfaite inversion de la formule hémoleucocytaire une fois la rage déclarée.

Le nombre si restreint d'observations ne nous permet pas de faire des affirmations, nous nous bornons donc à consigner le fait.

Ce que nous désirons accentuer dans cette note c'est l'existence d'une mastzellose chez la presque totalité des individus soumis au traitement antirabique.

Théorie mécanique des fractures du crâne

Par M. Azevedo Neves, Lisbonne.

On peut diviser en deux groupes les fractures du crâne: — I) les fractures au point d'application des forces, de la pression et de la résistance, dans les deux points ou dans un seul; II) les fractures à une certaine distance de ce point. Ce dernier groupe se subdivise en: a) fractures irradiées et b) fractures indirectes; les premières sont liées à la région traumatisée par des traits plus ou moins nets, tandis que chez les dernières on ne trouve pas de liaison avec cette région au moyen de solution de continuité de l'os. Il faut encore mentionner deux variations que ce dernier groupe peut offrir, car la région directement atteinte peut être fracturée ou non.

I. — Les fractures au point d'application des forces se trouvent partout sur le crâne, à la convexité comme à la base. Un corps étranger exerce directement une pression efficace sur la convexité, mais pour atteindre la base il doit traverser d'abord des régions importantes. Il arrive souvent que la colonne cervicale et les condyles de la mandibule jouent le rôle de transmetteurs et d'agents de pression, contrairement à leurs fonctions habituelles de point d'appui.

Pour expliquer les fractures directes et isolées de la table externe on n'a pas besoin de s'étendre en considérations théoriques. Dans la plupart des cas on devrait plutôt classifier ces fractures au chapitre des blessures, d'après la façon dont elles ont été produites. Je ne m'y arrête donc pas spécialement.

La fracture la plus simple de ce groupe est certes le trait qui détruit la continuité de la table interne. Cette lésion ne se rencontre pas souvent. Elle est relativement inoffensive et si petite qu'elle ne produit pas de symptômes appréciables. Il est rare qu'on la découvre dans les autopsies. Elle existe chez les exemplaires de fractures accidentelles que j'ai étudiés, et, dans d'autres fractures que j'ai obtenues expérimentalement, on la voit très souvent accompagnée de lésions incomparablement plus graves.

Si l'on augmente l'intensité, il y a seulement fracture de la table interne, mais limitant les contours d'une esquille peu saillante et adhérente sur presque toute son extension, comme j'ai obtenu dans un de mes exemplaires.

Les fractures qui affectent les deux tables présentent d'ordinaire une plus grande gravité clinique et de plus grandes lésions anatomiques. Il est un fait signalé par tout le monde, et confirmé par mes observations et expériences, que les lésions de la table interne sont plus grandes et plus intenses que celles de la table externe, même dans la plupart des fractures occasionnées par une balle animée d'une grande vitesse.

Les problèmes que je me propose sont seulement deux, intimement liés: pourquoi la table interne se fracture-t-elle tandis que la table externe reste indemne? Pourquoi les lésions de la table interne sont-elles plus grandes et plus intenses que celles de la table externe?

Une force d'une intensité suffisante, qui agit sur la calotte cranienne, du dehors en dedans, produit un déplacement de la zone où elle incide. Ce déplacement est causé par un fléchissement de l'os, dont la courbure s'aplanit ou s'invertit. Si l'on considère une section transversale d'un des anneaux représentés (fig. 1 à 3), il arrive que les fibres, si j'adopte le langage technique de la mécanique, de la table externe se raccourcissent, et, par conséquent, grossissent, et que celles de la table interne s'étendent et partant s'amincissent. Entre les deux extrêmes il y a des fibres invariables.

La fibre qui passe par le centre de gravité de toutes les sections s'appelle fibre neutre. La statique démontre que la résultante des tensions élémentaires d'une autre fibre est égale au produit de sa section par le prolongement ou le raccourcissement relatifs causés par la flexion et par le coefficient d'élasticité de la substance.

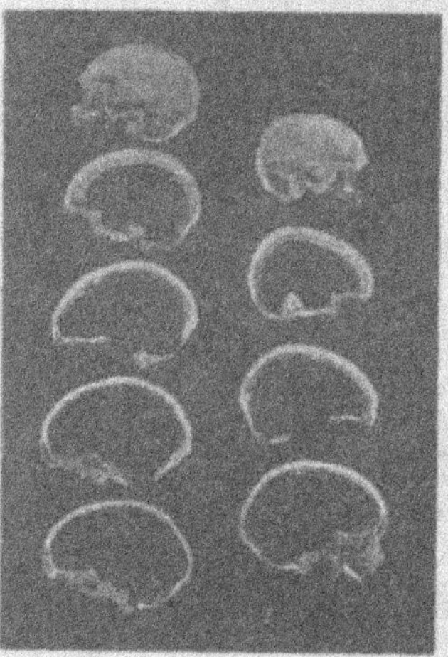

Fig. 1 — Coupes du crâne parallèles à la suture sagittale

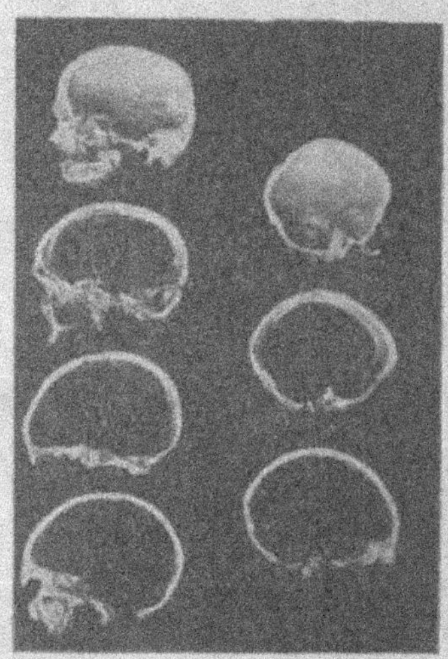

Fig. 2 — Coupes du crâne par plans obliques et verticaux

On sait aussi que toutes les forces moléculaires se réduisent à un couple. Pour que l'os ne se casse pas, il faut que la somme des moments de tous ces efforts moléculaires soit égale au moment du couple. La statique nous apprend encore que la tension élémentaire est directement proportionnelle au couple résultant et à la distance de l'axe qui passe par le centre de gravité, et qu'elle est inversement proportionnelle au moment d'inertie de la section considérée. Donc, si maintenant nous envisageons les fibres extrêmes, nous verrons que le poids nécessaire pour les rompre est proportionnel au produit du moment du couple résultant par la distance qui le sépare de l'axe de flexion, et inversement proportionnel au moment d'inertie.

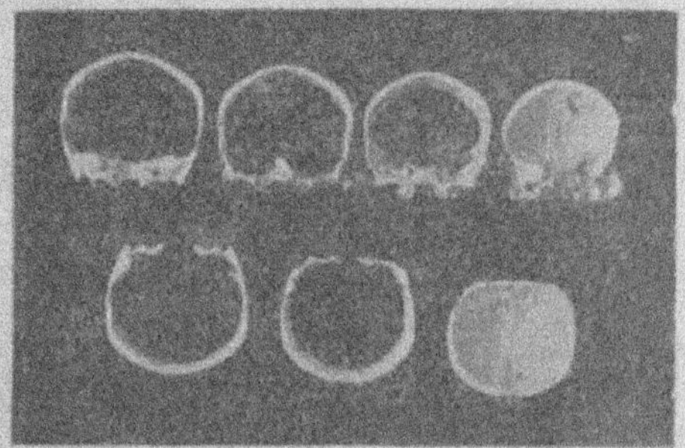

Fig. 3 — Coupes du crâne parallèles au plan coronal.

La table externe est plus épaisse que l'interne. Entre les deux il y a le diploé, c'est-à-dire que le centre de gravité d'une section transversale de l'os est déplacé du côté de la plus épaisse ou même situé dans l'épaisseur de celle-ci. En sorte que la table interne cède plus facilement. Ajoutons encore le fait démontré par Teevan que l'os résiste moins à la traction qu'à la compression, et nous aurons toutes les raisons mécaniques et physiques de la moindre résistance de la table interne. La démonstration de ce fait étant donnée, on a clairement répondu aux questions posées. Les propriétés physiques de l'os confirment aussi la possibilité, qui se transforme souvent en réalité, de la fracture de la table externe avant l'interne, quand la pression s'exerce du dedans en dehors.

II. — Le second groupe de fractures, tel que je l'ai admis, embrasse les fractures irradiées et les fractures indirectes. Sous la désignation de fractures irradiées je comprends celles qui partent de la région où la pression s'est exercée, et s'étendent jusqu'à un point plus ou moins éloigné, par des traits continus, ou dont la continuité peut s'établir théoriquement d'après leur disposition.

Les fractures indirectes n'offrent pas de liaison au moyen
solution de continuité de l'os avec la région affectée.

Il nous faut voir si la mécanique nous donne une explication
de l'irradiation des fractures et la raison des fractures indirectes.
Avant d'aborder le sujet, examinons si le crâne a une forme
géométrique définie. Afin de me renseigner sur la question j'ai
fait quatre séries de coupes dans le crâne:

1.º Coupes longitudinales, parallèles au plan sagittal (fig. 1);

2.º Coupes obliques verticales (fig. 2);

3.º Coupes parallèles au plan coronal (fig. 3);

4.º Coupes parallèles au plan horizontal tiré par la glabelle
et l'inion.

Toutes ces coupes démontrent que la calotte forme une
voûte régulière, d'une épaisseur à peu près constante selon le
plan sagittal et obliquo-vertical, et variable selon les plans coronal
et horizontal. La voûte, d'après les coupes obliques et longitudinales,
commence et finit à la base du crâne ou dans ses environs. Dans
les coupes transversales, la voûte est rattachée à la base par des
piliers plus ou moins courbés.

La base est une région extrêmement irrégulière, formée par
des courbes et des lignes droites, unies entre elles de façon variable selon les points considérés. La fibre moyenne de la base,
qui est sensiblement plane dans les coupes res transversales, acquiert
des formes différentes dans les coupes longitudinales et obliques.

En raison de ce qui vient d'être dit, il est inutile de comparer le crâne dans son ensemble à un solide géométrique défini,
puisqu'il n'y en a aucun qui lui ressemble.

L'explication de l'irradiation des fractures, c'est-à-dire la raison des traits de la fracture, est un sujet assez négligé dans les
travaux que je connais sur les fractures du crâne. Je ne parle
pas de la direction de ces traits, mais bien de leur pourquoi. Je
ne trouve pas dans la mécanique une démonstration aussi claire
que celle que j'ai exposée pour les sujets étudiés jusqu'à présent
et pour ceux que je signalerai tout à l'heure. Il se pourrait que le
glissement d'une section d'un os du crâne sur la section voisine,
produisant des traits de fracture, s'expliquât de la façon suivante,
que j'expose à titre d'hypothèse, bien entendu.

Sauf pour les fractures indirectes, dont le mécanisme est dif-
férent, il y a toujours une pression et un appui qui causent la
réaction. Entre les deux points pris comme pôles, on peut admettre théoriquement les fibres du crâne comme divergeant d'eux,

mécaniquement parlant. Une fibre irait par exemple de la glabelle et aboutirait à l'occipital, quand la tête subit une pression, que la clinique reconnait, lorsqu'un individu en décubitus dorsal ayant la tête sur une pierre, reçoit un coup au front. Si l'on considère ces fibres en soi, elles reproduisent le cas connu en mécanique d'une pièce droite chargée debout et encastrée aux extrémités. Si l'ébranlement est communiqué instantanément à toutes et s'il se propage tout au long, les ondulations produites ainsi se somment, se diminueront ou s'annuleront, et de là il résultera ou non la séparation de deux fibres voisines et, par conséquent, la rupture, la fracture. Une preuve à l'appui de la manière dont se transmettent les ébranlements, m'est fournie par les exemplaires de fractures accidentelles et expérimentales que j'ai observés. Dans la région où la force s'est exercée et dans son voisinage les esquilles décrivent des courbes parallèles qu'on ne rencontre pas plus loin. On dirait que les fibres avaient leurs ondulations concordantes sur ces points, concordance qu'elles perdirent après à cause des divers chemins parcourus par chaque fibre et par conséquent du temps pris par la propagation de la vibration. Ces fractures trouvent encore une explication frappante dans la théorie de l'élasticité, où il est démontré qu'une fibre comprimée ou distendue n'est pas seulement sous l'action des forces appliquées aux extrémités, mais aussi sous l'action de forces qui lui sont normales. Hermann et Messerer signalent un fait intéressant que j'ai obtenu dans mes expériences: dans une tête comprimée dans une presse selon le diamètre bi-auriculaire, il se produit une fracture à la base, allant d'un point à l'autre. Qu'on presse la tête selon le diamètre antéro-postérieur de la glabelle à l'inion, et la fracture s'étend d'un point à l'autre au long de la base. La démonstration faite s'applique à la base, comme à la voûte; mais elle ne dit pas pourquoi la calotte est restée indemne. On l'explique par la différente architecture de la base et de la calotte, et encore par la différente résistance de ces deux régions, résistance moindre à la base, à cause de la disposition irrégulière des diverses pièces qui la composent, des innombrables cavités et trous qui y sont contenus et de l'inégalité considérable de l'épaisseur des os.

Pour terminer la théorie mécanique des fractures du crâne, il faut expliquer la différente résistance des divers points de la voûte crânienne, les réactions que cette dernière a du côté de la base et le mécanisme de la résistance de celle-ci.

Démontrer pourquoi la convexité du crâne n'a pas sur tous les points la même facilité de rupture est chose si facile qu'il n'est pas même besoin d'y faire intervenir la différente épaisseur des os. La résistance de l'occipital et du frontal est si peu semblable que jamais dans mes expériences un coup porté à l'occipital n'y a produit des lésions qui puissent se comparer à celles du frontal. Dans une de mes expériences, en laissant tomber le poids sur l'occipital, j'ai observé une grande fracture sur le frontal, due à la résistance de l'appui. L'occipital restait absolument indemne. La raison de la diverse résistance provient seulement de la forme de la voûte de cet os et de ses voisins.

En examinant les coupes des fig. 1, 2, 3 on remarque que la convexité comprend des voûtes de différentes formes, et la mécanique nous apprend combien la résistance d'une voûte abattue diffère de celle d'une voûte ogivale, et ici on trouve toutes les transitions intermédiaires. Si j'applique un poids sur un arc appuyé à ses extrémités, la réaction des points d'appui se traduit par une impulsion horizontale qui tend à ouvrir l'axe, un effort transversal qui tend à le rompre et une compression longitudinale de cet arc.

Le moment de flexion d'un point quelconque de l'arc peut être positif, négatif ou égal à zéro. C'est-à-dire que l'action d'un poids appliqué sur un arc ne produit pas le même effet sur tous les points de cet arc. Sur quelques points l'arc augmente sa courbure, sur d'autres il s'abat et finalement sur d'autres il reste invariable. La fracture des voûtes donne un exemple frappant de ce fait et par là on reconnaît la valeur de la forme de la voûte dans le mode de rupture.

Voyons maintenant la façon dont la base du crâne se fracture. Les faits que je viens de relater suffisent à en donner l'explication. Je m'abstiens d'entrer ici dans les développements mathématiques qui mènent à cette conclusion. Je publierai à un autre endroit, avec tous les développements qu'ils comportent, les faits que je résume ici. La base peut se fracturer indirectement de trois façons: 1) en conséquence de l'effort exercé sur elle par une pression appliquée sur la calotte; fracture indirecte, c'est-à-dire fracture sans liaison par solution de continuité de l'os avec le point d'incidence de la force; 2) à la suite de la réaction de l'appui fourni par la colonne cervicale ou la mandibule; 3) par l'irradiation d'une fracture de la voûte. L'explication de cette dernière espèce de fractures a déjà été donnée. Le second groupe de fractures se trouve aussi dans la calotte en vertu de la résistance d'un appui accidentel.

Une pression agissant sur une voûte tend à élargir sa base tout en exerçant une pression verticale et une poussée horizontale. Ces actions produisent sur la base une sorte de traction tout en la comprimant, ce qui occasionne des déformations, dont la résultante dernière se manifeste par des traits de fracture, sur les points plus faibles, du moment où la limite d'élasticité est dépassée. En observant les fig. 2 et 3 on voit qu'en raison de l'architecture et de la disposition des os de la base, quelques-uns éprouveront une flexion; d'autres une extension et finalement d'autres une rupture sur les points faibles. La voûte de l'orbite, la fosse occipitale, la grande aile du sphénoïde et le rocher sont compris dans ce cas. Ce sont les points qui doivent céder les premiers. Selon l'intensité dans ces efforts, il arrivera que seulement l'orbite (voûte) se cassera, car c'est l'os le plus faible, ou bien la fosse occipitale, réduite souvent à l'épaisseur d'une feuille de papier, ou bien l'aile du sphénoïde, ou le rocher ou bien enfin une structure quelconque de la base. La traction exercée transversalement produira un autre effet qui se manifestera d'abord par diastase de la suture pariéto-squameuse, qui est un des points les plus faibles, non seulement à cause de la structure des os qui la composent, mais encore par son mode d'articulation. Après, ce sera l'écaille du temporal ou même la pyramide qui cédera. Il résulte que les fractures indirectes de la base sont une conséquence des efforts mentionnés, produits sur la base du crâne par une pression exercée sur la calotte. Le siège et les variations de cette fracture dépendent de l'intensité et de la direction de ces efforts et de la résistance de la partie de la base du crâne.

Une autre série de fractures qu'on observe plus fréquemment sur la base que sur la calotte, est due à la réaction de l'appui. A la base, la résistance est formée par la colonne cervicale ou par la mandibule, si celle-ci se trouve appuyée sur un plan. En deux exemplaires de fractures expérimentales j'ai obtenu des fractures nettes sur d'autres régions du crâne, dues à la résistance du point d'appui. Dans un de ces cas la pression instantanée incida sur l'occipital, qui est resté indemne, tandis que sur le frontal on observait une fracture comminutive intense. Dans l'autre, la pression agit sur le frontal et on voyait sur l'occipital une fracture comminutive seulement à la table-interne. Dans ces fractures, le crâne est appuyé sur un plan quand il subit l'action

des forces, ce qu'il fallait dire pour éviter des confusions avec le
cas où l'individu, étant debout par exemple, reçoit un coup à la
tête et frappe avec celle-ci contre un mur produisant ainsi une
nouvelle fracture. Ici il y a deux fractures directes causées par
deux coups différents. Dans le cas de la réaction de l'appui il
existe seulement une percussion. L'explication du cas où le
crâne est appuyé extérieurement sur un plan quelconque, au
moment où une pression incide sur lui, est donnée. D'ordinaire
c'est la colonne cervicale ou la mandibule qui fonctionnent comme points d'appui. Une pression exercée sur le crâne, qu'il soit
appuyé sur un plan quelconque ou sur la colonne cervicale, considé-
rant l'anneau crânien limité par des plans contigus passant par
les deux points, cet anneau reste sous l'action de la pression et
de la réaction, qui est égale et contraire à celle-ci. Chacun des
demis anneaux dans lesquels on coupe perpendiculairement l'anneau mentionné, se comporte comme il a été dit ci-dessus et la
fracture devra se produire selon le mécanisme ci-dessus, c'est-à-
dire au point d'application des deux forces, l'action et la réaction
et probablement aux points où le moment de flexion ne sera pas
nul. Pour terminer cette étude, il reste encore à signaler le cas
où la tête, étant appuyée sur la colonne, subit une pression, qui
incide hors des plans verticaux conduits par la colonne. La mécanique explique cela d'une façon fort simple en disant que toute
force appliquée sur un corps peut se substituer par une autre
qui passe par le centre de gravité et par un couple que déter-
minera une rotation de la tête.

Je crois avoir contribué ainsi à l'interprétation mécanique
des fractures et de la résistance du crâne avec une théorie de
plus, qui me paraît du moins logique et rationnelle.

RÉSUMÉ ET CONCLUSIONS

I. Les fractures isolées de la table interne, et le fait que les
fractures de la vitreuse sont d'ordinaire plus grandes et plus
intenses que celles de la table externe, proviennent de ce que le poids
nécessaire pour produire une fracture est proportionnel au produit
du moment du couple résultant des forces moléculaires développées par la distance du point de la table par rapport à son axe
de flexion et inversement proportionnel au moment d'inertie. En
conséquence de la plus grande épaisseur de la table externe le
centre de gravité d'une section perpendiculaire à l'os est plus

éloigné de la vitreuse. Outre ces raisons il y a le fait démontré par Tecran que l'os résiste moins à la traction qu'à la compression.

II. L'irradiation des fractures, c'est-à-dire le mécanisme de sa production, s'explique probablement par des ondulations propagées au long des fibres (*) qui commencent et terminent au point d'application de la pression et de l'appui, ces fibres étant considérées comme dans le cas de mécanique où l'on envisage une pièce encastrée à ses extrémités et chargée debout. Au surplus, un corps quelconque, subissant une compression ou une traction qui s'exerce par exemple selon l'axe, est soumis aussi à l'action de forces normales à l'axe.

III. La variation de la résistance des diverses régions de la calotte crânienne est exclusivement due à la forme de la voûte de l'os et de ses voisins et à leur épaisseur relative.

IV. Les fractures de la base causées par une pression exercée loin d'elle peuvent être indirectes, dues à la réaction de l'appui ou irradiées de la voûte.

Les fractures indirectes de la base proviennent des réactions qu'une pression quelconque sur le crâne suscite du côté de la base. Un poids appliqué sur un arc produit aux points d'appui une réaction qui se traduit par une impulsion horizontale, un effort transversal et une compression longitudinale de l'arc. Vue l'architecture spéciale de la base, les ruptures produites par ces efforts ont lieu aux points les plus faibles. Le siège et la variété de la fracture dépendent de l'intensité et de la direction de la pression extérieure et de la résistance de la portion basilaire du crâne.

V. Les fractures causées par la réaction de l'appui de la tête sont comprises dans le cas des fractures par un agent extérieur qui incide directement.

Meccanismo della termogenesi e natura della febbre

Par M. Antonino Clerici, Catania.

La produzione del calore, secondo la teoria del Lavoisier, dipende direttamente dalla combustione organica, escludendo l'intervento del sistema nervoso e perciò necessariamente negando la febbre nervosa ed ammettendo che ogni febbre do-

---

(*) Je me sers du mot «fibre» dans le sens mécanique, dans tout ce travail.

vrebbe originarsi da aumento di combustione. Intanto moltissimi fatti sono in contraddizione di detta teoria.

Non in tutte le febbri vi è aumento di combustione organica; non in tutte le infezioni vi è ipertermia, anzi talvolta vi è invece algidismo e collasso.

Quando vi è esaurimento o depressione dell'eccitabilità nervosa, vi è ipotermia sebbene vi sia l'agente febbrigeno; quando vi è paralisi del sistema nervoso, sia per vivosezione, sia per agenti paralizzanti (anestesici, narcotici, curarizzanti, ecc, vi è ipotermia, anche se si iniettano sostanze ipertermizzanti.

Tutto ciò dimostra che senza il sistema nervoso, la combustione organica non produce il calore e che per la termogenesi è necessaria l'eccitabilità dei nervi o dell'organismo in generale.

Viceversa, tutte le volte che vi è irritazione centrale o periferica del sistema nervoso per agenti meccanici, fisici o chimici, tra cui quelli psichici, allora vi è maggiore produzione di calore, ipertermia, febbre: e in questi casi la combustione organica, se è aumentata, o non alterata, oppure diminuita, non è quasi mai in proporzione della ipertermia.

Onde il concetto fondamentale della teoria di Lavoisier resta molto scosso ed ha bisogno di essere meglio interpretato e completato nel senso che tra la combustione e la produzione finale del calore vi è una lacuna. Perchè l'energia che si svolge dall'ossidazione non è calore, ma bensì elettricità, la quale presa dal sistema nervoso, viene da questo riflessa e alla periferia una parte serve a compiere le diverse funzioni, l'altra eccedente si trasforma in calore, in base al principio che quando una corrente elettrica non compie un lavoro si trasforma in calore. Onde, quando vi è attività maggiore, vi è maggiore sviluppo di energia e quindi più calore concomitante, finchè però il sistema nervoso non sia esaurito per fatica e per malattia non vi è un corrispondente aumento di calore.

In base alle numerose osservazioni, io ho dimostrato che ogni febbre si ha per irritazione del sistema nervoso o nei centri o nella periferia e che tutte le cause febbrigene si distinguono in tre serie: quelle meccaniche, quelle fisiche e quelle chimiche, e che riescono ipertermizzanti quando sono irritanti e quando il sistema nervoso è eccitabile e suscettibile di risentire l'irritazione.

Questa in brevi parole è la nostra teoria, la quale risulta

dall'interpretazione giusta dei fatti, che vengono studiati e
svolti nella nostra memoria pubblicata negli Atti dell'Accademia
Gioenia, Serie IV, vol. XVIII, Catania 1905. Ivi viene dimostrato
che la termogenesi normale e quella patologica è un fenomeno ri-
flesso, et che la combustione dapprima svolge elettricità e poi questa
dalla cellula o dal sistema nervoso è riflessa per produrre le
funzioni, ed il calore, onde questo agente non proviene direttamente dalla combustione; così si spiega perchè questa non
è sempre aumentata, ma anzi talvolta diminuita in molti casi
di febbre.

THERMOGENESE   385

dall'interpretazione giusta dei fatti, che vengono studiati e
svolti nella nostra memoria pubblicata negli Atti dell'Accademia
Gioenia, Serie IV, vol. XVIII, Catania 1905. Ivi viene dimostrato
che la termogenesi normale e quella patologica è un fenomeno ri-
flesso, et che la combustione dapprima svolge elettricità e poi questa

TABLE DES MATIÈRES

Première partie — Rapports officiels

Deuxième partie — Comptes rendus des séances

ERRATA

Page 246 ligne 14 — au lieu de manhigo il faut lire maschlge.

XV Congrès International de Médecine

Lisbonne—19-26 Avril 1906

Section III

Pathologie Générale, Bactériologie

et Anatomie Pathologique

2.me FASCICULE

LISBONNE
IMPRIMERIE ADOLPHO DE MENDONÇA
1906